Schirmer · Neurochirurgi

Michael Schirmer

Neurochirurgie

Eine Einführung

9., neubearbeitete Auflage
mit 282 Abbildungen

Urban & Schwarzenberg
München–Wien–Baltimore

Anschrift des Herausgebers:

Prof. Dr. Michael Schirmer
Chefarzt der Neurochirurgischen Klinik
Städtisches Klinikum Solingen
Gotenstraße 1
42653 Solingen

Programmleitung: Dr. med. Dorothea Hennessen
Lektorat: Alexander Gattnarzik
Herstellung: Christine Jehl
Umschlag: Dieter Vollendorf

CIP-Titelaufnahme der Deutschen Bibliothek

Schirmer, Michael:
Neurochirurgie : eine Einführung / Michael Schirmer. – 9., neubearb. Aufl. – München ; Wien ; Baltimore : Urban und Schwarzenberg, 1998
ISBN 3-541-06749-7

1. Auflage 1974 ISBN 3-541-06741-1
2. Auflage 1975 ISBN 3-541-06742-X
3. Auflage 1976 ISBN 3-541-06743-8
4. Auflage 1979 ISBN 3-541-06744-6
5. Auflage 1982 ISBN 3-541-06745-4
6. Auflage 1984 ISBN 3-541-06746-2
7. Auflage 1989 ISBN 3-541-06747-0
8. Auflage 1994 ISBN 3-541-06748-9

Lizenzausgaben:
Portugiesische Ausgabe 1995
Polnische Ausgabe 1998

Satz: Typodata GmbH, München
Druck: Appl, Wemding
Printed in Germany

ISBN 3-541-06749-7

Gedruckt auf chlorfrei gebleichtem Papier

Vorwort zur 9. Auflage

Die 9. Auflage dieser seit 24 Jahren bewährten Einführung in die Neurochirurgie wurde wieder in allen Teilen aktualisiert und auf den neuesten Stand der Wissenschaft gebracht. Hinzugekommen ist ein Kapitel über die Epilepsiechirurgie, alle anderen Beiträge wurden z. T. von neuen Autoren neube- bzw. überarbeitet. Obwohl die Kapitel von Fachleuten aus verschiedenen neurochirurgischen Kliniken geschrieben wurden, konnte der einheitliche Stil der Darstellung gewahrt bleiben. Allen Mitarbeitern gebührt Dank für die geleisteten Beiträge, die sich harmonisch in diese „Einführung in die Neurochirurgic" einfügen.

Als die erste Auflage dieses Buches 1974 erschien, umfaßte sie 177 Seiten und 66 Abbildungen. Der Umfang ist mehr als verdoppelt, die Anzahl der Abbildungen mehr als vervierfacht worden, wobei letzteres auch Ausdruck der rasanten Entwicklung und Bedeutung bildgebender Verfahren in der Neurochirurgie ist. Die Umfangsvermehrung der 9. Auflage gegenüber der 8. beruht, außer auf dem zusätzlichen Beitrag, im wesentlichen auf einem neuen Layout.

Dem Verlag Urban & Schwarzenberg, und hier insbesondere Herrn Alexander Gattnarzik und Frau Christine Jehl, danke ich für die hervorragende Ausstattung dieser 9. Auflage.

Meiner Tochter cand. med. Stefanie Schirmer und ihren Kommiliton(inn)en cand. med. Tanja Nollen, cand. med. Diana Schöbel, cand. med. Dong-In Shin und cand. med. Tim Uhden habe ich für das mühselige Korrekturlesen und viele didaktisch wertvolle Anregungen zu danken.

Ich wünsche dem Buch weiterhin die gleiche gute Aufnahme bei der Leserschaft wie im vergangenen Vierteljahrhundert!

Solingen, Sommer 1998 — Michael Schirmer

Inhalt

Mitarbeiterverzeichnis

Herausgeber und Autor aller im folgenden nicht genannten Beiträge:

Prof. Dr. Michael *Schirmer*
Chefarzt der Neurochirurgischen Klinik
Städtisches Klinikum Solingen
Gotenstraße 1
42653 Solingen

Mitarbeiter:
Norbert *Höß*
Klinik und Poliklinik für Neurochirurgie der Westfälischen Wilhelms-Universität
Albert-Schweitzer-Straße 33
48129 Münster
Kap. 3.4.2 Doppler-Sonographie

Prof. Dr. Jürgen C. W. *Kiwit*
Oberarzt der Neurochirurgischen Klinik der Heinrich-Heine-Universität
Moorenstraße 5
40225 Düsseldorf
Kap. 8 Schädel-Hirn-Verletzungen

Prof. Dr. René *Lorenz*
Chefarzt der Abteilung für Diagnostische Radiologie
Städtisches Klinikum Solingen
Gotenstraße 1
42653 Solingen
Kap. 3.5 Neuroradiologische Untersuchungsverfahren und Kap. 3.6 Nuklearmedizinische Untersuchungsverfahren

Prof. Dr. Falk *Oppel*
Chefarzt der Neurochirurgischen Klinik
Krankenanstalten Gilead
Burgsteig 13
33617 Bielefeld
Kap. 17 Epilepsiechirurgie

Dr. Heinz Wolfgang *Pannek*
Oberarzt der Neurochirurgischen Klinik
Krankenanstalten Gilead
Burgsteig 13
33617 Bielefeld
Kap. 17 Epilepsiechirurgie

Prof. Dr. Hans-Peter *Richter*
Direktor der Neurochirurgischen Klinik der Universität Ulm
Bezirkskrankenhaus Günzburg
Ludwig-Heilmeyer-Straße 2
89312 Günzburg
Kap. 4 Schädigungen peripherer Nerven

Dr. Christoph *Schede*
Neurochirurgische Klinik
Krankenanstalten Gilead
Burgsteig 13
33617 Bielefeld
Kap 17 Epilepsiechirurgie

Prof. Dr. Dietmar *Stolke*
Direktor der Neurochirurgischen Klinik
Universitätsklinikum der Gesamthochschule
Hufelandstraße 55
45122 Essen
Kap. 12 Spontane intrakranielle Blutungen

Prof. Dr. Hansdetlef *Wassmann*
Klinik und Poliklinik für
Neurochirurgie der Westfälischen
Wilhelms-Universität
Albert-Schweitzer-Straße 33
48129 Münster
Kap. 11 Durchblutungsstörungen des Gehirns

Margarete *Weber*
Oberärztin der Abteilung für
Anästhesie und operative
Intensivmedizin
Städtisches Klinikum Solingen
Gotenstraße 1
42653 Solingen
Kap. 18 Besonderheiten neurochirurgischer Intensivmedizin

Prof. Dr. Wolfhard *Winkelmüller*
Neurochirurgische Klinik
Friederikenstift
Humboldtstraße 5
30169 Hannover
Kap. 13 Schmerz

Dr. Chris *Woertgen*
Oberarzt der Neurochirurgischen
Klinik der Universität Regensburg
Franz-Josef-Strauß-Allee
93053 Regensburg
Kap. 14 Hydrozephalus

1 Einleitung

> Das Fachgebiet der Neurochirurgie umfaßt die Verletzungen und chirurgisch behandelbaren Erkrankungen des Gehirns und des Rückenmarks sowie deren Hüllen und der peripheren Nerven und die dazu erforderlichen diagnostischen Untersuchungen.

Wie die gesamte Chirurgie hat sich die Neurochirurgie aus der Behandlung von Verletzungen – und hier insbesondere von Kriegswunden – entwickelt; die Anfänge der gesamten Chirurgie und Traumatologie liegen weit im dunkeln in grauer Vorzeit. Allerdings sind Schädeleröffnungen bereits vor 10000 Jahren durchgeführt und – wie gefundene Schädel zeigen – auch überlebt worden. Man ist davon ausgegangen, daß die frühgeschichtlichen Trepanationen zum Teil kultischer Art waren, wahrscheinlicher scheint jedoch, daß es sich um die Behandlung von bestimmten Verletzungen des Schädels handelte. Die Schädeltrepanation stellt einen der ältesten bekannten chirurgischen Eingriffe überhaupt dar.

Das älteste Dokument, das Verletzungen und ihre Behandlung anhand von Einzelfällen beschreibt, ist der 1862 von dem Ägyptologen *E. Smith* in Luxor entdeckte Papyros mit der Beschreibung von 48 Fällen verschiedener Verletzungen, wobei die Beschreibung nach dem 48. Fall abbricht. Man nimmt an, daß der etwa 3500 Jahre alte Papyros von *E. Smith* eine Abschrift eines älteren Textes ist, der auf die Jahre 2500 bis 3000 vor Christus datiert wird. In dem Dokument werden mehrere **Fälle von Schädel-Hirn-** und **Rückenmarksverletzungen** exakt beschrieben, wobei den frühgeschichtlichen Autoren offensichtlich bereits die Beziehung zwischen Gehirnverletzungen und daraus resultierender Lähmung aufgefallen ist.

Der berühmte griechische Arzt *Hippokrates* hat im 4. Jahrhundert vor Christus eine **Schrift über Schädelbrüche** verfaßt, in der sich bereits genaue Angaben über Frakturen, Fissuren und Impressionsfrakturen befinden, sowie deren Behandlung beschrieben ist. Von *Hippokrates* bis zum 19. Jahrhundert nach Christus – also über nahezu 2500 Jahre –

hat sich keine wesentliche Weiterentwicklung der frühen „Neurochirurgie“ ergeben. Erst in der Neuzeit aufkommende Kenntnis anatomischer und physiologischer Zusammenhänge, die Einführung aseptischer Operationsverfahren und der Narkose haben die gesamte Chirurgie entscheidend vorangetrieben, wovon schließlich auch die neurochirurgische Tochter profitiert hat, die im vorigen Jahrhundert ebenso wie andere Subspezialitäten der Chirurgie wie die Augenheilkunde, die Hals-Nasen-Ohren-Heilkunde, die Urologie oder Orthopädie noch kein eigenes Fachgebiet waren.

F. Durante und *W. McEwen* haben 1879 und 1884 erstmalig **intrakranielle Tumoren operiert,** bei denen es sich wahrscheinlich um Meningeome gehandelt hat. *A. H. Bennet* und *R. J. Godlee* haben 1884 zum ersten Mal die Operation eines **Glioms** ausführlich beschrieben. 1888 berichteten *W. R. Gowers* und *V. Horsley* über die erste Operation eines **spinalen Tumors.**

Wegbereiter der modernen Neurochirurgie war im deutschen Sprachgebiet *Ernst von Bergmann* (1836 bis 1907), der sich noch im wesentlichen mit den **Kopfverletzungen** beschäftigt hat. Erst durch die sich im Laufe des 19. Jahrhunderts entwickelnde Lokalisationslehre war es möglich, anhand von klinischen Erscheinungen eine Geschwulst zu lokalisieren; andere Möglichkeiten als die klinische Untersuchung gab es damals noch nicht.

Bis zum Ende des 19. Jahrhunderts waren die Operationen am Kopf als osteoklastische Trepanationen ausgeführt worden, weil bei den erforderlichen Meißelarbeiten am Schädel der Knochen nicht wieder eingesetzt werden konnte. *W. Wagner* beschrieb 1889 die temporale Resektion des Schädeldaches anstelle der osteoklastischen Trepanation, womit die auch heute noch gültige Form der **osteoplastischen Trepanation** eingeführt wurde. Eine wesentliche Erleichterung ergab sich durch die 1889 von *Leonardo Gigli* eingeführte **Bandsäge** zum Durchschneiden des Schädelknochens. Der französische Chirurg *de Martel* entwickelte schließlich einen **Bohrer,** mit dem gefahrlos Bohrlöcher in den Schädel gesetzt werden konnten, da der Bohrer nach Durchdringen des Knochens nicht mehr weiterlief; das Prinzip des *de-Martel*-Bohrers ist auch bei den heutigen Trepanationsgeräten noch beibehalten.

Der erste Chirurg, der in größerem Ausmaß intrakranielle Tumoren operierte, war *Victor Horsley* in England. Ihm verdankt die Neurochirurgie die Einführung des **aseptischen Knochenwachses** zur Blutstillung am Knochen. Der Berliner Chirurg *Fedor Krause,* der von 1892 bis 1900 in Hamburg gearbeitet hatte, ist der Begründer der **Trigeminuschirurgie,** worüber er bereits 1896 ausführlich berichtete. Seine Monographie über die Chirurgie des Gehirns und des Rückenmarks erschien 1911 und bildete die Grundlage für **chirurgische Zugangsmöglichkeiten** zum Kopf und zur Wirbelsäule, die heute noch gelten.

Als ersten Neurochirurgen in engerem Sinne kann man den am 8. April 1869 in Cleveland geborenen Amerikaner *Harvey Cushing* bezeichnen, der Wesentliches zur neurochirurgischen Operationstechnik, der Klassifikation der Hirntumoren und zur Erforschung der Hypophysenfunktion beigetragen hat. Von *Cushing* stammt die Einführung von **Silberclips zur Blutstillung** an Gefäßen; zusammen mit *W. T. Bovie* hat er die **Elektrokoagulation** entwickelt. Sein Hauptwerk ist jedoch die Erforschung der Hypophyse und die zusammen mit *P. Bailey* an über 2000 Hirntumoren entwickelte Klassifikation dieser Geschwülste, die die Grundlage auch der heutigen **Klassifikation der intrakraniellen Tumoren** darstellt. *Cushings* Mitarbeiter *Walter Dandy* entwickelte 1919 die **Luftventrikulographie,** durch die es erstmalig möglich war, Veränderungen des Gehirns durch Röntgenaufnahmen sichtbar zu machen. Auch die **Myelographie** ist eine Entwicklung *Dandys. Dandy* hat sich viel mit der Verbesserung neurochirurgischer Operationstechniken beschäftigt; die erste Operation eines intrakraniellen Aneurysmas wurde von ihm durchgeführt.

Bis zur Entwicklung der Luftenzephalographie durch *Dandy* (1919), der **Elektroenzephalographie** (EEG) durch *Berger* (1924) und schließlich der **zerebralen Angiographie** durch den portugiesischen Neurologen *Egas Moniz* (1927) beruhte die Diagnostik von Hirn- und Rückenmarkserkrankungen rein auf klinischen Erfahrungen.

Der Breslauer Neurologe *Otfried Foerster* (1873 bis 1941) hat durch genaue Beobachtung und Dokumentation von Befunden bei Hirn- und Rückenmarksverletzten und später durch Reizungen am freiliegenen Nervensystem Unendliches zur **Lokalisierung** des gesamten Nervensystems beigetragen. *Foerster,* der zunächst als Neurologe tätig war, begann schließlich selbst neurochirurgisch zu operieren, wodurch ihm viele seiner epochemachenden Erkenntnisse möglich waren.

Obwohl *Walter Dandy* und vor ihm schon *Fedor Krause* lumbale Bandscheibenvorfälle, allerdings unter der Diagnose eines spinalen Chondroms, operiert hatten, haben erst 1934 *Mixter* und *Barr* Operationen des Bandscheibenvorfalls beschrieben, wobei die **lumbale Bandscheibenoperation** heute nicht nur ein neurochirurgischer Routineeingriff geworden, sondern die häufigste neurochirurgische Operation überhaupt ist. Der Würzburger Chirurg *Fritz König,* ein Schüler *Ernst von Bergmanns,* ermöglichte seinem Oberarzt *Wilhelm Tönnis* (1898 bis 1978) die Einrichtung einer eigenen neurochirurgischen Abteilung an seiner Würzburger Klinik, nachdem *Tönnis* bei dem schwedischen Neurochirurgen *H. Olivecrona* ausgebildet worden war, der wiederum seine Ausbildung bei *Cushing* und *Dandy* erhalten hatte. Der 2. Weltkrieg setzte der sich anbahnenden Spezialisierung der Neurochirurgie als eigenes Fachgebiet im deutschen Sprachraum vorläufig ein Ende. *Wilhelm Tönnis* und seine Schüler hatten Tausende von **Hirnverletzten** zu versorgen, was jedoch bei aller Grausamkeit dieser Kriegsverletzungen der Neurochirurgie und Neurotraumatologie neue Impulse gab.

Die Fortentwicklung der Neurochirurgie nach dem 2. Weltkrieg ist gekennzeichnet durch Einführung und Fortschritte der **Intensivmedizin** und seit 1960 durch Einführung des **Operationsmikroskops** und, damit verbunden, **mikroneurochirurgischer Operationsverfahren,** die ermöglichen, in früher unzugänglichen Regionen des Gehirns zu operieren. Es ist durch die Mikroneurochirurgie und die Verbesserung der Intensivmedizin möglich geworden, praktisch alle Teile des Gehirns operativ zu erreichen und Veränderungen chirurgisch zu behandeln. Weitere Möglichkeiten für schonendes Operieren ergaben sich in den letzten Jahren durch die Einführung der **Laser-Chirurgie** und des **Ultraschallaspirators.**

Einen wesentlichen Beitrag zur Diagnostik, vielleicht den entscheidendsten diagnostischen Schritt überhaupt, seit es die klinische Neurochirurgie gibt, hat die **kraniale Computertomographie** gebracht, die 1972 von *Ambrose* und *Houndsfield* eingeführt wurde. Seit Beginn der achtziger Jahre vervollständigt die **Magnetresonanztomographie** die Untersuchungsmethoden des zentralen Nervensystems, nachdem sich in den letzten Jahren zunehmend die Neuroradiologie als diagnostisch eigenständiges Fachgebiet mit zunehmenden technischen Möglichkeiten weiterentwickelt hat.

2 Grundbegriffe der Neuroanatomie

2.1 Knöcherne Umhüllung des Zentralnervensystems

2.1.1 Der Schädel

Am Schädel werden 2 Teile unterschieden:

- Hirnschädel oder Neurocranium und
- Gesichtsschädel oder Viscerocranium

Das **Neurocranium** umschließt das Gehirn und wird von folgenden Knochen gebildet (Abb. 2-1 und 2-2):

- Stirnbein – Os frontale
- Scheitelbein – Os parietale
- Schläfenbein – Os temporale
- Hinterhauptbein – Os occipitale
- Keilbein – Os sphenoidale
- Siebbein – Os ethmoidale

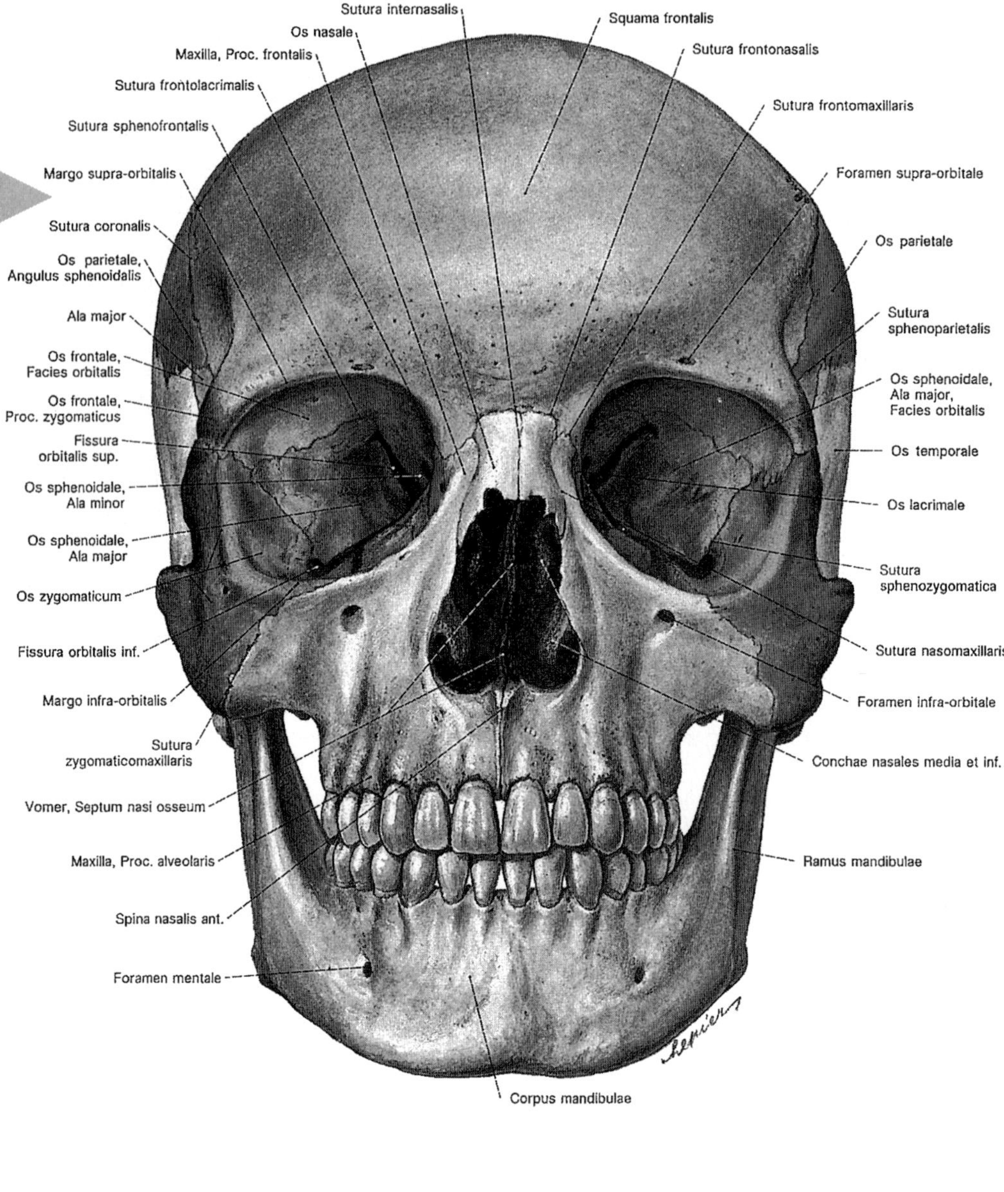

Abb. 2-1 Knöcherner Schädel von vorn.

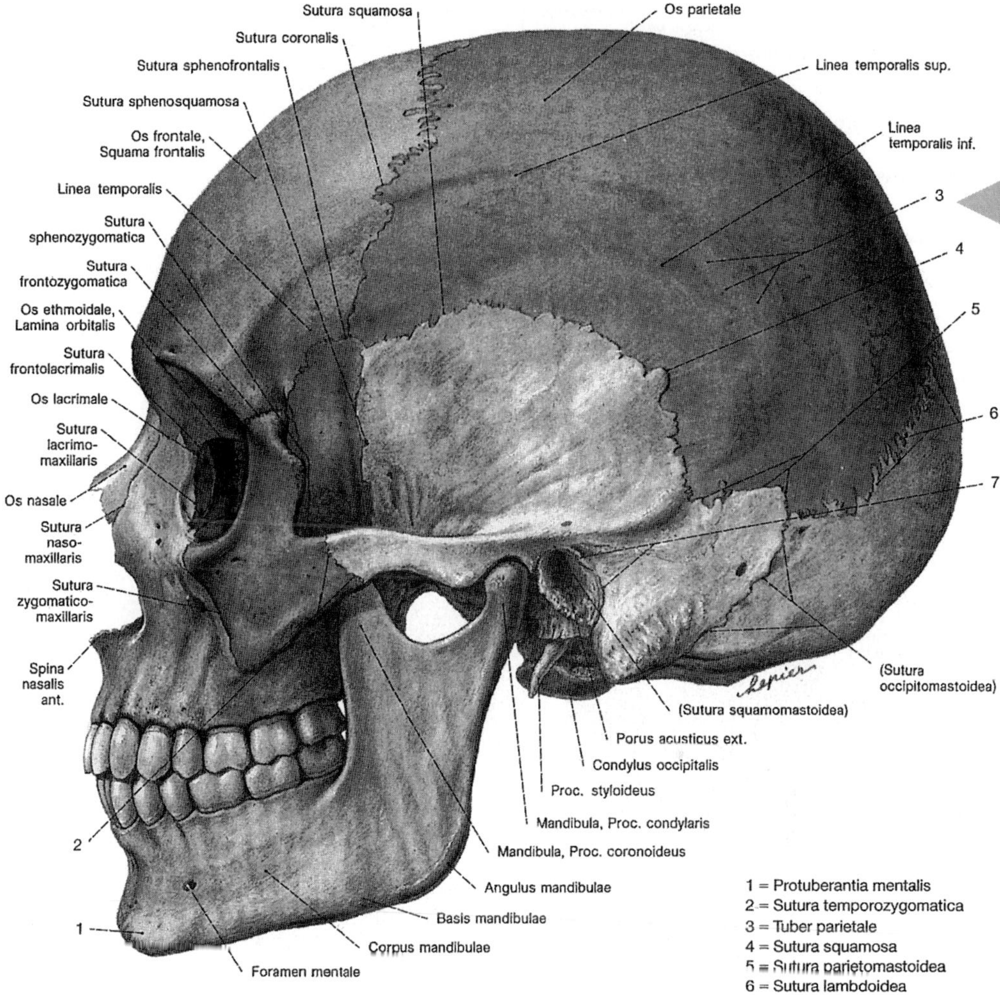

1 = Protuberantia mentalis
2 = Sutura temporozygomatica
3 = Tuber parietale
4 = Sutura squamosa
5 = Sutura parietomastoidea
6 = Sutura lambdoidea
7 = (Sutura squamomastoidea)

Abb. 2-2 Knöcherner Schädel in der Seitenansicht.

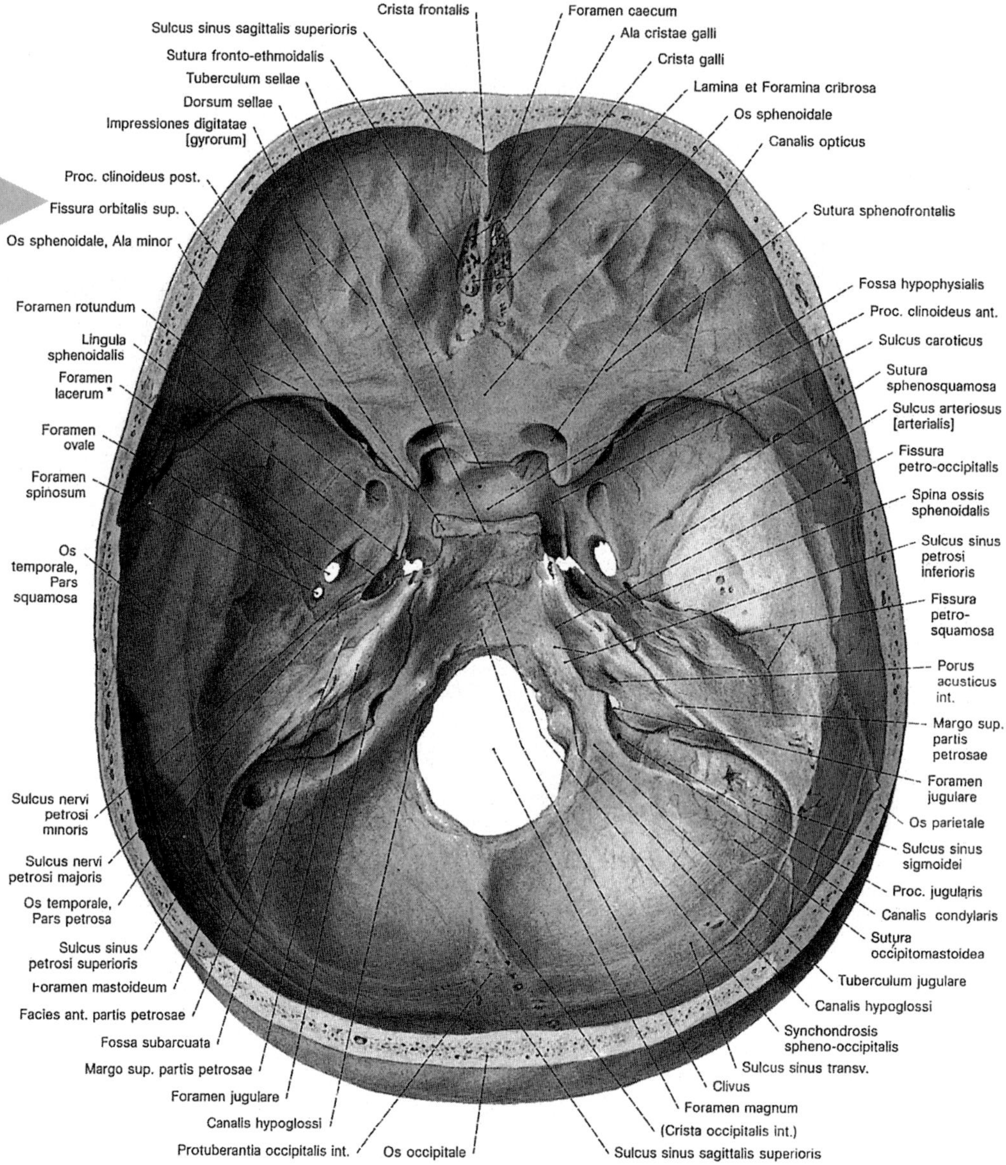

Abb. 2-3 Schädelbasis, Innenansicht.

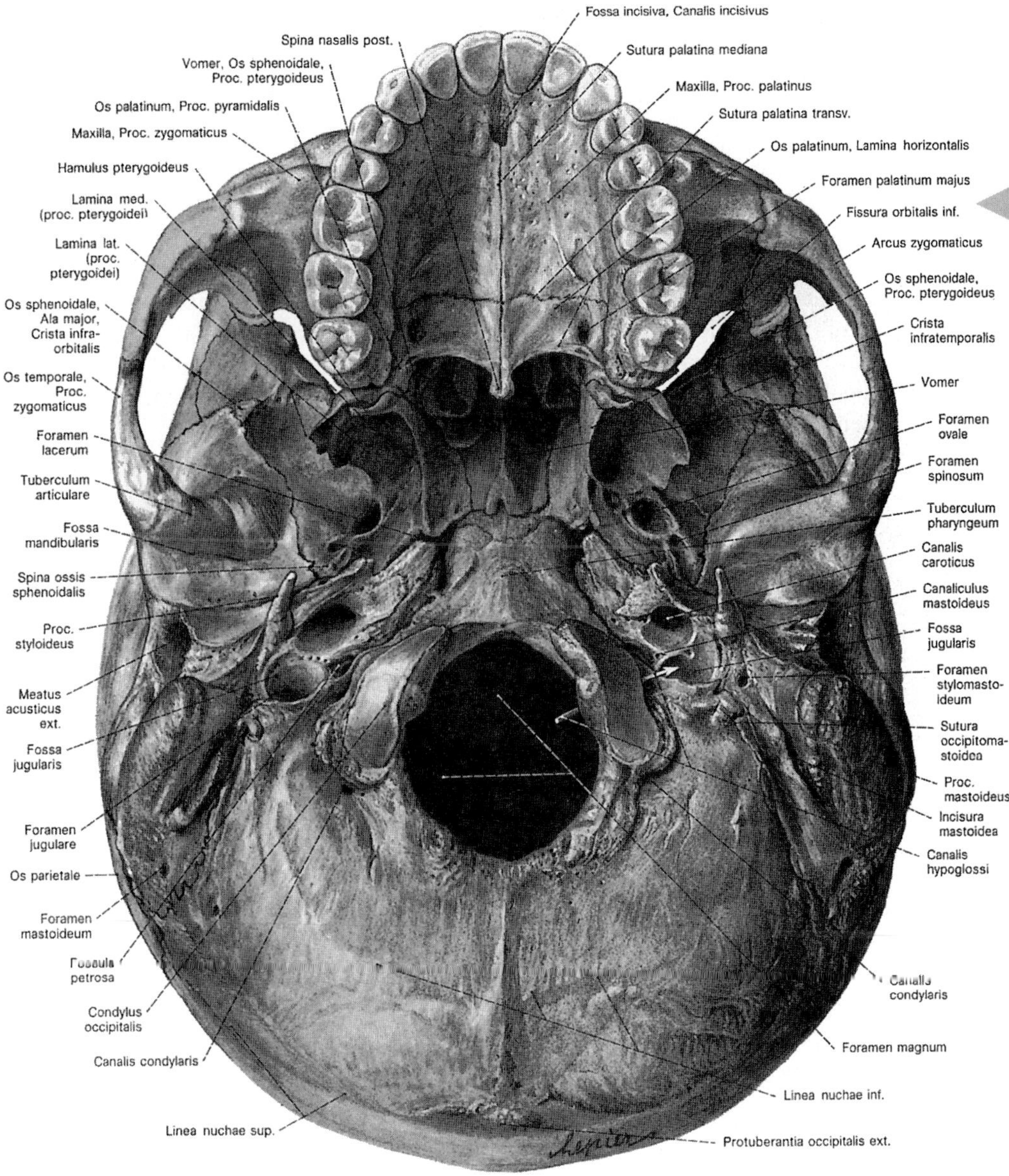

Abb. 2-4 Ansicht der Schädelbasis von unten.

Das Stirnbein, die beiden Scheitelbeine sowie die Schuppen (Squama ossis temporalis) der Schläfenbeine und der größte Teil des Hinterhauptbeines bilden die **Schädelkalotte** oder das Schädeldach. Die **Schädelbasis** (Abb. 2-3 und 2-4) setzt sich aus den zum Stirnbein gehörenden Dächern der Augenhöhlen, dem Keilbein, den Felsenbeinen, die Teile des Schläfenbeines sind, und dem Hinterhauptbein zusammen; als Verbindungsknochen zum Gesichtsschädel liegt zwischen dem basalen Anteil des Stirnbeins und dem Keilbein die Siebbeinplatte (Lamina cribrosa), durch deren Löcher die Fasern des Riechnerven ziehen. Die Schädelknochen sind untereinander fest durch **Schädelnähte** verbunden; im Kindesalter sind diese Schädelnähte noch nicht knöchern durchbaut, so daß sie im Röntgenbild klaffend erscheinen und dadurch die Fontanellen entstehen (Abb. 2-5), die sich gegen Ende des 2. Lebensjahres schließen. Die drei wichtigsten Schädelnähte sind:

- Kranznaht – Sutura coronalis
- Pfeilnaht – Sutura sagittalis
- Lambdanaht – Sutura lambdoidea

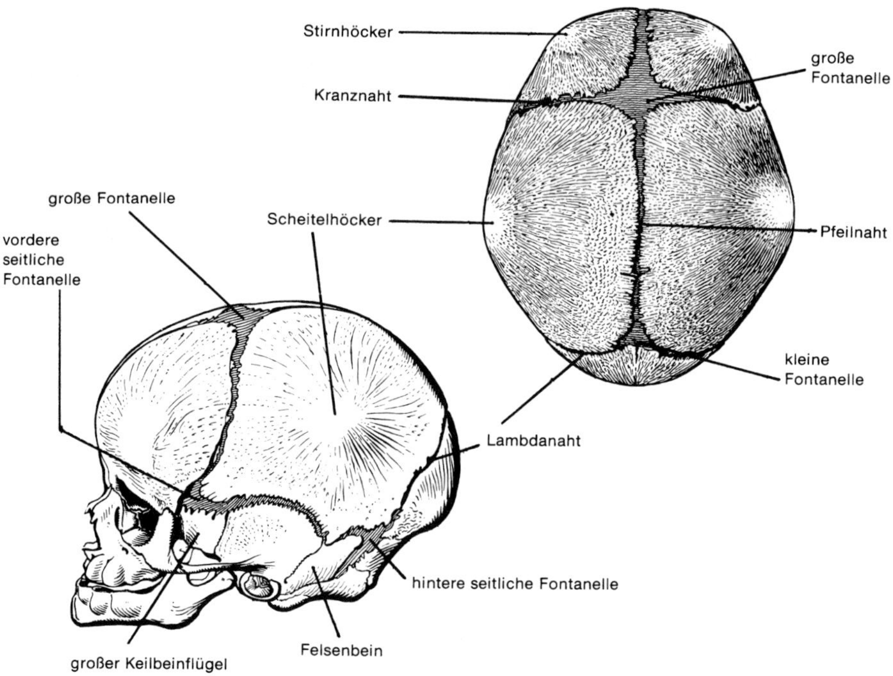

Abb. 2-5 Schädel eines neugeborenen Kindes.

2.1.2 Die Wirbelsäule

Die Wirbelsäule eines Erwachsenen besteht aus sieben Hals-, zwölf Brust-, fünf Lendenwirbeln, dem Kreuz- und Steißbein; bei Kindern besteht das Kreuzbein (Os sacrum) aus fünf, das Steißbein (Os coccygis) aus zwei bis sieben Wirbeln, die später jeweils zu einem Knochen zusammenwachsen (Abb. 2–6). Alle Wirbel – mit Ausnahme des ersten Halswirbels, des Atlas – haben einen ähnlichen Aufbau aus Wirbelkörper, Wirbelbogen, Dorn- und Querfortsätzen (Abb. 2-7 und 2-9, Tabelle 2-1). Entsprechend der Belastung nimmt die Größe der Wirbel von oben nach unten zu. An den Bögen der Brustwirbel finden sich außerdem Gelenkflächen für die Rippen (Abb. 2-8, 2-10).

Die **Verbindung der Wirbel** untereinander zur Wirbelsäule wird durch verschiedene Elemente erreicht: Die Wirbelgelenke am Wirbelbogen, die als Polster und Stoßdämpfer dienenden Bandscheiben und verschiedene **Bänder** (Abb. 2-11):

Tabelle 2-1 Tabellarische Zusammenfassung der Baumerkmale der „typischen" Wirbel

	7 Halswirbel*	12 Brustwirbel	5 Lendenwirbel	Kreuzbein aus 5 Wirbeln verschmolzen
Endflächen der Wirbelkörper	rechteckig, klein	dreieckig	bohnenförmig, groß	
Wirbelloch	groß, dreieckig	rund	klein, dreieckig	Canalis sacralis
Gelenkflächen (-fortsätze)	schräg nach dorsal abdachend	frontal gestellt	sagittal gestellt	Crista sacralis intermedia
Querfortsätze	Processus transversi	keulenförmig mit Foveae costales transversales	Processus mamillares et accessorii	Crista sacralis lateralis
Dornfortsätze	horizontal, kurz, zweigeteilt	steil kaudalwärts gerichtet	horizontal, seitlich, abgeplattet, massiv	Crista sacralis mediana
Rippenrudimente	ventraler Teil des Processus transversus und Tuberculum dorsale	keine, da die Rippen ausgebildet sind	Processus costarii	Partes laterales
Kennzeichnendes Merkmal	Foramen transversarium	Foveae costales superior et inferior	Processus mamillares et accessorii	Synostose der Wirbel

* Die ersten beiden Halswirbel, Atlas und Axis (epistropheus), sind nicht „typische" Halswirbel, sie weisen besondere Baumerkmale auf. (Aus *Sobotta,* Atlas der Anatomie des Menschen, Bd. 2, 18. Aufl.)

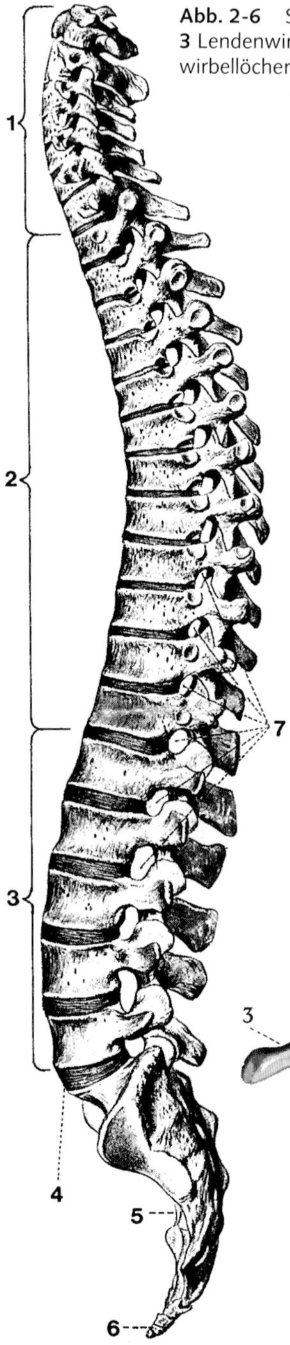

Abb. 2-6 Seitliche Ansicht der Wirbelsäule. **1** Halswirbel – **2** Brustwirbel – **3** Lendenwirbel – **4** Promontorium – **5** Kreuzbein – **6** Steißbein – **7** Zwischenwirbellöcher.

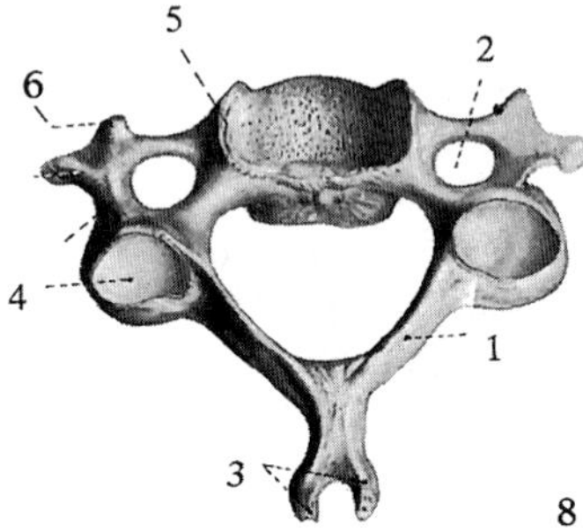

Abb. 2-7 Fünfter Halswirbel von oben. **1** Wirbelbogen – **2** Querfortsatzloch – **3** Dornfortsatz – **4** Wirbelgelenk – **5** Wirbelkörper – **6** Querfortsatz.

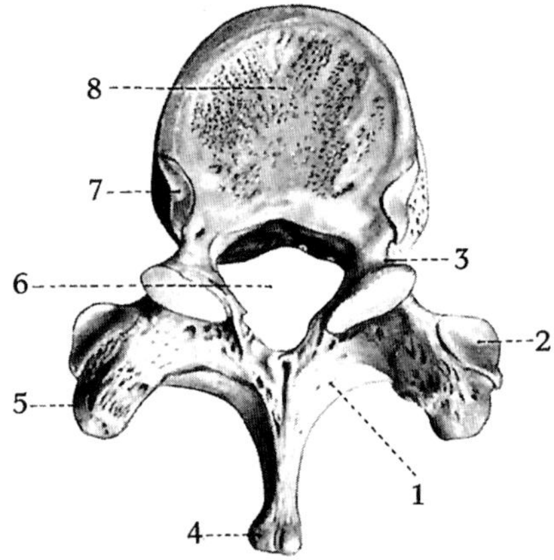

Abb. 2-8 Sechster Brustwirbel von oben. **1** Wirbelbogen – **2** Gelenkfläche für die Rippe – **3** Wirbelbogen – **4** Dornfortsatz – **5** Querfortsatz – **6** Wirbelloch – **7** Gelenkfläche für die Rippe – **8** Wirbelkörper.

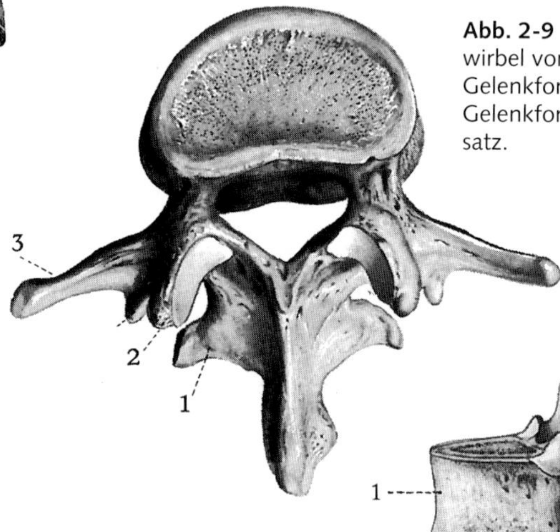

Abb. 2-9 Dritter Lendenwirbel von oben. **1** Unterer Gelenkfortsatz – **2** Oberer Gelenkfortsatz – **3** Querfortsatz.

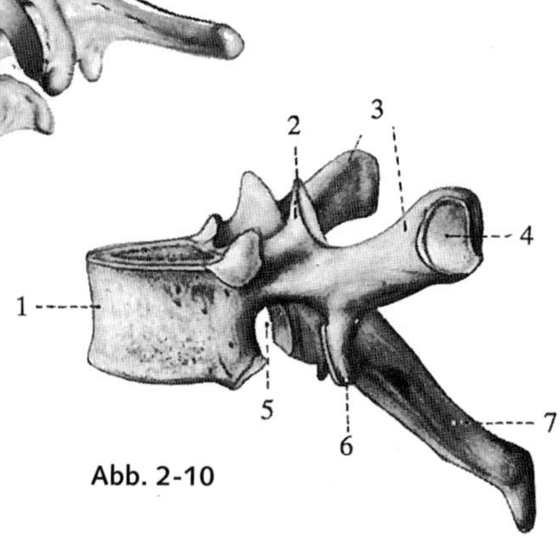

Abb. 2-10

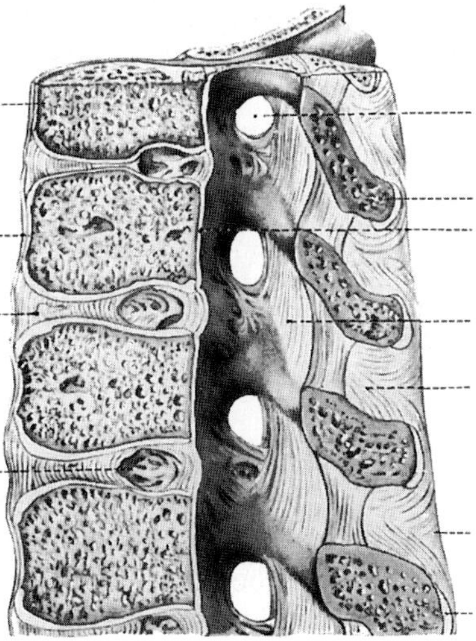

Abb. 2-11 Medianschnitt durch die Brustwirbelsäule.

- Ligamentum longitudinale anterius (vorderes Längsband) an der Vorderseite aller Wirbelkörper,
- Ligamentum longitudinale posterius (hinteres Längsband) an der Hinterseite aller Wirbelkörper, d.h. an der Vorderwand des Wirbelkanals,
- Ligamenta interspinalia (Zwischendornfortsatzbänder),
- Ligamentum supraspinale (Dornspitzenband) über allen Dornfortsätzen, das im Halsbereich kräftiger wird und dann Ligamentum nuchae (Nackenband) heißt,
- Ligamenta interarcuata (Zwischenbogenbänder), die von den Neurochirurgen als gelbe Bänder (Ligamenta flava) bezeichnet werden.

Durch die Aneinanderreihung der Wirbel mit ihren Wirbellöchern entsteht der **Wirbel-** oder **Spinalkanal,** in dem das Rückenmark umgeben von seinen Häuten liegt. Zwischen jeweils zwei Wirbelbögen treten die Spinalnerven seitlich durch die Zwischenwirbellöcher (Foramina intervertebralia) aus. Die zwischen den einzelnen Wirbelkörpern gelegenen **Bandscheiben** (Abb. 2-12) bestehen aus zwei fest miteinander verwachsenen Teilen, dem Faserring (Anulus fibrosus) und dem Gallertkern

◁ **Abb. 2-10** Sechster Brustwirbel von links.
1 Wirbelkörper – **2** Oberer Gelenkfortsatz – **3** Querfortsätze – **4** Gelenkfläche für die Rippe – **5** Zwischenwirbelloch (obere Hälfte) – **6** Unterer Gelenkfortsatz – **7** Dornfortsatz.

(Nucleus pulposus). Die menschliche Wirbelsäule enthält dreiundzwanzig Bandscheiben, die oberste liegt zwischen zweitem und drittem Halswirbel, die unterste zwischen fünftem Lendenwirbel und Kreuzbein.

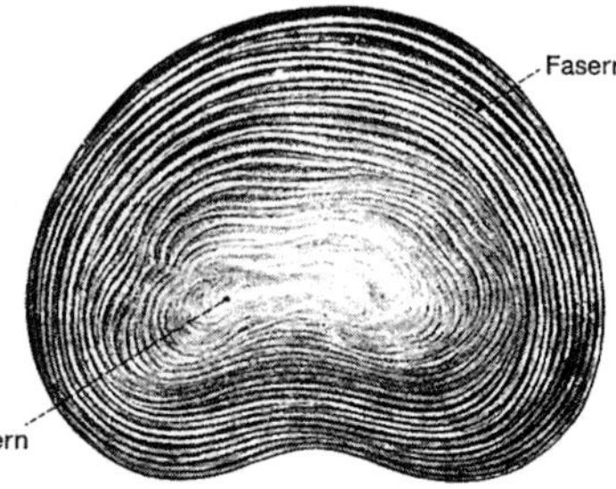

Abb. 2-12 Bandscheibe.

Zwischen dem ersten und zweiten Halswirbel (Atlas und Axis) besteht eine gelenkige Verbindung, um die Drehung des Kopfes zu ermöglichen: Der Atlas dreht sich um den Zahn (Dens) des zweiten Halswirbels (Abb. 2-13). Der Dens, der eine Aussprossung des Körpers des zweiten Halswirbels ist, liegt dem vorderen Teil des Atlasbogens gelenkig an; gegenüber dem ebenfalls durch den Atlasbogen ziehenden Rückenmark wird er durch das kräftige quere Atlasband (Ligamentum transversum atlantis) abgegrenzt. Dieses Band dient gleichzeitig als zweite Gelenkfläche für die Drehbewegungen des Dens. Das Kopfnicken ist eine Bewegung, die zusammen mit der Beugung der Halswirbelsäule in den Gelenken zwischen Atlas und Hinterhaupt stattfindet (siehe Abb. 2-4, Condylus occipitalis).

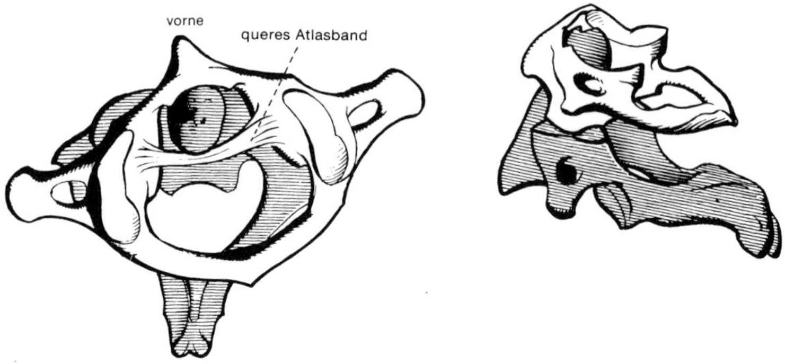

Abb. 2-13 Atlas und Axis (schraffiert).

2.2 Das Nervensystem

Das gesamte Nervensystem wird unterteilt in das **Zentralnervensystem,** das aus Gehirn und Rückenmark besteht, sowie die **peripheren Nerven** und das **vegetative Nervensystem.**

Hauptbaustein des gesamten Nervensystems ist die **Nervenzelle** (Abb. 2-14), die in der Regel aus dem Zelleib mit dem Zellkern sowie verschiedenen Fortsätzen, den Dendriten und Neuriten, besteht. Die Dendriten sind kürzere Zellfortsätze, die der Kontaktaufnahme mit den Dendriten benachbarter Nervenzellen dienen. Die Neuriten bilden in ihrer Gesamtheit Leitungsbahnen des Gehirns und Rückenmarks bzw. der Nerven und stehen auch mit anderen Neuriten in Verbindung; Neuriten können bis zu 1 m lang werden (z. B. im Nervus ischiadicus). Die Verbindungsstellen zwischen Neuriten und Neuriten bzw. Dendriten und Dendriten werden als **Synapsen** bezeichnet; hier erfolgt die Umschaltung von Nervenimpulsen.

Das gesamte Nervensystem ist dazu von einem **Glia** genannten Stütz- und Ernährungsgewebe durchzogen. Die periphere Glia umscheidet Nervenzellen und Neuriten der Nerven wie eine Hülle; die zentrale Glia im Gehirn und Rückenmark wird von den Astrozyten, den Oligodendrozyten und den Mikroglia-Zellen gebildet.

Die Oligodendrozyten finden sich fast ausschließlich in der weißen Substanz des Gehirns und Rückenmarks, die ihre Färbung dem überwiegenden Gehalt an Nervenfasern, also Neuriten verdankt. Die dunklere Färbung der „grauen Substanz" des Rückenmarks und der Hirnrinde sowie der sogenannten Kerne im Gehirn beruht auf der Anhäufung von Nervenzellkörpern.

2.2.1 Das Gehirn

Die äußere Betrachtung des Gesamtgehirns läßt im wesentlichen drei Teile erkennen: das *Großhirn,* das *Stammhirn* und das *Kleinhirn.* Auch funktionell können diese drei Teile voneinander deutlich unterschieden werden. Während dem **Großhirn** die bestimmende Rolle eines übergeordneten Steuerorgans über alle Funktionen des Körpers zukommt, liegt die Bedeutung des **Stammhirns** in einer Steuerung aller unbewußten Regulationsabläufe; das **Kleinhirn** schließlich koordiniert die vom Großhirn kommenden Bewegungsimpulse, bevor diese über das Rückenmark und die Nerven zu den Muskeln gelangen.

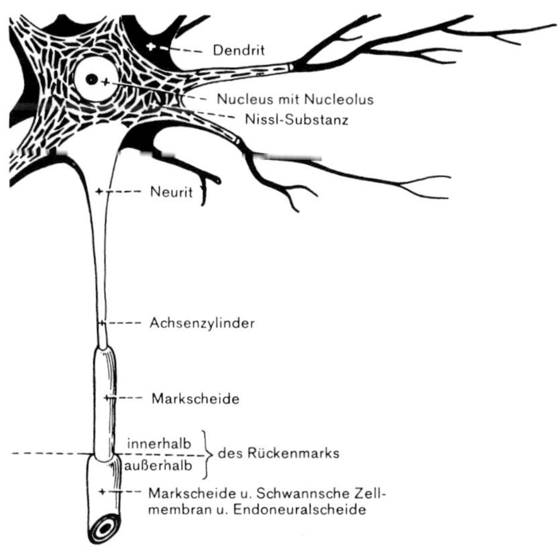

Abb. 2-14 Nervenzelle.

Diese nach den äußeren Gegebenheiten und funktionell äußerst vereinfachende Einteilung des Gehirns wird nicht den aus der Entwicklung des Gehirns bekannten Hirnteilen gerecht. Danach haben wir zu unterscheiden (Abb. 2-15):

- das Endhirn oder Telenzephalon,
- das Zwischenhirn oder Dienzephalon,
- das Mittelhirn oder Mesenzephalon,
- das Hinterhirn oder Metenzephalon und
- das Nachhirn oder Myelenzephalon.

Ebenfalls aus der Entwicklungsgeschichte des Gehirns leitet sich die Zusammenfassung von End- und Zwischenhirn als **Prosenzephalon** und die Zusammenfassung von Hinter- und Nachhirn als Rautenhirn oder **Rhombenzephalon** ab; zum Rautenhirn gehört ferner das Kleinhirn, das sozusagen im Nebenschluß des Hinter- und Nachhirns liegt. Das Nachhirn oder **Myelenzephalon** wird auch als Medulla oblongata (verlängertes Mark) bezeichnet und bildet den Übergang des Stammhirns zum Rückenmark.

Unter dem Begriff des **Stammhirns** werden alle Gehirnanteile mit Ausnahme des Kleinhirns zusammengefaßt, welche dem Großhirn und damit dem Telenzephalon untergeordnet sind. Unter dem Begriff des **Hirnstamms** versteht man alle Gehirnteile mit Ausnahme der Rinde und der weißen Substanz des Großhirns sowie des Kleinhirns.

2.2.1.1 Das Großhirn

Das Großhirn als der beim Menschen deutlich überwiegende größte Teil des Gehirns gehört zum **Endhirn.** Äußerlich ist es eingeteilt in vier Lappen (Abb. 2-16):

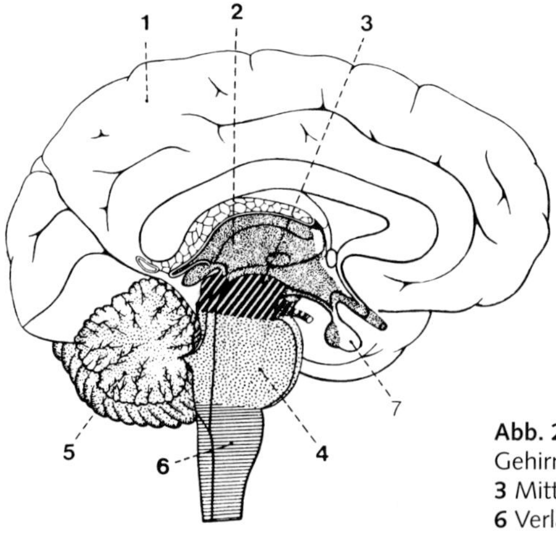

Abb. 2-15 Hauptabschnitte des Gehirns. **1** Großhirn – **2** Zwischenhirn – **3** Mittelhirn – **4** Brücke – **5** Kleinhirn – **6** Verlängertes Mark – **7** Adenohypophyse.

- Stirnlappen – Lobus frontalis,
- Scheitellappen – Lobus parietalis,
- Schläfenlappen – Lobus temporalis,
- Hinterhauptslappen – Lobus occipitalis.

Die zahlreichen **Furchen (Sulci)** und **Windungen (Gyri)**, die die **Großhirnrinde** gliedern, haben ebenfalls genaue Bezeichnungen (Abb. 2-17 bis 2-19). Die Zentralfurche (Sulcus centralis) trennt den Stirn- vom Scheitellappen des Gehirns ab, die *Sylvi*-Furche ist die Grenze zwischen Stirn- und Scheitellappen einerseits und Schläfenlappen andererseits. Der Sulcus parieto-occipitalis liegt zwischen Scheitel- und Hinterhauptslappen. Zwischen Schläfen- und Hinterhauptslappen besteht keine scharfe Trennung.

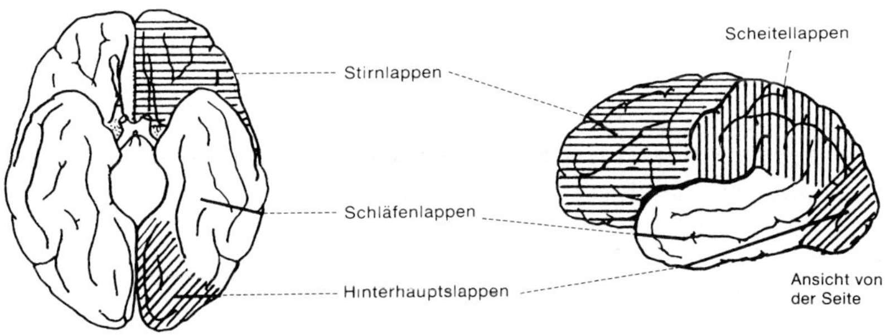

Abb. 2-16 Die Lappeneinteilung des Großhirns.

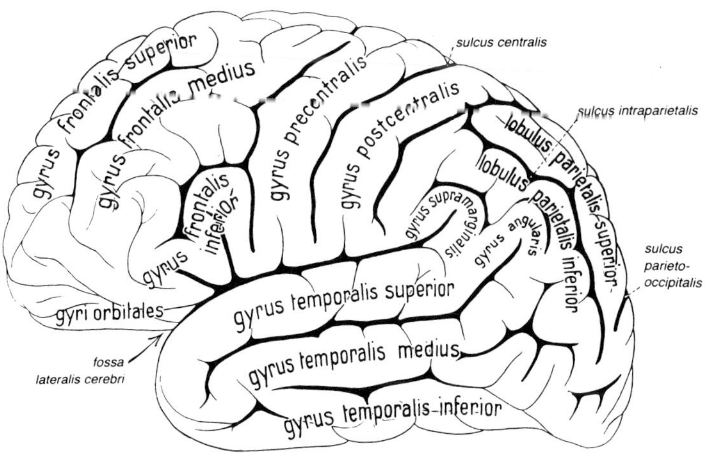

Abb. 2-17 Seitliche Ansicht der linken Großhirnhemisphäre und ihrer Gliederung in Furchen (Sulci) und Windungen (Gyri).

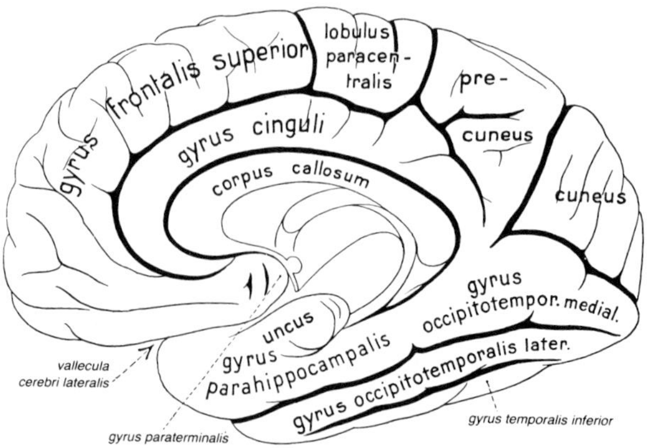

Abb. 2-18 Furchen und Windungen des Großhirns in der Ansicht von der medialen Fläche.

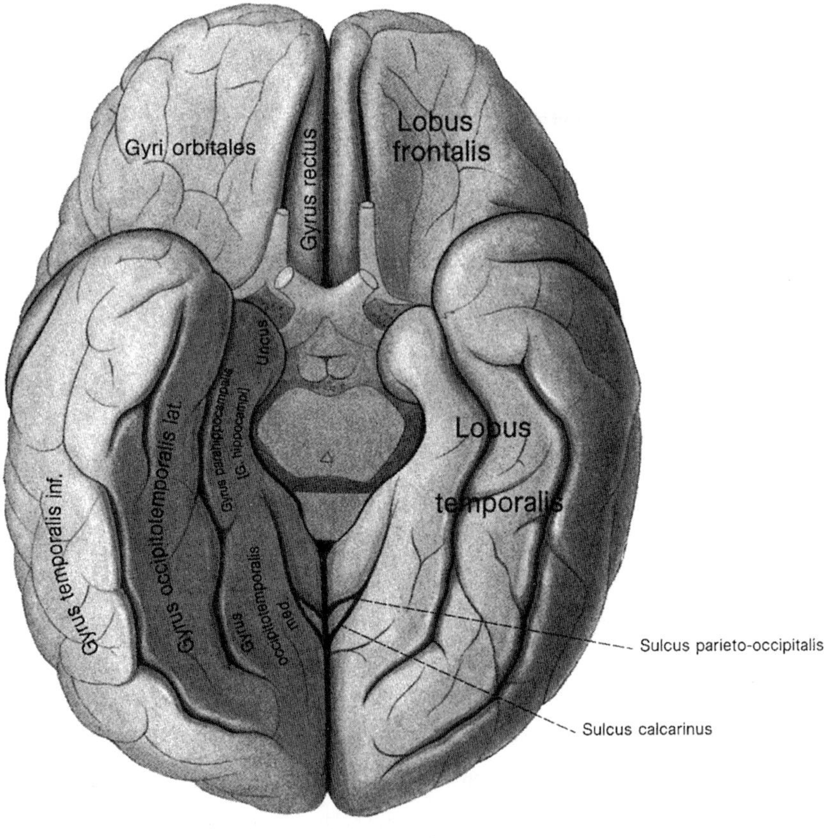

Abb. 2-19 Furchen und Windungen des Großhirns von der Basis gesehen – nach Abtrennung des Hirnstammes, des Kleinhirns, der Hypophyse, der Riech- und Sehnerven.

Die Betrachtung eines aufgeschnittenen Gehirns (Abb. 2-20 bis 2-23) zeigt die deutlich grauer gefärbte **Hirnrinde** und das weiße **Marklager,** in das wiederum grauer gefärbte Zonen eingelagert sind, die **Hirnkerne.**

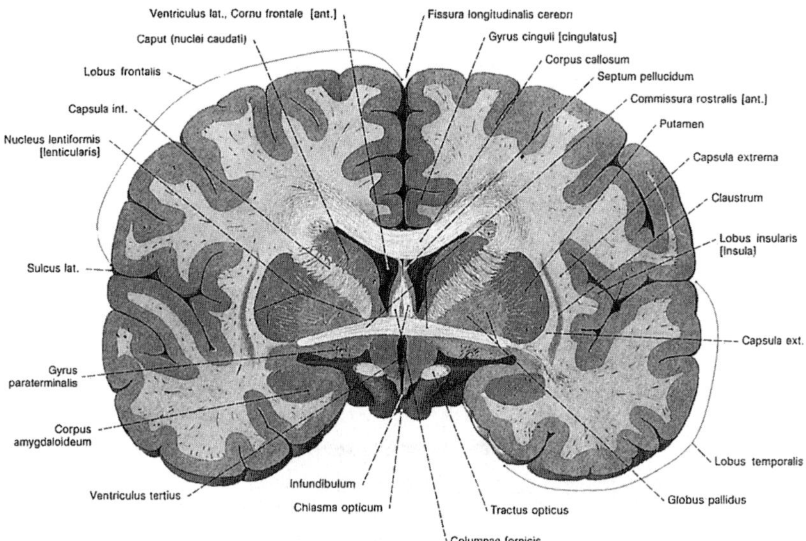

Abb. 2-20 Frontalschnitt durch das Großhirn in Höhe der Commissura anterior.

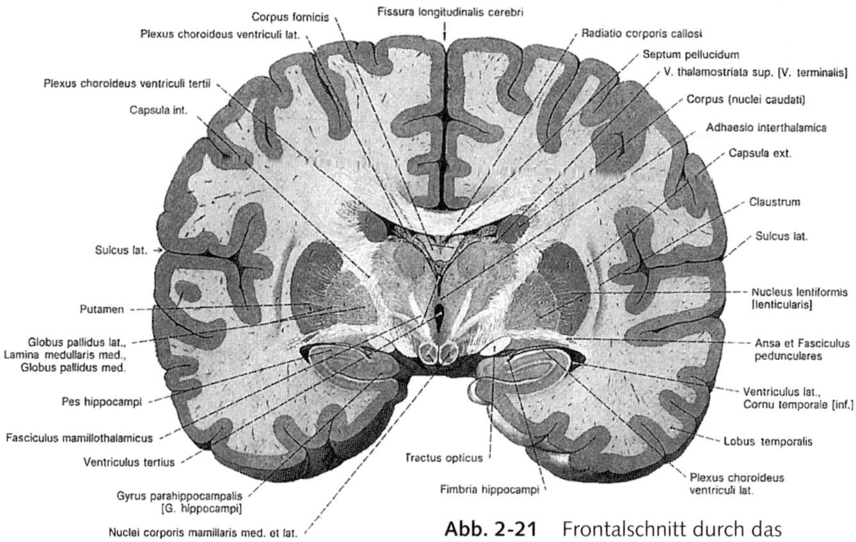

Abb. 2-21 Frontalschnitt durch das Großhirn in Höhe der Corpora mamillaria und des Thalamus.

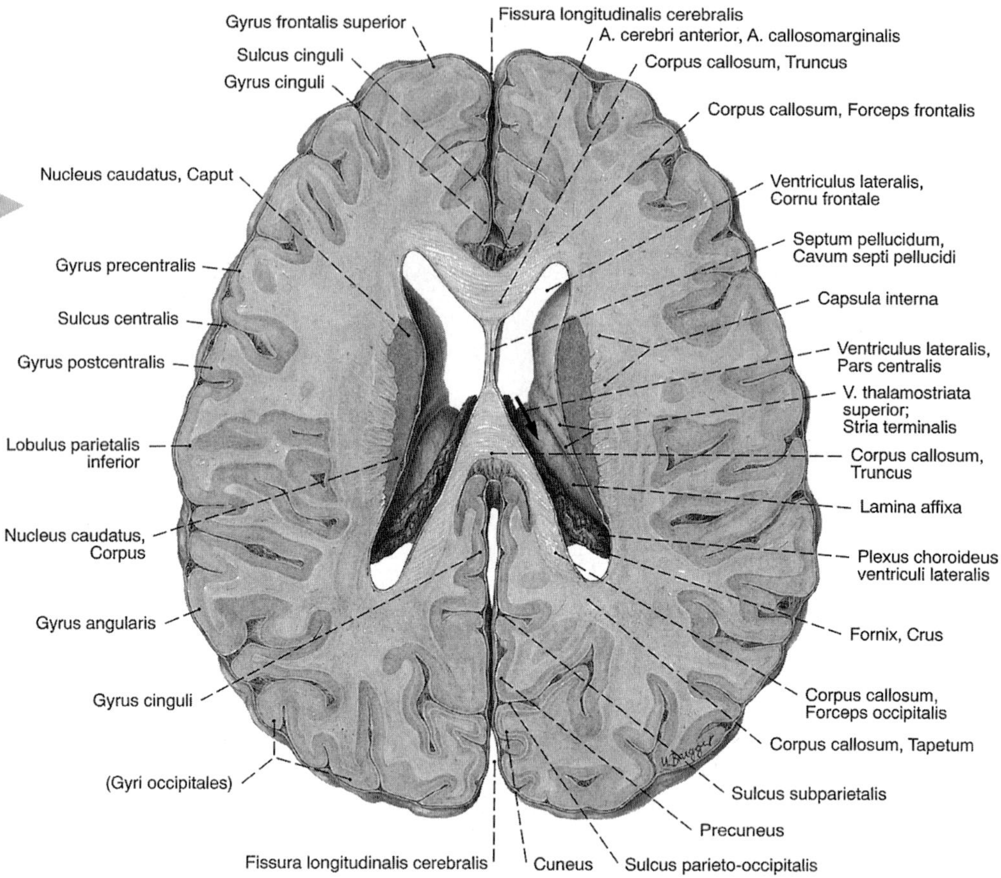

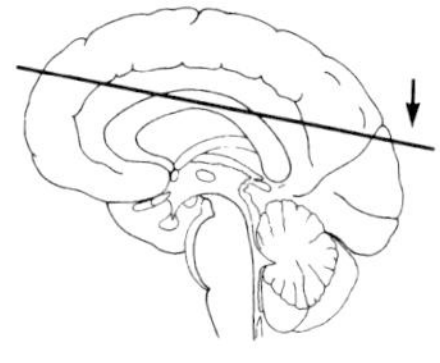

Abb. 2-22 Horizontalschnitt durch das Großhirn auf Höhe des Mittelteils der Seitenventrikel.

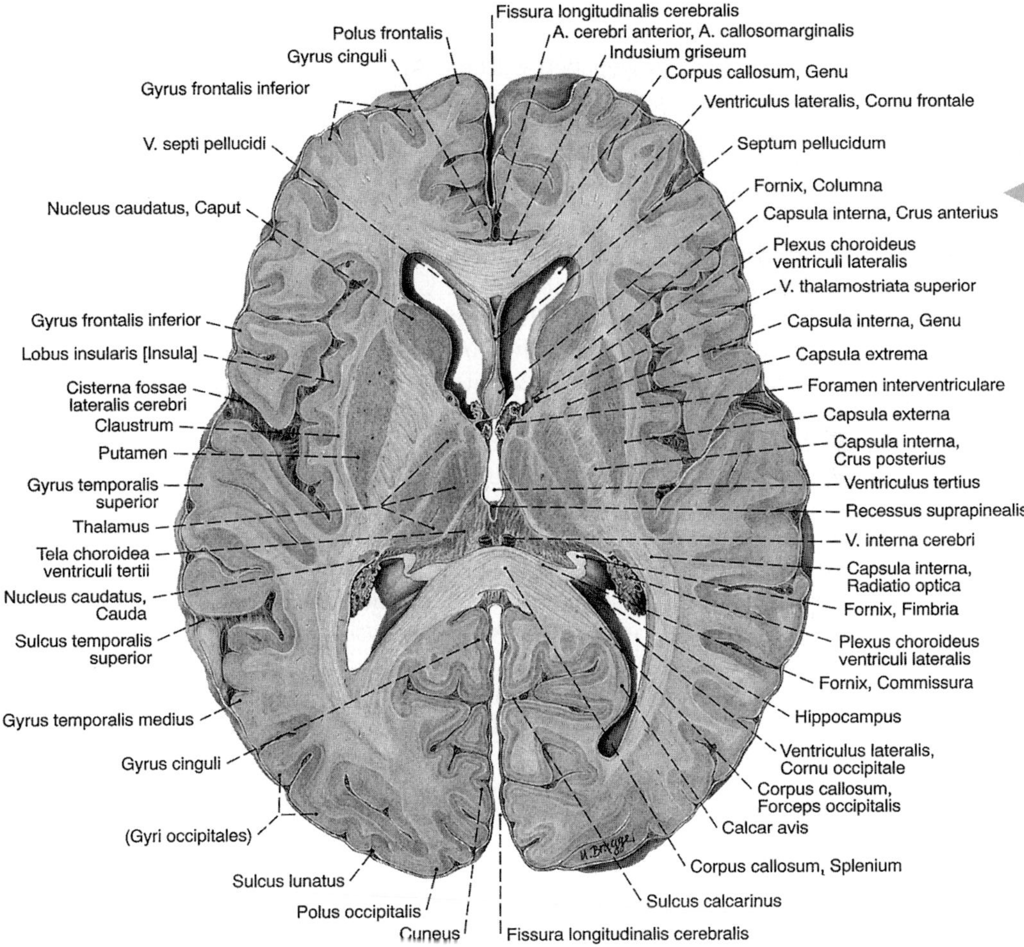

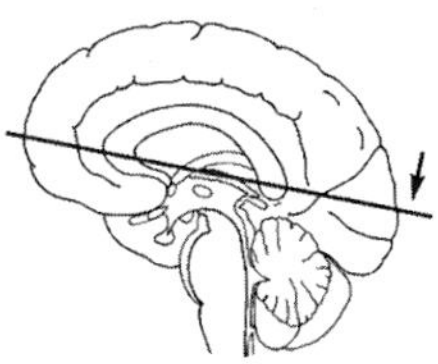

Abb. 2-23 Horizontalschnitt durch das Gehirn auf Höhe des 3. Ventrikels.

Obwohl die zerebrale Lokalisationslehre noch keineswegs abgeschlossen ist, kann für eine große Reihe von Hirnrindenbezirken deren ungefähre Funktion angegeben werden. Als eines der wichtigsten Areale für die Bewegungsabläufe des Körpers hat sich die **vordere Zentralwindung** (Gyrus praecentralis) erwiesen, die vor der Zentralfurche gelegen ist. Abb. 2-24 zeigt die Repräsentation der verschiedenen Körperteile, deren Bewegungen von der vorderen Zentralwindung gesteuert werden.

Die Nervenzellen in der vorderen Zentralwindung sind der Ausgangspunkt der **Pyramidenbahn** (Abb. 2-25), der wichtigsten Bahn der Willkürmotorik des Körpers. Die Pyramidenbahn hat ihren Namen von der Pyramide, einer kleinen Erhebung an der Medulla oblongata, wo 85% ihrer Fasern auf die Gegenseite kreuzen. Von daher ist es verständlich, daß die rechte vordere Zentralwindung die linke Körperseite des Menschen steuert – und umgekehrt. Obwohl die Pyramidenbahn ihren Ausgang direkt von der Zentralwindung nimmt und von dort ohne wesentliche Unterbrechung bis an die Vorderhornzellen des Rückenmarks gelangt, unterliegen alle Bewegungen mehrfachen Kontrollen, die auf Verbindungen der vorderen Zentralwindung mit anderen Zentren des Gehirns, insbesondere aber dem alle Bewegungen koordinierenden Kleinhirn beruhen. Die Verbindungsbahnen einzelner Hirnzonen miteinander werden als **Assoziations- und Kommissurenbahnen** bezeichnet. Die wichtigsten, beide Großhirnhälften, die Großhirnhemisphären miteinander verbindenden Kommissurenbahnen laufen über den **Balken** (Corpus callosum), der deutlich als weißes Gebilde auf einem Medianschnitt des Gehirns zu erkennen ist.

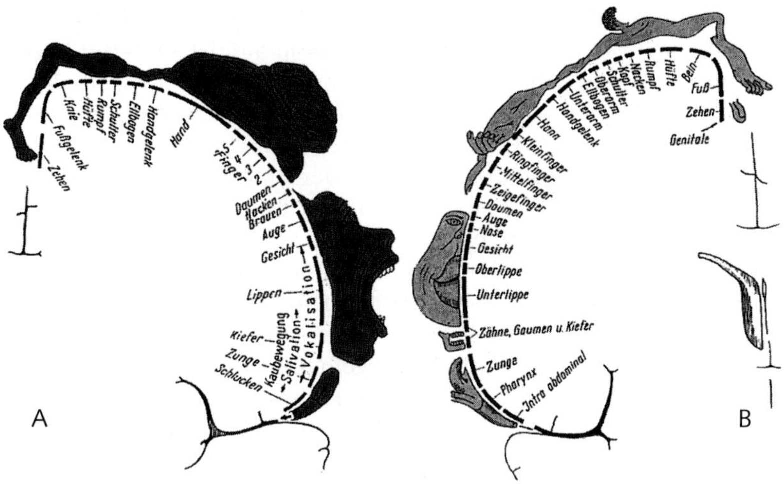

Abb. 2-24 Repräsentation des Körpers auf der Großhirnrinde:
A Motorik im Gyrus praecentralis
B Sensorik (Körperfühlsphäre) im Gyrus postcentralis.

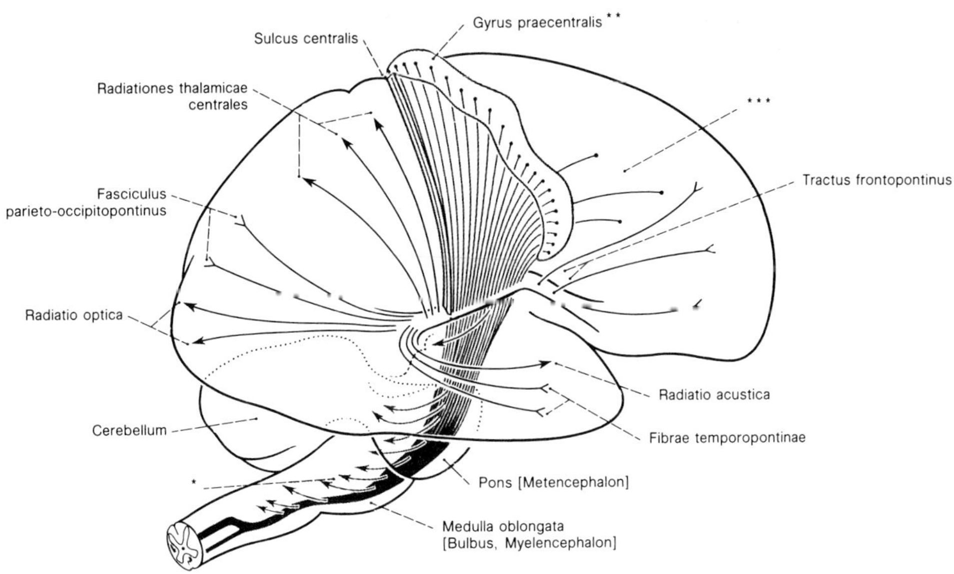

Abb. 2-25 Verlauf der langen Projektionsbahnen und der Pyramidenbahn durch die innere Kapsel und den Hirnstamm. Pfeile = ausscherende Fasern aus der Pyramidenbahn (*). Der Gyrus praecentralis (**), die motorische Rindenregion beinhaltet den Anfang der Pyramidenbahn (= erstes Neuron der Pyramidenbahn). (***) Motorische Bahnen aus dem Stirnhirn (Gyrus frontalis medius).

Während die vordere Zentralwindung die Repräsentation der motorischen Steuerung des Körpers darstellt, kann auf der **hinteren Zentralwindung** ein Schema für die Empfindungen angegeben werden (Abb. 2-24); man spricht von diesem Hirnareal auch als der Körperfühlsphäre. Ebenso wie im motorischen Bereich bestehen auch im sensiblen Bereich unendlich viele Verbindungen zwischen den einzelnen Gehirnzonen.

Die beiden Großhirnhemisphären sind funktionell nicht vollkommen gleichwertig; in der Regel ist die linke Großhirnhemisphäre **dominant,** insbesondere bei Rechtshändern. Während die „Händigkeit" eines Menschen von der Dominanz der gegenüberliegenden Großhirnhemisphäre abhängig ist, sollen die für das Sprechen und Sprachverständnis notwendigen Zentren fast regelmäßig in der linken Großhirnhemisphäre lokalisiert sein. Das nach *Broca* benannte **motorische Sprachzentrum** liegt an der lateralen Seite des Stirnhirns. Während eine Schädigung des motorischen Sprachzentrums zur sogenannten motorischen Aphasie, also der Unmöglichkeit, Laute zu formulieren, führt, kommt es bei einer Schädigung des nach *Wernicke* bezeichneten **sensorischen Sprachzentrums,** das im Schläfenhirn unterhalb der *Sylvi*-Furche gelegen ist, zu Wortverständnisstörungen.

Neben dem sensorischen Sprachzentrum befindet sich das **Hörzentrum,** das für das Sprachverständnis ebenfalls notwendig ist. Neuere Forschungen haben ergeben, daß weder das *Broca*- noch das *Wernicke*-Sprachzentrum rein motorisch bzw. sensorisch für die Sprache verantwortlich sind, sondern daß das Sprechen wohl nur bei voller Funktion aller Sprachfelder des Gehirns möglich ist. Die für das Sprechen und Sprachverständnis wichtigen Hirnbereiche zeigt die Abb. 2-26. Weitere relativ gesicherte Großhirnrindenfunktionen sowie die bei einem Ausfall dieser Funktionen auftretenden Störungen zeigt die Abb. 2-27.

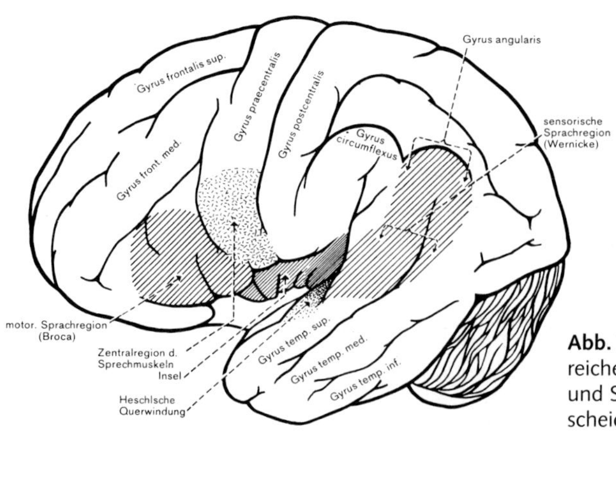

Abb. 2-26 Hirnrindenbereiche, die für das Sprechen und Sprachverständnis entscheidend sind.

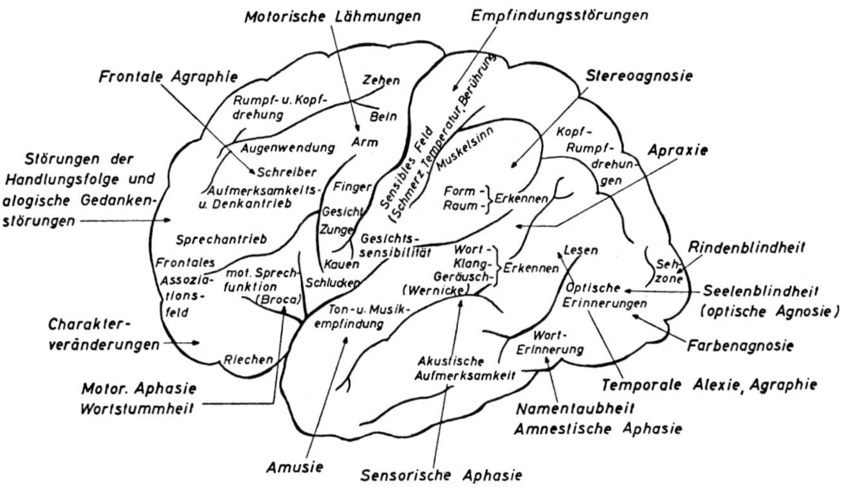

Abb. 2-27 Lokalisation der Funktionen der Großhirnrinde; entsprechende Ausfallserscheinungen bei Ausfall bestimmter Areale durch Pfeile angegeben.

2.2.1.2 Das Kleinhirn

Das Kleinhirn, das in der hinteren Schädelgrube gelegen ist, besteht ähnlich wie das Großhirn aus zwei halbkugeligen **Hemisphären,** dazu dem in der Mitte gelegenen **Kleinhirnwurm** (Abb. 2-28 und 2-29). Die Verbindungsbahnen zwischen Groß- und Kleinhirn laufen über die **Kleinhirnstiele** – Pedunculi (s. Abb. 2-31).

Auch das Kleinhirn weist eine Gliederung in Furchen und Windungen auf. Die hauptsächliche Funktion des Kleinhirns liegt in der Koordination aller Bewegungen sowie der Aufrechterhaltung der normalen Körperstellung. Dazu laufen sowohl vom Gleichgewichtsorgan als auch von allen Gelenken, Muskeln und Sehnen Impulse zum Kleinhirn, so daß jederzeit die Stellung des Körpers im Raum und alle Bewegungen kontrolliert und koordiniert werden können.

2.2.1.3 Das Stammhirn

Das Stammhirn (Abb. 2-30 und 2-31), in dessen Reflexzentren die unbewußte Steuerung aller Lebensfunktionen abläuft, enthält einen Großteil der Nervenbahnen von und zum Großhirn; gleichzeitig werden diese Bahnen zum Teil umgeschaltet und koordiniert. Zum Stammhirn werden folgende Hirnanteile gerechnet:

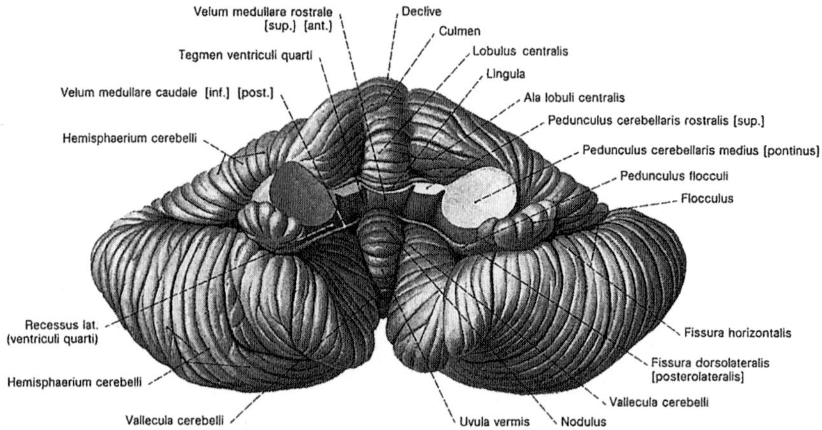

Abb. 2-28 Ansicht des Kleinhirns von vorn.

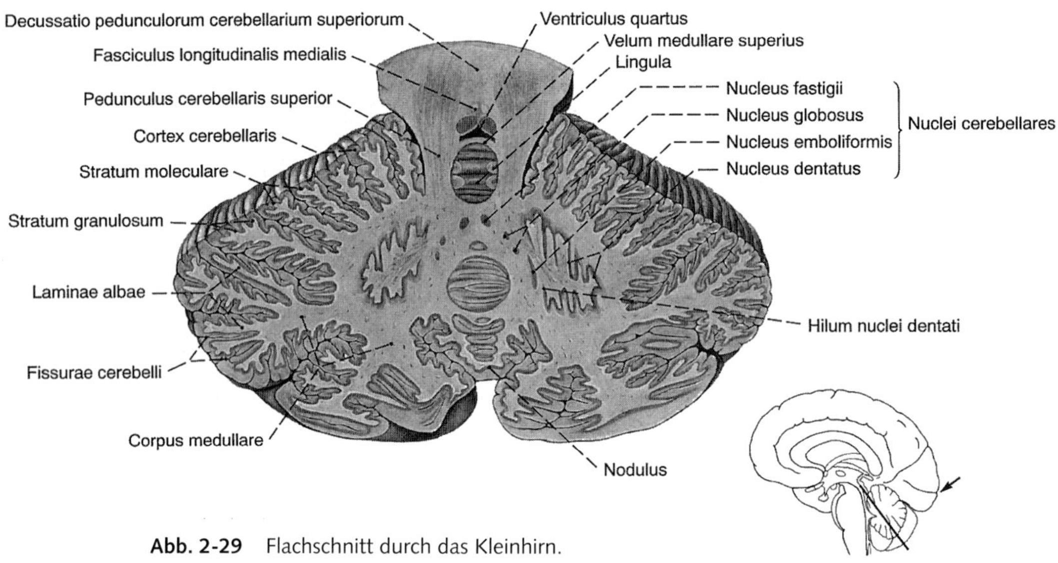

Abb. 2-29 Flachschnitt durch das Kleinhirn.

- Zwischenhirn (Dienzephalon),
- Mittelhirn (Mesenzephalon) mit
  - Vierhügelplatte,
  - Haube (Tegmentum) und
  - Hirnschenkel (Crura cerebri),
- Hinterhirn (Metenzephalon) mit der Brücke (Pons) und
- Nachhirn als verlängertes Mark (Medulla oblongata).

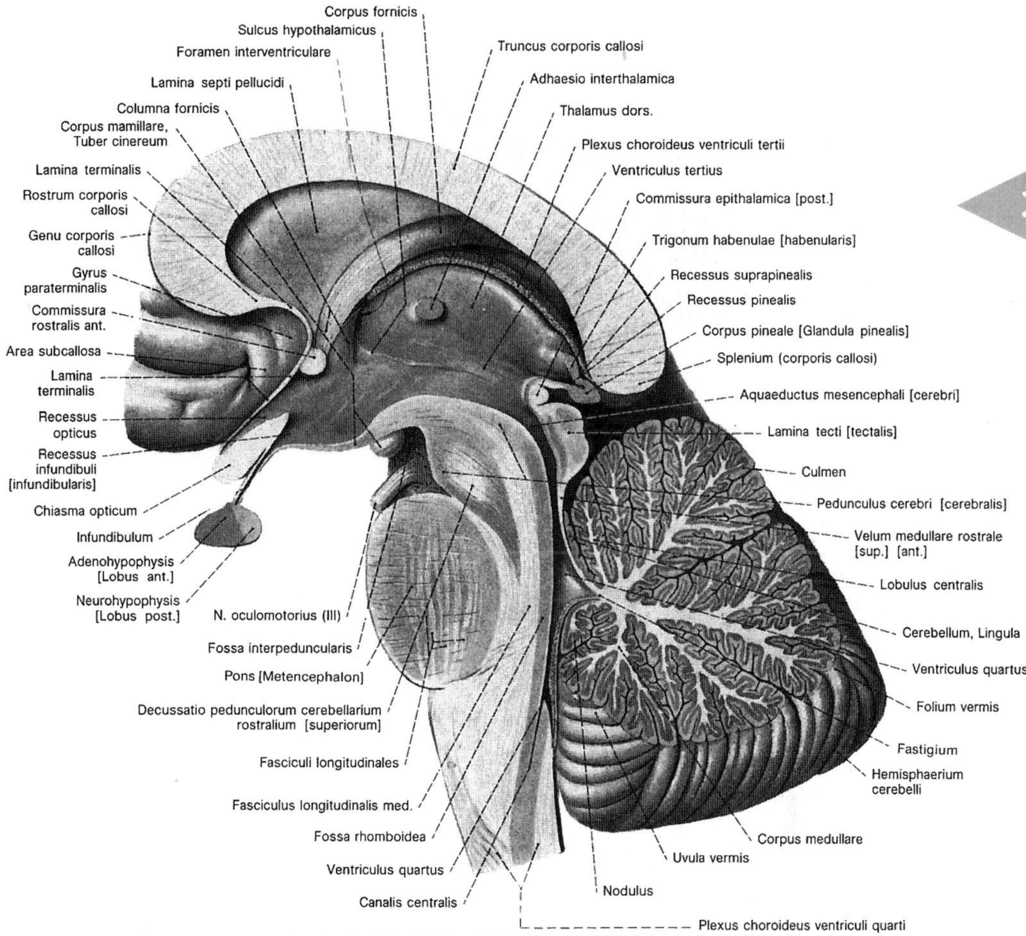

Abb. 2-30 Mediansagittalschnitt durch den Hirnstamm: Schnittfläche der rechten Hälfte.

Das **Zwischenhirn** setzt sich zusammen aus dem Thalamus, dem Metathalamus, dem Epithalamus und dem Hypothalamus. Das Zwischenhirn ist der Großhirnrinde funktionell vorgeschaltet; es ist eine wichtige Zwischenstation für alle Hirnbahnen, welche sowohl zur Großhirnrinde ziehen als auch von ihr ausgehen. Im Zwischenhirn liegt der dritte Ventrikel.

Im **Thalamus** befindet sich eine Reihe von graugefärbten Kernen, die als wichtige Schaltstationen aller Großhirnbahnen zwischen Großhirn und Peripherie anzusehen sind. Der unter dem Thalamus ge-

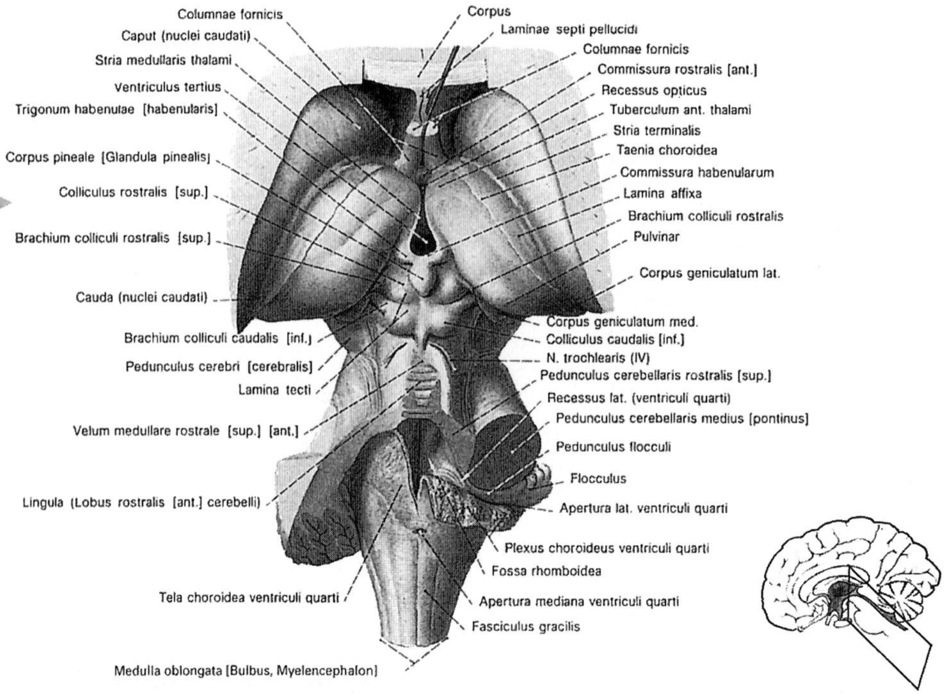

Abb. 2-31 Hirnstamm in der Ansicht von hinten und oben; Kleinhirn größtenteils entfernt.

legene **Hypothalamus** ist ein wesentliches Regelzentrum aller Lebensabläufe und ebenfalls mit der Großhirnrinde durch zahlreiche Bahnen verbunden. Im Hypothalamus findet unter anderem die Temperatur- und Stoffwechselregulation statt und auch die Produktion einer Reihe von Hypophysenhormonen, die dann im Bedarfsfall von der Hypophyse abgegeben werden.

Vom Hypothalamus besteht eine Verbindung, der Hypophysenstiel, zur **Hirnanhangsdrüse** (Hypophyse, Glandula pituitaria), die im Türkensattel der mittleren Schädelgrube liegt (siehe Abb. 2-3, Fossa hypophysialis). Die etwa bohnengroße Hypophyse ist die übergeordnete Hormondrüse des Körpers und setzt sich aus einem Vorderlappen (Adenohypophyse) und einem Hinterlappen (Neurohypophyse) zusammen (Abb. 2-32). Die wichtigsten **Hypophysenvorderlappenhormone** sind:

- Wachstumshormon (Somatotropin, STH),
- adrenokortikotropes Hormon (ACTH),

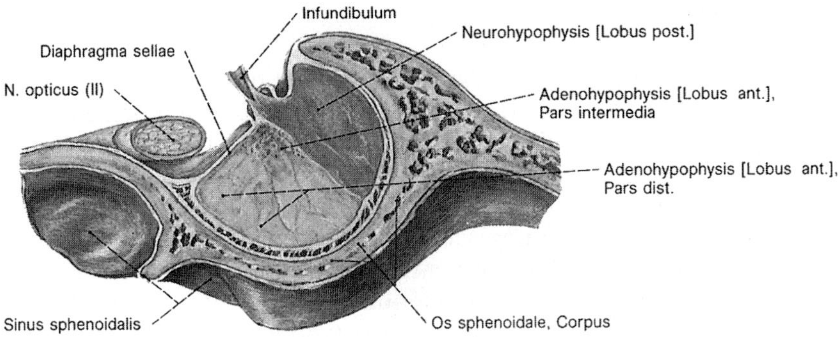

Abb. 2-32 Medianschnitt durch die Hypophyse im Türkensattel.

- follikelstimulierendes Hormon (FSH),
- luteinisierendes Hormon (LH) bzw.
- interstitielle Zellen stimulierendes Hormon (ICSH),
- thyreotropes Hormon (TSH),
- Prolaktin

Die chemisch einander sehr ähnlichen **Hypophysenvorderlappenhormone** Adiuretin (ADH) und Oxytocin werden im Hypothalamus gebildet und lediglich vom Hypophysenhinterlappen in die Blutbahn abgegeben.

Die **Zirbeldrüse** (Corpus pineale) gehört ebenfalls zum Zwischenhirn (s. Abb. 2-30); ihre Funktion ist bislang nicht sicher geklärt. Beim Erwachsenen ist sie häufig verkalkt, so daß sie in Röntgenübersichtsaufnahmen des Schädels zur Bestimmung der Kopfmitte herangezogen werden kann.

An das Zwischenhirn schließt sich nach okzipital das **Mittelhirn** an, das insbesondere Erregungszuflüsse aus allen wichtigen Sinnessystemen erhält, die hier, zum Teil ohne in das Bewußtsein einzudringen, umgeschaltet werden. Als Beispiel seien die Fasern der Sehbahn genannt, die hier ihre Umschaltung auf die motorischen Kerne der Augenmuskelnerven erfahren. Weiter nach okzipital geht das Mittelhirn ohne genaue Grenze in das **Rautenhirn** mit der Brücke (Pons) und dem verlängerten Mark über. Hier findet bereits eine funktionelle und anatomische Umschichtung statt, so daß die Strukturformen des Rückenmarks erkennbar werden. Das Rautenhirn enthält eine Reihe von und zum Zwischenhirn und Großhirn ziehenden Bahnen, den vierten Ventrikel sowie die Ursprungskerne der meisten Hirnnerven. Das Kreislauf- und Atemzentrum ist etwa in Höhe des großen Hinterhauptslochs im verlängeten Mark, der Medulla oblongata, lokalisiert.

2.2.1.4 Blutversorgung des Gehirns

Die **arterielle Versorgung** des Gehirns geschieht durch die beiden Arteriae carotides internae (innere Kopfschlagadern) und die beiden Arteriae vertebrales (Wirbelschlagadern); letztere vereinigen sich nach ihrem Eintritt durch das Hinterhauptsloch in den Schädel zur Arteria basilaris (Grundschlagader), die über die Arteriae communicantes posteriores (hintere Verbindungsschlagadern) mit den beiden Arteriae carotides internae in Verbindung steht. Außerdem sind die beiden Karotiden durch die Arteriae cerebri anteriores (vordere Hauptschlagadern) und die Arteria communicans anterior (vordere Verbindungsschlag-

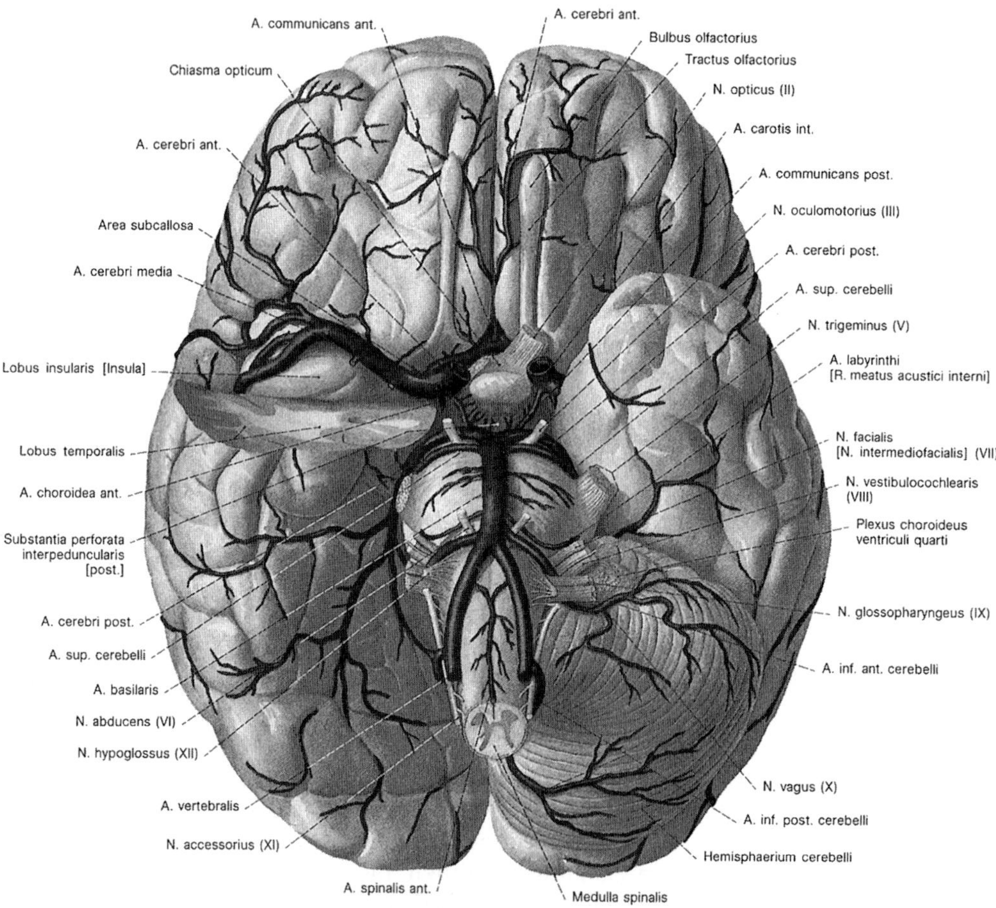

Abb. 2-33 Arterien der Hirnbasis (Circulus arteriosus *Willisii*). Der rechte Schläfenlappenpol, die rechte Kleinhirnhemisphäre und der rechte Sehnerv sind entfernt worden.

ader) miteinander verbunden, so daß an der Hirnbasis ein zusammenhängendes System aller zum Gehirn führenden Arterien besteht, das als Circulus arteriosus *Willisii* bezeichnet wird; damit wird bei Ausfall einer der zuführenden Arterien zumindest bei jüngeren Menschen die volle Blutversorgung des Gehirns gewährleistet. Aus dem Circulus arteriosus *Willisii* (Abb. 2-33) entspringen die drei großen Arterien des Großhirns, die Arteria cerebri anterior (vordere Gehirnschlagader), die Arteria cerebri media (mittlere Gehirnschlagader) und die Arteria cerebri posterior (hintere Gehirnschlagader). Die Versorgung des Kleinhirns und des Hirnstammes sowie der Medulla oblongata geschieht durch Äste der Arteria basilaris (Abb. 2-34), der dadurch eine lebenswichtige Funktion zukommt.

Der **venöse Abfluß** aus den Gehirnnerven wird über die Sinus venosi gewährleistet, die Duplikaturen der harten Hirnhaut sind. Der wichtigste Sinus venosus ist der Sinus sagittalis superior, der obere Längsblutleiter, der an der Oberkante der Hirnsichel in der Mitte unter dem Schädeldach verläuft (Abb. 2-35). Er vereinigt sich am Confluens sinuum (Abb. 2-35, Nr. 10), dem Zusammenfluß mehrerer Blutleiter, mit dem Sinus rectus, der aus der großen Hirnbasisvene (Vena magna *Galeni*) hervorgeht; das venöse Blut fließt dann über Sinus transversus, Sinus sigmoideus und schließlich über die Venae jugulares zum Herzen zurück.

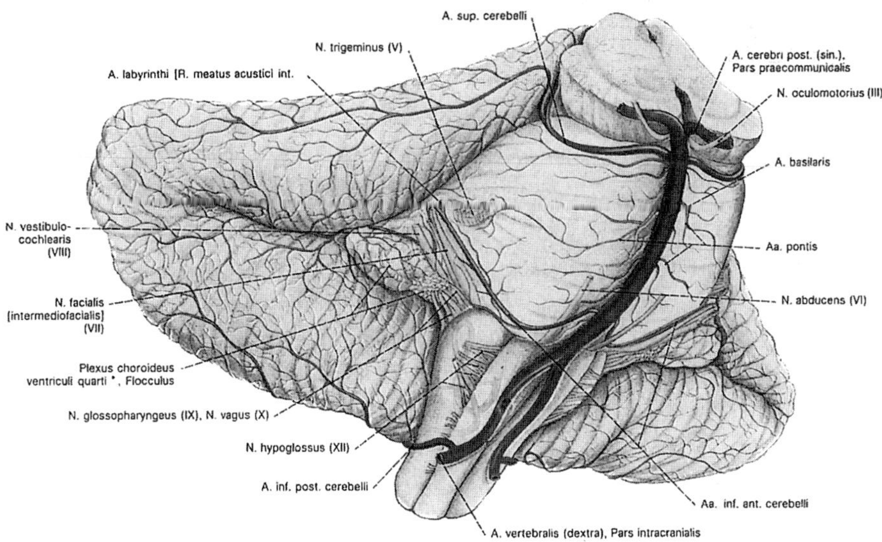

Abb. 2-34 Die Arteria basilaris und ihre Äste an der Vorderseite der Brücke und des verlängerten Marks.

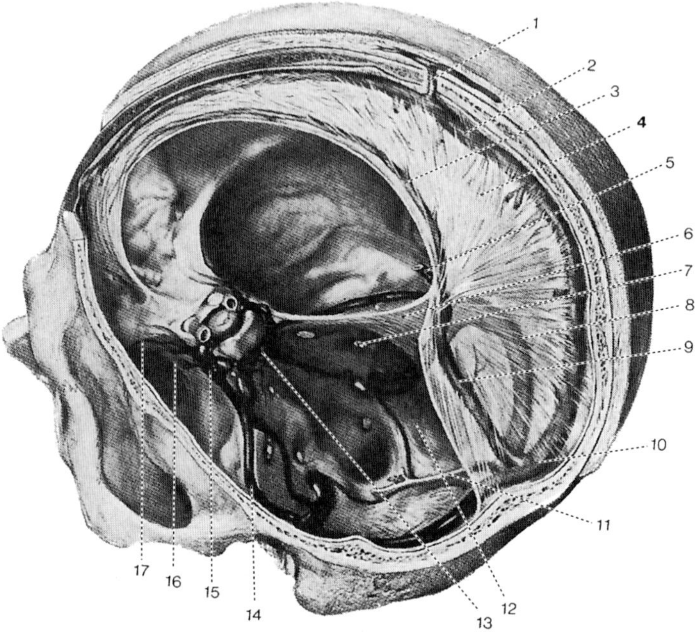

Abb. 2-35 Schädelhöhle mit harter Hirnhaut (Dura mater) und Blutleitern (Sinus). **1** Diploevene – **2** Oberer Längsblutleiter – **3** Unterer Längsblutleiter – **4** Hirnsichel – **5** Große Hirnvene – **6** Kleinhirnzelt – **7** 7. und 8. Hirnnerv – **8** Sinus transversus – **9** Sinus rectus – **10** Blutleiterzusammenfluß – **11** Sinus occipitalis – **12** Sinus sigmoideus – **13** Plexus basilaris – **14** Sinus petrosus superior – **15** Sinus cavernosus – **16** Obere Augenhöhlenvene – **17** Sinus sphenoparietalis.

Das für die arterielle Versorgung der harten Hirnhaut wichtigste Gefäß ist die Arteria meningea media, die aus der Arteria maxillaris (Oberkieferschlagader) entspringt, die ein Endast der Arteria carotis externa ist.

2.2.1.5 Hirn- und Rückenmarkshäute

Gehirn und Rückenmark werden von drei Häuten (Meningen) umgeben (Abb. 2-36):

- Dura mater harte (Hirn)haut
- Arachnoidea Spinngewebshaut
- Pia mater weiche (Hirn)haut

Die derbe und feste **Dura mater** kleidet die Schädelinnenseite als Knochenhaut aus und setzt sich als Dura mater spinalis in einer Art Schlauch, das Rückenmark und die Cauda equina umgebend, in den

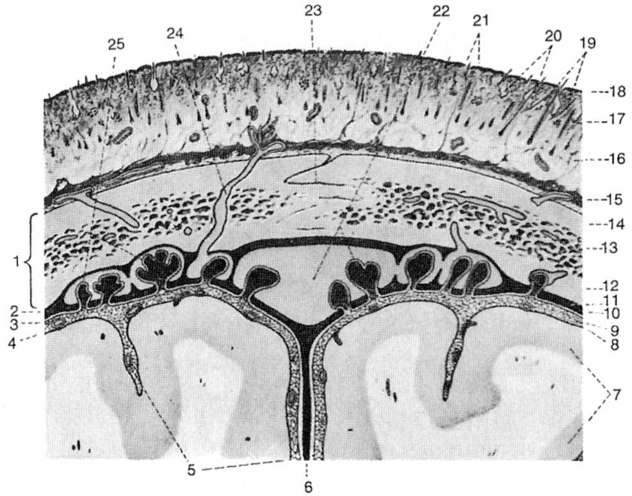

Abb. 2-36 Wandungen des Schädeldachs und Hirnhäute im Bereich des oberen Längsblutleiters (Sinus sagittalis superior).
1 Schädelknochen – **2** Harte Hirnhaut – **3** Spinngewebshaut – **4** Weiche Hirnhaut – **5** Subarachnoidalraum – **6** Hirnsichel – **7** Großhirnrinde – **8** Weiche Hirnhaut – **9** Subarachnoidalraum – **10** Spinngewebshaut – **11** Harte Hirnhaut – **12** Lamina interna – **13** Diploe – **14** Lamina externa – **15** Galea aponeurotica – **16** Unterhaut – **17** Lederhaut – **18** Oberhaut – **19** Haaraufrichtmuskeln – **20** Talgdrüsen – **21** Schweißdrüsen – **22** Sinus sagittalis superior – **23** Pfeilnaht – **24** Diploevene – **25** *Pacchioni*-Granulationen.

Wirbelkanal fort. Zwischen den beiden Großhirnhemisphären bildet die Dura mater ein festes Blatt, die Hirnsichel (Falx cerebri), an deren Oberkante der Sinus sagittalis superior (oberer Längsblutleiter) verläuft. Die Sinus entstehen durch Duraduplikaturen und sind starre Gebilde, die im Gegensatz zu „normalen" Venen in ungefülltem Zustand nicht kollabieren.

Zwischen Groß- und Kleinhirn spannt sich als weiteres aus Dura mater bestehendes Gebilde das Tentorium cerebelli (Kleinhirnzeltdach) über der hinteren Schädelgrube aus, in dessen Mitte sich ein Schlitz (Tentoriumschlitz) zum Durchtritt des Hirnstammes befindet.

Die weiche Hirn- bzw. Rückenmarkshaut **(Pia mater)** liegt dem Gehirn und Rückenmark direkt an; in ihr verlaufen die oberflächlichen Venen und Arterien des Zentralnervensystems.

Zwischen Dura und Pia mater liegt die **Spinngewebshaut.** Sie bildet mit ihrem spinngewebsartigen Aufbau die lockere Verbindung zwischen harter und weicher Hirnhaut, liegt jedoch nicht an allen Stellen direkt der Pia mater auf, insbesondere kleidet sie nicht wie die weiche Hirnhaut alle Winkel aus; diese Stellen werden von der Arachnoidea sozusagen überdacht und heißen **Zisternen.** Die größte Zisterne ist die Cisterna cerebellomedullaris im Winkel zwischen Kleinhirn und Medulla oblongata. Alle Zisternen sind ebenso wie der gesamte Raum zwischen Spinngewebs- und weicher Hirnhaut, der Subarachnoidalraum, mit Liquor cerebrospinalis (Hirn- und Rückenmarksflüssigkeit) gefüllt.

2.2.1.6 Liquorsystem

Der wasserklare Liquor cerebrospinalis umspült innerhalb des Subarachnoidalraums das gesamte Zentralnervensystem. Neben einer wahrscheinlich für den Stoffwechsel des Zentralnervensystems wichtigen Funktion dient der Liquor zugleich als Flüssigkeitspolster des Gehirns.

Der Liquor cerebrospinalis wird von den Adergeflechten (Plexus chorioidei) in den Hirnkammern, den Ventrikeln, gebildet. Man unterscheidet vier **Hirnkammern:** Die beiden Seitenventrikel in den Großhirnhemisphären, den dritten Ventrikel im Zwischenhirn und den vierten Ventrikel im Rautenhirn.

Die Verbindung zwischen den beiden Seitenventrikeln und der dritten Hirnkammer wird über die Foramina *Monroi* hergestellt; über den Aquaeductus *Sylvii* steht der dritte Ventrikel wiederum mit dem vierten in Verbindung (Abb. 2-37 und 2-38).

Am unteren Ende des vierten Ventrikels befinden sich drei Öffnungen, durch die der Liquor in den Subarachnoidalraum um Gehirn und Rückenmark austreten kann. Das Ventrikelsystem setzt sich in das Rückenmark hinein als Zentralkanal fort, der jedoch keine Funktion für die Liquorzirkulation hat.

Nachdem von den Plexus chorioidei dauernd in einer Art Filterverfahren – ähnlich wie bei den Glomerula der Nieren – Liquor cerebro-

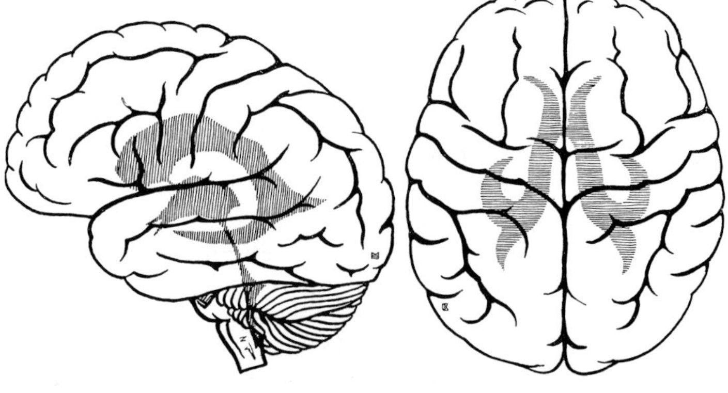

Abb. 2-37 Lage des Hirnkammersystems auf die Hirnoberfläche projiziert.

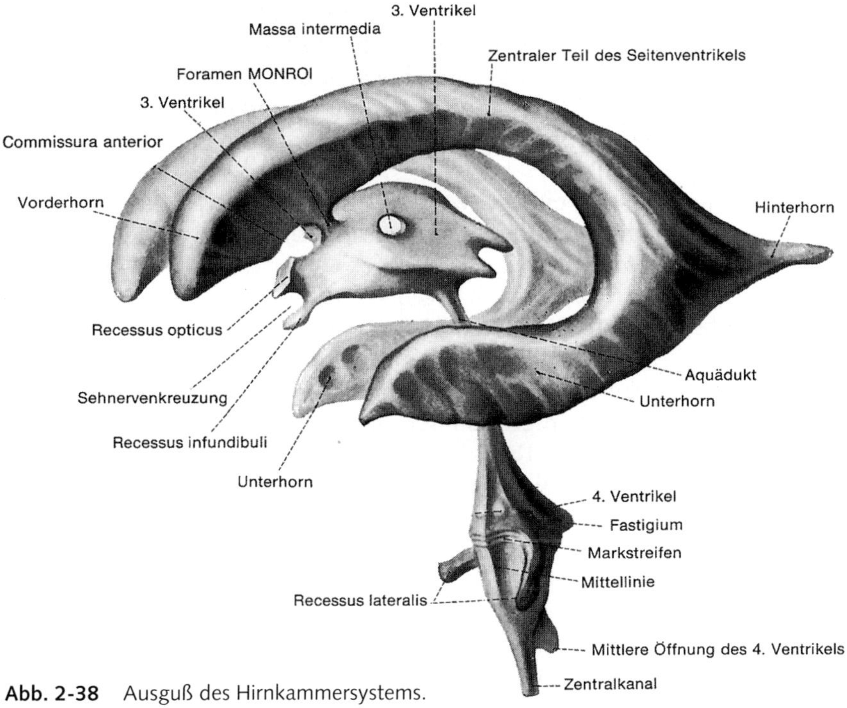

Abb. 2-38 Ausguß des Hirnkammersystems.

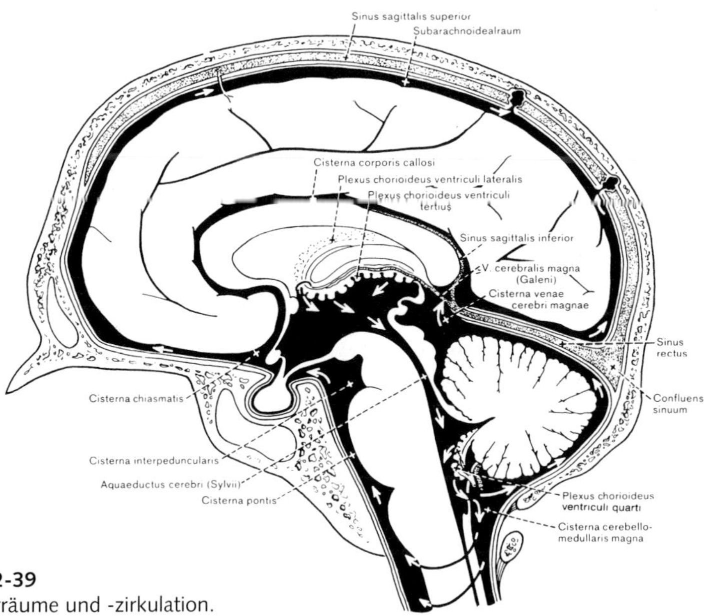

Abb. 2-39
Liquorräume und -zirkulation.

spinalis produziert wird, muß dieser wieder rückresorbiert werden, da es sonst zum Anstieg des Kopfinnendruckes kommen würde. Diese Rückresorption geschieht höchstwahrscheinlich in den *Pacchioni*-Granulationen (siehe Abb. 2-36) der Arachnoidea und im Bereich der Wurzelscheiden der Spinalnerven. Die Liquorzirkulation ist in Abb. 2-39 im Überblick dargestellt.

Das Liquorsystem eines Erwachsenen enthält etwa 120–180 ml Liquor cerebrospinalis, der täglich erneuert wird.

2.2.2 Die Hirnnerven

Als Hirnnerven werden die direkt vom Gehirn abgehenden zwölf Nerven bezeichnet, die zum großen Teil den Kopfbereich versorgen (Abb. 2-40). Dabei werden die Riechfasern (Fila olfactoria) in ihrer Gesamtheit als Riechnerv, und die Sehbahn (Fasciculus opticus), die eigentlich eine Hirnbahn (Abb. 2-41) ist, als Sehnerv bezeichnet. Die Austrittsstellen der Hirnnerven am Gehirn (Abb. 2-42), ihre Namen und Nummern sowie die Erfolgsorgane sind in Tabelle 2-2 ersichtlich.

2.2.3 Das Rückenmark

Das Rückenmark (Medulla spinalis) geht ohne festen Übergang aus der Medulla oblongata hervor. Es ist beim Erwachsenen etwa 60–70 cm lang und endet in Höhe des ersten bis zweiten Lendenwirbels. Ein fadenförmiger Ausläufer, das Filum terminale, zieht dann noch vom Endteil des Rückenmarks, dem Conus medullaris, zum Kreuzbein (Abb. 2-43). Das Rückenmark füllt den Wirbelkanal keineswegs voll aus; es hat einen Durchmesser von etwa 1–1,5 cm. Die paarweise austretenden Spinalnerven ermöglichen eine Unterteilung des Rückenmarks in einzelne Segmente, ähnlich wie die Wirbelsäule in **Segmente** = Wirbel unterteilt ist (Abb. 2-44). Am Rückenmark gibt es:

- 8 Hals- oder Zervikalsegmente,
- 12 Brust- oder Thorakalsegmente,
- 5 Lenden- oder Lumbalsegmente,
- 5 Kreuzbein- oder Sakralsegmente und
- 1 Steiß- oder Kokzygealsegment.

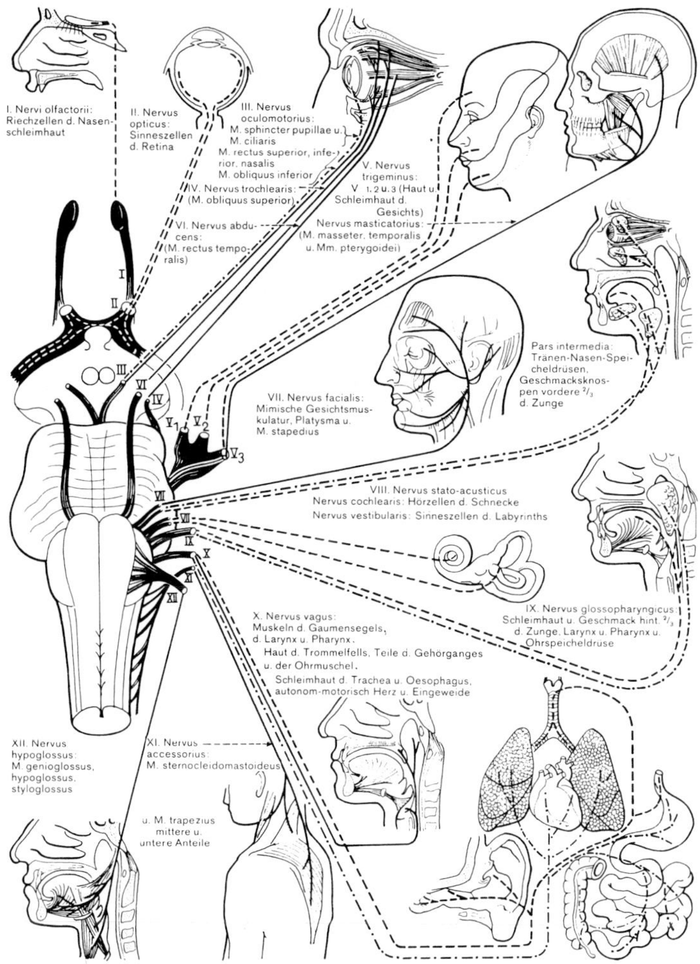

Abb. 2-40 Die zwölf Hirnnerven mit ihren Innervationsbereichen (nach *Netter*).

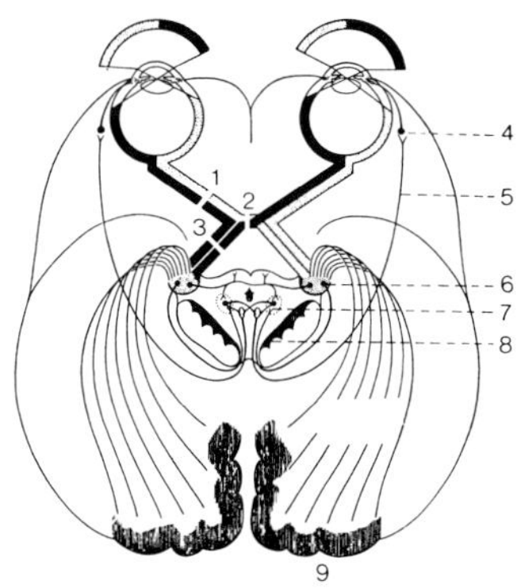

Abb. 2-41 Schema der Sehbahn.
1 Sehnerv – **2** Sehnervenkreuzung (Chiasma opticum) – **3** Sehstrang – **4** Ganglion ciliare – **5** Augenmuskelnerv – **6** Äußerer Kniehöcker – **7** Ursprungsgebiet des Augenmuskelnervs – **8** Substantia nigra – **9** „Sehrinde" am Hinterhauptslappen des Großhirns.

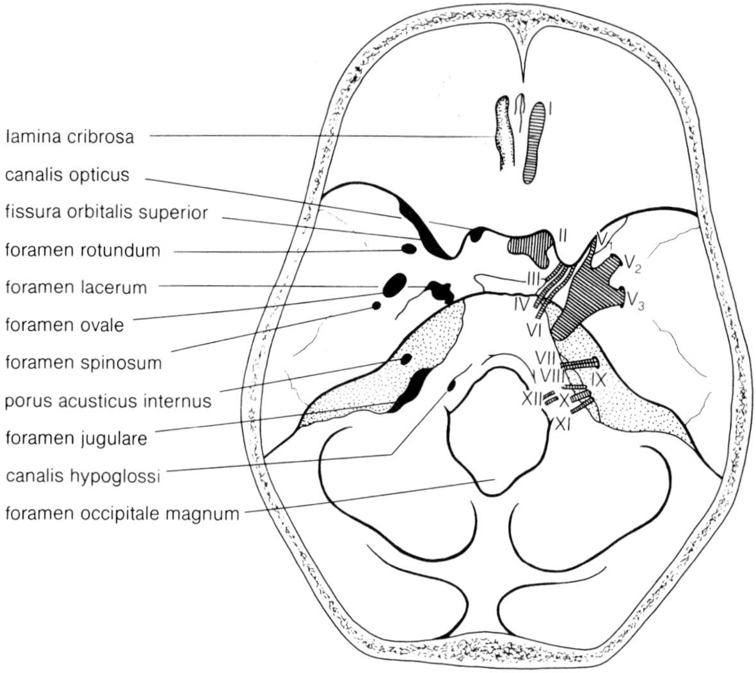

Abb. 2-42 Die Löcher der Schädelbasis (links) und die durch sie hindurchtretenden Hirnnerven (rechts).

Die Spinalnerven verlassen jeweils nach rechts und links paarweise „ihr" Rückenmarkssegment. Dabei wird eine vordere und hintere Wurzel unterschieden, die das Rückenmark als Wurzelfädchen verlassen und sich erst am Spinalganglion, das im Zwischenwirbelloch (Foramen intervertebrale) liegt, zum **Spinalnerv** vereinigen (Abb. 2-45 und 2-46). Dieser Spinalnerv teilt sich sodann wieder in vier Äste:

- Ramus meningeus: läuft zurück in den Wirbelkanal und versorgt die umgebende harte Rückenmarkshaut.
- Ramus dorsalis: versorgt die segmententsprechende Rückenmuskulatur und Rückenhaut.
- Ramus ventralis: versorgt den Rest der zum Segment gehörenden Haut und Muskulatur bzw. bildet die arm- und beinversorgenden Nervengeflechte (siehe Abb. 2-53 und 2-54).

Tabelle 2-2 Hirnnerven

Nr.	Name	Aus- bzw. Eintrittsstelle am Gehirn	Erfolgsorgan	Funktion
1	N. olfactorius (Riechnerv)	Riechhirn an der Stirnhirnbasis	Nasenschleimhaut	Geruchsempfindung
2	N. opticus (Sehnerv)	Kein eigentlicher Nerv, sondern eine Gehirnbahn	Netzhaut des Auges	Sehen
3	N. oculomotorius (Augenmuskelnerv)	vor der Brücke	Augenmuskeln mit Ausnahme der vom 4. und 6. Hirnnerven versorgten	Bewegung des Augapfels, Pupillenspiel
4	N. trochlearis	vor der Brücke	M. obliquus superior	Rotation des Augapfels nach außen und unten
5	N. trigeminus (Drillingsnerv)	Seitenrand der Brücke	Gesicht	sensible Versorgung der Gesichtshaut
			Kaumuskulatur	Kauen
6	N. abducens	Seitenrand der Brücke	M. rectus lateralis	Rotation des Augapfels nach außen
7	N. facialis	Kleinhirnbrückenwinkel	Gesichtsmuskulatur	Mimik
8	N. statoacusticus	Kleinhirnbrückenwinkel	Bogengänge des Innenohres	Wahrnehmung der Stellung des Körpers im Raum
			Schnecke des Innenohres	Hören
9	N. glossopharyngeus	seitlich der Medulla oblongata	Mund und Zunge	Geschmack Gaumenbewegung (Schlucken)
10	N. vagus	seitlich der Medulla oblongata	Ohrmuschelrückseite, Gehörgang	sensible Versorgung
			Schlund, Zungengrund	motorische Versorgung (Schluckakt)
			Herz, Lunge, Magen, Darm (Abb. 2-40)	parasympathische Versorgung
11	N. accessorius	seitlich der Medulla oblongata	M. sternocleidomastoideus M. trapezius	Kopfnicken Kopfdrehen Hebung der Schultern
12	N. hypoglossus	oberes Halsmark	Zungenmuskulatur	Zungenbewegung

- Ramus communicans: stellt die Verbindung zum Grenzstrang des Sympathikus her.

Infolge der entwicklungsbedingten unterschiedlichen Länge des schon an der oberen Lendenwirbelsäule endenden Rückenmarks und der

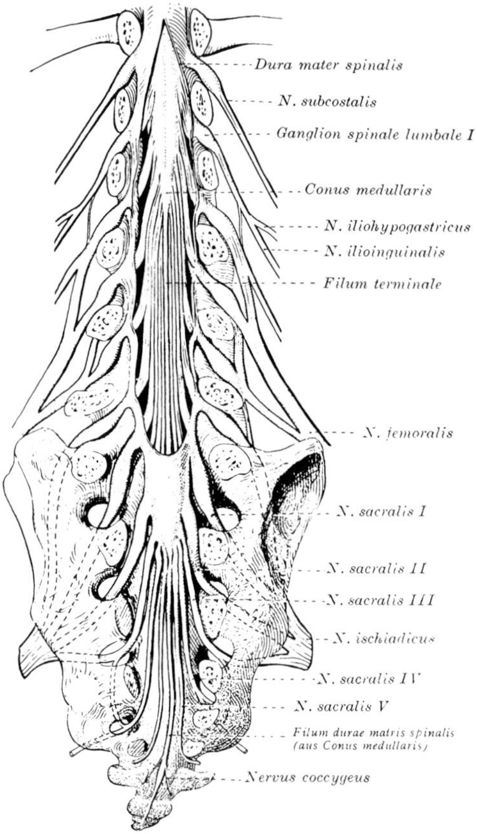

Abb. 2-43 Cauda equina.

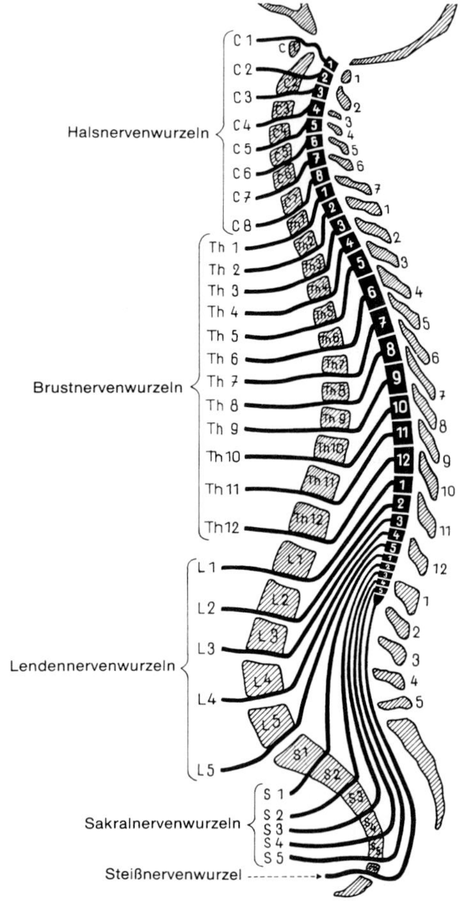

Abb. 2-44 Wirbelkanal und Wirbelsäule im Längsschnitt; Rückenmarkssegmente und Spinalnervenwurzeln in ihrer Lagebeziehung zu den Wirbelkörpern und Dornfortsätzen.

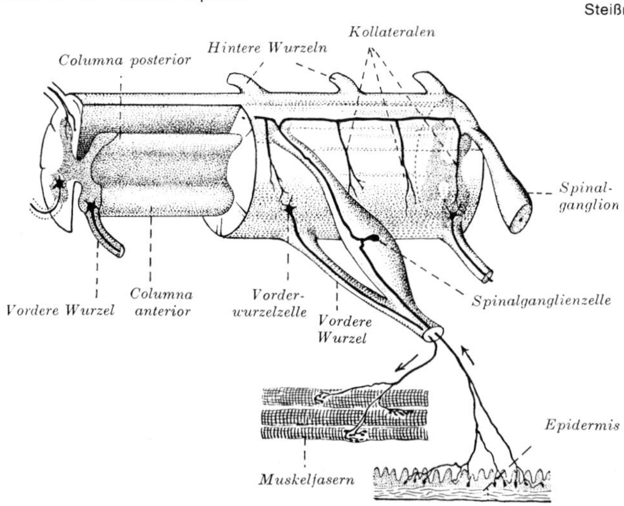

Abb. 2-45 Schema eines Rückenmarksstücks mit den Wurzeln der Spinalnerven und ihren peripheren Innervationsgebieten. Links ist ein Teil der grauen Substanz von der weißen Substanz befreit.

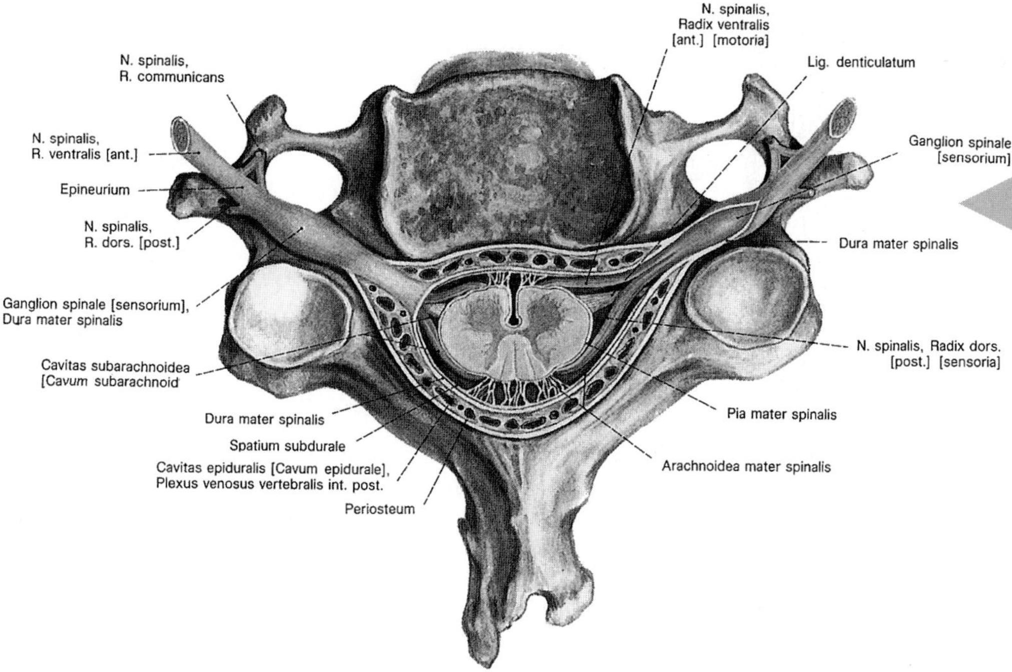

Abb. 2-46 Rückenmark mit Hüllen im Halswirbelkanal. Rechts im Bild ist die Dura mater des Spinalganglions eröffnet.

wesentlich längeren Wirbelsäule müssen die Spinalnerven, insbesondere der Lumbal-, Sakral- und Kokzygealsegmente, noch eine gewisse Strecke innerhalb des Wirbelkanals verlaufen, ehe sie das für sie bestimmte Zwischenwirbelloch erreichen (Abb. 2-47). Dadurch entsteht im Lendenwirbelkanal ein „Pferdeschwanz" von Spinalnervenfasern, die **Cauda equina** (siehe Abb. 2-13).

Das Rückenmark besteht wie das Gehirn aus grauer und weißer Substanz: Vereinfacht ausgedrückt handelt es sich bei der im Querschnitt schmetterlingsförmigen **grauen Substanz** des Rückenmarks um das Schaltzentrum, während in der weißen Substanz die Fernverbindungen laufen. Das Verhältnis weißer zu grauer Substanz ändert sich im Verlauf des Rückenmarks: je näher zum Gehirn, desto mehr Leitungsbahnen, desto mehr weiße im Verhältnis zur grauen Substanz. Das Sakralmark enthält nur mehr wenige Leitungsbahnen; diese haben ja schon weiter kranial das Rückenmark – nach entsprechender Umschaltung – verlassen, deshalb überwiegt hier graue, zellreiche Substanz. Die **weiße Substanz** enthält die Leitungsbahnen vom und zum Gehirn (Abb. 2-48), die jeweils im entsprechenden Segment in der grauen Substanz auf die Spinalnervenwurzeln umgeschaltet werden; die **hinteren Spinal-**

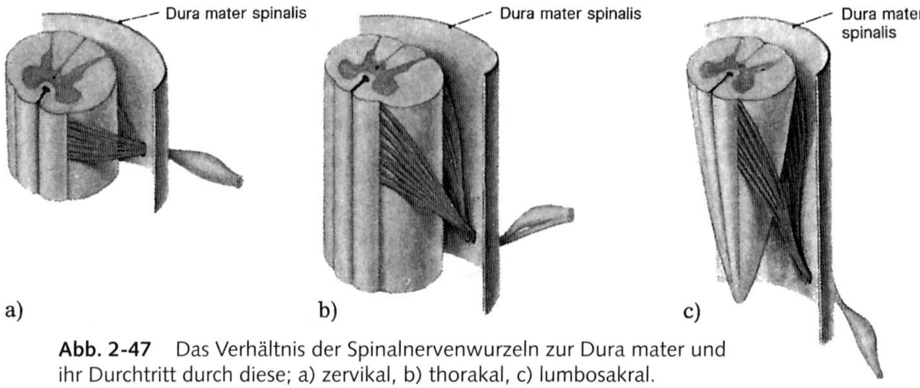

Abb. 2-47 Das Verhältnis der Spinalnervenwurzeln zur Dura mater und ihr Durchtritt durch diese; a) zervikal, b) thorakal, c) lumbosakral.

nervenwurzeln enthalten dabei die afferenten Fasern, d.h. solche, über die Reize aus der Peripherie dem Rückenmark übermittelt werden, während die **vorderen Spinalnervenwurzeln** die efferenten Fasern führen, die im weitesten Sinne der Motorik dienen, also Reize vom Gehirn bzw. Rückenmark in die Peripherie weiterleiten.

Die mit den Hinterwurzeln in das Rückenmark einziehenden Nervenfasern werden in der grauen Substanz umgeschaltet. Anatomisch entsprechen diesem physiologischen Sachverhalt Zellen im Hinterhorn, deren Neuriten zum Spinalganglion ziehen, wo sie wiederum eine Verbindung (Synapse) mit Nervenzellen eingehen, deren Neuriten dann die peripheren Nerven bilden. Die Neuriten der motorischen Vorderhornganglienzellen verlaufen vom Vorderhorn der grauen Substanz über die Vorderwurzeln ohne Umschaltung direkt zur Peripherie, d.h. in der Regel zu den durch sie versorgten Muskeln.

Die Hinterwurzeln führen **sensible Fasern,** d.h. solche, die Reize von der Peripherie, also von der Haut, Organen, Muskeln usw. zum Rückenmark melden. Wir unterscheiden dabei Tiefensensibilität und Oberflächensensibilität. Oberflächensensibilität wird an der Haut empfunden: Schmerz, Temperatur, Druck, Berührung, Tiefensensibilität bedeutet Schwere-, Widerstands-, Lage- und Bewegungsempfindung. So wird auch der Dehnungszustand eines Muskels dauernd über Fasern der Tiefensensibilität dem Rückenmark und Gehirn gemeldet. Zu diesem Zweck werden die Hinterwurzelfasern innerhalb der grauen Substanz auf eine Reihe von Rückenmarksbahnen umgeschaltet. Die Bahnen der Tast- und Tiefensensibilität bilden im hinteren Bereich des Rückenmarks den **Goll-** und **Burdach-Strang,** wobei die Tiefensensibilität aus der unteren Hälfte über den medial gelegenen Fasciculus gracilis (Abb. 2-48, Nr. 1, *Goll*-Strang), aus der oberen Körperhälfte über den lateral gelegenen Fasciculus cuneatus (Abb. 2-48, Nr. 2, *Burdach*-Strang), zu den sogenannten Hinterstrangkernen in der Medulla oblon-

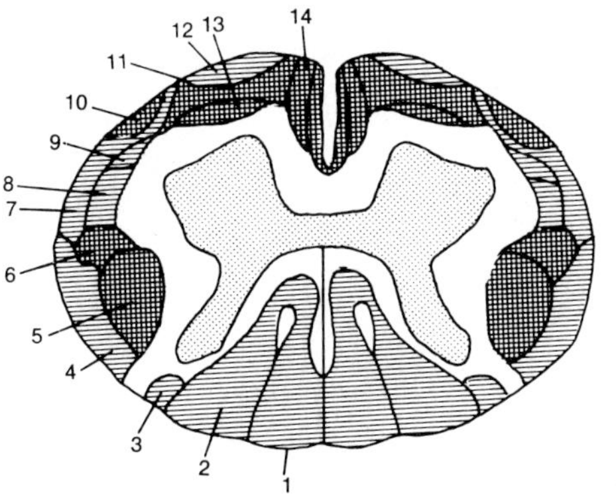

Abb. 2-48 Schematischer Querschnitt durch das Rückenmark: Graue Substanz gepunktet, zum Gehirn ziehende Bahnen waagrecht schraffiert, vom Gehirn wegziehende Bahnen kariert.
1 *Goll*-Strang – **2** *Burdach*-Strang – **3** Zona terminalis – **4** Tractus spinocerebellaris posterior – **5** Pyramidenbahn – **6** Tractus rubrospinalis – **7** Tractus spinocerebellaris anterior – **8** Tractus spinothalamicus lateralis – **9** Tractus spinotectalis – **10** Tractus olivospinalis – **11** Tractus vestibulospinalis anterior – **12** Tractus spinothalamicus anterior – **13** Tractus tectospinalis – **14** Pyramidenvorderstrang.

gata, von dort nach Umschaltung zum Thalamus und zur Großhirnrinde der Gegenseite gemeldet wird. Die schmerz- und temperaturleitenden Fasern kreuzen bereits in ihrem Rückenmarkssegment zur Gegenseite (Abb. 2-49) und werden dann auf den **Tractus spinothalamicus** umgeschaltet, der – wie sein Name sagt – vom Rückenmark zum Thalamus zieht. Dort erfolgt nochmalige Umschaltung zur Großhirnrinde.

Die wichtigste **motorische Rückenmarksbahn** ist die sogenannte **Pyramidenbahn** (siehe Abb. 2-25); sie beginnt in der Präzentralregion der Großhirnrinde, kreuzt im Bereich der Medulla oblongata mit 85% ihrer Fasern zur Gegenseite, und zieht dann als **Tractus corticospinalis lateralis** (Abb. 2-48, Nr. 5) ins Rückenmark. In jedem Segment erfolgen Umschaltungen zu den motorischen Vorderhornganglienzellen (Abb. 2-49), wo die peripheren motorischen Nervenfasern beginnen. Neben der Pyramidenbahn gibt es noch eine Reihe weiterer der Motorik dienenden Bahnen, die unter dem Oberbegriff extrapyramidalmotorisches System zusammengefaßt werden; die über das **extrapyramidalmotorische System** gesteuerten Bewegungen laufen im wesentlichen unwillkürlich ab.

Das Rückenmark ist nicht nur ein Verbindungsstrang zwischen peripheren Nerven und Gehirn, es ist auch ein wesentliches zentrales **Schaltorgan,** so daß z.B. der größte Teil der Reflexe vom Rückenmark gesteuert wird. Findet die „Umschaltung" eines Reflexes von der sensiblen zur motorischen Nervenwurzel im gleichen Rückenmarkssegment statt, spricht man von einem **Eigenreflex** (Abb. 2-50): bei passiver Dehnung eines Muskels, z.B. durch einen Schlag auf dessen Sehne, erfolgt die Meldung dieses Vorgangs über die Hinterwurzel an das Rückenmark; durch eine Verbindung zwischen Hinter- und Vorderwurzel des Rückenmarks im gleichen Segment wird sofort ein aktiver Impuls von den motorischen Vorderhornganglienzellen ausgesandt, der zur Kon-

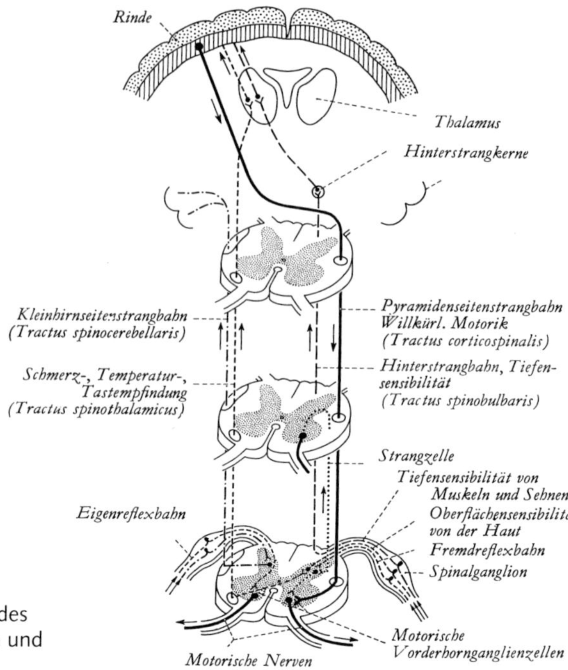

Abb. 2-49 Querschnitte des Rückenmarks mit sensiblen und motorischen Bahnen.

traktion des betreffenden Muskels führt (Abb. 2-50). Dieser Eigenreflex wird allein vom Rückenmark gesteuert, unterliegt allerdings hemmenden und bahnenden Einflüssen, insbesondere von seiten der Pyramidenbahn und dem extrapyramidalmotorischen System. Die wichtigsten Eigenreflexe sind in Tabelle 3-2 (S. 58) aufgeführt.

Die **Fremdreflexe** laufen meist über verschiedene Rückenmarkssegmente und unterscheiden sich von den Eigenreflexen insbesondere dadurch, daß die Möglichkeit der Reflexauslösung an anderer Stelle als der sogenannte Reflexerfolg lokalisiert ist. Die wichtigsten Fremdreflexe für die neurologische Untersuchung sind der Bauchhautreflex (Abb. 2-51) und der Kremaster-Reflex.

Die **Blutversorgung** des Rückenmarks geschieht über die am gesamten Rückenmark ventral verlaufende Arteria spinalis anterior und die beiden über dem *Burdach*-Strang gelegenen Arteriae spinales posteriores (Abb. 2-52). Diese Arterien werden von mit den Nervenwurzeln ziehenden zuführenden Arteriae radiculares gespeist und geben ihrerseits wieder Gefäße an das Rückenmark ab. Besondere Bedeutung haben die Arteriae radiculares der mittleren und unteren Halswirbelsäule, welche aus der Arteria vertebralis entspringen, sowie die A. radicularis magna, die sog. *Adamkiewicz*-Arterie, die im Bereich der unteren Brustwirbelsäule von der Aorta zum Rückenmark zieht.

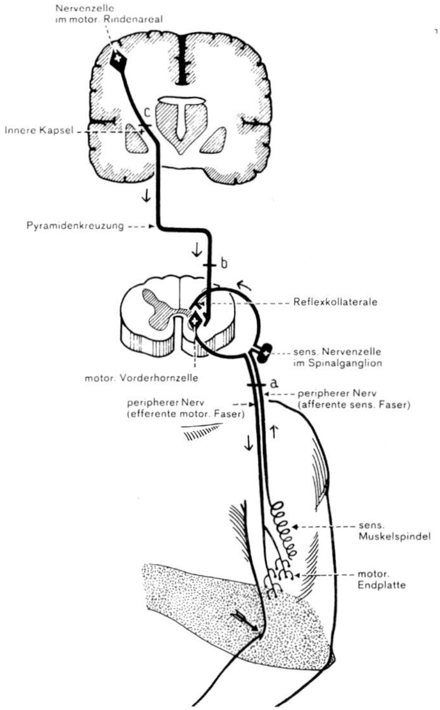

Abb. 2-50 Schema eines Eigenreflexes am Beispiel des Bizepsreflexes (BSR). Unterbrechung des Reflexbogens bei (a) führt zur Reflexabschwächung bzw. zum Reflexverlust. Schädigungen der Pyramidenbahn (b) haben dagegen immer eine spastische Reflexsteigerung zur Folge.

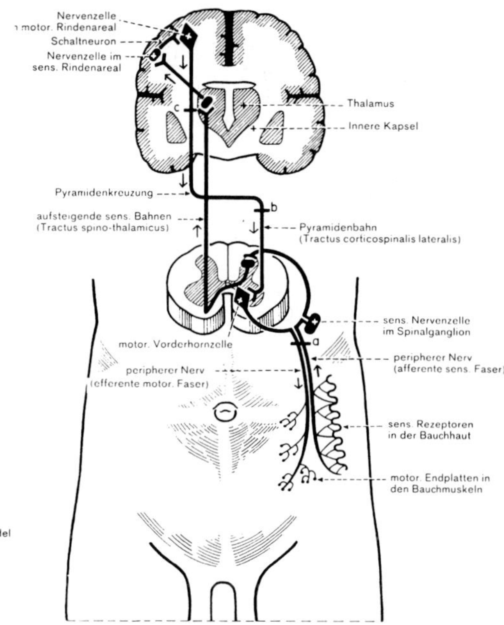

Abb. 2-51 Schema eines Fremdreflexes am Beispiel des Bauchhautreflexes. Unterbrechungen der Reflexbahn sowohl im peripheren (a) als auch im zentralen (b, c) Abschnitt der Reflexbahn führen gleichermaßen zu einer Reflexabschwächung bzw. zum Reflexverlust.

2.2.4 Periphere Nerven

Die aus dem Rückenmark austretenden Spinalnerven bilden mit ihren vorderen Ästen (Rami ventrales) im Hals- und Lendenbereich Geflechte (Plexus), aus denen die den Hals, die Arme und die Beine versorgenden peripheren Nerven hervorgehen (Abb. 2-53 und 2-54).

Diese peripheren Nerven enthalten neben sensiblen und motorischen auch Fasern des vegetativen Nervensystems, d.h. es sind „gemischte“ Nerven. Die peripheren Nerven bestehen aus Bündeln von Nervenfasern, die durch das Epineurium zusammengehalten werden, in dem sich wiederum auch die ernährenden Blutgefäße befinden. Die einzelnen Nervenfaserbündel, die als Faszikel bezeichnet werden, sind jeweils von Perineurium umgeben (Abb. 2-55).

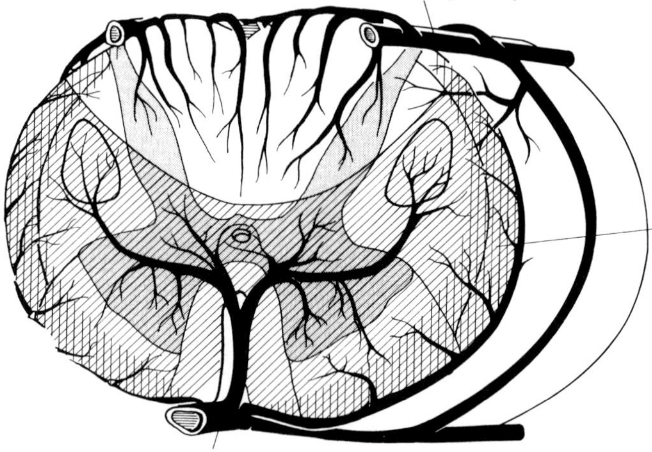

Abb. 2-52 Blutversorgung des Rückenmarks; Versorgungsbereich der Arteria spinalis anterior schraffiert, Versorgungsbereich der Arteriae spinales posteriores weiß, Versorgungsbereich der Vasokorona kariert.

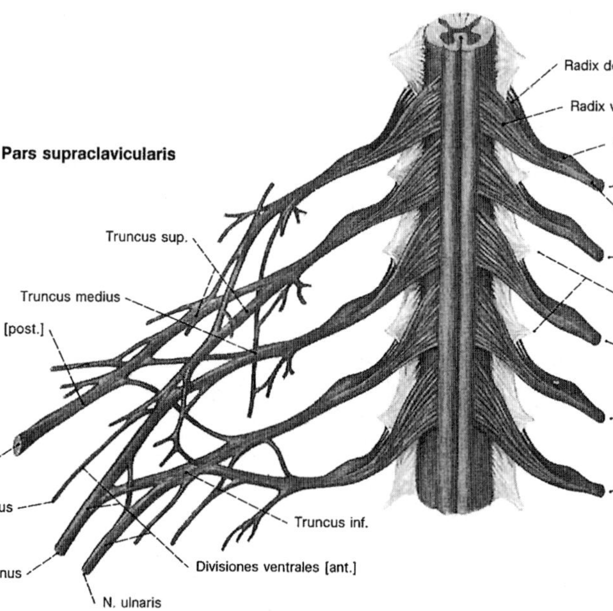

Abb. 2-53 Bildung des Plexus brachialis aus den zervikalen (C) und thorakalen (Th) Spinalnervenwurzeln.

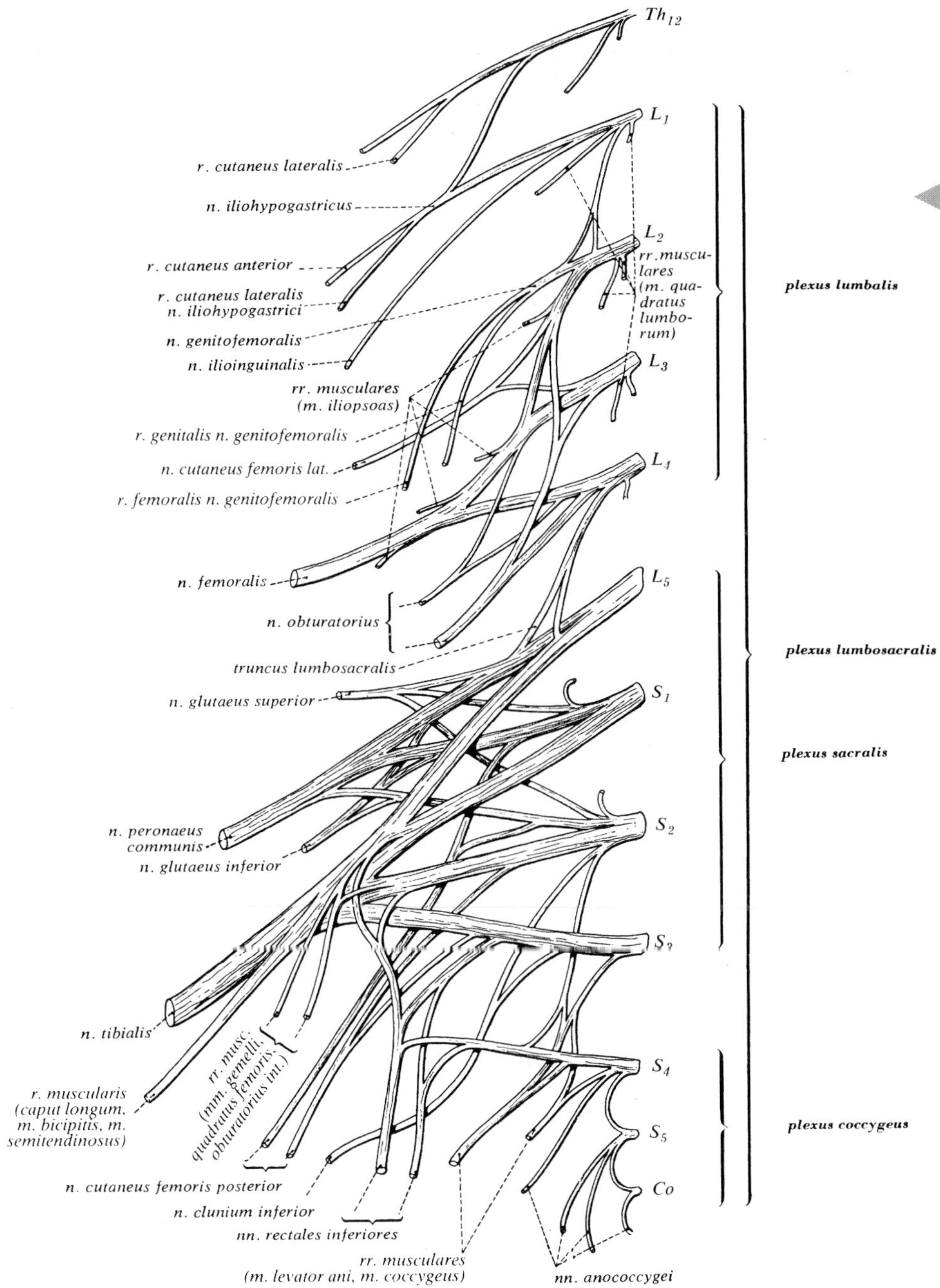

Abb. 2-54 Bildung der Plexus lumbalis, sacralis und coccygeus aus den lumbalen (L), sakralen (S) und Steiß(Co)nervenwurzeln.

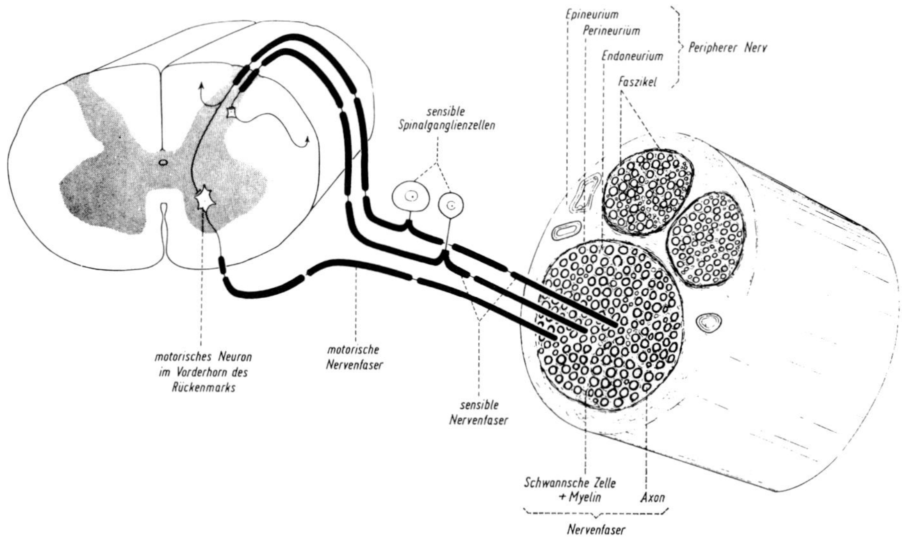

Abb. 2-55 Schematische Darstellung des Ursprungs und Aufbaus eines gemischten peripheren Nervs.

2.2.5 Das vegetative Nervensystem

Das vegetative oder autonome Nervensystem regelt die unterhalb des Bewußtseins und außerhalb des Willens ablaufenden Lebensfunktionen und steuert praktisch alle inneren Organe (Tabelle 2-3). Zugleich bestehen enge Verbindungen zur Psyche, worauf die Bezeichnung Sympathikus für den einen Teil des autonomen Nervensystems zurückzuführen ist. Daneben existiert als zweite Komponente des vegetativen Nervensystems der Parasympathikus. Beide stehen funktionell in einem Gegenregulationsmechanismus.

Die meisten Ursprungskerne des vegetativen Nervensystems liegen im Gehirn (Abb. 2-56). Die von diesen Ursprungskernen wegführenden Fasern nehmen zum großen Teil einen getrennten Verlauf für Sympathikus und Parasympathikus. Nach mehrmaliger Umschaltung der vegetativen Bahnen in den **Ganglien** gelangen die vegetativen Nervenfasern schließlich oft mit den peripheren Nerven zu ihren Erfolgsorganen.

Der Sympathikus bildet an den beiden Vorderseiten der Wirbelsäule eine Ganglienreihe, die nicht nur untereinander, sondern auch mit dem Rückenmark in Verbindung steht: **Grenzstrang** des Sympathikus (Abb. 2-57).

Das anatomische Substrat des Parasympathikus findet sich zum größten Teil im **Nervus vagus,** dem 10. Hirnnerv (vgl. Tabelle 2-2); ein

Tabelle 2-3 Funktionen des vegetativen Nervensystems (nach *Clara* und *Voss-Herrlinger*)

Erfolgsorgan	Wirkung des Sympathikus	Wirkung des Parasympathikus
Herz	Beschleunigung des Herzschlags	Verlangsamung des Herzschlags
Herzkranzgefäße	Erweiterung	Verengerung
Gefäße	Verengerung	Erweiterung
Bronchien	Erweiterung	Verengerung
Ösophagus	Erschlaffung	Krampf
Magen und Darm	Hemmung der Peristaltik und der Drüsentätigkeit	Anregung der Peristaltik und der Drüsentätigkeit
Blase	Harnverhaltung	Harnentleerung
Genitalien	Gefäßverengerung	Gefäßerweiterung
Pupillen	Erweiterung	Verengerung
Lidspalte	Erweiterung	Verengerung
Speicheldrüsen	spärlicher, zähflüssiger Speichel	reichlicher, dünnflüssiger Speichel
Schweißdrüsen	spärlicher, klebriger Schweiß	reichlicher, dünner Schweiß

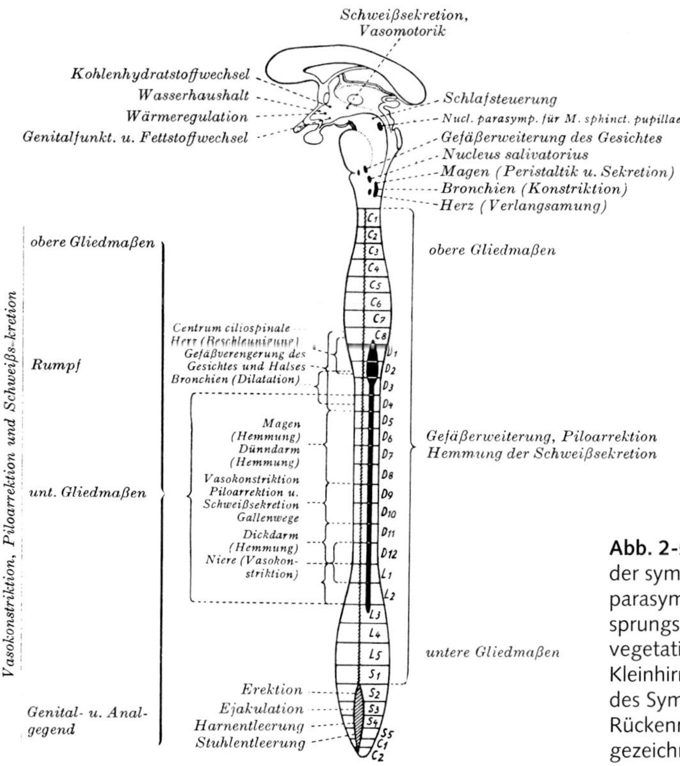

Abb. 2-56 Schema der sympathischen und parasympathischen Ursprungskerne sowie der vegetativen Zentren im Kleinhirn. Kernsäule des Sympathikus im Rückenmark schwarz gezeichnet.

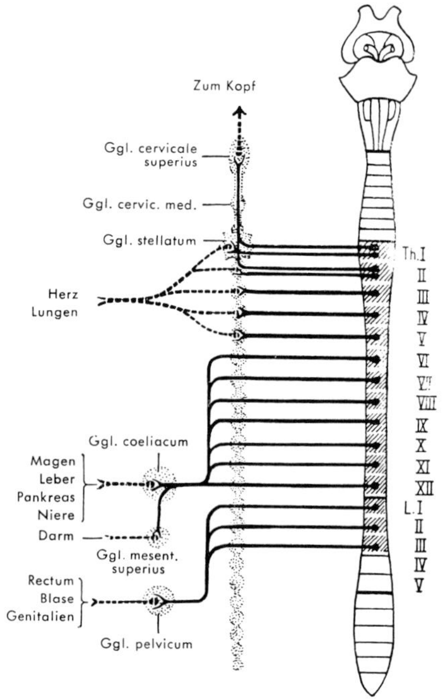

Abb. 2-57 Ursprung und Verlauf des Sympathikus.

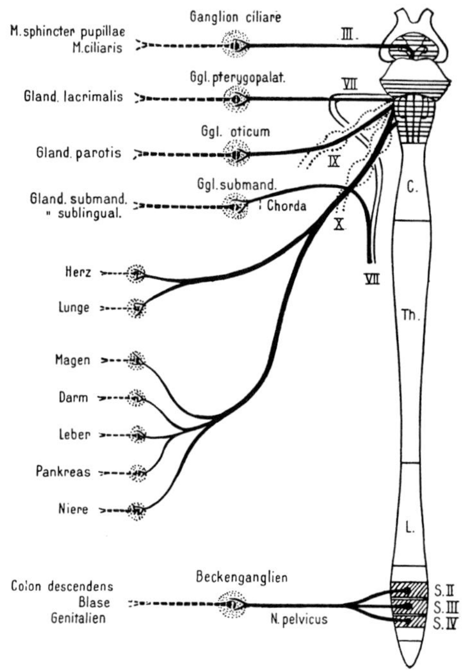

Abb. 2-58 Ursprung und Verlauf des Parasympathikus.

weiteres parasympathisches Ursprungsgebiet für den absteigenden Teil des Dickdarms (Colon descendens), die Blase und Genitalien liegt im Sakralteil des Rückenmarks (Abb. 2-58).

In den Wänden der Hohlorgane (z.B. Herz, Darm, Uterus, Blase) liegen sowohl die sympathischen als auch die parasympathischen Fasern als Nervengeflechte. Diese Nervengeflechte an den Eingeweiden werden als **intramurales Nervensystem** bezeichnet. Am Magen-Darm-Kanal unterscheidet man den die Schleimhaut innervierenden *Meissner*schen Plexus submucosus und den *Auerbach*schen Plexus myentericus, der die Muskelschicht des Magen-Darm-Trakts innerviert.

3 Diagnostik

Die detaillierte Kenntnis des Krankheitsverlaufs, des Auftretens von Symptomen und klinischen Erscheinungen bzw. des Hergangs eines Unfalls ermöglicht bei den meisten neurologischen und neurochirurgischen Erkrankungen schon weitgehende diagnostische Schlüsse, die durch die klinische Untersuchung gefestigt, durch Laboruntersuchungen und apparative Zusatzuntersuchungen schließlich zur endgültigen Diagnose und Therapie führen.

3.1 Anamnese und klinische Untersuchung

Neben der allgemeinen Anamnese mit Daten aus dem früheren Leben des Patienten sollten die Patienten grundsätzlich in bezug auf ihre aktuellen Beschwerden befragt werden nach dem Auftreten von Kopfschmerzen, Sehstörungen, Taubheit, Schwindel, Störungen des Bewußtseins, Gangstörungen, Bewegungsstörungen der Hände und Arme, Sensibilitätsstörungen (Taubheitsgefühl, Schmerzen, Mißempfindungen), Sprachstörungen, Blasenstörungen, Störungen der Sexualfunktion, Veränderungen im Verhalten, in der Erinnerungsfähigkeit und im Schlafverhalten.

Die neurologische Untersuchung kann zugleich mit der Allgemeinuntersuchung des Körpers durchgeführt werden, wobei möglichst methodisch vorgegangen werden sollte (Abb. 3-1), was insbesondere dem Anfänger die Untersuchung erleichtert und verhindert, daß wichtige Symptome oder klinische Zeichen übersehen werden. Die Reihenfolge der Untersuchung ist von untergeordneter Bedeutung, aber es sollten folgende Körperteile und Funktionen grundsätzlich untersucht werden:

- Kopf und Hirnnerven
- Augenhintergrund
- Sprache und Psyche
- Wirbelsäule

3

Neurochirurgischer Untersuchungsbogen

Patient: Datum: .... · .... · 19 ....

Name: .... Untersucher: ....

Vorname: .... Einw. Arzt: ....

Geburtsdatum: .... · .... · .... Hausarzt: ....

☐ männlich ☐ weiblich Facharzt: ....

Einw. Klinik: ....

Familienanamnese: ....

....

Eigene Anamnese:

Kinderkrankheiten: ☐ Masern ☐ Mumps ☐ Röteln ☐ Windpocken ☐ Diphtherie ☐ Scharlach ....

Operationen: ....

....

Krankenhausaufenthalte wegen und wann: ....

....

☐ Hypertonus seit .... ☐ Diabetes mellitus seit .... ☐ Diät ☐ Tabletten ☐ Insulin ....

andere Erkrankungen: ....

....

....

Menarche mit .... Jahren. Menopause mit .... Jahren. Schwangerschaften: .... Regel regelmäßig alle .... Tage

Gynäkologische Anamnese: .... ☐ o.B.

Medikamente: ☐ Schmerzmittel ☐ Psychopharmaka ☐ Antikonvulsiva ☐ Kardiaka ☐ Hormone ☐ andere: ....

....

Alkohol: .... Nikotin: ....

Beruf: ....

☐ Kind ☐ ledig ☐ verheiratet ☐ eheähnl. Gemeinschaft ☐ getrennt lebend ☐ geschieden ☐ Ehegatte verstorben

Jetzige Anamnese: ....

....

....

....

....

seit wann?

Kopfschmerzen: ....

sonstige Schmerzen: ....

Krampfanfall: ....

Bewußtseinsstörungen: ....

psychische Veränderungen: ....

Schwäche: ....

Mißempfindungen: ....

Sehstörungen: ....

Blasenstörungen: ....

Potenz: ....

sonst: ....

....

Unfall am .... · .... · 19 .... um .... Uhr

Unfallart: ☐ unbekannt. ☐ Verkehrsunfall. ☐ Arbeitsunfall (D 13!) ☐ häusl. Unfall. ☐ Sportunfall. ☐ Sonstiger Unfall

Unfallhergang: ....

....

Abb. 3-1 Neurochirurgischer Untersuchungsbogen.

Neurochirurgischer Untersuchungsbogen **Seite 2**

Untersuchungsbefunde:

Größe: ...... cm Gewicht: ...... kg Puls: ...... / min. Blutdruck: ...... / ...... mmHg AZ: ...... EZ: ...... KZ: ......

Kopf: ☐ Verletzungen (siehe Schema) ☐ Narben (siehe Schema) ☐ Klopfschmerz: ......

...... ☐ o.B.

Hals: ...... ☐ o.B.

Thorax: ......

...... ☐ Herz und Lungen auskultatorisch ohne krankhaften Befund

Abdomen: ......

......

...... ☐ o.B.

Ödeme: ...... ☐ keine

periphere Pulse: ...... ☐ o.B.

Wirbelsäule: ......

☐ Klopfschmerz: ...... ☐ Druckschmerz: ...... ☐ Stauchungsschmerz: ......

Skoliose: ...... ☐ keine

Beweglichkeit: ...... ☐ nicht eingeschränkt

Meningismus: ☐ keiner ☐ fraglich ☐ mäßig ☐ deutlich ☐ ausgeprägter Opisthotonus

Bewußtseinslage: ☐ voll wach, ansprechbar und voll orientiert ☐ desorientiert ☐ somnolent ☐ stark somnolent

☐ amnestische Lücke (Zeit: ......)

☐ Alkohol fraglich ☐ Alkoholgeruch ☐ deutliche Alkoholeinwirkung ☐ Drogen: ......

☐ Koma Grad 1 (☐ gezielte Abwehrbewegungen rechts ...... links) ☐ Koma Grad 2 ☐ Koma Grad 3 ☐ Koma Grad 4

Steckphänomene: ☐ spontan ☐ auf Schmerzreize ......

Glasgow-Koma-Skala (GCS) $E_{(Augenöffn., 1-4)}$ = ... $M_{(Mot. Reakt., 1-6)}$ = ... $V_{(sprachl. Reakt., 1-5)}$ = ... Summe: ......

Hirnnerven:

I (Fila olfactoria): ...... ☐ Riechvermögen uneingeschränkt

II (N.opticus): ...... (Pupillen siehe Seite 3)

Gesichtsfelder: ...... ☐ bei grober Prüfung uneingeschränkt

Augenhintergrund rechts: ☐ unauffällig ☐ Blutungen ☐ Randunschärfe ☐ Stauungspapille ☐ Optikusatrophie

Augenhintergrund links: ☐ unauffällig ☐ Blutungen ☐ Randunschärfe ☐ Stauungspapille ☐ Optikusatrophie

III, IV, VI: ......

V (N.trigeminus): ...... ☐ keine Sensibilitätsstörungen

VII (N.facialis): ...... ☐ o.B.

VIII (N.vestibulocochlearis): ......

☐ Schwindel ☐ Tinnitus rechts / links ☐ Hörminderung rechts / links ☐ deutliche Hörminderung ☐ Anakusis

IX/X (N.glossopharyngeus/vagus): ...... ☐ o.B.

XI (N.accessorius): ...... ☐ o.B.

XII (N.hypoglossus): ...... ☐ o.B.

Gang: ...... ☐ o.B.

Arm-Vorhalte-Versuch: ☐ o.B. ☐ Pronationstendenz ☐ rechts ☐ links ☐ Absinken ☐ deutlich ☐ rechts ☐ links

Bein-Halte-Versuch: ...... ☐ o.B.

Tonus: ...... ☐ normal. Spastik: ...... ☐ keine

Unterberger Tretversuch: ...... ☐ o.B.

Romberg Stehversuch: ...... ☐ o.B.

Monopedalstand: ...... ☐ o.B. Blindgang: ...... ☐ o.B.

Finger-Nase-Versuch: ...... ☐ o.B. Finger-Finger-Versuch: ...... ☐ o.B.

Knie-Hacken-Versuch: ...... ☐ o.B. Diadochokinese: ...... ☐ Eudiadochokinese

Sprache: ...... ☐ o.B.

Neuropsychol. Störungen: ...... ☐ keine

Neurochirurgischer Untersuchungsbogen **Seite 3**

	rechts	links	Sonstiges
Händigkeit			
Pupillenreaktion			z.B. Glasauge
Pupillenweite	mm	mm	
Anisokorie/Mydriasis			
Bizeps-Sehnen-Reflex (BSR)			
Brachioradialis-Reflex (BRR)			
Trizeps-Sehnen-Reflex (TSR)			
Trömner-Reflex			
Bauchhaut-Reflex supraumbil.			
Bauchhaut-Reflex infraumbil.			
Kremaster-Reflex			
Adduktoren-Reflex (AdR)			
Patellarsehnen-Reflex (PSR)			
Tibialis post.-Reflex (TpR)			
Achilles-Sehnen-Reflex (ASR)			
Babinski Zeichen			
Patellarkloni			
Fußkloni			
M. sternocleidomastoideus			
M. deltoideus			
M. pectoralis major			
M. biceps brachii			
M. triceps brachii			
lange Fingerstreckmuskeln			
lange Fingerbeugemuskeln			
Mm. interossei			
M. iliopsoas			
M. glutaeus maximus			
Mm. glutaei medius et minimus			
M. quadriceps femoris			
Adduktoren			
M. triceps surae			
M. tibialis anterior			
Lasègue			
A. femoralis-Pulse			
A. poplitea-Pulse			
A. dorsalis pedis-Pulse			
Varizen			

Verletzungen	(z.B. rot)
Narben	(z.B. schwarz)
Schmerzangabe	(z.B. Blitz)
Paraesthesien	
Hypalgesie	(z.B. blau)
Analgesie	
Hyperalgesie	(z.B. grün)
Hypaesthesie	
Anaesthesie	
Temperaturempfindungs-Störung	
Vibrationsempfindungs-Störung (Pallhypaesthesie)	

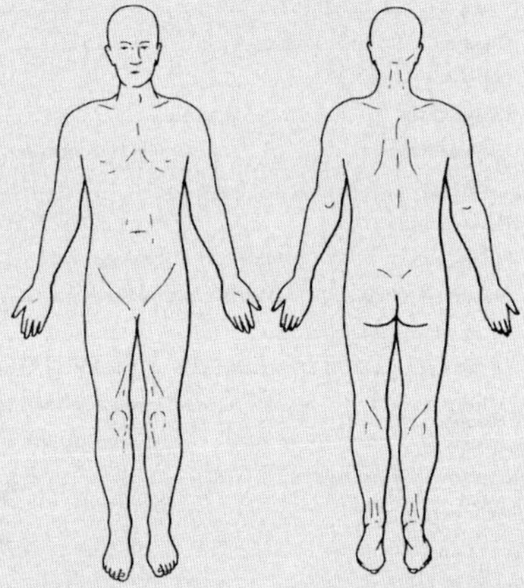

PARESEGRADE (British Medical Council)

0 = keine Muskelaktivität (Plegie)
1 = sichtbare Muskelkontraktion ohne Bewegungseffekt
2 = aktive Bewegung mit Hilfestellung
3 = aktive Bewegung entgegen die Schwerkraft
4 = aktive Bewegung ohne Widerstand
5 = normale Muskelkraft

☐ Verdacht auf Simulation ☐ Verdacht auf Dissimulation ☐ Verdacht auf Aggravation ....

Neurochirurgischer Untersuchungsbogen **Seite 4**

Bereits vorliegende Untersuchungen:

EKG: .... ☐ o.B.

EEG: .... ☐ o.B.

EMG: .... ☐ o.B.

Nervenleitgeschwindigkeit: .... ☐ o.B.

evozierte Potentiale: .... ☐ o.B.

Doppler-Sonographie: .... ☐ o.B.

....

....

Röntgen:

Schädel: .... ☐ o.B.

Halswirbelsäule: ☐ 2 Ebenen ☐ 4 Ebenen ☐ Funktionsaufnahmen .... ☐ o.B.

Brustwirbelsäule: .... ☐ o.B.

Lendenwirbelsäule: .... ☐ o.B.

....

Thorax vom ...... · ...... · ...... : .... ☐ o.B.

Myelogramm: .... ☐ o.B.

Angiogramm: ☐ konventionell ☐ DSA .... ☐ o.B.

Computer-Tomogramm: .... ☐ o.B.

Magnetisches Resonanz-Tomogramm: .... ☐ o.B.

Szintigramm: .... ☐ o.B.

Positronen-Emissions-Tomogramm: .... ☐ o.B.

SPECT: ....

sonst.: ....

Vorläufige Diagnose: ....

....

Procedere:

Röntgen: ☐ Thorax ☐ Schädel ☐ HWS ☐ BWS ☐ LWS ☐ Myelographie ☐ Angiographie ☐ DSA

....

Computer-Tomographie: ....

magnetische Resonanz-Tomographie: ....

Szintigraphie: ....

☐ EKG ☐ EEG ☐ EMG ☐ NLG ☐ SSEP ☐ VSEP ☐ AEP ☐ LP ☐ SOP ☐ Liquordiagnostik ☐ Doppler-Sonographie

....

Konsile: ☐ Intern. ☐ Unfallchir. ☐ Chir. ☐ Neurol. ☐ Kieferchir. ☐ Endokrin. ☐ Augen ☐ HNO ☐ Psychiater

....

Aufnahme am ...... · ...... · 19 ...... ☐ bereits aufgenommen. Operation: ☐ sofort geplant für: ....

Verlegung nach/zu: ....

Bemerkungen: ....

....

....

....

....

Rudolph-Druck GmbH
Emmastraße 24
4000 Düsseldorf 1

Prof. Dr. Michael Schirmer, Dr. Astrid Boldt-Gäth, 1989
Neurochirurgische Klinik
Städtisches Klinikum Solingen

3

- Kraft (Tabelle 3-1); Kraftentfaltung (Abb. 3-2), Tonus und Koordination der Extremitäten
- Sensibilität und Schmerzempfindung (Abb. 3-3 und Abb. 3-4)
- Reflexe (Tabelle 3-2)
- Gang und Stand

Tabelle 3-1 Muskelaktivität bei Lähmungen

0	keine Muskelaktivität (völlige Lähmung, Plegie)
1	sichtbare Muskelkontraktion ohne Bewegungseffekt
2	aktive Bewegung mit Hilfestellung
3	aktive Bewegung entgegen die Schwerkraft
4	aktive Bewegung gegen Widerstand
5	„normale" Muskelkraft

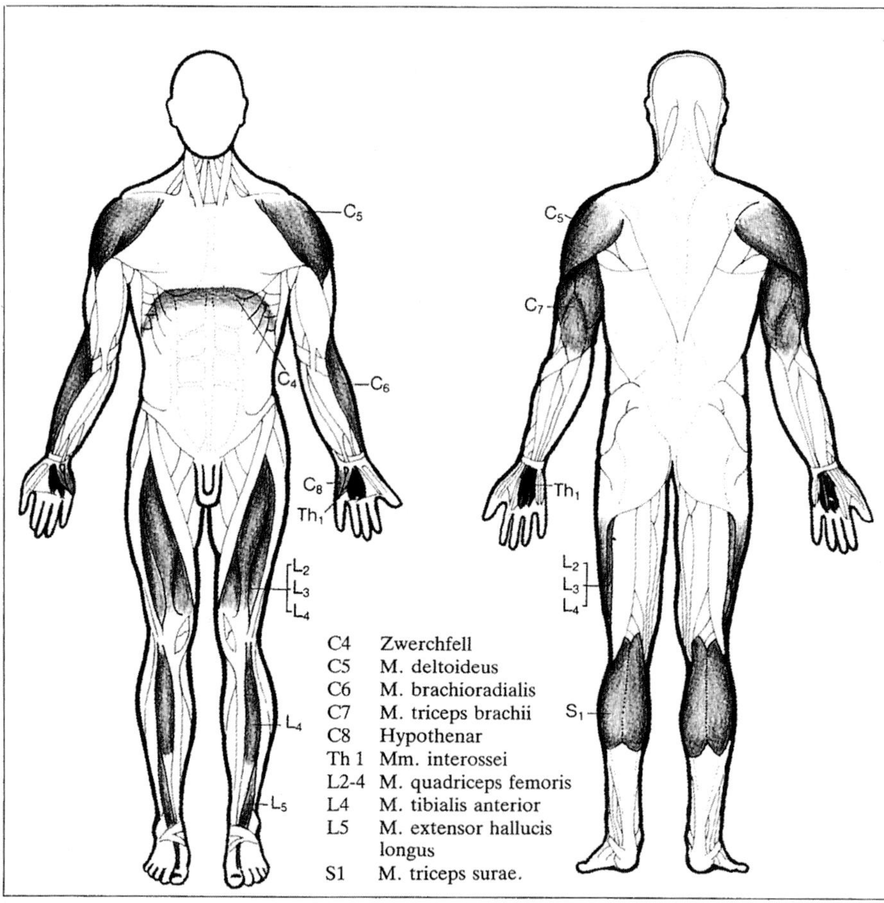

Abb. 3-2 Kennmuskeln einiger Spinalnervenwurzeln.

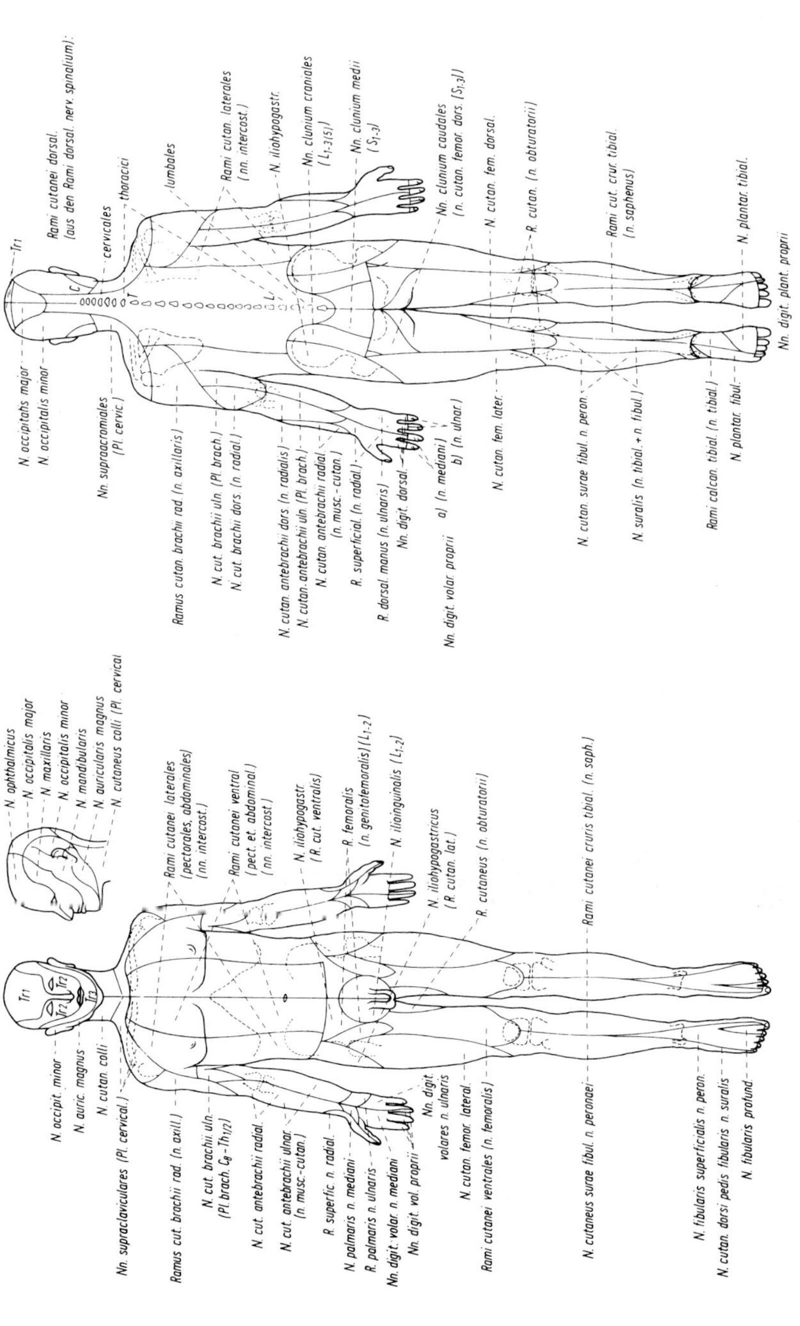

Abb. 3-3 Hautgebiete der Nerven.

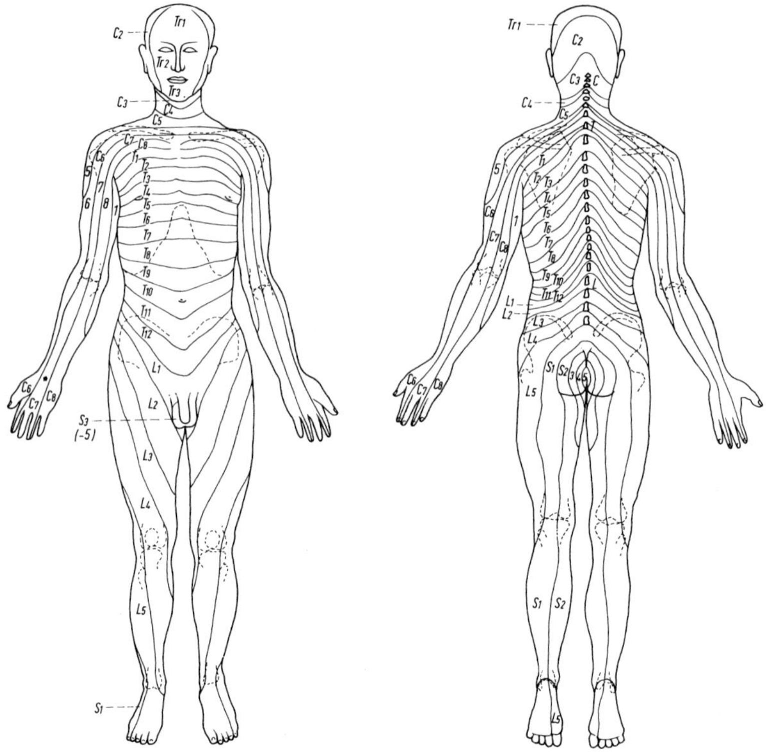

Abb. 3-4 Sensible Hautversorgungsfelder (Dermatome).

Tabelle 3-2 Muskeleigenreflexe

Reflex	Abkürzung	Rückenmarks-segment	Nerv
Bizepssehnen-Reflex	BSR	C5/6	N. musculocutaneus
Brachioradialis-Reflex (sog. Radius-Periost-Reflex)	BRR RPR	C6	N. radialis
Trizepssehnen-Reflex	TSR	C7/8	N. radialis
Adduktoren-Reflex	AdR	L2/3	N. obturatorius
Patellarsehnen-Reflex	PSR	L3/4	N. femoralis
Tibialis-posterior-Reflex	TpR	L5	N. tibialis (N. ischiadicus)
Achillessehnen-Reflex	ASR	S1	N. tibialis (N. ischiadicus)

Während der Untersuchung bzw. der Anamneseaufnahme kann man sich bereits ein Bild über die psychischen Funktionen und die Verhaltensweise des Patienten machen, in Einzelfällen sind spezielle psychische und psychologische Testuntersuchungen erforderlich. Während der allgemeinen Untersuchung sollte der Kopf auf Narben, Asymmetrien, bei Säuglingen auch die Fontanellen, untersucht werden. Durch Abhören des Kopfes mit dem Stethoskop können Gefäßgeräusche festgestellt werden. Von besonderer Bedeutung ist die Betrachtung der Wirbelsäule sowohl in Ruhe als auch in den möglichen Extrembewegungen. Ferner sollte auf Hypertrophien und Atrophien sowie Faszikulationen einzelner Muskeln geachtet und freiwillige Mitbewegungen, z.B. bei der Gangprüfung, festgestellt werden. Auch Pigmentveränderungen, Fibrome in der Haut und Hautangiome verdienen Beachtung.

Die vollständige neurologische Untersuchung ist bei allen Patienten anzustreben; die Darstellung im einzelnen würde den Rahmen einer Einführung in die Neurochirurgie sprengen. In den verschiedenen Kapiteln wird auf besondere Untersuchungen hingewiesen.

3.2 Liquordiagnostik

3.2.1 Lumbalpunktion

Eine Lumbalpunktion wird mit sterilen Handschuhen nach Desinfektion und örtlicher Betäubung am gebückt sitzenden oder seitlich liegenden Patienten zwischen zwei Dornfortsätzen der unteren Lendenwirbelsäule vorgenommen (Abb. 3-5); eine etwa 10–12 cm lange Punktionsnadel mit Mandrin wird so weit vorgeschoben, bis Liquor cerebrospinalis abtropft. Oberhalb des 2. Lendenwirbels darf unter keinen Umständen eine Lumbalpunktion durchgeführt werden, da bis dahin das Rückenmark reicht (siehe Abb. 2-44). Unterhalb des 2. Lendenwirbels liegen im Wirbelkanal nur noch die Fasern der Cauda equina (siehe Abb. 2-43), die einer Nadel ausweichen können und so nicht verletzt werden.

Bei **erhöhtem intrakraniellem Druck,** z.B. durch Hirnödem oder einen intrakraniellen Tumor, kann eine Lumbalpunktion zu einer Einklemmung des Hirnstammes im Tentoriumschlitz oder im Hinterhauptsloch führen und damit den Tod des Patienten bewirken. Auch bei der Entnahme nur weniger Tropfen Liquors kann es zu derartigen Komplikationen führen, wenn sich das Punktionsloch in Arachnoidea und Dura nicht verschließt, und nach der Punktion weiterhin Liquor in das umgebende Gewebe austritt. Beim Patienten ohne Hirndruck führt dies zu den sogenannten **postpunktionellen Beschwerden,** die durch Bettruhe am ehesten zu therapieren sind, und beim Patienten mit erhöhtem intrakraniellem Druck zu den oben beschriebenen Einklemmungserscheinungen. Erhöhter intrakranieller Druck läßt sich durch Spiegelung des Augenhintergrundes und das Vorliegen einer sogenannten

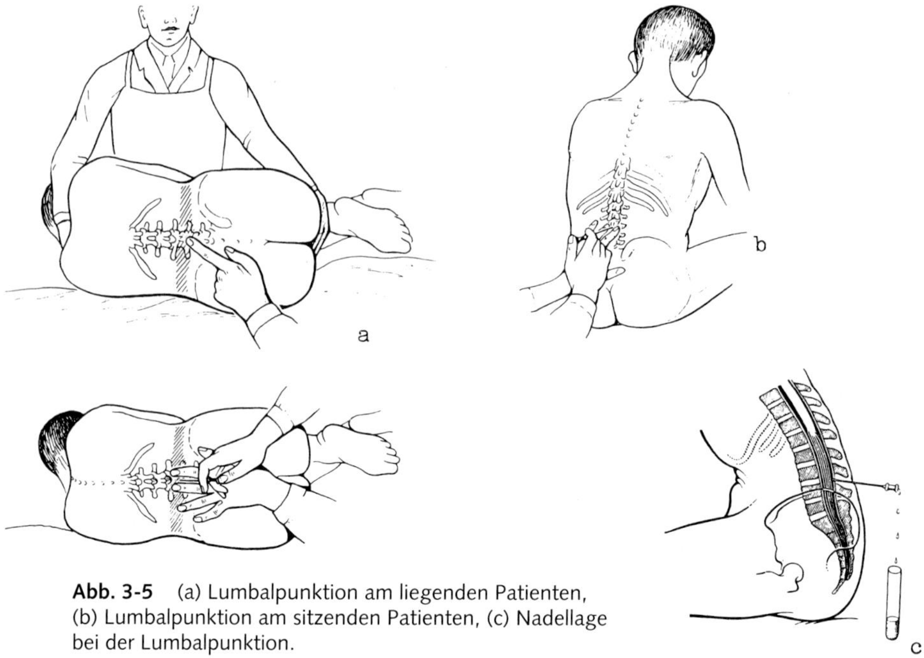

Abb. 3-5 (a) Lumbalpunktion am liegenden Patienten, (b) Lumbalpunktion am sitzenden Patienten, (c) Nadellage bei der Lumbalpunktion.

Stauungspapille feststellen, weshalb eine Spiegelung des Augenhintergrundes vor jeder Lumbal- bzw. Subokzipitalpunktion notwendig ist. Es ist allerdings darauf hinzuweisen, daß bei sich schnell entwickelndem Hirndruck, z.B. nach einer Schädel-Hirn-Verletzung oder bei einer intrazerebralen Blutung, die Ausbildung einer Stauungspapille mehrere Stunden in Anspruch nimmt, so daß sich bei akut bewußtlos gewordenen Patienten eine Lumbalpunktion verbietet.

3.2.2 Subokzipitalpunktion

Bei der Subokzipitalpunktion wird zwischen Hinterhauptsschuppe und erstem Halswirbel (Atlas) – mit ähnlicher Technik wie bei der Lumbalpunktion – in die Cisterna magna eingestochen. Die Cisterna magna ist ein liquorgefüllter Raum, der dadurch entsteht, daß im Winkel zwischen Kleinhirn und Medulla oblongata die Spinngewebshaut nicht direkt diesen Hirnteilen anliegt, sondern eine Art aufgespanntes Zeltdach bildet (Abb. 3-6 und 3-7).

Die Subokzipitalpunktion ist technisch etwas einfacher als die Lumbalpunktion, jedoch auch risikoreicher. Für den Patienten soll

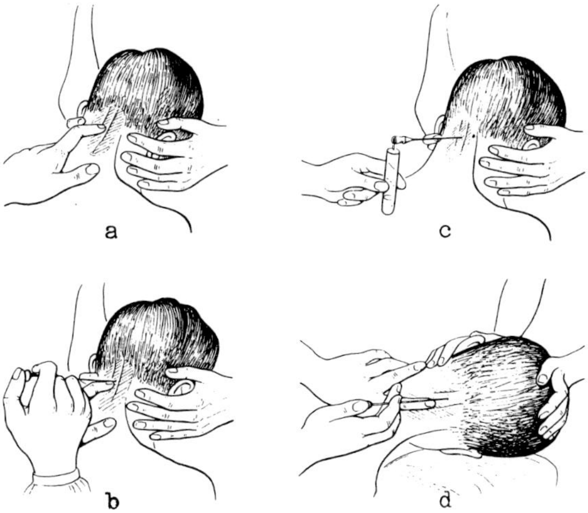

Abb. 3-6 Technik der Subokzipitalpunktion: (a–c) am sitzenden Patienten, (d) am liegenden Patienten.

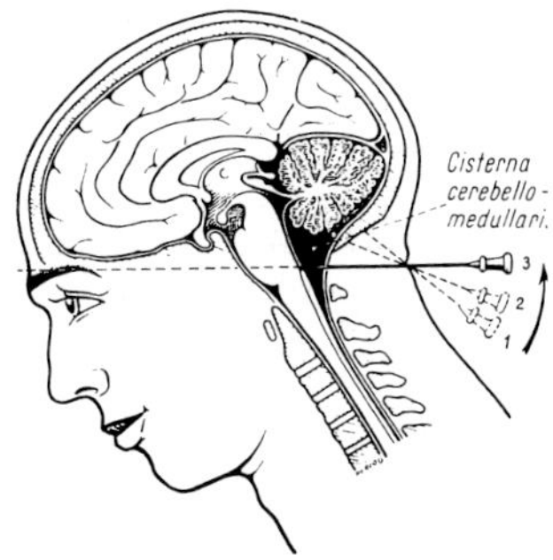

Abb. 3-7 Nadelführung und Nadellage bei der Subokzipitalpunktion.

sie im Nachhinein angenehmer sein, offenbar weil der Liquoraustritt aus dem Punktionsloch in der Dura mater nach der Punktion nicht so stark ist. Die von der Subokzipitalpunktion aus möglichen Untersuchungen sind im wesentlichen die gleichen wie bei der Lumbalpunktion.

3.2.3 Liquoruntersuchungen

Der **normale Liquor** cerebrospinalis ist wasserklar und enthält zwei bis vier Zellen im Kubikmillimeter; ab etwa 200 Zellen/mm^3 tritt eine Trübung des Liquors ein. Infolge der besonderen Art der Zellzählung im Liquor cerebrospinalis werden die Zellzahlen üblicherweise im Drittel-Zellen angegeben, d.h. 900/3 Zellen sind also 300 Zellen in Kubikmillimeter. Im Liquor des Gesunden sind daneben noch 20–40 mg% Eiweiß, 45–75 mg% Glucose (= Traubenzucker) und verschiedene Elektrolyte enthalten (Tabelle 3-3). Veränderungen dieser Normalwerte weisen auf Rückenmarks- oder Gehirnerkrankungen hin.

Eine Sonderform ist der Stopp- oder **Sperrliquor** (*Froin*-Syndrom), der dann auftritt, wenn der freie Liquorfluß zwischen Gehirn und Rückenmark unterbrochen ist, indem z.B. ein Tumor o.ä. im Wirbelkanal verhindert, daß frischer Liquor von seiner Bildungsstätte in den Hirnkammern bis zur Lumbalpunktionsstelle gelangen kann. Der dabei

Tabelle 3-3 Normalwerte im Liquor

Druck	70–200 mm Wassersäule
Farbe	klar, farblos
Zellzahl	bis 12/3
Glucose	2,5–4,2 mmol (45–75 mg%)
Eiweiß	200–400 mg/l (20–40 mg%)
Pandy	negativ

unterhalb der Stopp-Stelle aufgefundene Liquor ist sehr eiweißreich und gelblich (= xanthochrom) verfärbt.

3.2.4 Queckenstedt-Versuch

Wird beim liegenden Patienten an die Lumbalpunktionskanüle ein Steigröhrchen angeschlossen, sollte der Liquor darin etwa 20 cm hoch steigen; Werte über 20 cm sind pathologisch. Der Liquordruck kann z.B. durch Pressen (Bauchpresse!) erhöht werden. Desgleichen erhöht sich der Liquordruck, wenn die Halsvenen (Venae jugulares), die Blut vom Gehirn abführen, abgedrückt werden. Dies ist der *Queckenstedt*-Versuch. Dabei steigt normalerweise der Liquordruck sofort mit Einsetzen der Venenkompression und fällt sofort wieder, wenn die Venenkompression aufgehoben wird. Steigt oder fällt der Liquor nur langsam an, ist dies ein Hinweis für ein Liquorpassagehindernis.

Der sogenannte **doppelte Queckenstedt-Versuch** besteht in gleichzeitiger Subokzipital- und Lumbalpunktion.

3.3 Neurophysiologische Untersuchungsverfahren

3.3.1 Elektroenzephalographie (EEG)

Von der Hirnoberfläche werden dauernd kleinste Ströme in der Größenordnung von millionstel Volt freigesetzt, die man ableiten, verstärken und dann aufzeichnen kann.

Dazu werden auf den Kopf in bestimmter, festgelegter Anordnung Ableiteelektroden aufgesetzt, über welche die Ströme aufgenommen und schließlich über einen Verstärker und Mehrkanalschreiber sichtbar gemacht werden können. Da für die Hirntätigkeit bestimmte Stromwellen typisch sind, wurden diese nach der Häufigkeit ihrer Schwingungen (Frequenz) in Alpha-, Beta-, Delta- und Theta-Wellen eingeteilt. Daneben werden verschiedene Wellenformen unterschieden (Abb. 3-8).

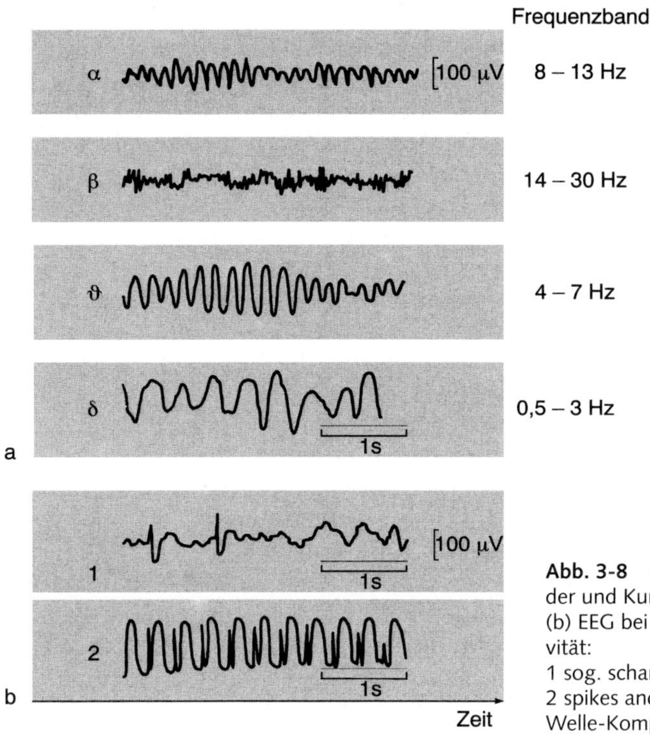

Abb. 3-8 (a) Frequenzbänder und Kurvenverlauf im EEG (b) EEG bei epileptischer Aktivität:
1 sog. scharfe Wellen
2 spikes and waves (Spitze-Welle-Komplexe).

Am gesunden Gehirn überwiegen die Alpha-Wellen. Schlaf und bestimmte Medikamente beeinflussen das Gesamt-EEG. Typische EEG-Veränderungen treten bei der Epilepsie und ähnlichen Erkrankungen auf: Die sogenannten Krampfströme und Krampfpotentiale können im EEG auch dann schon erkannt werden, wenn zur Zeit der EEG Ableitung kein sichtbares Krampfgeschehen abläuft. Weitere typische EEG-Veränderungen finden sich über pathologisch veränderten Hirngebieten, z. B. über Tumoren oder nach Hirnverletzungen.

Die Elektroenzephalographie gehört zur Routinediagnostik der Neurologen und Neurochirurgen. Ihre Ableitung belastet die Patienten nicht. Die Auswertung erfordert eine spezielle Ausbildung.

3.3.2 Evozierte Potentiale

Die beim Elektroenzephalogramm (EEG) ableitbaren Ströme zeigen die spontane hirnelektrische Aktivität, ohne daß ein äußerer Reiz dazu erforderlich ist. Prinzipiell kann jeder auf das Nervensystem einwirkende

Reiz spezielle hirnelektrische Aktivitäten auslösen. Diese werden als evozierte Potentiale bezeichnet. Dabei handelt es sich nicht etwa um eine direkte Stromübertragung vom Reizort auf die Hirnrinde bzw. die Ableiteelektroden, sondern um spezifische Aktivitätsschwankungen, die erkennen lassen, daß an verschiedenen Stellen des Zentralnervensystems Umschaltungen im Sinne von Änderungen der Nervenzellerregung erfolgten. In der Praxis bezeichnet man die durch verschiedenartige Reize evozierten Potentiale nach der Art des Reizes: visuell evozierte Potentiale, z. B. durch Flackerlicht, auditorisch evozierte Potentiale durch Klick-Geräusche, somatosensorisch evozierte Potentiale durch Nervenreizung.

Die Ableitung evozierter Potentiale von der Kopfhaut erfolgt durch ähnliche Elektroden wie beim EEG. Die Ströme werden entsprechend verstärkt und nach elektronischer Unterdrückung der üblichen EEG-Aktivität auf einem Bildschirm sichtbar gemacht. Verlauf und Auslenkungen der entstehenden Kurven erlauben Aussagen über Bahnverläufe und -störungen innerhalb des Zentralnervensystems.

Der Vorteil der Ableitung evozierter Potentiale besteht darin, daß die Untersuchung praktisch jederzeit möglich ist und besonders bei Bewußtlosen Aussagen, z. B. über Funktionen des Hirnstammes gemacht werden können, die anders nicht möglich sind. So kann z. B. bei schwer Schädel-Hirn-Verletzten bis zu einem gewissen Grad die Prognose eingeschätzt werden. Funktionsstörungen von Bahnen des Gehirns und Rückenmarks sind aber auch manchmal noch vor ihrer klinischen Manifestation feststellbar, so daß z. B. eine Multiple Sklerose sicherer diagnostiziert werden kann. Auditorisch evozierte Hirnstammpotentiale erlauben bei Tumoren der hinteren Schädelgrube eine sichere Differenzierung, *wo* der Tumor die Hörbahn geschädigt hat, und sind somit für die Differentialdiagnose entscheidend.

Motorisch evozierte Potentiale werden erzeugt, indem eine Reizung der Großhirnrinde über dem Ursprung der Pyramidenbahn (siehe Abb. 2-25) erfolgt. Diese Reizung geschieht durch einen kurzen Stromfluß in einer auf die Kopfhaut aufgesetzten Magnetspule, wodurch im Hirngewebe ein elektrisches Feld erzeugt wird; dadurch werden die *Betz*-Riesenzellen zu Entladungen angeregt, die über die Pyramidenbahn fortgeleitet zu Bewegungen an Armen und Beinen führen, deren Intensität durch Oberflächenelektroden registriert werden kann. Motorisch evozierte Potentiale dienen zur Diagnostik von Störungen im Verlauf der Pyramidenbahn. Auch ist eine Reizung über der Wirbelsäule möglich.

Evozierte Potentiale lassen sich auch unter Narkose ableiten. Sie werden daher in der Neurochirurgie zunehmend beim intraoperativen Monitoring eingesetzt, um bei Operationen in oder an funktionell wichtigen Arealen so früh wie möglich Störungen zu bemerken.

3.3.3 Elektromyographie (EMG) und Messung der Nervenleitgeschwindigkeit

Bei der **Elektromyographie** werden mit Hilfe von in Muskeln eingestochenen konzentrischen Nadelelektroden die Aktionsströme dieser Muskeln in Ruhe, bei geringer und bei maximaler Kraftanstrengung gemessen und ähnlich wie beim EEG als Kurven aufgezeichnet; bei den meisten Untersuchungsgeräten werden gleichzeitig die Aktionsströme über einen Lautsprecher hörbar gemacht. Mit der Elektromyographie lassen sich Anhaltspunkte über die Art einer Lähmung gewinnen und z.B. Rückbildungstendenzen bei bestehenden Lähmungen erkennen (Abb. 3-9).

Eine von außen – ohne Verwendung von Nadelelektroden – durchführbare elektrische Untersuchung von Muskeln mittels Reizströmen, deren Intensität verändert werden kann, ermöglicht ebenfalls Lähmungen festzustellen, ist jedoch der Elektromyographie in differenzierten Aussagen unterlegen.

Gleichzeitig mit der Elektromyographie wird meist noch eine **Messung der Nervenleitgeschwindigkeit** durchgeführt, die auch als Elektroneurographie bezeichnet wird. Dazu wird der betreffende Nerv durch eine auf die Haut aufgelegte Elektrode elektrisch gereizt, die entstehenden Aktionspotentiale in einem zugehörigen Muskel mit einer zweiten Elektrode abgeleitet und über ein Registriergerät sichtbar gemacht; mittels Division der Strecke zwischen den beiden Elektroden durch die zwischen Reiz- und Reizantwort verstrichene Zeiteinheit kann die Nervenleitgeschwindigkeit bestimmt werden, die für einzelne Nerven unterschiedlich und an den Armen in der Regel höher als an den Beinen ist. Durch die Messung der Nervenleitgeschwindigkeit lassen sich Nervenveränderungen erkennen, die eine Abgrenzung verschiedener neurologischer Krankheisbilder ermöglichen.

3.4 Ultraschalluntersuchungen

3.4.1 Echoenzephalographie

Werden Ultraschallimpulse durch den Schädel geschickt, so werden sie an Grenzflächen zwischen Medien verschiedener Dichte und Schallgeschwindigkeit reflektiert. Die reflektierten Echos werden im gleichen Schallkopf in elektrische Impulse zurückverwandelt, auf einem Bildschirm elektronisch aufgezeichnet und können so ausgewertet werden. Die **eindimensionale Echoenzephalographie,** bei der ein Schallkopf auf die Schläfe aufgesetzt wird, der auch die von senkrecht getroffenen Grenzflächen reflektierten Echos empfängt, eignet sich zur Diagnostik

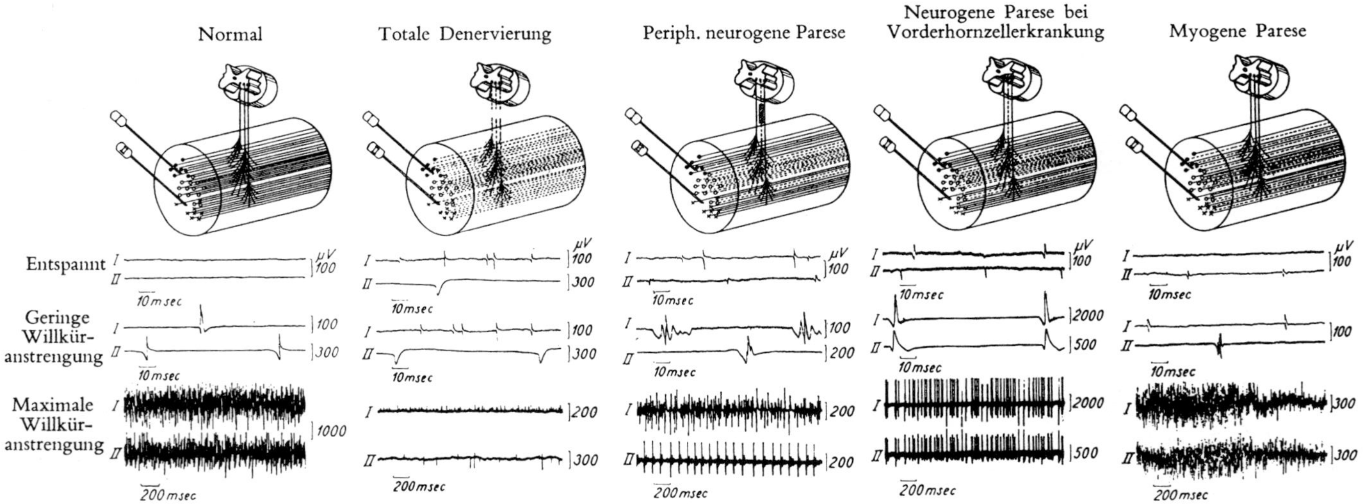

	Diffuse Muskelfaseratrophie	Feldförmiger Ausfall von Muskelfasern	Feldförmiger Ausfall von Muskelfasern	Diffuse Muskelatrophie
In Ruhe: Keine Aktionspotentiale *Geringe Willküranstrengung:* Potentiale einzelner motor. Einh. *Maximale Willküranstrengung:* Interferenzmuster, keine Synchronisation	*In Ruhe:* Diphasische u. positive Denervierungspotentiale *Willküranstrengung:* Keine Potentiale mot. Einheiten	*In Ruhe:* Denervierungspotentiale *Willküranstrengung:* Häufig verlängerte Dauer des AP. Polyphasische Potentiale. Pot. einzelner mot. Einh. od. gemischtes Muster während maximaler Willküraktivität. Keine Synchronisierung verschiedener Ableitungen	*In Ruhe:* Denervierungspotentiale *Willküranstrengung:* Verlängerte AP-Dauer u. größere -Spannung. Polyphasische Potentiale. Pot. einzelner mot. Einheiten während maxim. Willkür, häufig synchron in verschiedenen Ableitungen	*In Ruhe:* Spontane Entladungen von kurzer Dauer (in schweren Fällen) *Willküranstrengung:* Verringerte AP-Dauer und -Spannung. Polyphasische Potentiale. Interferenzbild b. maximaler Willküraktivität. Kurzdauernde einzelne Spitzenpotentiale häufig sichtbar

Abb. 3-9 Elektromyogramm des normalen Muskels und von Muskeln mit Paresen neurogenen und myogenen Ursprungs mit einer schematischen Darstellung der Muskelfasern von drei motorischen Einheiten (gekennzeichnet mit ● ○ x. Die affizierten Fasern sind punktiert dargestellt). Zwei Ableitungselektroden I und II und die entsprechenden Ableitungen I und II. Der Ausschlag nach oben ist negativ (aus *Buchthal*).

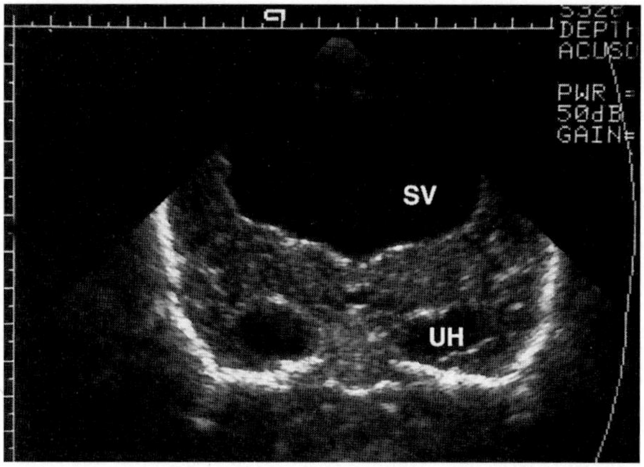

Abb. 3-10 B-Scan-Echoenzephalogramm bei einem Säugling mit deutlich erweiterten Hirnkammern: SV = massiv erweiterte Seitenventrikel; UH = Unterhorn.

von Veränderungen der Hirnkammern oder zum Nachweis raumfordernder Prozesse im Schädelinneren. Diese eindimensionale Methode heißt **A-Scan.**

Die **zweidimensionale Echoenzephalographie,** das **B-Scan-Verfahren,** ergibt ein flächen- und winkeltreues Ultraschallbild, das ein Schnittbild der untersuchten Region darstellt. Am Kopf ist die Indikation zur zweidimensionalen Echoenzephalographie wegen der schlechteren Abbildungsqualität durch den Schädelknochen bei Erwachsenen nicht erfolgversprechend, sondern nur für die Untersuchung von Säuglingen geeignet, bei denen durchaus Ventrikelweite, Fehlbildungen oder Blutunten ausreichend dargestellt werden können.

Im Gegensatz zum A-Scan führt bei der B-Scan-Technik der Schallstrahl eine Abtastbewegung in der darzustellenden Untersuchungsebene durch, wodurch sich das Schnittbild aus zahlreichen Einzelbildern aufbaut, die in einer Ebene nebeneinander gesendet werden. Die empfangenen Signale führen zur Helligkeitssteuerung von Lichtpunkten, die auf einem Bildschirm sichtbar gemacht werden können (Abb. 3-10).

3.4.2 Doppler-Sonographie

Die Doppler-Sonographie basiert auf den theoretischen Arbeiten von *Christian Doppler* (1803–1854): Ein von einem bewegten Objekt reflektierter Ultraschallstrahl ändert seine Frequenz proportional zur Geschwindigkeit des Objektes. Dieses Phänomen wird als Doppler-Effekt beschrieben. Im Fall der Doppler-Sonographie wird der Schallstrahl von der Ultraschallsonde ausgesandt und wieder empfangen. Das bewegte Objekt sind die intravasal strömenden Erythrozyten.

In die Neurochirurgie wurde das Verfahren 1982 durch *R. Aaslid* et al. (Noninvasive transcranial Doppler ultrasound recording of flow velocity in basal cerebral arteries. J. Neurosurgery 57 (1982) 769–774) eingeführt.

Mit der Doppler-Sonographie kann die klinische Untersuchung um ein nicht invasives, überall anwendbares und beliebig oft wiederholbares Verfahren erweitert werden. Sie hat sich zur Diagnostik und zur Verlaufsbeobachtung bei Erkrankungen der hirnversorgenden extra- und intrakraniellen Gefäße etabliert. Indikation zur Doppler-Sonographie sind z.B.: zerebraler Vasospasmus, arteriovenöse Fehlbildungen (AVM), Atherosklerose, Monitoring während operativer Eingriffe, Hirntoddiagnostik.

Der Beurteilung zugänglich ist ein akustisches Signal und eine über einen Bildschirm oder einen Drucker dargestellte optische Analyse des Frequenzspektrums. Parameter zur Interpretation sind die durchschnittliche (Vm), die maximale systolische (Vps) und die enddiastolische (Ved) Flußgeschwindigkeit in cm/sec.

Für die **transkranielle Doppler-Sonographie (TCD)** wird ein gepulstes Ultraschallsignal (pw-Doppler) mit einer Frequenz von 2 MHz eingesetzt. Es ermöglicht die Analyse der intravasalen Strömungsgeschwindigkeit in variabler Distanz zum Schallkopf. Dadurch ist eine abschnittsweise Beurteilung der untersuchten Gefäße in ihrem Verlauf möglich.

Die „Fenster“ für den Ultraschalleinfall sind temporal, orbital und subokzipital. Das temporale und orbitale Fenster eignen sich gut aufgrund der dünnen Beschaffenheit des zu durchdringenden Knochens, subokzipital wird der Ultraschallstrahl durch das Foramen magnum gelenkt. Der Untersucher sitzt hinter dem Kopf des liegenden Patienten. Die Untersuchung sollte immer in der gleichen Reihenfolge durchgeführt werden. Ebenso sollten immer alle erreichbaren Gefäße untersucht werden. Aufgrund funktioneller Verknüpfungen der basalen Hirnarterien bewirken pathologische Veränderungen in einem Gefäß häufig auch Strömungsveränderungen in anderen Gefäßen. Werden diese nicht mit untersucht, kann es zu Fehlinterpretationen kommen. Die Durchführung und Interpretation der Untersuchung erfordert genaue Kenntnisse der Anatomie und ihrer Variabilität.

Die Tabellen 3-4 bis 3-6 geben die typischen Merkmale der wichtigsten basalen Hirnarterien und das jeweils zu benutzende Fenster an.

Die **extrakranielle Doppler-Sonographie (ECD)** wird mit 4- oder 8-MHz-Sonden im Continous-wave-Verfahren durchgeführt (cw-Doppler). Deshalb ist eine Verstellung der Eindringtiefe des Ultraschallstrahls nicht möglich und das untersuchte Gefäß muß mit der Sonde verfolgt werden.

Tabelle 3-4 Temporales Fenster (unmittelbar über dem Jochbogen)

Gefäßabschnitt	Tiefe	Flußrichtung	Normale Vm cm/s
MCA	45–55 mm	] <	60
MCA/ACA	60–65 mm	MCA] <	–
Bifurkation		ACA] >	–
terminale ICA	60–65 mm	] <	50
ACA	60–75 mm	] >	50
PCA	60–75 mm	] <	40

MCA = A. cerebri media, ACA = A. cerebri anterior, ICA = A. carotis interna
] < = Flußrichtung in Richtung Sonde,] > = Flußrichtung von der Sonde weg

Tabelle 3-5 Subokzipitales Fenster (transforaminal)

Gefäßabschnitt	Tiefe	Flußrichtung	Normale Vm cm/s
VA	65–85 mm	] >	40
BA	85–120 mm	] >	40

VA = A. vertebralis, BA = A. basilaris,]< = Flußrichtung in Richtung Sonde,
] > = Flußrichtung von der Sonde weg

Tabelle 3-6 Transorbitales Fenster (Transducer auf dem geschlossenen Oberlid)

Gefäßabschnitt	Tiefe	Flußrichtung	Normale Vm cm/s
OA und Endäste	45–60 mm	] <	20
ICA	60–75 mm	] < >	50

ICA = A. carotis interna, OA = A. ophthalmica
] < = Flußrichtung in Richtung Sonde,] > = Flußrichtung von der Sonde weg,
] < > = bidirektionaler Fluß

Der Untersucher sitzt – wie bei der TCD – hinter dem Kopf des liegenden Patienten. Alle Gefäße können dann in bequemer Haltung erreicht werden; das verhindert die Entstehung von Signalstörungen.

Der Identifizierung der extrakraniellen Gefäße dienen Kompressionsversuche distal des untersuchten Abschnitts (z.B. wiederholtes Abdrücken der Arteira facialis zur Identifikation der Arteria carotis externa). Dabei sollte das Gefäß aber nicht beklopft (Artefakte!) sondern nach Palpation mit dem aufgelegten Finger mehrfach komprimiert werden.

Die wichtigsten extrakraniell zu untersuchenden Gefäße sind die Arteria carotis communis (CCA), die Arteria carotis interna (ICA), die Arteria carotis externa (ECA) und die Arteria supratrochlearis.

- **CCA:** Einfache Identifizierung durch definierte Lage und typisches Frequenzspektrum. Die Fußpunkte der Kurve erreichen nicht den

Nullpunkt, da in der CCA eine stetig hirnwärts gerichtete Strömung besteht. Der Klangcharakter ist rauh.

- **ICA:** Aufgrund des niedrigen intrakraniellen Strömungswiderstands erreichen auch hier die Fußpunkte der Frequenzkurve enddiastolisch nicht den Nullpunkt. Der Klangcharakter ist zischend und gleichförmiger als in der ECA und CCA.
- **ECA:** Die ECA hat nicht nur einen typischen Frequenzverlauf (hoher systolischer, niedriger diastolischer Fluß), sie kann auch gut durch Kompression der Arteria facialis oder Arteria temporalis superficialis identifiziert werden. Der Frequenzverlauf ist eine Folge des hohen peripheren Ablaufwiderstands. Der Klangcharakter ist peitschend.
- **Arteria supratrochlearis:** Der Endast der Arteria ophthalmica kann durch das geschlossene Oberlid in einer Tiefe von 15 mm erreicht werden. Als Anastomose zwischen den Versorgungsgebieten der ECA und ICA kommt ihr besondere Bedeutung zu. Beurteilt wird nicht das Frequenzspektrum, sondern die Flußrichtung. Diese ist im Normalfall auf die Sonde gerichtet. Wird aber der vordere Anteil des Circulus arteriosus cerebri von der ECA mit versorgt (bei Stenose der ICA), kommt es zu einem bidirektionalen oder retrograden Fluß.

3.5 Neuroradiologische Untersuchungsverfahren

3.5.1 Röntgennativaufnahmen

Röntgenübersichts- oder Teilaufnahmen einer Region ohne Applikation von Röntgenkontrastmitteln werden als **Nativaufnahmen** bezeichnet. Der Röntgenstrahl kann den Film direkt **(Projektionsradiographie)** oder indirekt (z. B. digitale Techniken mit Laser-Kamera) belichten **(indirekte Radiographie).**

Röntgenschichtaufnahmen (Tomogramme) ermöglichen die Beurteilung von planaren Einzelschichten, die auf den Übersichts-(d. h. Summations-)aufnahmen nicht zur Darstellung kommen. Die konventionelle Filmtomographie findet insbesondere beim Trauma, entzündlichen und tumorösen Knochenprozessen Anwendung. Infolge der weiten Verbreitung der Computertomographie wird die Indikation jedoch zunehmend seltener gestellt.

3.5.1.1 Röntgenaufnahmen des Schädels

Nativübersichten des Schädels werden routinemäßig im sagittalen Strahlengang (posterior-anterior = p.a.) und seitlich angefertigt. Bei Frakturverdacht sollte die vermutete Seite filmnah positioniert werden. A.p. Aufnahmen des Schädels sind wegen der deutlich höheren Strahlenexposition der Augenlinse nur zulässig, wenn der Patient nicht anders gelagert werden kann.

Übersichtsaufnahmen sind indiziert beim Trauma, Suche nach Destruktionen, Entkalkungen, intrakraniellen Verkalkungen sowie postoperativ zur Beurteilung des Trepanationsdefekts bzw. nach Shuntanlage (siehe Kap. 14).

Schädelteilaufnahmen dienen der Beurteilung bestimmter Regionen:

- Darstellung der hinteren Schädelgrube nach *Towne* (z. B. nach Sturz auf den Hinterkopf. Auf den konventionellen Übersichten nicht zu beurteilen!)
- Nasennebenhöhlenaufnahme (p.a. Strahlengang! Die zu beurteilenden Strukturen sind filmnah!)
- Darstellung der Mastoidzellen nach *Schüller* (Entzündungen, Cholesteatome)
- der Felsenbeine nach *Stenvers* (Trauma, Tumoren)
- Sellazielaufnahme = „ausgeblendete" Aufnahme (Sellatumoren)

Ein Großteil der früher gebräuchlichen Spezialaufnahmen des Schädels wird heute infolge des frühen Einsatzes und der besseren Aussagekraft von Computer- und Magnetresonanztomographie zunehmend seltener durchgeführt.

3.5.1.2 Röntgenaufnahmen der Wirbelsäule

Wirbelsäulenübersichtsaufnahmen erfolgen wie am Schädel routinemäßig in zwei Darstellungsebenen. Die Aufnahmen der Hals-, Brust- und Lendenwirbelsäule werden aus technischen Gründen getrennt angefertigt.

Neben Frakturen, Fehlstellungen, degenerativen Veränderungen (z. B. Osteochondrose, Spondylose, Spondylarthrose) sind knöcherne Destruktionen durch Entzündungen oder Tumoren (meist Metastasen) erkennbar. Die Bandscheibe selbst stellt sich auf der Nativaufnahme nicht dar, doch kann der zwischen den Wirbelkörpern gelegene Raum in seiner Höhe beurteilt werden.

Zur Darstellung der Wirbelgelenke und Zwischenwirbellöcher können an der Halswirbelsäule Schrägaufnahmen (45°) angefertigt werden. An Brust- und Lendenwirbelsäule sind diese Strukturen auf der seitlichen Aufnahme beurteilbar. Schrägaufnahmen der Lendenwirbelsäule dienen der Beurteilung der Wirbelgelenksregion zum Nachweis z. B. einer Spaltbildung beim Wirbelgleiten (Spondylolisthesis).

Funktionsaufnahmen in Vorwärts-, Rückwärts- und Seitbeugung können bei eingeschränkter Beweglichkeit, Verdacht auf Instabilität oder im Rahmen einer Myelographie (Funktionsmyelographie) angefertigt werden.

Eine nativdiagnostische Beurteilung des Rückenmarks ist nur indirekt anhand einer Verbreiterung der sog. Interpedikulardistanz (Wirbelbogenfußabstand) bei spinalen Raumforderungen möglich. Die Aussagekraft ist jedoch begrenzt, da dieses Zeichen erst bei sehr ausgeprägten und langsam wachsenden Prozessen nachweisbar ist.

3.5.2 Myelographie

Die Myelographie dient der Darstellung des Rückenmarks und Wirbelkanals bei Verdacht auf eine Raumforderung. Es werden intra- und extradurale, bzw. intraspinale von extraspinalen Raumforderungen unterschieden.

Die Myelographie wird heute als positive Kontrastdarstellung mit liquorisotonen, anionischen jodhaltigen Kontrastmitteln (Iopamidol = Solutrast M®, Iotrolan = Isovist®) durchgeführt, die resorbiert und über die Nieren ausgeschieden werden. Der gesamte Spinalkanal ist mit 15 bis 30 ml Kontrastmittel darstellbar, z. B. bei Tumorsuche (Abb. 3-11). Das sog. Postmyelographie-Syndrom mit Kopfschmerzen beinhaltet eine sog. Kontrastmittel-Arachnopathie sowie einen punktionsbedingten Liquorverlust. Lähmungserscheinungen sind sehr selten.

Das Kontrastmittel wird lumbal, subokzipital bzw. lateral zwischen 1. und 2. Halswirbel unter Durchleuchtung streng intrathekal appliziert. Bei lumbaler Instillation kann es zur Darstellung des gesamten Spinalkanals „hochgeschaukelt" werden.

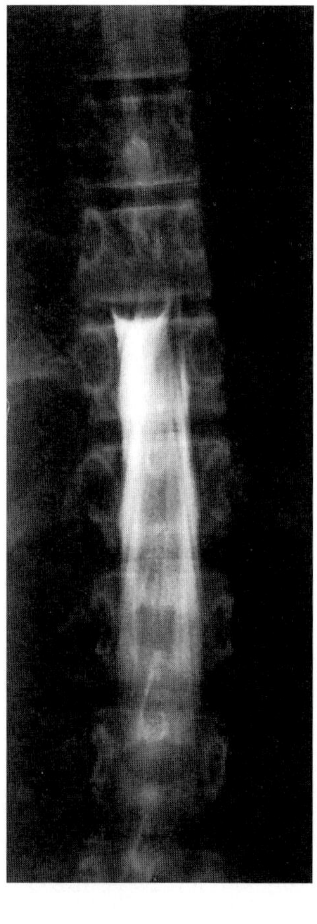

Abb. 3-11 Myelogramm mit schlüsselförmigem Kontrastmittelstopp.

3.5.3 Angiographie

Zur Darstellung zerebraler bzw. spinaler Gefäße (Angiogramm) ist die Injektion eines Röntgenkontrastmittels in das darzustellende Gefäß oder dessen Strombahn erforderlich. Die MR-Angiographie wird diese Darstellungsweise in Zukunft wahrscheinlich ohne Kontrastmittel bzw. Gefäßpunktion ermöglichen (siehe Abb. 3-21).

3.5.3.1 Technik

Direktpunktionen der Arteria carotis werden heute wegen der möglichen Komplikationen und des hohen Untersuchungsrisikos nicht mehr routinemäßig durchgeführt. Es erfolgt eine selektive Gefäßdarstellung mittels eines in die Arteria femoralis in **Seldinger-Technik** über einen speziellen Führungsdraht eingebrachten Katheters mit anschließender maschineller oder manueller Kontrastmittelinjektion. Bei konventionellen Angiographien in **Blattfilmtechnik** (sog. **Serienangiographie**) wird das Kontrastmittel maschinell appliziert, bei digitaler direkter Darstellung kann es wegen der geringen erforderlichen Kontrastmittelmenge manuell injiziert werden.

Die Serienangiographie hat sich für die Beurteilung von intrakraniellen Gefäßveränderungen bzw. -verlagerungen bewährt und findet wegen ihrer guten Detailauflösung und Übersichtlichkeit noch weiterhin Anwendung. Nach maschineller Kontrastmittelinjektion werden in schneller Bildfolge zur Schädeldarstellung abwechselnd sagittale und seitliche Röntgenaufnahmen angefertigt (Zwei-Ebenen-Angiographie). Es werden verschiedene Kontrastphasen differenziert: arterielle, kapilläre, parenchymöse und venöse.

Die Aussagekraft der konventionellen Serienangiographie kann durch **Subtraktionsaufnahmen** verbessert werden, bei denen auf photomechanischem Wege z.B. am Schädel knöcherne Strukturen „wegsubtrahiert" werden (Abb. 3-12). Das Verfahren ist jedoch zeitaufwendig.

Die **digitale Angiographie** ermöglicht derartige Subtraktionen (DSA = digitale Subtraktionsangiographie) elektronisch während der Untersuchung ohne größeren Zeitaufwand. D.h. zu Anfang der Serie werden sog. Leerbilder bzw. Masken angefertigt, von denen die Kontrastserien elektronisch subtrahiert werden und somit auf elektronischem Wege Gefäßbilder ohne überlagernde Schädelknochen erstellt. Insgesamt können wegen der geringen nötigen Kontrastmittelmengen (ca. ein Fünftel gegenüber der Blattfilmtechnik) mehr Serien angefertigt werden, was bei der Suche z.B. nach Hirnbasisaneurysmen von Vorteil ist. Dadurch wird in der Regel der strahlensparende Effekt digitaler Techniken wieder aufgehoben. Die DSA ist heute neuroradiologische Stan-

3

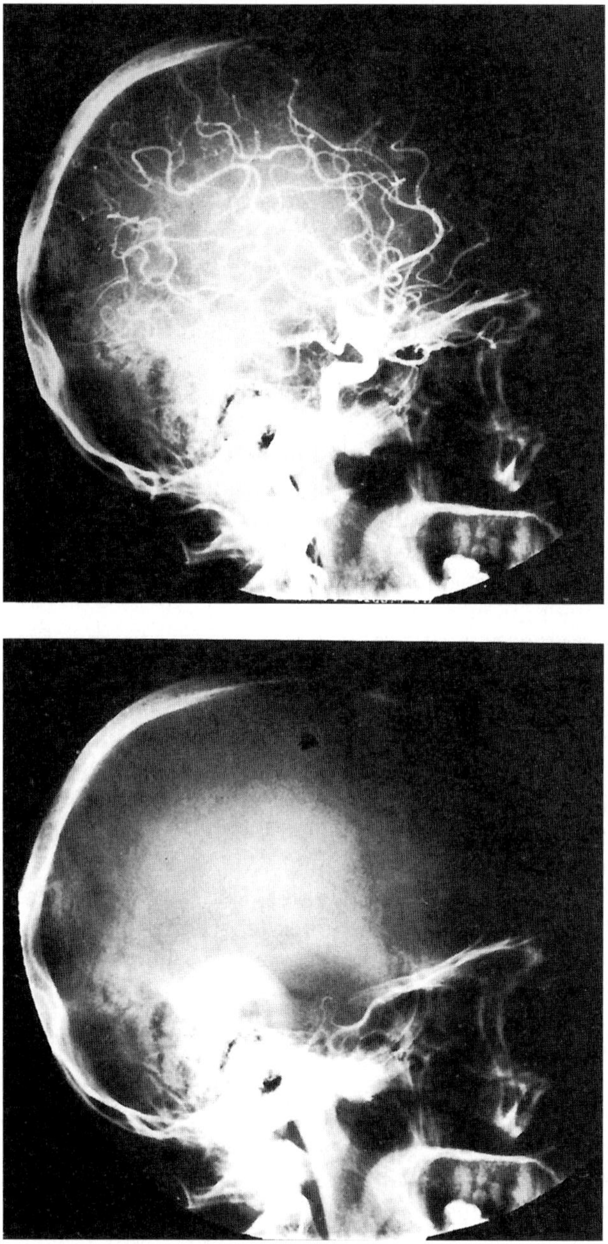

a

b

Abb. 3-12 Herstellung von Subtraktionsaufnahmen:
(a) Angiogramm
(b) Leerbild ohne Gefäßdarstellung.

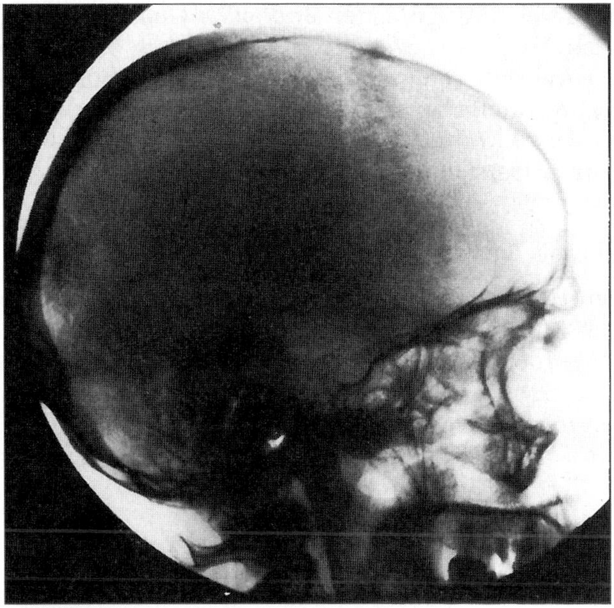

c

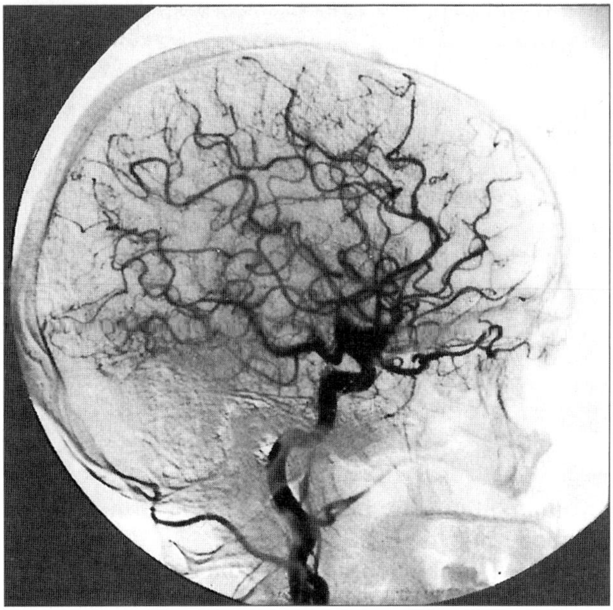

d

Abb. 3-12
(c) Positiv des Leerbildes = Maske
(d) durch genaues Übereinanderlegen von Angiogramm und Maske und nachfolgende Belichtung eines speziellen Subtraktionsfilms entsteht die Subtraktionsaufnahme.

dardtechnik. Neben der direkten arteriellen Gefäßdarstellung können auf venösem Wege bzw. vom Aortenbogen aus bei Risikopatienten sämtliche Hirngefäße dargestellt werden. Überlagerungseffekte durch die Darstellung sämtlicher Gefäßstrombahnen des Hirnkreislaufs sowie häufig zu geringer Kontrast bei venöser Applikation schränken die Aussagekraft dieser Darstellungstechnik jedoch ein.

3.5.3.2 Zerebrale Angiographie

Im Rahmen einer zerebralen Angiographie werden Gefäßveränderungen, -verlagerungen und pathologische Kontrastmittelanreicherungen dargestellt. In der Regel ist eine Durchführung der Untersuchung in Lokalanästhesie möglich, bei agitierten oder Risikopatienten kann sie auch in Allgemeinnarkose durchgeführt werden. Die Komplikationsrate liegt bei etwa 1% (Kontrastmittelallergien, Gefäßspasmus, Embolie mit Infarkt).

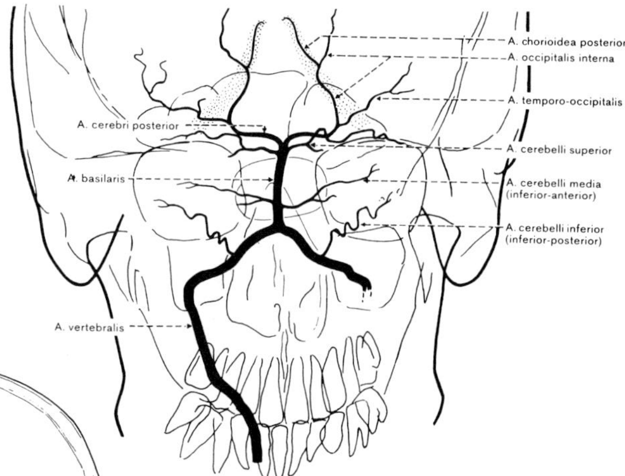

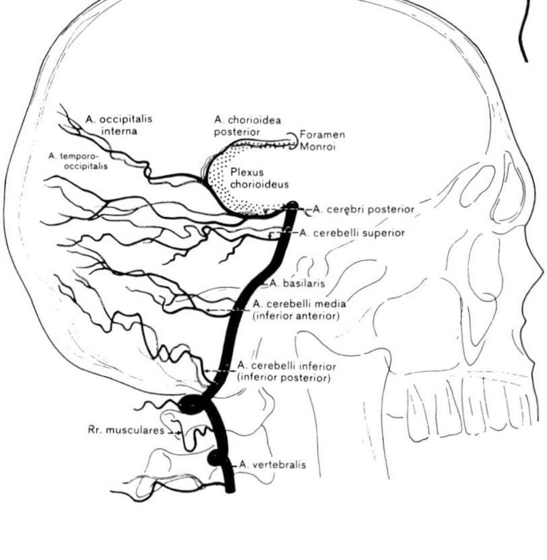

Abb. 3-13 Vertebralisangiogramm. Arterienfüllung im a.p. (oben) und seitlichen Strahlengang (unten).

Mittels eines unter Durchleuchtung über die Arteria femoralis communis eingebrachten speziell geformten Selektivkatheters wird der Abgang der zu untersuchenden Arterie aufgesucht, sondiert und Kontrastmittel gespritzt.

Sind die Arteriae vertebrales nicht zu sondieren, so kann ein Katheter in die Arteria subclavia eingebracht werden und bei übersystolischem Stau am Oberarm Kontrastmittel injiziert werden. Weiterhin ist eine sog. **Gegenstromangiographie** über die Arteria brachialis möglich. Dabei kommt es – entsprechend den anatomischen Verhältnissen – von der rechten Arteria brachialis zur gleichzeitigen Füllung der gleichseitigen Arteria vertebralis und der rechten Arteria carotis communis. Bei Überdruckinjektion in die linke Arteria brachialis wird nur die linke Arteria vertebralis gefüllt. Wenn nicht der Verdacht einer Verlegung, Anomalie der Arteria vertebralis oder eines Prozesses der Arteria cerebelli posterior inferior (PICA), die aus der Arteria vertebralis abgeht, besteht, genügt die Füllung einer Arteria vertebralis zur Darstellung der Gefäße der hinteren Schädelgrube (Abb. 3-13).

Mit der selektiven Karotisangiographie stellen sich die Arteria cerebri anterior und die Arteria cerebri media, in vielen Fällen auch die Arteria cerebri posterior, mit ihren Ästen dar (Abb. 3-15 und 3-16).

Infolge der Verteilung des Kontrastmittels über Arterien, Kapillaren und Parenchym können bei der Serienangiographie sowie der digitalen Subtraktionsangiographie nach arterieller Punktion bei entsprechendem zeitlichem Aufbau der Untersuchungsserie auch die venösen Gefäße erfaßt werden (Abb. 3-14 und 3-16).

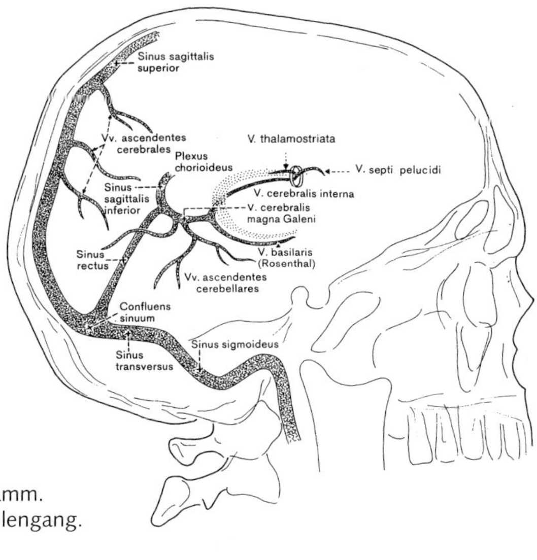

Abb. 3-14 Vertebralisangiogramm. Venenfüllung im seitlichen Strahlengang.

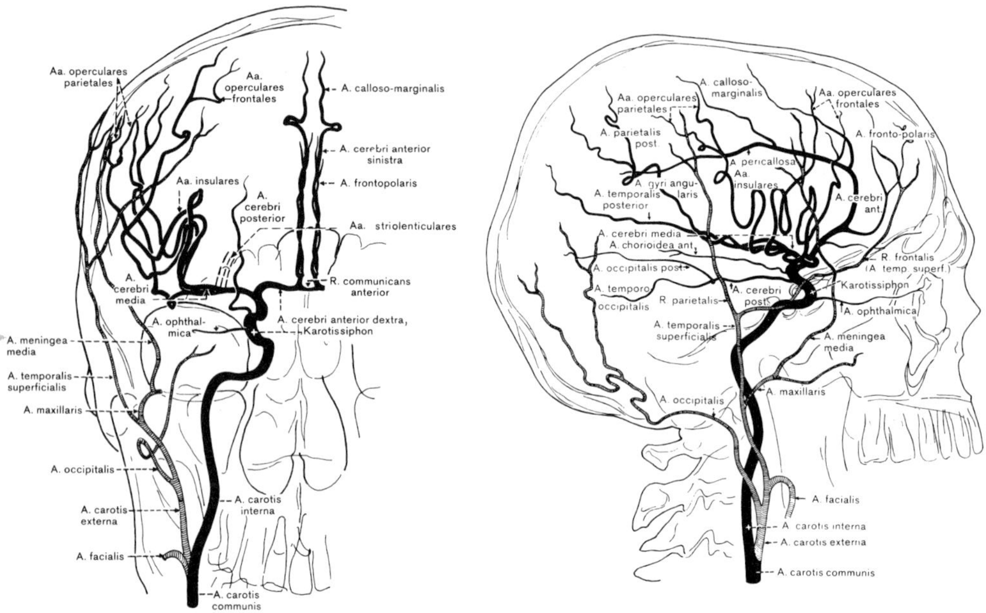

Abb. 3-15 Karotisangiogramm. Arterienfüllung im a.p. (links) und seitlichen Strahlengang (rechts).

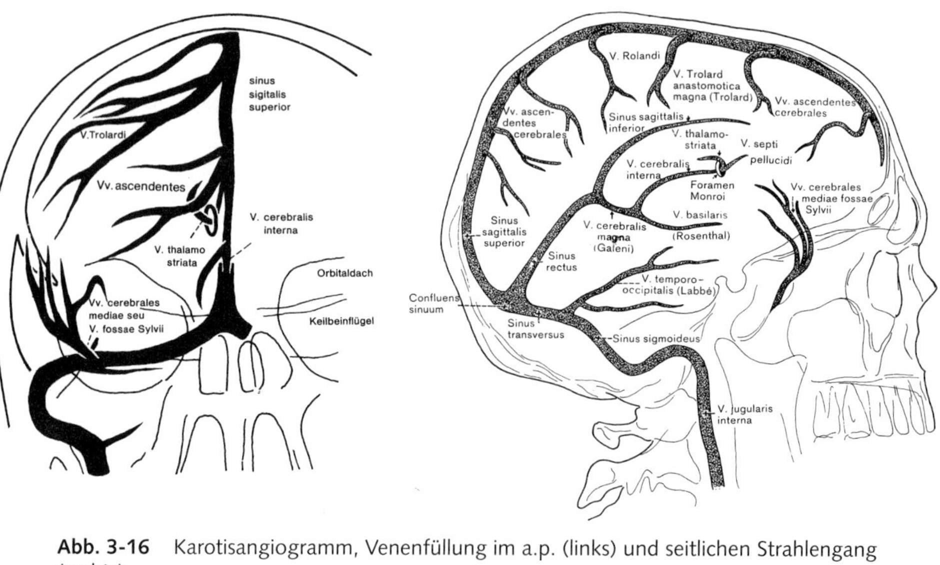

Abb. 3-16 Karotisangiogramm, Venenfüllung im a.p. (links) und seitlichen Strahlengang (rechts).

3.5.3.3 Spinale Angiographie

Die Angiographie der Rückenmarksgefäße spielt im Vergleich zur zerebralen Angiographie zahlenmäßig eine untergeordnete Rolle. Ihr Hauptanwendungsbereich ist die Diagnostik von arteriovenösen Gefäßfehlbildungen innerhalb des Spinalkanals (siehe Abb. 6-6).

Die Gefäßdarstellung erfolgt über einen in der Leistenbeuge eingebrachten speziell geformten Katheter, der unter Durchleuchtungskontrolle selektiv in die das Rückenmark versorgenden Äste eingebracht wird. Diese sind im Halsbereich die Arteria vertebralis bzw. im Brustmark die Arteria radicularis magna *Adamkiewicz* und deren Äste. Die Arteria radicularis magna entspringt etwa in Höhe der unteren Rippen (BWK VII–IX) aus der Aorta.

3.5.3.4 Phlebographie

Die direkte Darstellung orbitaler Venen, der Vena jugularis (Verdacht auf Sinusthrombose, Sinus-cavernosus-Fistel) oder spinaler Venenplexus (Verdacht auf spinale Tumoren) wird im Zeitalter hochauflösender CT-Geräte bzw. der Magnetresonanztomographie heute nur noch in seltenen Einzelfällen praktiziert.

3.5.4 Ventrikulographie

Die Darstellung des Hirnkammersystems erfolgt mit Röntgenkontrastmitteln als positive Ventrikulographie bei erhöhtem Kopfinnendruck und bei Verdacht auf Verlagerung oder Verschluß des Liquorsystems. Die Darstellung beinhaltet einen operativen Eingriff mit Bohrloch und Punktion eines Seitenventrikels.

Diese Technik sowie die sog. Pneumenzephalographie sind durch CT und MR sowie die Liquorraumszintigraphie (siehe Kap. 3.6) heute weitgehend entbehrlich.

3.5.5 Diskographie

Der Terminus Diskographie bedeutet Darstellung einer Bandscheibe. Diese erfolgt an der Halswirbelsäule durch Punktion des Zwischenwirbelraums von vorn zwischen Speiseröhre und Gefäßband. Es wird wasserlösliches Röntgenkontrastmittel injiziert (3–5 ml).

Die Injektion von Kontrastmittel in eine Bandscheibe läßt erkennen, ob diese noch vollständig erhalten ist. Andernfalls kommt es zu einem Kontrastmittelaustritt in Richtung auf den Spinalkanal, nach ventral oder lateral. In Lokalanästhesie kann der Patient bei der Injektion Angaben über das Beschwerdebild machen und es kann zusätzlich eruiert werden, ob die untersuchte Bandscheibe für die angegebenen Beschwerden angeschuldigt werden kann. Komplikation der Untersuchung ist eine Diszitis.

Durch die Vorteile der Computer- und Magnetresonanztomographie wird diese für den Patienten unangenehme Untersuchung zunehmend entbehrlich.

3.5.6 Computertomographie (CT)

Im Gegensatz zur konventionellen Röntgentechnik, bei der die Belichtung des Films durch den Röntgenstrahl erfolgt, wird bei der Computertomographie die Abschwächung der Röntgenstrahlen nach Durchtritt durch den untersuchten Körperteil mittels Detektoren gemessen. Die Bildentstehung erfolgt indirekt anhand eines gemessenen bzw. rekonstruierten Bildes. Für einzelne erfaßte Bildpunkte (Pixels) werden Absorptionskoeffizienten (*Houndsfield*-Zahl) errechnet, die in Graustufen umgesetzt auf einem Bildschirm sichtbar gemacht werden. Heute finden vorwiegend Rotationsscanner mit feststehendem Detektorensystem Anwendung. Neuere Entwicklung sind sog. **Schleifringsysteme,** wobei ein System aus Röhre und Detektoren permanent rotiert, während der Patient in der sog. Gantry (Detektoreinheit) liegt. Somit können in extrem kurzer Untersuchungszeit (1–20 sec) große Körperabschnitte nahezu in Echtzeit erfaßt werden.

Allen Systemen gemeinsam ist die Darstellung des Körpers in Querschichten von 1–10 mm Dicke (Abb. 3-17). Andere Schnittebenen können durch Lagerung (koronare Projektion des Gesichtsschädels) oder Rekonstruktion (siehe Abb. 7-9 e und f) erzeugt werden. Konventionell werden CT-Bilder des Schädels so dokumentiert, daß bei Blickrichtung vom Scheitel aus rechts im Bild auch rechts beim Patienten dargestellt ist. Dies läßt sich am Gerät speziell programmieren (sog. **Headmode**).

Der Patient liegt in Rücken- oder Bauchlage auf dem Untersuchungstisch, der entsprechend der vorgewählten Schichtdicke – vom Gerät gesteuert – bewegt wird. Die Gantry ist in der Regel bis zu 20° neigbar, so daß auch andere Schichtebenen ohne Umlagerung untersucht werden können. Dies ist besonders wichtig bei Wirbelsäulenuntersuchungen.

Da die CT die unterschiedliche Gewebsdurchlässigkeit des Körpers für Röntgenstrahlen darstellt, ist es möglich, durch intravenöse Injektion von Röntgenkontrastmitteln die Kontrastdichte innerhalb des Gewebes zu verändern **(Enhancement).** Somit können z. B. Tumoren wesentlich deutlicher abgegrenzt werden.

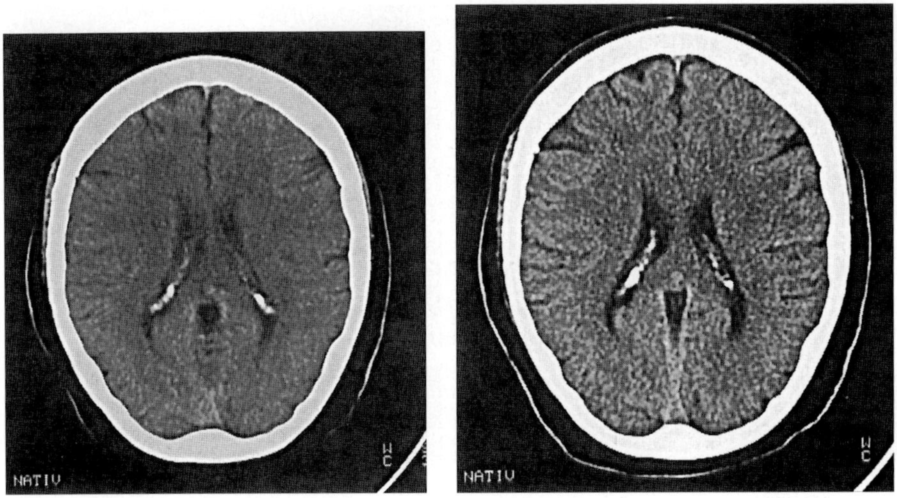

a b

Abb. 3-17 Bessere Detailerkennung im Computertomogramm durch dünnere Schichten:
(a) Schichtdicke 10 mm
(b) Schichtdicke 3 mm

Bei der spinalen Computertomographie kann zur besseren Differenzierung von Myelon und Rückenmarkshäuten von knöchernen Strukturen eine lumbale Kontrastmittelpunktion ca. 3–6 Stunden vor der Untersuchung erfolgen: sog. **CT-Myelographie** bzw. **Computer-assistierte Myelographie.**

Bei sofortiger Untersuchung nach Kontrastmittelgabe ist die Kontrastdichte zu hoch und es kommt zu Bildartefakten. Andere Artefakte siehe Abb. 3-18.

Je nach Grauwertabschwächung eines pathologischen Prozesses spricht man – nicht ganz korrekt – von gleicher, geringerer oder stärkerer Dichte zur Umgebung (**iso-, hypo-** bzw. **hyperdens**). Die Ventrikel stellen sich infolge des gering den Röntgenstrahl abschwächenden Liquors gegenüber dem Hirnparenchym hypodens dar. Hypodense Areale sind somit dunkler, hyperdense heller.

Mit den heute gebräuchlichen schnellen CT-Geräten sind Perfusionsstudien, z. B. bei zerebralen Durchblutungsstörungen (siehe Kap. 11) möglich. Es wird bolusartig intravenös Kontrastmittel appliziert und dieselbe Hirnschicht mehrfach hintereinander untersucht: **Angio-CT, dynamische CT.**

Die Computertomographie hat die neurochirurgische Diagnostik revolutioniert, zunächst für die zerebralen, zunehmend auch die spinalen Erkrankungen. Mit der heute nahezu in Echtzeit möglichen hochauflösenden Darstellung ist ein Leistungsplateau erreicht, welches noch

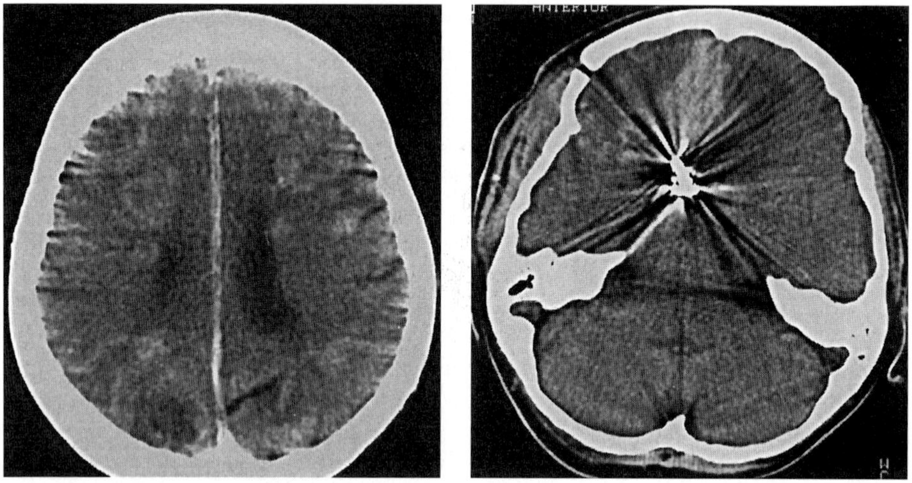

a b

Abb. 3-18 Artefakte im Computertomogramm:
(a) Bewegungsartefakte (Metastasen)
(b) Aneurysma-Clip (Aneurysma der Arteria communicans anterior mit Blutung).

durch Software, insbesondere im Bereich rekonstruktiver Techniken, Verbesserung erfahren kann.

3.5.7 Kernspintomographie (= Magnetresonanztomographie, MR, MRT)

Die Kernspintomographie (MR) ist ein modernes Schnittbildverfahren auf dem Boden der Emission elektromagnetischer Energie. Im statischen Magnetfeld werden ausgerichtete Atomkerne durch ein Hochfrequenzsignal angeregt und die Energiedifferenz zwischen dem „angeregten" Zustand und der Rückkehr zum „Ausgangszustand" gemessen (Relaxation). In der Regel werden Wasserstoffatomkerne (Protonen) angeregt und zur Bilderzeugung genutzt. Prinzipiell sind jedoch auch andere Elemente (Phosphor, Natrium etc.) meßbar. Es ist eine bildliche Darstellung des untersuchten Gewebes **(Imaging)** und eine integrale Darstellung der Kernverteilung **(Spektroskopie)** möglich.

Es sind prinzipiell – anders als bei der Computertomographie – sämtliche möglichen Schnittebenen anwählbar bzw. zu rekonstruieren. Die Schnittebenen werden elektronisch durch Gradienten, d.h. Spulenverschiebung gewählt und gemessen; der Patient wird im Magnetfeld also nicht bewegt. In der Regel wird ein bestimmter Volumenabschnitt (z.B. der Hirnschädel) in toto akquiriert und anschließend auf dem

Monitor in die angewählten Einzelschnitte zerlegt. Durch diese Vorgabe sind Rekonstruktionen des Gesamtvolumens in unterschiedlichen Sichtebenen möglich.

Die Meßparameter werden durch unterschiedliche Anregungszeiten **(Repetitionszeiten, TR)** und Echozeiten **(Meßzeiten, TE)** im Spin-Echo-, Gradienten-Echo- oder Inversion-Recovery-Mode gemessen. Gemessen wird in Millisekunden. Aus diesen Zeiten ergeben sich sog. T1- und T2- bzw. Rho-gewichtete Bilder. Die **T1-Zeit** ist bedingt durch die Wechselwirkung zwischen den angeregten Atomkernen und ihrer Umgebung (Spin-Gitter-Relaxationszeit). Die **T2-Zeit** entsteht durch die gegenseitige Beeinflussung der Atomkerne bestimmter Gruppen (Spin-Spin-Relaxationszeit). Bei der T1-Wichtung sind TE = 20 ms, TR = 500 ms, bei der sog. **Rho-** oder **Protonendichte-Wichtung** TE = 20 ms, TR = 2000 ms, bei der T2-Wichtung TE = 80–100 ms, TR = 2000 ms. Die Werte sind grobe Anhaltspunkte und je nach Meßvorgang variabel bzw. anpaßbar und gelten nur für den Spin-Echo-Modus. Bei der sog. **schnellen Bildgebung** werden Gradientenechoschaltungen vorgenommen, die in Winkelgraden (sog. **Flipwinkel**) angegeben werden.

Strukturen, die viel Signal erzeugen, kommen hell **(hyperintens)** zur Darstellung. Gleiches Signal zum umliegenden Gewebe bedeutet **isointens** und verminderte Signalgebung (d.h. dunklere Darstellung) **hypointens.**

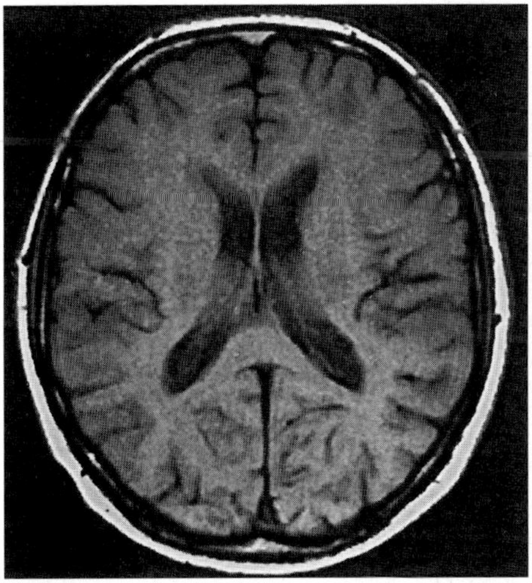

a

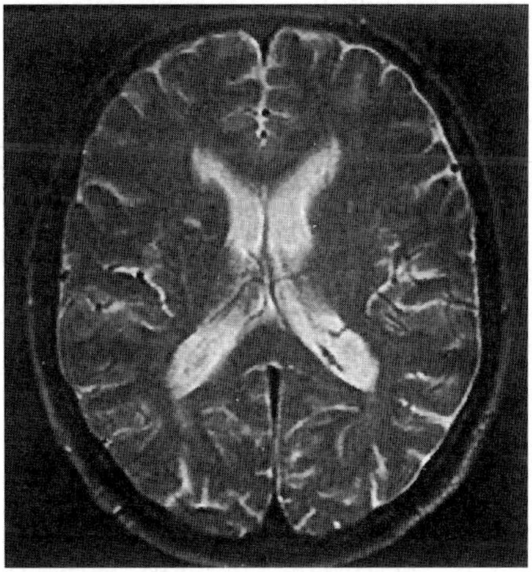

b

Abb. 3-19 Axialer magnetresonanztomographischer Schnitt in Höhe der Seitenventrikel (vgl. Abb. 2-23):
(a) T1-Meßmodus: Liquor dunkel (hypointens)
(b) T2-Meßmodus: Liquor hell (hyperintens).

Die Deutung kernspintomographischer Befunde ist infolge der komplexen Bildgebung mit multiplen beeinflußbaren Parametern und dadurch unterschiedlicher Signalgebung gleicher Gewebe deutlich schwieriger als die Beurteilung der CT. Es müssen für praktisch jede Fragestellung T1- und T2-gewichtete Sequenzen und häufig eine Kontrastmittelapplikation vorliegen (Abb. 3-19). Häufigstes heute gebräuchliches und zugelassenes Kontrastmittel ist ein Salz der Megluminsäure, das Gadolinium-DTPA. Gadolinium ist eine paramagnetische Substanz, die T1-verkürzend wirkt, und daher nur in diesem Modus angewendet werden sollte (Abb. 3-20). T2-verkürzend sind ferromagnetische Substanzen (Magnetite, Ferrit). Diese sind jedoch noch nicht allgemein zugelassen. Die angegebenen Substanzen werden i.v. verabreicht. Gadolinium-DTPA wird vollständig über die Nieren ausgeschieden, die anderen Partikel im retikuloendothelialen System gespeichert.

Die unterschiedliche Gewebsdarstellung im T1- und T2-Meßmodus führt dazu, daß Liquor im T1-Bild dunkel und im T2-Bild hell zur Darstellung kommt (siehe Abb. 3-19). Luft und Knochen werden wegen ihres geringen Protonengehalts in beiden Meßmodalitäten dunkel dargestellt. Ebenso geht vom strömenden Blut kein Signal aus **(flow void),** weil die angeregten Atomkerne zum Zeitpunkt der Messung schon weitertransportiert worden sind. Fett und ein frisches – bis zu 4 Tage altes – Hämatom erscheinen hyperintens. Eine Differenzierung ist mit **Fettunterdrückungssequenzen (SPIR)** möglich.

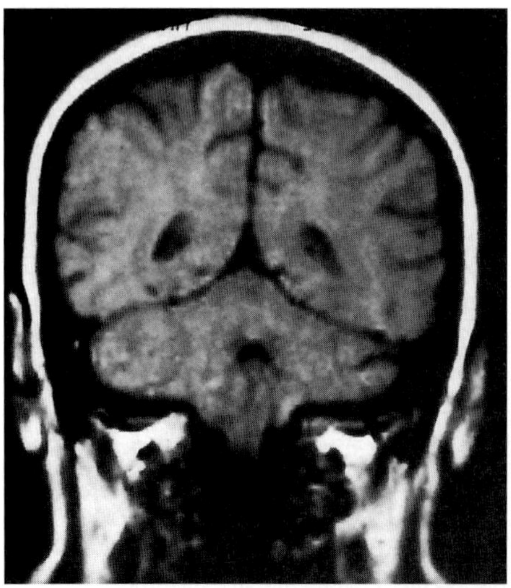

a

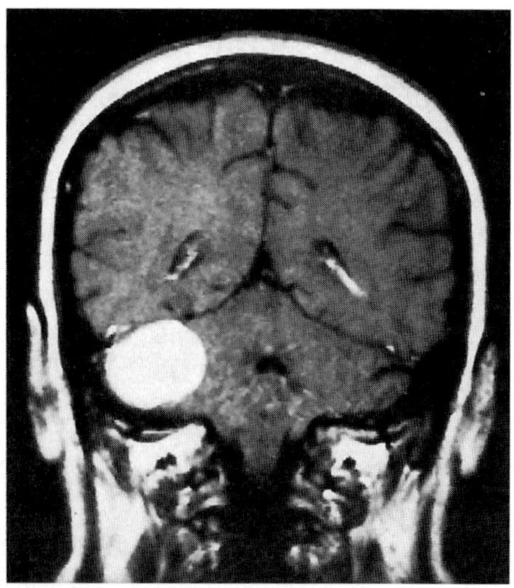

b

Abb. 3-20 Magnetresonanztomogramm (koronare Schichten) bei einem Meningeom im Kleinhirn-Brücken-Winkel:
(a) ohne Kontrastmittel, (b) mit Kontrastmittel (Gadolinium-Salz) (T1).

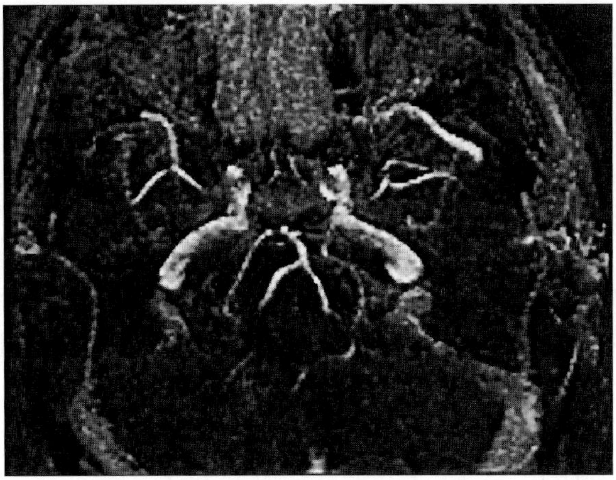

Abb. 3-21 Magnetresonanztomographische Angiographie: Axiale Schnittführung mit Darstellung beider Arteriae carotides, beider Arteriae vertebrales mit Zusammenfluß in die Arteria basilaris.

Die MR erweitert die neuroradiologischen Möglichkeiten der CT durch die bessere Erkennbarkeit demyelinisierender Erkrankungen (vaskulär, entzündlich: Encephalitis disseminata) sowie fokaler Herde ab 1 mm, insbesondere infratentoriell und kortikal. Die Kontrastmittelgabe ermöglicht eine sensitivere Darstellung von Metastasen und eine bessere Differenzierung zwischen Tumoren und Tumorödem.

Bei der **MR-Angiographie** (Abb. 3-21) werden MR und Angiographie kombiniert. Damit kann ein Teil der bisherigen angiographischen Abbildungen ersetzt werden.

Die Rückenmarkdiagnostik ist wegen des deutlich höheren Weichteilkontrastes deutlich aussagekräftiger als mit der CT. Blutungen, Entzündungen sowie intra- und extramedulläre Tumoren sind früher und deutlicher erfaßbar.

3.6 Nuklearmedizinische Untersuchungsverfahren

Die Hirnszintigraphie dient der Darstellung der seitengetrennten Hirnperfusion (Radionuklidangiographie), regionalen Durchblutung sowie der Integrität der Blut-Hirn-Schranke. Morphologische Aspekte (z.B. Hirnmetastasen, Tumoren) werden heute mit CT oder MR geklärt.

Im planaren Verfahren wird mittels einer sog. Gamma-Kamera die Verteilung intravenös verabreichter mit Technetium 99m markierter Tracer dokumentiert (z.B. Liquorraumszintigraphie, Skelettszintigraphie).

Die **SPECT (Single-Photon-Emissions-Computertomographie)** erzeugt mittels eines um den Kopf bzw. Körper rotierenden Detektorsystems axiale, koronare bzw. sagittale Querschnittsbilder des Hirns zur Darstellung einer regionären Durchblutungsverteilung (Abb. 3-22). Als

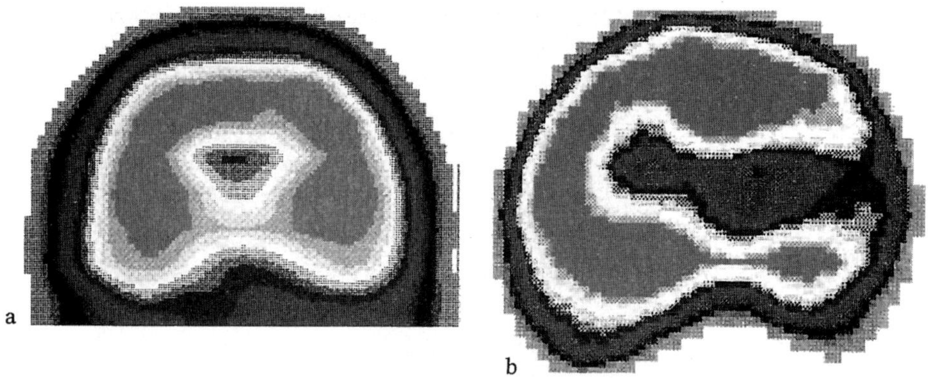

Abb. 3-22 99m-Tc-HMPAO-SPECT des Gehirns (koronare Schnittführung):
(a) Normalbefund mit homogener Perfusionsverteilung beiderseits parietal
(b) links-parietaler Perfusionsdefekt infolge Durchblutungsstörung bei Karotisstenose.

Tracer dienen heute in erster Linie 99m-Tc-markierte Amphetamine bzw. HMPAO (Hexamethylpropylenaminoxim).

Die **PET (Positronen-Emissions-Computertomographie)** erzeugt ähnlich wie die SPECT schichtweise Abbildungen der Durchblutung bzw. des Energie- und Transmitterstoffwechsels des Gehirns. Es werden Positronen-emittierende Nuklide wie Fluor-Kohlenstoff, Stickstoff oder Sauerstoff eingesetzt, die normalerweise im Körper in nicht radioaktiver Form vorkommen. Wegen der extremen Kurzlebigkeit der Isotope müssen diese überwiegend am Untersuchungsort in einem Zyklotron generiert werden, was die Methode aufwendig und kostenintensiv macht. Es können damit Stoffwechselstudien und Hirnfunktionsanalysen vorgenommen werden.

Sog. Scanner mit sehr langsamem und gering auflösendem Bildaufbau werden heute in der nuklearmedizinischen Hirndiagnostik nicht mehr angewandt.

3.6.1 Szintigraphie

3.6.1.1 Hirnszintigraphie

Als Tracer dienen 99m-Tc-DTPA (Technetium-Diäthylentriaminpentaessigsäure) oder 99m-Tc-Glucoheptonat, heute vorwiegend 99m-Tc-HMPAO (Technetium-Hexamethylpropylenaminoxim). Normalerweise flutet die Aktivität über die Karotiden seitengleich in die Hemisphären ein. Eine regionäre Minderung ist Folge von Gefäßstenosen bzw. -verschlüssen und/oder Parenchymsubstanzdefekten. Schleifenbildungen der Karotis sowie eine verminderte Pumpfunktion des linken Herzventrikels führen ebenfalls zu einem reduzierten Anstrom an Aktivität.

Zur Markierung des zerebralen Blutvolumens werden 99m-Tc-markierte Eigenerythrozyten herangezogen.

Der Nachweis einer Störung der Blut-Hirn-Schranke ist unspezifisch und findet sich sowohl bei Tumoren, Metastasen, Gefäßverschlüssen, Blutungen als auch Entzündungsprozessen. **Indikationen** zur Hirnszintigraphie: Bestimmung der regionalen Hirndurchblutung bei Durchblutungsstörungen, Epilepsie, *Alzheimer*-Erkrankung.

3.6.1.2 Knochenszintigraphie (Schädel, Wirbelsäule)

Als Tracer dient 99m-Tc-MDP (Technetium-Hydroxymethylendiphosphonat). Es können wesentlich früher als mit konventionellen Röntgenübersichtsaufnahmen pathologische Knochenstoffwechselstörungen bei Metastasen, Tumoren oder Entzündungen aufgedeckt werden. Die Mehrbelegung bzw. Mehranreicherung ist jedoch unspezifisch, so daß diesem Befund eine radiologische Klärung, ggf. eine CT, folgen sollte. Die Abb. 3-23 zeigt ein normales Knochenszintigramm.

Indikationen: Screening-Verfahren zum Nachweis vermehrter Knochenstoffwechselaktivität (z.B. Tumorstaging extrazerebraler Malignome, Entzündungsdiagnostik)

3.6.1.3 Liquorraumszintigraphie

Sie dient dem Studium der Liquorzirkulation, insbesondere der Differenzierung verschiedener Hydrozephalusformen (okklusiv, aresorptiv bzw. malresorptiv, vgl. Kap. 14.3.1) und zum Ausschluß bzw. Nachweis einer Liquorfistel (siehe Seite 181).

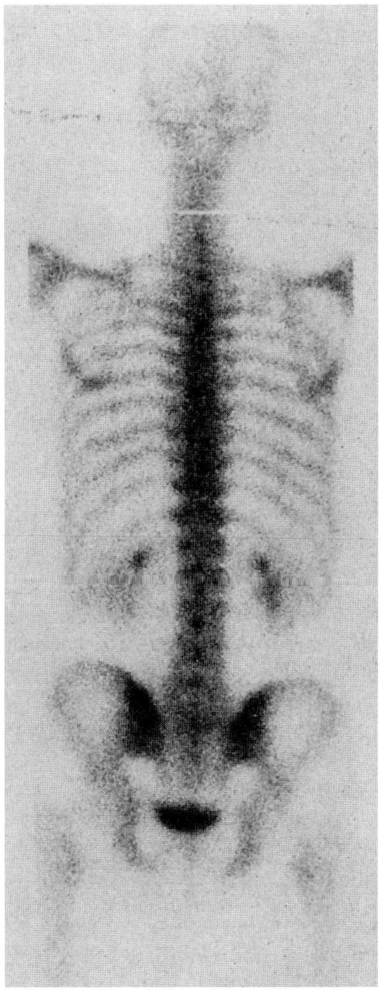

Abb. 3-23 Normales Knochen- oder Skelettszintigramm.

In der Regel wird 111 In-DTPA (Indium-Diäthyltriaminpentaessigsäure) lumbal instilliert. Aufnahmen werden 2, 6, 12, 24 und 48 Stunden nach Applikation durchgeführt. Der normale Liquorfluß ist von den Plexus chorioidei der Seitenventrikel nach peripher zu den *Pacchioni*-Granulationen der Hirnoberfläche gerichtet, wo der Liquor resorbiert wird. Somit bleibt bei normalem Liquorfluß das Ventrikelsystem nuklidfrei. Eine persistierende Ventrikelfüllung länger als 6 Stunden ist pathologisch. Beim aresorptiven Hydrozephalus (Abb. 3-24; Näheres siehe Kap. 14.3.1) ist die Anreicherung im Ventrikelsystem pathognomonisch (leidenstypisch).

Indikationen zur Liquorraumszintigraphie: Differenzierung eines Hydrozephalus, Liquorrhö, Ergänzung von CT und/oder MR.

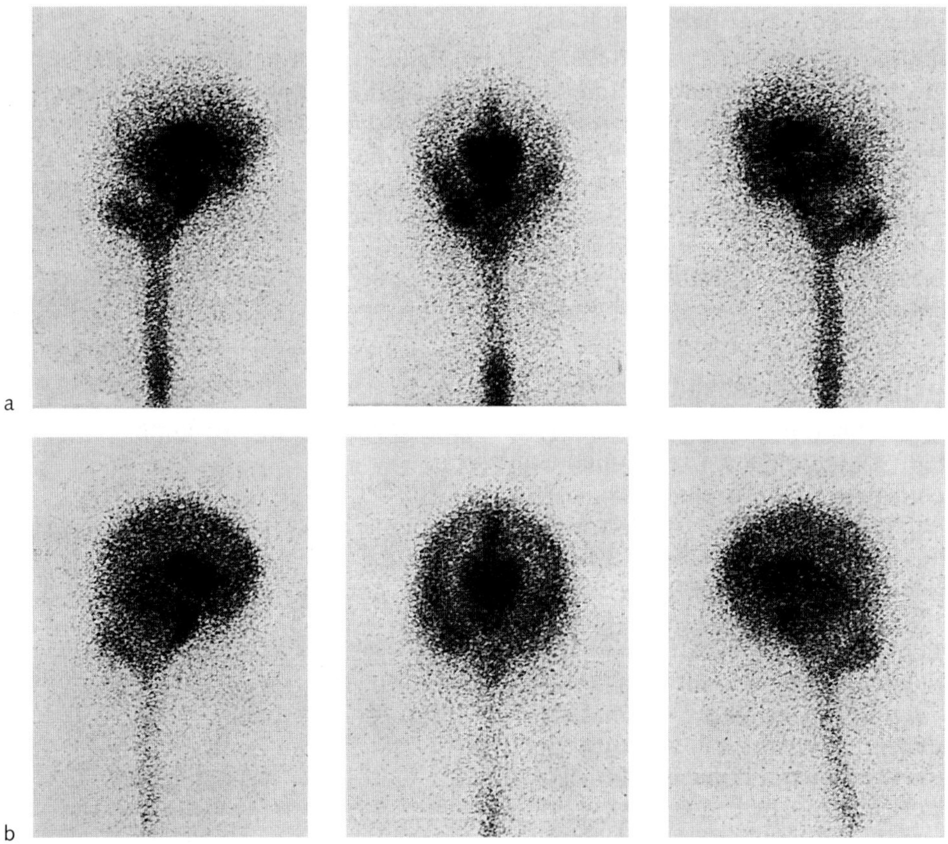

Abb. 3-24 Liquorraumszintigraphie bei aresorptivem Hydrozephalus (Projektionen: koronar, sagittal seitlich rechts und links):
(a) 6 Std. nach lumbaler Applikation: Anreicherung in den Seitenventrikel
(b) 24 Std. nach lumbaler Applikation: Die Aktivitätsanreicherung in den Seitenventrikeln bleibt, die Aktivität in den äußeren Liquorräumen hat zugenommen.

4 Schädigungen peripherer Nerven

Für den Neurochirurgen haben nur diejenigen Schäden peripherer Nerven Bedeutung, die einer operativen Behandlung zugänglich sind. Das sind traumatische Nervenschäden, druckbedingte Nervenläsionen bei sog. Engpaßsyndromen und Nerventumoren. Nervenentzündungen und Neuropathien bedürfen einer konservativen Behandlung. Sie gehören in das Fachgebiet der Neurologie. Manchmal kommen aber Mischformen vor, z. B. die Kombination einer diabetischen Polyneuropathie und eines Karpaltunnelsyndroms.

4.1 Aufbau eines peripheren Nervs

Die meisten peripheren Nerven sind **gemischte Nerven,** d. h. sie enthalten motorische, sensible und vegetative Fasern. Die vegetativen Fasern sind für die Schweißsekretion, die Weite der Blutgefäße und die Piloarrektion (Gänsehaut) verantwortlich.

Jeder periphere Nerv ist stets gleich aufgebaut (Abb. 4-1). Seine äußere bindegewebige Membran, das **Epineurium,** umschließt Gruppen von Nervenfaszikeln und setzt sich zwischen diesen Faszikelgruppen fort. Jeden einzelnen **Nervenfaszikel** umgibt das **Perineurium.** Es ist das anatomische Substrat der Blut-Nerven-Schranke. Eine Verletzung des Perineuriums bedeutet eine Schädigung der Blut-Nerven-Schranke und einen Funktionsverlust des Nervenfaszikels. Jeder Faszikel ist wiederum aus **Nervenfasern** oder **Axonen** aufgebaut, solchen mit Markscheide und solchen ohne Markscheide. Das Myelin der Markscheide wird von den *Schwann*-Zellen gebildet. Die **markhaltigen** Nervenfasern leiten schnell und sind für die Berührungsempfindung und Innervation von Skelettmuskeln unentbehrlich. Die **marklosen** Fasern leiten langsam. Sie leiten das Schmerzempfinden. Das bindegewebige **Endoneurium** umschließt jede einzelne Nervenfaser.

Innerhalb eines Nervs laufen die Faszikel nicht wie die Kupferfäden eines elektrischen Kabels parallel bis in die Peripherie, sondern vermi-

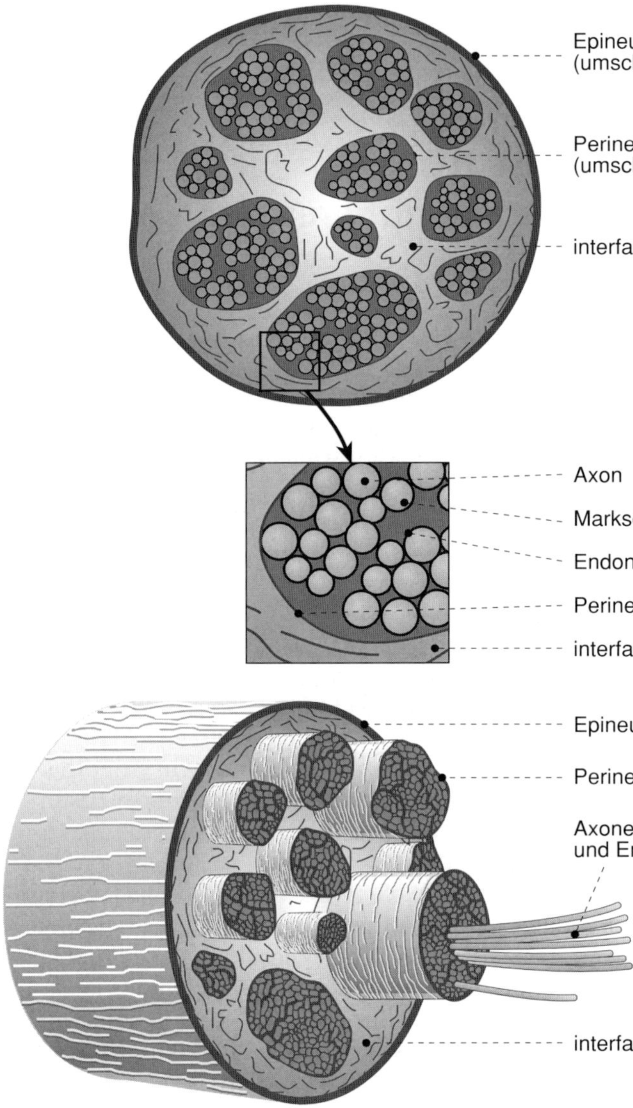

Abb. 4-1 Aufbau eines peripheren Nervs. Jedes Axon, ob markhaltig (mit Mark- oder Myelinscheide) oder nicht markhaltig, ist von einer Bindegewebeschicht umgeben, dem Endoneurium. Mehrere Axone sind in einem Faszikel zusammengefaßt. Jeden Faszikel umgibt das Perineurium. Der Gesamtnerv besteht (meistens) aus mehreren Faszikeln. Die äußere bindegewebige Hülle ist das Epineurium. Zwischen den Faszikeln liegt das interfaszikuläre Epineurium.

schen sich ständig und gehen untereinander neue Verbindungen ein. Das ändert sich erst ganz in der Peripherie. Dort hört diese Plexusbildung dann auf. Erst jetzt verlaufen die Faszikel nebeneinander, ohne sich weiter zu vermischen. Diese komplizierte Plexusbildung im gemischten Nerv ist ein Grund dafür, daß man durch eine Nervennaht nie die ursprüngliche Anatomie des Nervs vollständig wiederherstellen kann.

4.2 Allgemeine Symptomatik bei Schädigungen peripherer Nerven

Eine Nervendurchtrennung bewirkt einen vollständigen Funktionsverlust des Nervs unterhalb der Schädigung. Die Durchtrennung der sensiblen Fasern führt zu einem Ausfall des Berührungs-, Temperatur- und Schmerzempfindens im sensiblen Versorgungsgebiet des Nervs. Dort ist die Haut durch Ausfall der vegetativen Fasern trocken und kalt, und Hautverletzungen heilen schlecht. Der Ausfall motorischer Nervenanteile bewirkt schlaffe Lähmungen der von ihnen versorgten Muskeln und schon bald Muskelschwund, Atrophie. Aus der Verteilung der motorischen und sensiblen Ausfälle kann man auf den beteiligten Nerv und auf die Höhe seiner Läsion schließen. Denn die Astfolge, d.h. die Reihenfolge, in der die einzelnen Nebenäste zu bestimmten Muskeln und Hautgebieten den Stamm des Nervs verlassen, ist konstant. Kennt man die Astfolge, dann kann man also die Höhe der Schädigung präzise eingrenzen. Es gibt gewisse, besonders typische Lähmungen:

- Die **Fallhand** (Abb. 4-2) bei Lähmung des Nervus radialis am Oberarm, d.h. jenseits des Abgangs des Nervenasts zum Musculus triceps brachii, dem Ellenbogenstrecker. Gelähmt sind die Extensoren von Handgelenk und Fingern, die Ellenbogenstreckung ist hingegen nicht gestört.
- Die **Schwurhand** (Abb. 4-3) bei Lähmung des Nervus medianus am Oberarm: Beim Versuch, die Finger zu beugen, bleiben Daumen und Zeigefinger, ein wenig auch der Mittelfinger, gestreckt, weil der oberflächliche Fingerbeuger vor allem für Daumen und Zeigefinger ausgefallen ist. Bei einer Verletzung des Nervus medianus am Handgelenk hingegen tritt nie eine Schwurhand auf, da die Nervenäste zum Fingerbeuger den Hauptstamm des Nervs oberhalb der Läsion verlassen haben. Eine Läsion am Handgelenk verursacht eine Atrophie der Daumenballenmuskulatur und eine Gefühllosigkeit, typischerweise von Daumen, Zeige- und Mittelfinger sowie der radialen Seite des Ringfingers. Diese Funktionen fallen natürlich auch bei einer proximaleren Läsion des Nervs aus.

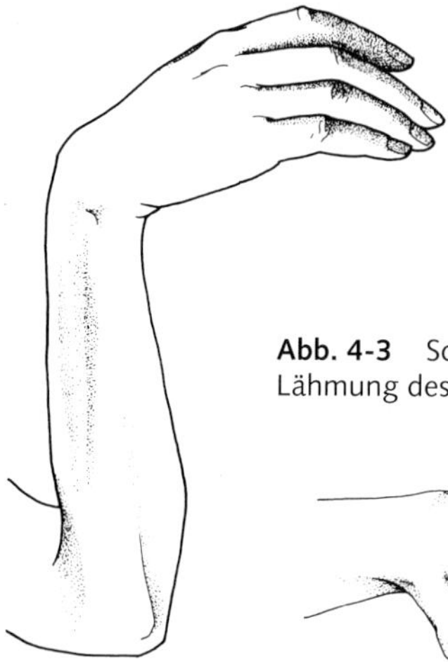

Abb. 4-2 Fallhand bei Lähmung des N. radialis.

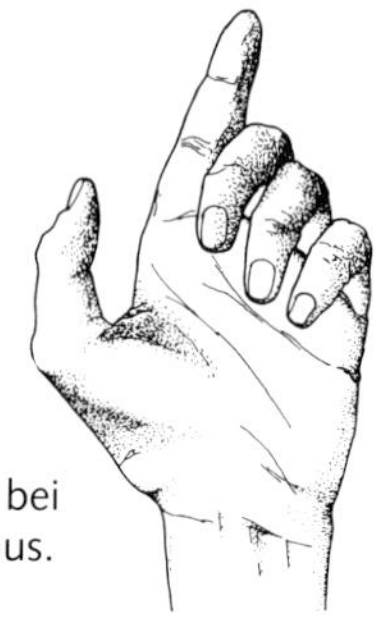

Abb. 4-3 Schwurhand bei Lähmung des N. medianus.

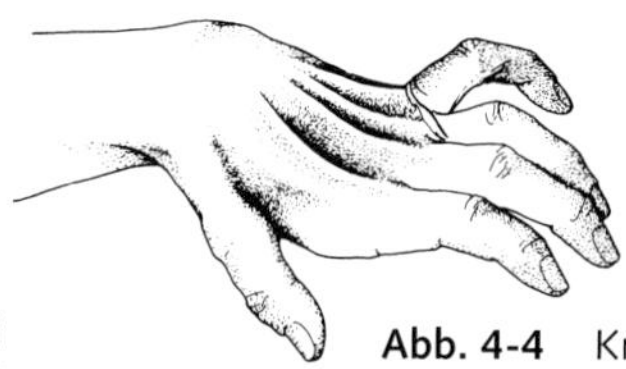

Abb. 4-4 Krallenhand bei Lähmung des N. ulnaris.

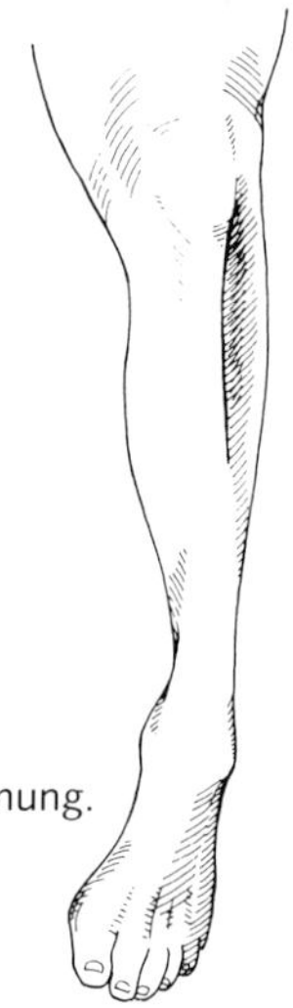

Abb. 4-5 Peroneuslähmung.

- Die **Krallenhand** (Abb. 4-4) bei Lähmung des Nervus ulnaris. Beim Ausfall der kleinen Handmuskeln (Musculi interossei und lumbricales) überwiegt der vom Nervus radialis versorgte lange Fingerstrecker und bewirkt die typische Fingerstellung, die besonders den 4. und 5. Finger betrifft.
- Der **Steppergang** oder **Hahnentritt** (Abb. 4-5) bei Lähmung des Nervus peroneus, meist am Knie. Ausfall der Fuß- und Zehenheber.

Bei Teilschäden peripherer Nerven kommen verschiedenartige **Schmerzsyndrome** vor, unter denen die Kausalgie, ein hartnäckiger Brennschmerz, besonders quälend ist. Gelegentlich kann man solche Schmerzsyndrome durch eine Blockade des sympathischen Grenzstrangs, z.B. eine Stellatumblockade, erfolgreich behandeln.

Die **Diagnose** einer Nervendurchtrennung und die **präzise Lokalisation** der Schädigung beruhen im wesentlichen auf genauer Erhebung der Anamnese und exakter klinisch-neurologischer Untersuchung. Ergänzende technische Untersuchungen bei Ausfall vegetativer Fasern können der Ninhydrintest oder die Thermographie sein. Eine elektrophysiologische Untersuchung, d.h. eine Elektromyographie (EMG, Ableitung mit einer Nadelelektrode aus Muskeln) und eine Elektroneurographie zur Messung der (motorischen und sensiblen) Nervenleitung ist obligater Bestandteil der Abklärung. Bildgebende Verfahren haben hingegen wenig Bedeutung bei der Diagnosefindung, es sei denn, die Verletzung ist z.B. Folge einer Fraktur.

4.3 Offene Nervenverletzung – Nervendurchtrennung

Nervendurchtrennungen sind immer Folge einer **Verletzung.** Neben vollständiger Durchtrennung eines ganzen Nervs kommen auch Durchtrennungen von Teilen eines Nervs vor. Diese Durchtrennungen eines Teils des Nervs sind aber auch wie vollständige Durchtrennungen zu betrachten, denn es sind vollständige Durchtrennungen eines Nerventeils. Die Durchtrennung eines Nervs ist vom Ausfall der Funktionen im Versorgungsgebiet des Nervs gefolgt. Bei einem **gemischten Nerv,** der aus motorischen, sensiblen und vegetativen (sympathischen) Fasern besteht, kommt es zu Lähmung, Anästhesie und vegetativen Störungen. Bei einem **rein sensiblen Nerv** nur zu sensiblen Ausfällen. Eine Teildurchtrennung des Nervus medianus z. B. kann eine Gefühllosigkeit an einem oder zwei Fingern, dem Versorgungsgebiet der durchtrennten Nerventeile, zur Folge haben, also nicht im Gesamtversorgungsgebiet des Nervus medianus.

Werden die Stümpfe des durchtrennten Nervs nicht durch eine Nervennaht wiedervereinigt, dann bildet sich ein **Neurom,** ein Knoten, der aus Nervenfasern und Bindegewebe besteht und manchmal groteske Ausmaße annehmen kann. Berühren oder Beklopfen des Neuromknotens führt in der Regel zu Schmerzen, die in das Versorgungsgebiet des betreffenden Nervs ausstrahlen. Das Neurom steht für den vergeblichen Versuch der Nervenfasern des zentralen Nervenstumpfs, Anschluß an den peripheren Nervenstumpf zu gewinnen. Nach jeder Nervendurchtrennung bildet sich ein Neurom. Weshalb ein Teil der Neurome schmerzhaft ist, ein anderer Teil nicht, ist bis heute unbekannt. Es gibt keinen Goldstandard für die Behandlung schmerzhafter Neurome. Mehr als 200 operative Verfahren sind beschrieben. Daraus muß man schließen, daß keines dieser Verfahren sicher wirkt.

Nervendurchtrennungen können auch zu **Phantomschmerzen** führen. Das sind Schmerzen, die in einem gefühllosen Hautgebiet empfunden werden, im „Phantom". Die Pathogenese der Phantomschmerzen ist unbekannt. Sicher ist jedoch, daß es sich um einen sog. zentralen Schmerz handelt, einen Schmerz, der im Zentralnervensystem entsteht (Rückenmark, Gehirn). Für die zentrale Entstehung spricht, daß periphere am Nerv ansetzende therapeutische Maßnahmen, auch chirurgische Eingriffe am Nerv, in aller Regel erfolglos sind.

Therapeutisches Vorgehen bei offenen Nervenverletzungen

Da ein durchtrennter Nerv sich nicht spontan erholt, müssen seine Stümpfe operativ wiedervereinigt werden. Das gilt auch, wenn nur ein Teil des Nervs durchtrennt ist. Diese Diagnose ergibt sich aus Anamnese und klinischer und elektrophysiologischer Untersuchung. Wenn die

Nervenrekonstruktion nicht primär, d. h. sofort nach dem Trauma, stattfindet, dann sollte sie 2–3 Wochen später durchgeführt werden. Auf keinen Fall ist es vertretbar, ein halbes Jahr zu warten.

4.4 Geschlossene Nervenverletzung

Geschlossene Nervenverletzungen entstehen durch Druck oder Zug. Beispiel für eine **Druckschädigung** ist die Radialislähmung am Oberarm durch Kallus nach einer Oberarmfraktur. Eine solche Lähmung besteht nicht etwa sofort nach dem Trauma, sondern entwickelt sich erst sekundär im Rahmen der Kallusbildung.

Eine Nervenverletzung durch **Zug** kommt häufig vor und stellt den Arzt vor schwierige Fragen. Beispiele einer Verletzung durch Zug, eines Traktionstraumas, sind die Radialisschädigung durch eine Oberarmfraktur, die Schädigung des Nervus ischiadicus im Rahmen einer Hüfttotalendoprothese oder die Schädigung des Plexus brachialis im Rahmen eines Motorradunfalls oder eines Geburtstraumas, wenn unter der Geburt zu stark am Arm gezogen wird. Nach einem Traktionstrauma bestehen sofort neurologische Ausfälle, nicht erst mit einer gewissen Verzögerung. Während ein durchtrennter Nerv sich nicht spontan erholt, können sich Nerven, die durch Druck oder Zug geschädigt sind, erholen. Man wird bei solchen Patienten den Spontanverlauf abwarten, bevor man sich zur Frage einer Operation äußert.

Therapeutisches Vorgehen bei geschlossenen Nervenverletzungen

Bei zunehmender Schädigung eines Nervs durch Druck ist die Indikation zur Freilegung des Nervs eindeutig. Bei Traktionstraumen wartet man etwa vier Monate ab. Bleibt der Nervenausfall komplett, dann ist die Freilegung des Nervs angezeigt. Dies gilt auch für Läsionen des Plexus brachialis.

4.5 Kompressionsneuropathien – Engpaßsyndrome

Druckschäden peripherer Nerven können nicht nur Folge eines Traumas sein. Viel häufiger entstehen sie spontan und zwar an sog. anatomischen Engpässen. Häufige und bekannte **anatomische Engpässe** und die hier betroffenen Nerven sind:

- der Karpaltunnel in der Hohlhand für den Nervus medianus
- die Ulnarisrinne und der Kubitaltunnel am Ellenbogen für den Nervus ulnaris
- die obere Thoraxapertur für den Plexus brachialis.

4.5.1 Karpaltunnelsyndrom

Beim Karpaltunnelsyndrom wird der Nervus medianus durch das Retinaculum flexorum, das quere Hohlhandband, an der proximalen Handfläche (nicht am Handgelenk) zusammengedrückt. Die Ursachen sind vielfältig. Meistens ist das Retinaculum einfach zu dick und engt die Passage für den Nerv ein. Dieses Engpaßsyndrom kommt oft beidseitig vor.

Die Patienten sind bevorzugt Frauen mittleren Alters. Sie klagen über nächtliche Schmerzen oder Mißempfindungen in einer Hand oder in beiden Händen. Die Patienten wachen davon auf. Bei vielen sind die Schmerzen nicht auf die Hand beschränkt, sondern strahlen in den Arm, sogar bis in die Schulter aus und können dann als sog. Schulter-Arm-Syndrom fehlgedeutet werden. Anfänglich bessern sich die Beschwerden durch Schütteln der Hand oder Spülen mit kaltem Wasser. Später hilft das nicht mehr, und ein Taubheitsgefühl in den Fingern stellt sich ein. Dieses Taubheitsgefühl muß nicht das ganze Versorgungsgebiet des Nervus medianus betreffen. Im fortgeschrittenen Stadium beobachtet man zusätzlich eine Atrophie der radialen Daumenballenmuskulatur. Die klinische Verdachtsdiagnose sollte man stets durch eine elektrophysiologische Untersuchung untermauern. Der Messung der Nervenleitgeschwindigkeit kommt dabei die herausragende Rolle zu. Am Ort des Engpasses ist die Leitgeschwindigkeit herabgesetzt.

Therapeutisches Vorgehen bei Karpaltunnelsyndrom

Bei leichten Beschwerden kann man das nächtliche Tragen einer Handgelenksschiene empfehlen. Wenn die subjektiven Beschwerden sehr stark sind und das Befinden des Patienten beeinträchtigen oder wenn neurologische Störungen vorliegen, dann ist die Operation anzuraten. Bei der Operation wird das Retinaculum flexorum durchtrennt. Das kann man mit einem offenen oder einem endoskopischen Eingriff erreichen. Ob die endoskopische Operation der offenen Operation überlegen ist, ist letztlich noch nicht geklärt. Eine Schiene braucht nach der Operation nicht getragen zu werden. Vielmehr sollen die Patienten die Finger sogleich wieder bewegen, um nicht die Gleitfähigkeit der Beugesehnen zu beeinträchtigen.

4.5.2 Schädigung des Nervus ulnaris am Ellenbogen

Im Gegensatz zum Nervus medianus am Handgelenk ist der Nervus ulnaris am Ellenbogen ein überwiegend motorischer Nerv. Am Ellenbogen kann der Nerv an zwei anatomisch unterschiedlichen Orten komprimiert sein: in der Ulnarisrinne hinter dem Epicondylus medialis humeri (sog. Musikantenknochen) und distal davon im Kubitaltunnel, das ist der Eintritt des Nervs zwischen die Köpfe des Musculus flexor carpi ulnaris. Im Bereich der Ulnarisrinne kann der Nerv durch ein verdicktes Band, das Lig. olecrano-epicondylicum oder durch überschüssigen Kallus nach einer lange zurückliegenden Ellenbogenfraktur zusammengedrückt sein, er kann aber auch über den Epicondylus medialis nach vorn auf die Beugeseite des Arms luxieren. Neben Schmerzen und einem Taubheitsgefühl im Versorgungsgebiet des Nervus ulnaris (ulnare Hand und gesamter Kleinfinger sowie Ulnarseite des Ringfingers) stehen die motorischen Ausfälle im Vordergrund. Im fortgeschrittenen Stadium sieht man eine Atrophie der ulnarisversorgten kleinen Handmuskeln mit Krallenhandstellung. Bei der Untersuchung sollte man stets auch den tiefen Beuger zum Klein- und Ringfinger prüfen: Die Beugung dieser Finger ist schwach. Wie bei allen Kompressionssyndromen gemischter Nerven muß nicht immer das Vollbild der klassischen Ulnarislähmung vorliegen. Alle Ausprägungsgrade sind möglich. Stets sollte zur Objektivierung der Nervenschädigung und Überprüfung der Diagnose eine elektrophysiologische Untersuchung erfolgen. Typischerweise mißt man eine verzögerte Leitgeschwindigkeit des Nervus ulnaris am Ellenbogen.

Therapeutisches Vorgehen bei Ulnariskompression am Ellenbogen

Wenn neurologische Ausfälle bestehen, ist die Operation vorzuschlagen. Die Ergebnisse der früher als Standardoperation durchgeführten Verlagerung des Nervs aus seinem natürlichen Bett hinter dem Epicondylus medialis heraus auf die Beugeseite des Ellenbogens sind nicht besser als die der einfachen **Dekompression** des Nervs. Bei dieser beseitigt man lediglich die komprimierenden Strukturen, nämlich das Lig. olecrano-epicondylicum in der Ulnarisrinne und die Aponeurose, die sich zwischen den Köpfen des Musculus flexor carpi ulnaris ausspannt und den Nerv beim Kubitaltunnelsyndrom zusammendrückt. Bei Patienten mit spontan über den Epicondylus nach volar luxierendem Nerv und bei Patienten mit Kompression durch Kallus sollte der Nerv in jedem Fall auf die Beugeseite verlagert werden. Die **Verlagerung** kann subkutan erfolgen (der Nerv wird auf die Faszie gelegt), intramuskulär (Schaffung einer Rinne in den Unterarmreflexoren nach Spalten ihrer Faszie) oder submuskulär. Von namhaften Nervenchirurgen wird heute der submuskulären Verlagerung der Vorzug gegeben. Dazu werden die am Epicondylus medialis entspringenden Flexoren durchtrennt und später wiedervereinigt, wenn der Nerv unter sie verlagert worden ist. Eine Schiene braucht nur nach der submuskulären Verlagerung getragen zu werden, und zwar für 3 Wochen.

4.5.3 Schädigung des Plexus brachialis im Bereich der oberen Thoraxapertur – Thoracic-outlet-Syndrom

Ursache des Thoracic-outlet-Syndroms (früher: Skalenus-Syndrom) ist die Kompression des unteren Teils des Plexus brachialis (Truncus inferior aus C8 und Th1) durch eine Halsrippe, einen breiten Querfortsatz am 7. Halswirbelkörper oder durch Bänder oder akzessorische Muskeln in der Nähe der Wirbelsäule. Die Mm. scalenus anterior oder medius spielen dabei nur ganz selten eine Rolle. Das gleiche gilt, wenn überhaupt, auch für die 1. Rippe, die bis heute immer wieder noch fälschlicherweise als gemeinsamer Nenner aller Thoracic-outlet-Syndrome angesehen wurde. Dafür gibt es keinen wissenschaftlich nachgewiesenen Grund.

Die Diagnose eines Thoracic-outlet-Syndroms ist eine klinische Diagnose. Da der untere Primärstrang (Truncus inferior) des Plexus brachialis gedrückt ist, sind Symptome von seiten des Primärstrangs zu erwarten. Das sind Störungen, die etwa denen des Nervus ulnaris entsprechen (s. o.). Die Symptome können oft durch Abduktion des Arms bei gleichzeitiger Außenrotation provoziert werden. Die apparativen Untersuchungen wie Angiographie, Ultraschalluntersuchung und selbst elektrophysiologische Untersuchungen sind unergiebig, da „pathologische“ Befunde auch bei Gesunden beobachtet werden. Ob Latenzdifferenzen bei Messung somatosensibel evozierter Potentiale in Ruhestellung und beim o.g. Provokationsmanöver einen verläßlichen Test darstellen, wird noch kontrovers diskutiert.

Therapeutisches Vorgehen beim Thoracic-outlet-Syndrom

Als konservative Maßnahme wird ein krankengymnastisches Übungsprogramm vorgeschlagen, das die Kräftigung der den Schultergürtel tragenden Muskeln zum Ziel hat.

Bei klarem klinischem Bild mit neurologischen Ausfällen im Versorgungsgebiet des unteren Truncus des Plexus brachialis, reproduzierbaren subjektiven Störungen in diesem Gebiet bei Provokation durch Extension und gleichzeitige Außenrotation des Arms im Schultergelenk, ist die Freilegung und Dekompression des unteren Primärstrangs angezeigt. Über einen supraklavikulären Zugang werden die ihn komprimierenden Strukturen durchtrennt bzw. entfernt. Mögliche Strukturen sind ein akzessorischer Musculus scalenus minimus, ein Band wie die *Sibson*-Faszie, die vom Querfortsatz des 7. Halswirbelkörpers zur Pleurakuppe und/oder der 1. Rippe zieht, oder eine Halsrippe.

4.5.4 Andere Engpaßsyndrome

Obwohl an den Armen am häufigsten, kommen Engpaßsyndrome auch an den Beinen vor. Ein Beispiel ist die **Morton-Metatarsalgie,** eine Kompression des Digitalnervs, bevorzugt zwischen 3. und 4. Zehe, in Höhe der Capita metatarsalia. Die Patienten klagen über Schmerzen an der Fußsohle beim Laufen, die durch enges Schuhwerk verstärkt werden. In der Regel besteht kein Taubheitsgefühl an den Zehen. Fehldeutungen als Störungen im Fußgewölbe oder atypische Form des Ischias sind nicht selten. Die Schmerzen sind aber auf den Fuß beschränkt. Sie lassen sich durch das sog. **Mulder-Manöver** provozieren: Gleichzeitiger Druck auf das quere Fußgewölbe und Gegendruck zwischen 3. und 4. Zehe von der Fußsohle her komprimiert den Digitalnerv zwischen den Köpfen der Mittelfußknochen. Die Behandlung ist letztlich chirurgisch: Der Digitalnerv wird reseziert.

4.6 Nerventumoren

Tumoren peripherer Nerven sind zwar nicht häufig, werden aber oft nicht als solche erkannt. Diese Tumoren gehen von den Nervenscheiden aus und werden deshalb heute als Nervenscheidentumoren bezeichnet. Sie sind fast immer gutartig. Maligne Nervenscheidentumoren (maligne Schwannome) sind sehr selten. Gutartige Nervenscheidentumoren sind die **Schwannome,** die **Neurofibrome** und die **plexiformen Neurofibrome** (Abb. 4-6). Während letztere nicht ohne Opferung des Ursprungsnervs zu entfernen sind, können Schwannome und Neurofibrome mit mikrochirurgischer Technik in aller Regel ohne funktionelles Defizit exstirpiert werden. Sie gehen nämlich von einem einzelnen Faszikel aus, der praktisch immer funktionslos ist.

Viele dieser Tumoren liegen an der Oberfläche unter der Haut. Meistens sind die betroffenen Nerven sensibel oder enthalten zumindest sensible Anteile. Druck oder Beklopfen eines Nervenscheidentumors bewirkt einen Schmerz, der in das Versorgungsgebiet des Nervs ausstrahlt (sog. **Tinel-Zeichen**). Neurologische Ausfälle sind durch Druck verursacht, nicht etwa durch eine „Infiltration" des Nervs durch Tumorgewebe.

Eine Krankheit, bei der Nervenscheidentumoren besonders häufig vorkommen, ist die **Neurofibromatose,** eine autosomal-dominant vererbte Krankheit. Die Neurofibromatose Typ 1 kennzeichnen hellbraune Pigmentflecken der Haut (sog. Café-au-lait-Flecken) und zahlreiche benigne (manchmal auch maligne) Nervenscheidentumoren. Sie können praktisch an allen Nerven vorkommen. Plexiforme Neurofibrome kommen fast ausschließlich bei der Neurofibromatose vor. Charakteristisch

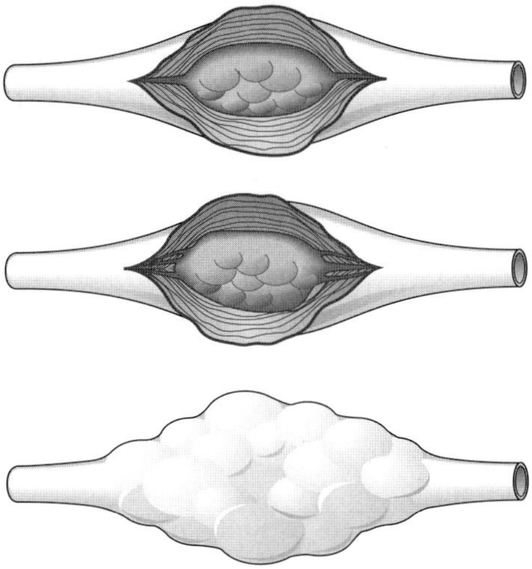

Abb. 4-6 Benigne Nervenscheidentumoren. Schwannom und Neurofibrom sind nach Eröffnung von Epineurium sowie zwiebelschalenartiger Tumorkapsel und Freilegung des Tumors im Nerv dargestellt. Das Schwannom geht von einem einzelnen Faszikel aus, das Neurofibrom von mehreren Faszikeln. Die anderen Faszikel liegen um den Tumor herum. Bei einem plexiformen Neurofibrom hingegen kann der Tumor nicht aus den Faszikelgruppen herausgelöst werden. (In Anlehnung an *Donner T., Voorhies, T., Kline, D.:* Neural sheath tumors of major nerves. J. Neurosurg. 81 (1994) 362–373.)

für die Neurofibromatose Typ 2 sind beidseitige Akustikusneurinome. Aber auch diese Patienten haben oft periphere Nervenscheidentumoren.

Therapeutisches Vorgehen bei peripheren Nervenscheidentumoren

Periphere Nervenscheidentumoren werden chirurgisch behandelt. Die makrochirurgische Probebiopsie ist nicht indiziert. Dabei kann es nämlich zu ungewollten Durchtrennungen von Nervenanteilen und neurologischen Ausfällen kommen. Bei dem stets mittels Operationsmikroskop durchzuführenden Eingriff wird der Tumor aus dem Nerv herausgeschält. Das gelingt bei dem mehr kugelig wachsenden Schwannom leichter als bei dem mehr knotig wachsenden Neurofibrom. Wichtiger Schritt bei diesen Operationen ist die Identifizierung des in den Tumor hineinziehenden und des ihn verlassenden Nervenfaszikels. Dieser wird selektiv durchtrennt. Bei einem plexiformen Neurofibrom ist eine Trennung von Tumor und Nervenfaszikeln nicht möglich. Maligne Nervenscheidentumoren unterscheiden sich in ihrem Aussehen oft nicht von einem gutartigen Tumor. Für sie gibt es keine über die Operation hinausgehende standardisierte Behandlung, denn kein Autor verfügt über die Erfahrung der großen Zahl von Operationen. Die Wirksamkeit adjuvanter Therapien wie Nachbestrahlung und Chemotherapie ist umstritten.

4.7 Operative Eingriffe an peripheren Nerven

4.7.1 Neurolyse

Unter Neurolyse versteht man das Herauslösen eines Nervs aus seiner Umgebung. Dabei handelt es sich in aller Regel um eine Narbe. Im Gegensatz zur Dekompression im Rahmen eines Engpaßsyndroms arbeitet der Nervenchirurg bei der Neurolyse am oder im Nerv selbst. Bei der äußeren oder **externen Neurolyse** wird der gesamte Nerv aus seiner Umgebung herausgelöst, das Epineurium bleibt intakt.

Bei der inneren oder **interfaszikulären Neurolyse** (Abb. 4-7) werden Faszikelgruppen aus ihrer Umgebung herausgelöst. Man präpariert in der Schicht des interfaszikulären Epineuriums und vermeidet das jeden

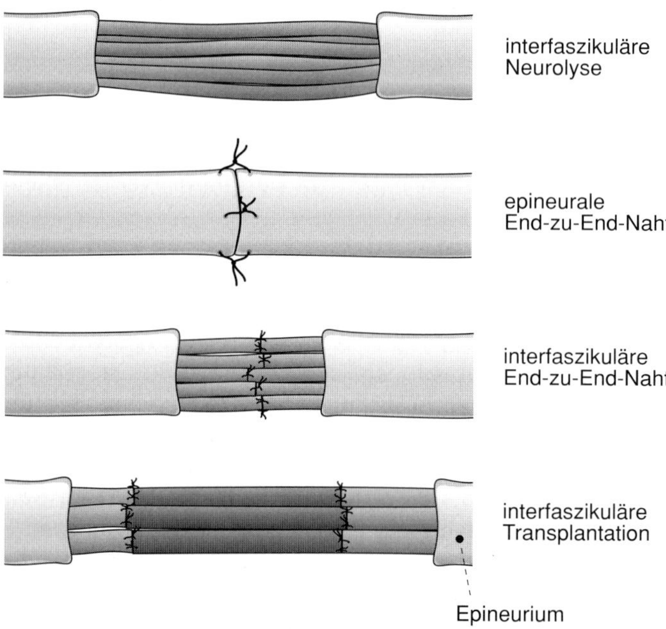

Abb. 4-7 Verschiedene Eingriffe am Nerven: interfaszikuläre Neurolyse, epineurale End-zu-End-Naht, interfaszikuläre End-zu-End-Naht und interfaszikuläre Transplantation.

einzelnen Faszikel umgebende Perineurium. Dessen Schädigung würde zu einem Funktionsausfall des Faszikels führen. Die Intaktheit des Perineuriums ist nämlich für das innere Gleichgewicht des Faszikels unerläßlich. Die interfaszikuläre Neurolyse wird nicht nur bei Narbenbildungen im Nerv in der Folge eines stumpfen Traumas eingesetzt, sondern ebenso bei der Entfernung von Nervenscheidentumoren. Sie ist ferner ein operativer Schritt auf dem Weg zur Nervennaht und -transplantation.

Während man die äußere Neurolyse manchmal ohne Sicht des Mikroskops durchführen kann, ist die Mikrochirurgie für die interfaszikuläre Neurolyse unerläßlich.

4.7.2 Nervennaht und -transplantation

Grundlage der Nervennaht (Abb. 4-7) ist die biologische Gesetzmäßigkeit, daß die Fasern eines durchtrennten Nervs aus dem proximalen Nervenstumpf auswachsen und versuchen, die Verbindung mit dem peripheren Nervenstumpf wiederherzustellen. Das gelingt aber beim Menschen nicht von selbst. Es bildet sich vielmehr ein Neurom, eine kolbige Auftreibung des proximalen Nervenstumpfs. Nur dann, wenn proximaler und peripherer Stumpf des durchtrennten Nervs wieder miteinander vereinigt worden sind, können die Nervenfasern in die Peripherie auswachsen, bis hin zu ihren motorischen und sensiblen Endorganen. Dieses Ziel kann man mit einer Nervennaht erreichen. Der Nerv distal der Naht dient dabei nur als Leitschiene für die auswachsenden Fasern. Nach jeder Nervendurchtrennung gehen die Nervenfasern distal der Durchtrennung bis zur Peripherie zugrunde. Diesen Vorgang nennt man **Waller-Degeneration.** Die Endoneuralrohre hingegen bleiben bestehen. Dies sind die Leitschienen, an denen sich die auswachsenden Fasern orientieren. Zur *Waller*-Degeneration kommt es auch dann, wenn der Nerv unmittelbar nach seiner Durchtrennung wieder zusammengenäht wird.

Nach jeder Nervendurchtrennung bildet sich also ein Neurom, das größere am proximalen, ein kleineres auch am distalen Nervenstumpf. Diese Neurome müssen zunächst entfernt werden, bevor man eine Nervennaht vornehmen kann. Die Nervenstümpfe werden „angefrischt", d.h., man stellt an den Nervenenden die normalen anatomischen Verhältnisse wieder her. Wenn es gelingt, nach Anfrischen der Nervenstümpfe diese direkt wiederzuvereinigen, spricht man von **End-zu-End-Naht.** Diese Naht sollte ohne wesentliche Spannung und nur unter dem Operationsmikroskop erfolgen. Als Nahtmaterial bedient man sich am besten monofilen Nylons einer Stärke von 10-0. Ist der Defekt zwischen proximalem und distalem Nervenstumpf jedoch so groß, daß keine spannungsfreie Wiedervereinigung möglich ist, muß der Defekt durch ein **Interponat** überbrückt werden. Man muß also eine Leitschiene einsetzen, die man an anderer Stelle gewinnt. Dafür kommt nur körpereigenes – autologes – Material in Frage. Üblicherweise entnimmt man dafür den Nervus suralis (Wadennerv) aus dem Unterschenkel. Dieser Nerv ist ein rein sensibler Nerv. Er liegt an der Rück-/Außenseite des Unterschenkels und zieht hinter den Außenknöchel. Seine Entfernung ist von einem bleibenden Taubheitsgefühl gefolgt, und zwar in der Umgebung des Außenknöchels, manchmal aber auch bis zur Ferse. Es kommen noch andere Spendernerven in Frage, z. B. sensible Nerven, die subkutan am Unterarm liegen. Wenn der Empfängernerv dicker ist als der Spendernerv (Nervus suralis oder ein anderer Nerv), dann setzt man mehrere Stücke des Spendernervs zwischen den proximalen und den distalen Stumpf des Empfängernervs. Bevor man die Interponate einsetzt, entfernt man unter dem Mikroskop am proximalen und distalen Stumpf des Empfängernervs eine Manschette der äußeren Bindegewebshülle des Nervs, des Epineuriums, und präpariert dann Faszikelgruppen heraus, deren Kaliber denen des Spendernervs entspricht. Diese Faszikelgruppen sind vom interfaszikulären Epineurium umgeben. Mit den Nähten faßt man also auch hier nicht etwa das jeden Einzelfaszikel umgebende Perineurium, sondern das interfaszikuläre Epineurium.

Nach einer erfolgreichen Nervennaht und -transplantation wachsen die regenerierenden Nervenfasern mit einer Geschwindigkeit von etwa 1 mm pro Tag in die Peripherie aus. Je kürzer die Strecke zwischen Nervennaht und Erfolgsorgan ist, desto früher erreichen die Fasern ihre Endorgane. Deshalb kann man damit rechnen, daß sich die Sensibilität an der Hand nach einer Naht des Nervus medianus am Handgelenk früher bessert als nach einer Naht desselben Nervs in der Ellenbeuge. Während sich die ausgefallene Sensibilität auch nach sehr langer Zeit noch bessern kann, gilt dies nicht für die Motorik. Obwohl exakte Zahlen fehlen, geht man davon aus, daß ein Muskel, der 1,5 Jahre ohne Nervenversorgung war, nicht nur atrophiert (Abnahme seiner Dicke, reversibel) sondern auch degeneriert, d. h. durch Binde- und Fettgewebe ersetzt wird. Das so entstandene Binde- und Fettgewebe kann sich nicht mehr in Muskelgewebe zurückverwandeln. Der Prozeß der Degeneration ist also irreversibel.

Nach der Nervenrekonstruktion beginnt ein Wettlauf zwischen den regenerierenden Nervenfasern und den Abbauprozessen der Muskulatur. Der Arzt kann den Wettlauf dadurch günstig beeinflussen, daß er einen Patienten nach einer Nervendurchtrennung möglichst bald dem Operateur zuführt, der den Nerv rekonstruieren kann.

Wir empfehlen folgendes **Zeitraster** für eine Nervenrekonstruktion:

- Offene Verletzung mit Nervendurchtrennung und glatten Schnittflächen: Nerv entweder sofort rekonstruieren (primäre Nervenrekonstruktion) oder nach 2–3 Wochen (frühe sekundäre Nervenrekonstruktion. Das Ergebnis der frühen Sekundärnaht ist nicht schlechter als das der Primärnaht.
- Offene Verletzung mit Nervendurchtrennung und nicht glatten Schnittflächen: Frühe sekundäre Nervenrekonstruktion 2–3 Wochen nach dem Trauma.

Kommt keine Nervenrekonstruktion (mehr) in Betracht, dann bleiben nur noch plastisch-rekonstruktive Eingriffe mit Verlagerung von Muskeln und Sehnen übrig, um zumindest einen Teil der motorischen Funktionsausfälle zu kompensieren.

4.7.3 Nachbehandlung nach Nervenoperationen

Nach einer Neurolyse muß der Nerv nicht ruhiggestellt werden. Sofern sie die Wundheilung nicht negativ beeinflussen, können alle Bewegungen uneingeschränkt erfolgen. Beispielsweise ist es nach der Operation eines Karpaltunnelsyndroms sogar besonders wichtig, daß alle Bewegungen ausgeführt werden, damit die Gleitfähigkeit der Fingerbeugesehnen auch in der frühen postoperativen Phase erhalten bleibt.

Eine Nervennaht hingegen muß für etwa 3 Wochen ruhiggestellt werden. Erst dann ist sie mechanisch so fest, daß sie nicht mehr reißt, und die Extremität kann wieder normal bewegt werden. Nach drei Wochen kann und soll man mit krankengymnastischer Übungsbehandlung beginnen. Sie ist die tragende Säule der Nachbehandlung. Die krankengymnastische Behandlung kann aber nur erfolgreich sein, wenn der/die Patient/in aktiv mitarbeitet und sich die Übungsphasen nicht nur auf die Sitzungen bei dem/der Krankengymnasten/in beschränken. Der Wert der Reizstrombehandlung ist nach wie vor umstritten. Sie soll die denervierten Muskeln in einem guten Zustand bewahren, damit die sie erreichenden regenerierenden Nervenfasern es „leichter" haben, sie zu reinnervieren. Es gibt jedoch keine wissenschaftlichen Daten, die beweisen, daß die Reizstrombehandlung das funktionelle Ergebnis nach einer solchen Operation günstig beeinflußt. Auf jeden Fall ist die Reizstrombehandlung dann abzubrechen, wenn die ersten willkürlichen Muskelkontraktionen sichtbar sind.

Das funktionelle Endergebnis nach einer Neurolyse sollte man zwei Jahre nach der Operation und das funktionelle Endergebnis nach einer Nervenrekonstruktion drei Jahre nach der Operation erheben, nicht früher.

5 Kompressionssyndrome von Nervenwurzeln

Die häufigsten neurochirurgisch behandelbaren Erkrankungen sind die sogenannten Nervenwurzelkompressionssyndrome. Diese Krankheitserscheinungen sind dadurch bedingt, daß Veränderungen an der Wirbelsäule und den Bandscheiben sich auf die austretenden Nervenwurzeln auswirken und so zu Schmerzen sowie sensiblen und motorischen Ausfällen führen können.

5

5.1 Pathophysiologie

In der Regel entstehen Nervenwurzelkompressionssyndrome durch Veränderungen im Bereich der Bandscheiben.

Die **23 Bandscheiben** der menschlichen Wirbelsäule, von denen die oberste zwischen dem 2. und 3. Halswirbelkörper und die unterste zwischen dem 5. Lendenwirbelkörper und Kreuzbein gelegen ist, dienen als Polster und Stoßdämpfer des Achsenorgans Wirbelsäule (Abb. 5-1).

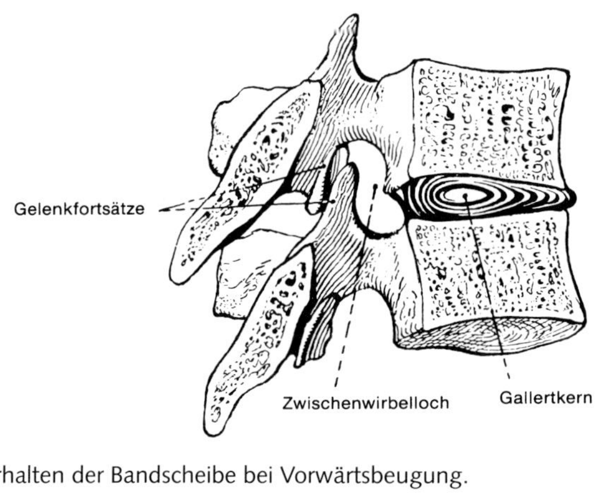

Abb. 5-1 Verhalten der Bandscheibe bei Vorwärtsbeugung.

Die dafür erforderliche Elastizität verdankt die Bandscheibe dem funktionellen Zusammenwirken des Faserrings **(Anulus fibrosus)** und Gallertkerns **(Nucleus pulposus).** Die Bezeichnung Gallertkern ist zumindest bei Erwachsenen irreführend, da der Nucleus pulposus – wie der lateinische Name sagt – eher vom Aussehen her mit festem Krebsfleisch zu vergleichen und keineswegs gallertartig ist. Im höheren Lebensalter wird er durch Austrocknen zu einer faserigen Masse.

Die infolge des aufrechten Ganges des Menschen einer besonderen Druckbelastung ausgesetzten Bandscheiben werden im frühen Säuglingsalter noch von Blutgefäßen versorgt. Unter dem Einfluß der Entwicklung des aufrechten Ganges verschließen sich diese Blutgefäße und die Ernährung der Bandscheiben erfolgt über Diffusion von den Wirbelkörperdeck- und -grundplatten her. Durch diesen physiologischen Vorgang und die enorme Belastung der Wirbelsäule sind die Verschleißerscheinungen der Bandscheiben bedingt; strenggenommen handelt es sich dabei nicht um Verschleißerscheinungen im Sinne der Abnutzung, sondern um **physiologische Anpassungsvorgänge** des Gesamtorgans Wirbelsäule an die Belastungsbedingungen dieses Organs. Da hierbei sehr viele Faktoren zusammenwirken, kann es leicht zu funktionellen Störungen im Rahmen dieser physiologischen Anpassungsvorgänge kommen, die dann zu Beschwerden führen. Die enge räumliche Nachbarschaft von Bandscheiben und Wirbeln einerseits sowie von Rückenmark und Nervenwurzeln andererseits wird zur Grundlage sich gegenseitig beeinflussender Störungen beider Organstrukturen.

Besondere Bedeutung für die Nervenwurzelkompressionssyndrome haben die **Bandscheibenvorfälle;** andere Bezeichnungen lauten Bandscheibenprolaps, Diskushernie, Nucleus-pulposus-Prolaps. Neben schwer zu erfassenden konstitutionellen Faktoren spielen für die Entstehung von Bandscheibenvorfällen insbesondere die Druckbelastung und die Beweglichkeit des betroffenen Wirbelsäulenabschnitts eine große Rolle. Die häufigsten Bandscheibenvorfälle werden zwischen dem 4. und 5. Lendenwirbel sowie zwischen dem 5. Lendenwirbel und dem Kreuzbein gefunden, wo die Druckbelastung und auch die Beweglichkeit der Wirbelsäule sehr groß ist. Bandscheibenvorfälle an der infolge des anhängenden Thorax verhältnismäßig unbeweglichen Brustwirbelsäule sind Ausnahmen. Unter der Einwirkung einer Vielzahl von Belastungsvorgängen, sowohl physiologischer als auch unphysiologischer Art, kann es am Faserring der Bandscheibe zu kleinen Einrissen kommen; diese sind vorwiegend im dorsalen Abschnitt des Faserrings lokalisiert, wo kleine Narben von der ehemaligen Gefäßversorgung der Bandscheibe zurückbleiben. Die im Faserring auftretenden Risse führen zu einer Verlagerung des unter hohem Druck stehenden Nucleus-pulposus-Gewebes, so daß unter Umständen diese Einrisse vergrößert werden. In den meisten Fällen wird eine Selbstheilung eintreten, wenn der

Patient sich schont. Kommt es aber bei weiterem Fortschreiten derartiger Einrisse und des Hineindrückens von Nucleus-pulposus-Gewebe in diese Einrisse zu einer Vorwölbung der Bandscheibe bzw. des Anulus fibrosus, spricht man von einer **Bandscheibenprotrusion.** Das Hindurchtreten von Nucleus-pulposus-Gewebe durch den Faserring und die Vorwölbung von Nucleus-pulposus-Gewebe aus dem Faserring heraus wird als **Bandscheibenprolaps** oder **Nucleus-pulposus-Prolaps** (Abb. 5-2) bezeichnet. Kommt es zu einem Abscheren von Nucleus-pulposus-Gewebe aus einem Prolaps, so daß keine feste Verbindung zwischen der Bandscheibe und dem abgescherten Gewebe besteht, spricht man von einem **sequestrierten Bandscheibenprolaps** (Abb. 5-3); oftmals werden diese Sequester noch von dem an der Vorderwand des Wirbelkanals entlangziehenden Ligamentum longitudinale posterius gehalten, verbreiten sich also nicht frei im Wirbelkanal, in diesen Fällen spricht man von einem **subligamentär sequestrierten Bandscheibenvorfall.**

Die funktionelle Bedeutung der Bandscheibenprotrusionen und des Prolapses besteht in einer Irritation bzw. Druckschädigung entweder des Rückenmarks oder häufiger der aus dem Rückenmark abgehenden spinalen Nervenwurzeln. Darüber hinaus kommt es zu Druck- und Zugerscheinungen am hinteren Längsband, was zu lokalen Schmerzen führt. Dieses Wirbelsäulenlokalsyndrom wird im Bereich der Lendenwirbelsäule als **Hexenschuß** bezeichnet. Wird durch einen Bandscheibenvorfall eine Spinalnervenwurzel komprimiert, so kommt es zunächst zu Schmerzen, entsprechend deren Ausbreitungsgebiet, bei weiterer Kompression der Wurzel können deren Blutversorgung gestört und neurologische Ausfallserscheinungen ausgelöst werden. Bandscheibenvorfälle, die das Rückenmark komprimieren, führen auf dem

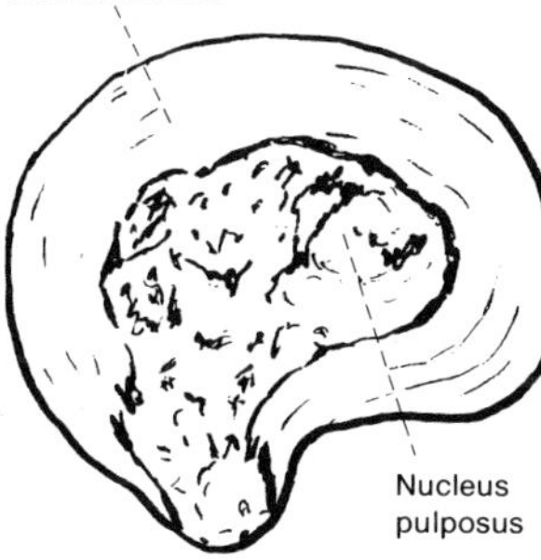

Abb. 5-2 Nucleus-pulposus-Prolaps.

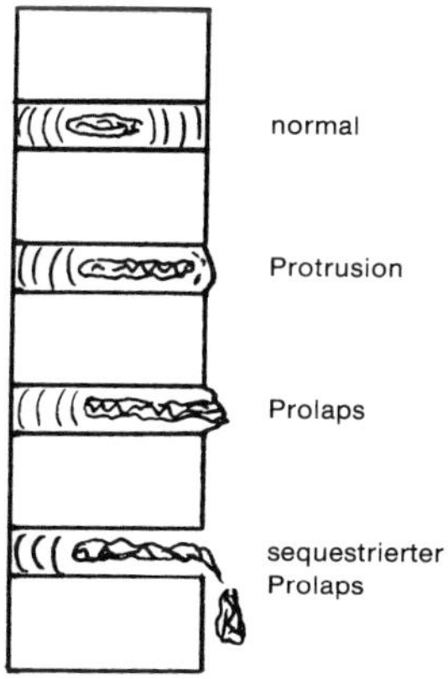

Abb. 5-3 Verschiedene Ausprägung von Nucleus-pulposus-Prolapsen.

Umweg über eine Störung der Blutversorgung des Rückenmarks zur Querschnittlähmung. Prinzipiell kommt der Größe eines Bandscheibenvorfalls oder einer Bandscheibenprotrusion, wie sie sich zum Beispiel im Computertomogramm, dem Magnetresonanztomogramm oder auch intraoperativ darstellt, keine besondere Bedeutung zu, da die Weite des Wirbelkanals die Auswirkungen auf die nervalen Strukturen bestimmt. So kann eine leichte Bandscheibenprotrusion oder ein kleiner Bandscheibensequester in dem kanalförmig ausgebildeten Zwischenwirbelloch (Foramen intervertebrale) an der Halswirbelsäule mehr Probleme bereiten als ein großer Bandscheibensequester im lumbalen Spinalkanal bei weiten knöchernen Verhältnissen. Es leuchtet daher auch ein, daß Bandscheibenvorfälle bei älteren Menschen, wo der Spinalkanal durch die unten geschilderten Anpassungsvorgänge natürlich enger geworden ist, zu Nervenwurzelkompressionserscheinungen führen können.

Außer den Bandscheibenvorfällen spielen eine ganze Reihe von Wirbelsäulenveränderungen eine Rolle bei der Entstehung von Nervenwurzelkompressionssyndromen. So tritt die **Osteochondrose** manchmal zusammen mit Bandscheibenvorfällen auf, ist aber oft isoliert und stellt zunächst einmal nur eine Reaktion der Wirbelkörperdeck- und -grundplatten auf die Bandscheibenzermürbung dar, die im Röntgenbild an einer reaktiven Verdickung der Wirbelkörperdeck- und -grundplatten erkennbar wird. Darüber hinaus kann die Verdichtung und Ver-

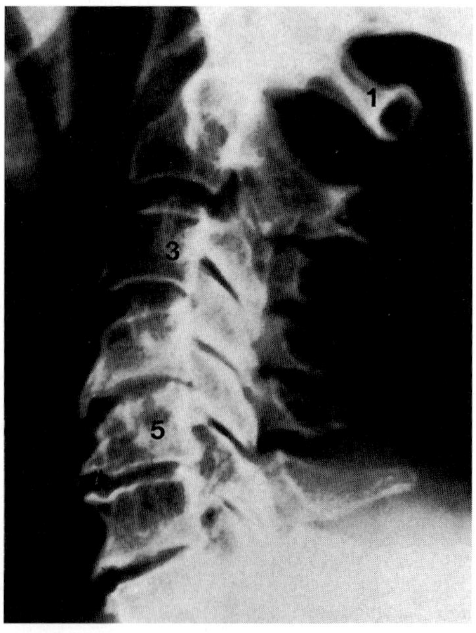

Abb. 5-4 Ausgeprägte Spondylosis deformans des 4. bis 6. Halswirbels mit knöchernen Kantenausziehungen (spondylotischen Randleisten).

dickung der Wirbelkörperdeck- und -grundplatten **Knochenappositionen** an den Wirbelkörperkanten bewirken, die ähnlich wie Bandscheibenvorfälle dann Rückenmark und Spinalnervenwurzeln irritieren können.

Ähnlich knöcherne Wirbelkörperkantenausziehungen wie bei der Osteochondrose sieht man bei der **Spondylosis deformans** (Abb. 5-4), die allerdings als physiologischer Vorgang aufzufassen ist. Die bei der Spondylosis deformans zu beobachtende Verknöcherung im Bereich des vorderen Längsbandes der Wirbelsäule (Ligamentum longitudinale anterius) entsteht als Reaktion auf die unterschiedliche Belastung und die damit zusammenhängende Verformung der Bandscheiben bei Kompression. In der Regel kommt der Spondylosis deformans kein Krankheitswert zu, sie kann aber zusammen mit Bandscheibenvorfällen durch Einengung der knöchernen Verhältnisse eher Krankheitserscheinungen bewirken.

Der Begriff **Spondylarthrosis deformans** (Abb. 5-5) bezeichnet degenerative Veränderungen an den Wirbelgelenken, die meist zu einer arthrotischen Vergrößerung des Gelenks führen, so daß dadurch das Zwischenwirbelloch eingeengt und auf diese Weise die hindurchziehende Nervenwurzel komprimiert werden kann (enger Recessus lateralis). Wirbelgelenksarthrosen können örtlich begrenzte Rückenschmerzen bewirken.

Das Zusammenwirken einer Spondylarthrosis deformans, einer Osteochondrose sowie einer zusätzlichen Verknöcherung oder Verdickung der Zwischenbogenbänder (Ligamenta flava), kann das **Syndrom des engen Spinalkanals** bewirken, wodurch eine Kompression von Spinalnervenwurzeln bzw. des Rückenmarks möglich ist.

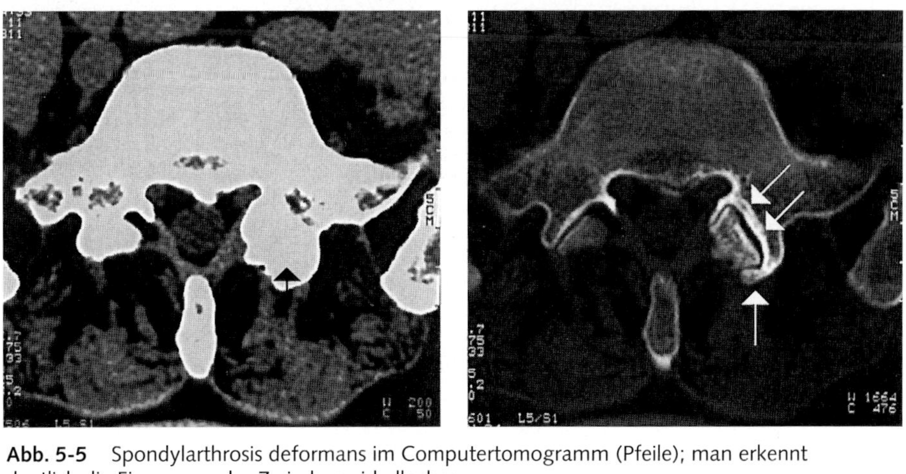

Abb. 5-5 Spondylarthrosis deformans im Computertomogramm (Pfeile); man erkennt deutlich die Einengung des Zwischenwirbelloches.

Nicht degenerativ bedingt, aber zuweilen von klinisch-neurochirurgischer Bedeutung wegen einer Nervenwurzelkompression, ist die **Spondylolisthesis,** das Wirbelgleiten, das auf ein- oder beidseitiger Spaltbildung im gelenksnahen Bezirk des Wirbelbogens beruht (Abb. 5-6). Es können sich so die zugehörigen Wirbel gegeneinander verschieben, wodurch insbesondere bei Belastung Reizerscheinungen an den Längsbändern der Wirbelsäule mit entsprechenden Schmerzen im Rücken, manchmal aber auch Kompressionen von Spinalnervenwurzeln möglich sind.

Die **Pseudospondylolisthesis** (Spondylolyse) bezeichnet eine auf einer Bandscheibendegeneration beruhende, mehr oder weniger geringe Verschiebung zweier Wirbelkörper gegeneinander, ohne daß eine Spaltbildung im gelenksnahen Bereich des Wirbelbogens vorliegt.

Eine ähnliche Ursache wie die Pseudospondylolithesis hat die **Instabilitas intervertebralis,** die auf einem Flüssigkeits- und Elastilitätsverlust der Bandscheiben und der Fasern der Wirbelsäulenbänder beruht, wobei zusätzlich eine Schwäche der Rückenmuskulatur eine Rolle spielen kann. Eine schmerzhafte Überlastung der Wirbelgelenke und Nervenwurzelreizerscheinungen können die Folge sein.

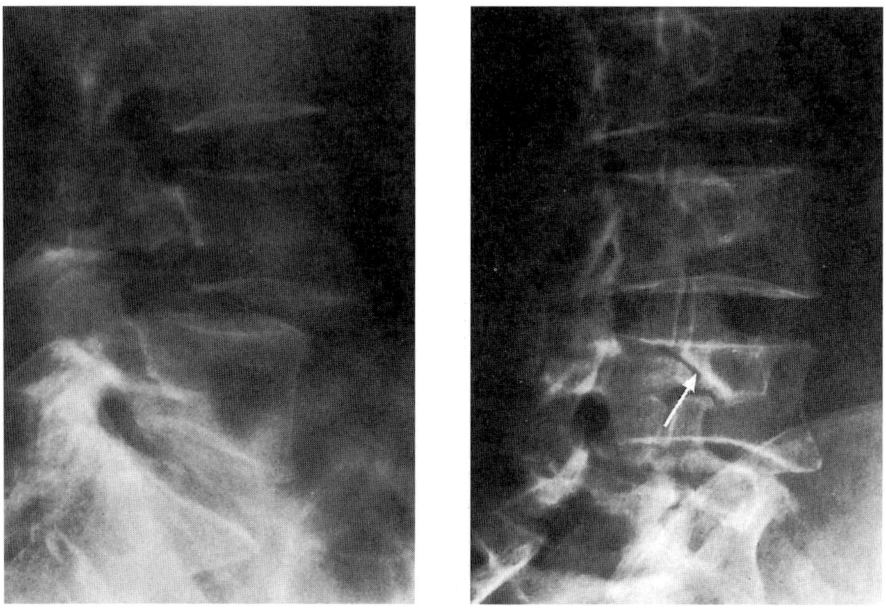

Abb. 5-6 Wirbelgleiten zwischen 4. und 5. Lendenwirbel durch angeborene Spaltbildung (Pfeil) am Bogen des 4. Lendenwirbels.

5.2 Zervikale Nervenwurzelkompressionssyndrome

Allgemeine degenerative Veränderungen an der Halswirbelsäule und Bandscheibenvorfälle bewirken Nervenwurzelreizsyndrome an den zervikalen Nervenwurzeln, wobei Nervenwurzelreizsyndrome durch Bandscheibenvorfälle oder degenerative Veränderungen an den oberen zervikalen Nervenwurzeln die Ausnahme darstellen. Besonders häufig werden degenerative Veränderungen am 4. bis 7. Halswirbel beobachtet, so daß bei derartigen Wurzelreizsyndromen am häufigsten die Nervenwurzeln C6 und C7, weniger oft C5 und C8 betroffen sind (Abb. 5-7). Während noch vor wenigen Jahrzehnten hauptsächlich knöcherne Veränderungen zu Nervenwurzelreizerscheinungen führten, überwiegen im derzeitigen Krankengut durchaus die sogenannten **weichen Bandscheibenvorfälle** (Abb. 5-8) als Ursache zervikaler Nervenwurzelkompressionssyndrome. Unter den knöchernen Veränderungen, die Nervenwurzelkompressionssyndrome an der Halswirbelsäule bedingen, stehen an erster Stelle die **spondylotischen Randkanten,** die den relativ langen Kanal des Zwischenwirbelloches an den zervikalen Nervenwur-

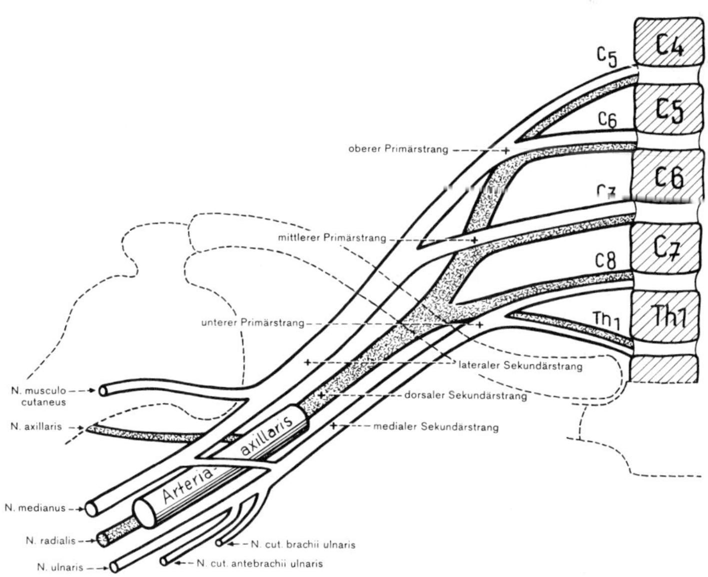

Abb. 5-7 Die aus dem Plexus brachialis entspringenden peripheren Nerven.

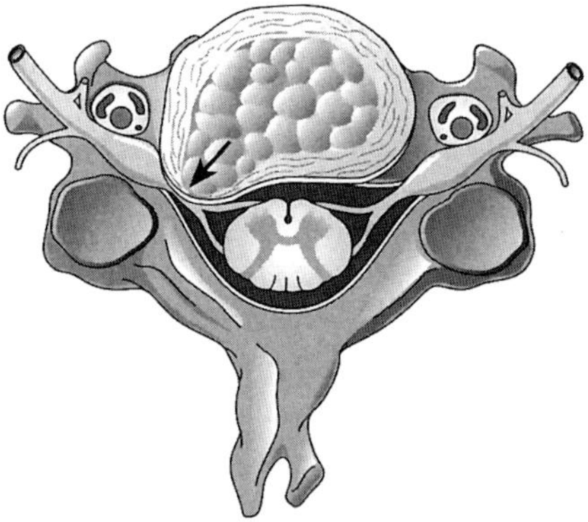

Abb. 5-8 Zervikale Nervenwurzelkompression durch sog. „weichen" Bandscheibenvorfall.

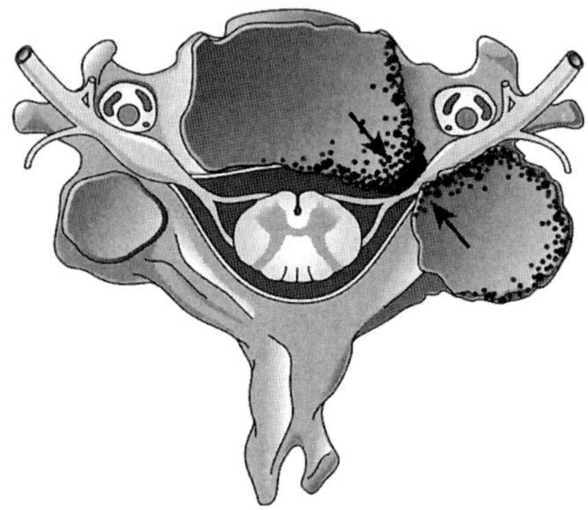

Abb. 5-9 Zervikale Nervenwurzelkompression im Sinne des Kneifzangenmechanismus durch spondylotische Randkantenausziehung von vorne und Spondylarthrose von hinten.

zeln einengen (Abb. 5-9). Zusätzlich können Veränderungen im Rahmen einer Spondylarthrose eine Einengung von dorsal bedingen und so einen Kneifzangenmechanismus herbeiführen. Die **Unkarthrose,** also die Ausziehung der seitlichen Begrenzung einer Wirbelkörperdeckplatte eines Halswirbels, kann im Bereich des 2. bis 6. Halswirbels in seltenen Fällen zu einer Kompression einer Arteria vertebralis und damit zu Störungen in deren Durchblutungsgebiet bei bestimmten Bewegungen der Halswirbelsäule führen.

5.2.1 Klinik

Wie alle Nervenwurzelreizsyndrome können die meist die Nervenwurzeln C5, C6 und C7 betreffenden zervikalen Nervenwurzelschädigungen durch den Schmerzverlauf, durch die vom Patienten angegebenen Sensibilitätsstörungen und natürlich in fortgeschrittenen Stadien auch durch Lähmungen einer bestimmen Nervenwurzel zugeordnet werden (Abb. 5-10). Allerdings muß dabei die überlappende Innervation der einzelnen Segmente bedacht werden. In vielen Fällen ist es auch dem Patienten einfach nicht möglich, genaue Schmerzangaben zu machen („der ganze Arm gut weh"/„alle Finger sind taub").

Werden die beiden obersten zervikalen Nervenwurzeln durch degenerative Veränderungen irritiert, so treten Schmerzen im Nacken und Hinterkopf auf; man spricht von einer **Okzipitalis-Neuralgie.** Bei Irritationen der 3. und 4. zervikalen Nervenwurzel **(C3, C4)** sind

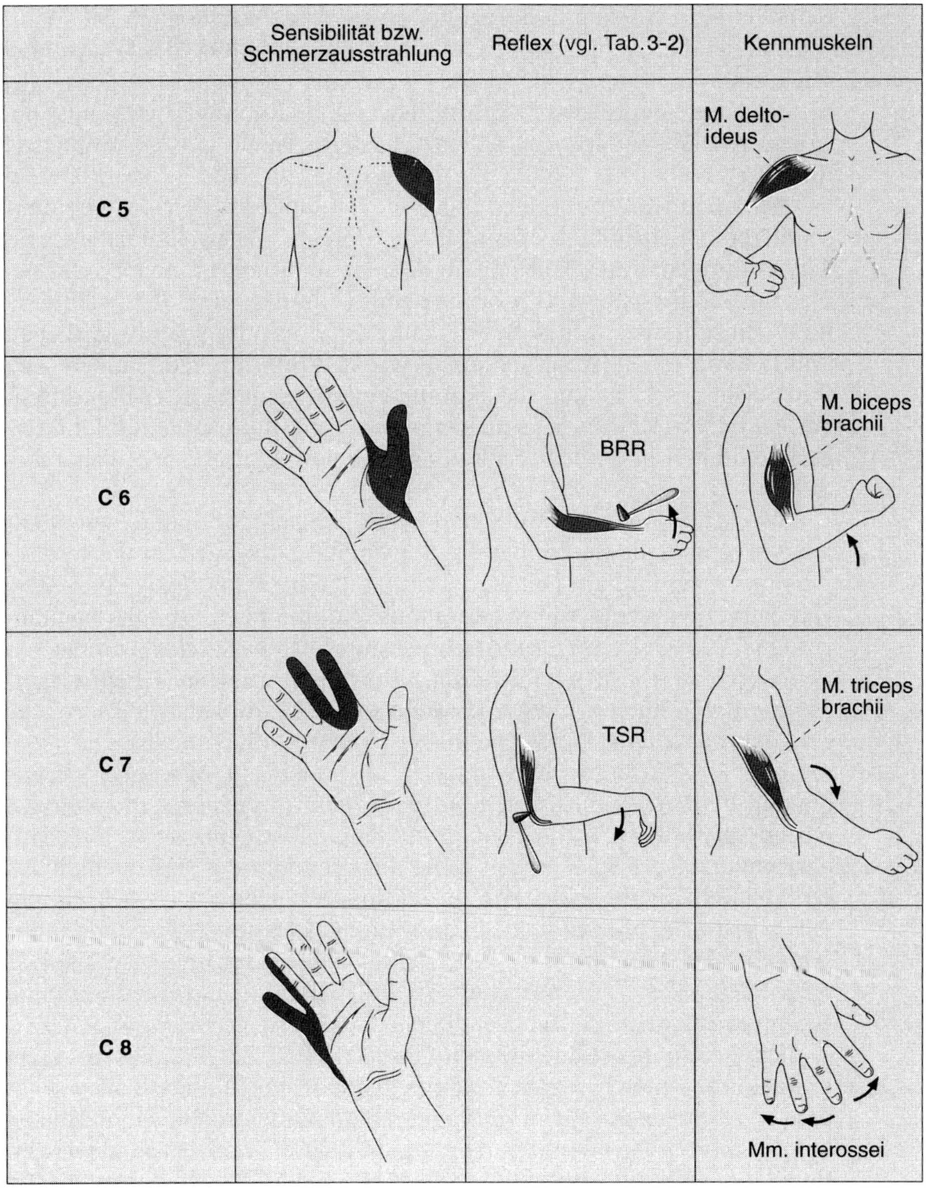

Abb. 5-10 Hautgebiete (Dermatome, punktiert), Reflexe und Kennmuskeln für die Nervenwurzeln C5 bis C8.

Schmerzen in Nacken und Schulter zu erwarten; als möglich gelähmter Muskel ist bei Schädigungen der Nervenwurzel C4 das Zwerchfell anzusehen, dessen versorgender Nerv, der Nervus phrenicus, aus diesen Nervenwurzeln entspringt; Zwerchfellähmungen aufgrund degenerativer Veränderungen an der Halswirbelsäule gibt es so gut wie nie!

Schädigungen der Nervenwurzel **C5** äußern sich in Schulterschmerzen, Sensibilitätsstörungen im Bereich des Deltamuskels und Teillähmungen dieses Muskels, so daß das seitliche Hochheben des Armes im Schultergelenk (Elevation) eingeschränkt wird. Eine schmerzhafte Einschränkung der Beweglichkeit im Schultergelenk wird man immer dann sehen, wenn Patienten wegen Armschmerzen längere Zeit ihren Arm geschont und das Schultergelenk nicht mehr richtig durchbewegt haben. Überhaupt sind Veränderungen im Bereich des Schultergelenks immer in die Differentialdiagnose von Armschmerzen einzubeziehen.

Wie schon oben erwähnt, sind Schädigungen der 6. und 7. zervikalen Nervenwurzel am häufigsten. Sensibilitätsstörungen an der Radialseite des Arms und am Daumen weisen auf eine Schädigung der 6. Zervikalnervenwurzel **(C6)** hin; Kennmuskeln, die beim C6-Syndrom abgeschwächt sein können, sind der Musculus biceps brachii (Armbeuger, siehe auch Abb. 3-2) und der Musculus brachioradialis (Oberarmspeichenmuskel). Die an diesen Muskeln auslösbaren Muskeleigenreflexe sind dann ebenfalls abgeschwächt (vgl. Tabelle 3-2, Seite 58).

Die 7. Zervikalnervenwurzel **(C7)** besitzt im Musculus triceps brachii, dem Armstreckmuskel an der Oberarmrückseite, ihren Kennmuskel (siehe Abb. 3-2). Ebenfalls auf eine Schädigung der 7. Zervikalnervenwurzel weist eine Atrophie im Bereich des Daumenballens hin. Bei Schädigungen der Wurzel C7 finden sich an Zeige-, Mittel- und teilweise am Ringfinger sowie in der Mitte des Handrückens und Unterarms Sensibilitätsstörungen. Differentialdiagnostisch muß ein Wurzelreizsyndrom der 7. Zervikalnervenwurzel durch Elektroneurographie gegen das Karpaltunnelsyndrom (siehe S. 95) abgegrenzt werden.

Die selteneren Wurzelreizsyndrome der 8. Zervikalnervenwurzel **(C8)** führen zu Schmerzen und eventuellen Sensibilitätsstörungen an der Ulnarseite des Unterarms und der Hand. Differentialdiagnostisch ist hier an die häufiger vorkommende Schädigung des Nervus ulnaris im Bereich des Ellenbogens zu denken (siehe S. 95f.), wobei ebenfalls die Elektroneurographie hilfreich ist, die dann im Verlauf des Nervus ulnaris eine Verminderung der Nervenleitgeschwindigkeit ergeben wird. Bei motorischen Störungen der Nervenwurzel C 8, aber auch des Nervus ulnaris, ist die Muskulatur des Kleinfingerballens betroffen, d.h., sie wird schwach und kann atrophieren, so daß der kleine Finger nicht mehr von der Hand weggestreckt werden kann.

Neben den bereits vorgenannten differentialdiagnostischen Abgrenzungen zu Störungen peripherer Nerven muß auch bedacht werden, daß Wurzelreizsyndrome der zervikalen Nervenwurzeln auch durch Tumoren der Halswirbelsäule, der Halsweichteile oder an der oberen Thoraxöffnung bedingt sein können, die Fasern des Plexus cervicalis oder Plexus brachialis komprimieren.

Schmerzzustände, die von der Halswirbelsäule ausgehen, führen – je nach Anlage wie alle anderen Schmerzzustände auch – zu einer Erhöhung des Sympathikotonus, was sich im Gefühl von „Durchblutungsstörungen" des Arms und der Hand äußern kann. Aber nicht nur durch Schmerzzustände, sondern auch direkt können über eine Nervenwurzelirritation Fasern des Sympathikus gereizt werden, wodurch sich manchmal schwer faßbare Fernsymptome ergeben, die letztlich auf einer Irritation sympathischer Fasern im Bereich der Halswirbelsäule beruhen. Desgleichen werden durch Schmerzzustände im Bereich der Wirbelsäule Nozizeptoren (siehe S. 297 f.) aktiviert, die unter anderem für die Verspannung der Nackenmuskulatur bei Zervikalsyndromen, Fortleitung der Schmerzen in Richtung auf Hinterhaupt und Schulterblatt und Druckschmerzhaftigkeit der Dornfortsätze verantwortlich sind.

5.2.2 Diagnostik

Bei den zervikalen Syndromen liegen häufig eine erhebliche **Bewegungseinschränkung** der Halswirbelsäule und Verhärtungen **(Myogelosen)** in der Nacken- und Schultermuskulatur vor. Die Dornfortsätze der Halswirbelsäule können druckschmerzhaft sein, was keineswegs Zeichen einer Wirbeldestruktion sein muß, allerdings manchmal sein kann. Oft sind die Nervenaustrittspunkte am Hinterhaupt druckempfindlich. Wenn das Schultergelenk schmerzhaft bewegungseingeschränkt ist, ist es oft schwierig abzuschätzen, ob die Bewegungseinschränkung primär durch die Veränderung des Schultergelenks bedingt oder sekundär Folge eines Zervikalsyndroms ist, wenn der Patient den Arm schont.

Die neurologische Untersuchung kann Aufschluß über die betroffene Nervenwurzel geben, eventuell auch über die Differentialdiagnose: In Zweifelsfällen und zur Abklärung gegenüber einem Karpaltunnelsyndrom bzw. einer Schädigung des Nervus ulnaris hilft die Überprüfung der Nervenleitgeschwindigkeit (Elektroneurographie) weiter. Wenn die Nervenleitgeschwindigkeit im Bereich des Karpaltunnels oder des Ellenbogengelenks entsprechend herabgesetzt ist, ist eine periphere Nervenschädigung eher wahrscheinlich als eine Nervenwurzelschädigung. Allerdings sprechen langjährige Beobachtungen dafür, daß bei langzeitig bestehenden Nervenwurzelschädigungen insgesamt die periphere Erregbarkeit eines Nervs herabgesetzt sein kann. Elektromyographische Untersuchungen helfen nur dann weiter, wenn klinisch nachweisbare Lähmungen schon etwa 2 Wochen bestehen.

Zervikalsyndrome, die zu Kopfschmerzen geführt haben (zervikokephale Syndrome) sind diagnostisch durch kraniale Computertomographie gegenüber anderen Kopfschmerzformen abzugrenzen. Röntgenaufnahmen der Halswirbelsäule von vorn und seitlich zeigen degenerative Veränderungen und lassen grobe Destruktionen, wie zum Beispiel durch eine Tumormetastase, ausschließen. Durch die neueren bildgebenden Verfahren sind die früher oft angefertigten und durchaus aussagefähigen Aufnahmen der Zwischenwirbellöcher durch Darstellung der Halswirbelsäule in etwa 45°-Schrägposition überflüssig geworden.

Werden aufgrund der Beschwerden und des klinischen Bildes ein Bandscheibenvorfall oder andere degenerative Veränderungen vermutet, so ist eine Magnetresonanztomographie der Halswirbelsäule angezeigt, die nicht nur den Bandscheibenvorfall selbst erkennen läßt (Abb. 5-11), sondern auch weitere Schlüsse auf den Zustand der angrenzen-

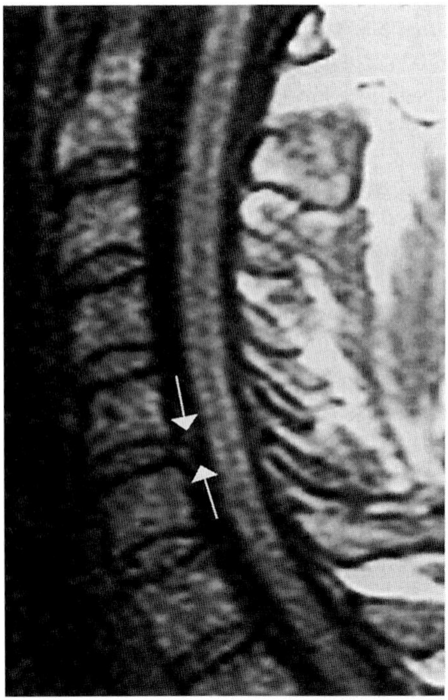
a

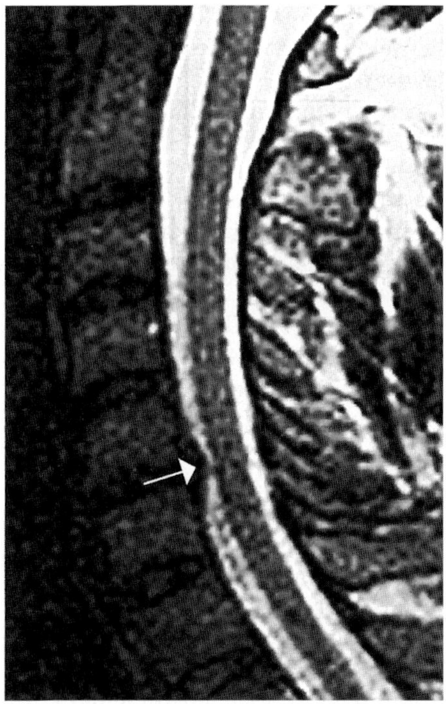
b

Abb. 5-11 Magnetresonanztomogramme bei Bandscheibenvorfall zwischen 5. und 6. Halswirbel (Medianschnitte),
(a) T1-Wichtung: Darstellung des Vorfalles (Pfeile)
(b) T2-Wichtung: Eindellung des Subarachnoidalraumes (Pfeil), in Höhe des Zwischenwirbelraums HW 5/6 durch den Bandscheibensequester.

den Bandscheiben zuläßt. Dies ist beispielsweise von Bedeutung, wenn mehrere Halsbandscheiben Veränderungen aufweisen, und eine Operationsindikation dann eher mit Zurückhaltung gestellt oder in Ausnahmefällen auch einmal zwei Bandscheiben in einem Eingriff operiert werden müssen, wenn die klinische Symptomatik nicht eindeutig ist.

Im Sonderfall der Irritation einer Arteria vertebralis ergibt sich durch die Magnetresonanztomographie bzw. die magnetresonanztomographische Angiographie eine Möglichkeit der Darstellung der Arteria vertebralis, ohne daß ein Kontrastmittel injiziert werden muß. Auf diese Weise können zum Beispiel abnormale Verläufe der Arteria vertebralis oder Gefäßanomalien recht sicher dargestellt werden, in Einzelfällen ist es möglich, den Verlauf der Arteria vertebralis einengende Unkarthrosen erkennbar zu machen.

Die Computertomographie der Halswirbelsäule ist der magnetischen Resonanztomographie in ihrer Aussagefähigkeit deutlich *unterlegen*, auch wenn sich hier Destruktion und Bandscheibenvorfälle erkennen lassen. In Anbetracht der Tatsache, daß heutzutage flächendeckend die Möglichkeit zur Magnetresonanztomographie besteht, hat die Myelographie in der Diagnostik zervikaler Nervenwurzelkompressionssyndrome praktisch keinen Stellenwert mehr.

5.2.3 Behandlungsmöglichkeiten

5.2.3.1 Grundzüge konservativer Behandlung zervikaler Nervenwurzelreizsyndrome

In allen Fällen von zervikalen Nervenwurzelreizungen, in denen keine massiven Lähmungen vorliegen, ist immer erst eine ausreichende konservative Therapie angezeigt. Selbst bei leichten motorischen Lähmungen kann eine solche Therapie zunächst versucht werden, wenn sichergestellt ist, daß laufende neurologische Kontrolluntersuchungen beim Patienten möglich sind.

In der vordersten Front der Behandlung von zervikalen Nervenwurzelreizerscheinungen steht die **Behandlung des Schmerzes,** wozu sich Schmerzmedikamente, zum Teil auch Antirheumatika hervorragend eignen. Ihr Angriffspunkt ist der sich aufschaukelnde Kreislauf zwischen Schmerz, Muskelverspannung und Schmerzverstärkung. Insbesondere beim Nacken- und Hinterkopfschmerz hilft auch die Injektion von Lokalanästhetika an die okzipitalen Nervenaustrittspunkte.

Die **physikalische Therapie** umfaßt eine Reihe von Maßnahmen, die der Verbesserung der Durchblutung der Nackenmuskulatur dienen: Massage, Kurzwellenbestrahlung, Wärmeanwendungen. Eine vorsichtige Streckung der Halswirbelsäule kann manuell durch Krankengymnasten, auch durch die Behandlung mit einer *Glisson*-Schlinge, erfolgen. Bei leichteren Formen des Nacken- und Armschmerzes ist die **manuelle Therapie** durchaus angezeigt. Voraussetzung dafür ist eine entsprechende Diagnostik und die Beherrschung der manuellen Therapie sowie wenigstens Röntgenaufnahmen der Halswirbelsäule. Bei Vorliegen neurologischer Ausfallserscheinungen muß die Indikation zu manualtherapeutischen Maßnahmen sehr streng gestellt werden, wobei die Manualtherapie durch vorsichtiges Vordehnen gegenüber der früher angewandten abrupten Chiropraxis wesentliche Vorteile hat. Durch manualtherapeutische Maßnahmen werden sogenannte **Blockierungen,** also die Nozizeptoren aktivierenden Minimalfehlstellungen der Wirbelgelenke, gelöst, so daß auch Schwindelerscheinungen aufgrund von Durchblutungsstörungen der Arteria vertebralis günstig beeinflußt werden können.

In allen Fällen von zervikalen Nervenwurzelreizerscheinungen und anderen Zervikalsyndromen ist eine **krankengymnastische Übungsbehandlung** notwendig, die einerseits eine Kräftigung der die Halswirbelsäule stützenden Muskulatur bewirkt, andererseits eine Verbesserung der Haltung und nicht zuletzt auch eine Entlastung verspannter Muskulatur. Daneben können Haltungsstörungen kontrolliert und korrigiert werden, bei Bewegungseinschränkungen des Schultergelenks ist eine krankengymnastische Behandlung oftmals unter Anwendung von Kälte zur Schmerzminderung angezeigt. Es versteht sich von selbst, daß eine krankengymnastische Übungsbehandlung nur dann möglich und sinnvoll ist, wenn der Patient einigermaßen schmerzfrei ist, da er sonst bestimmte Übungen nicht durchführen kann oder will.

Welche Maßnahmen im einzelnen angewandt werden, entscheiden das Beschwerdebild, die örtlichen Möglichkeiten und leider in den letzten Jahren zunehmend auch die Einschränkung von Behandlungsmöglichkeiten durch gesetzliche Vorgaben.

5.2.3.2 Operative Behandlungsmöglichkeiten

Eine operative Behandlung zervikaler Nervenwurzelkompressionssyndrome ist dann angezeigt, wenn konservative Therapiemaßnahmen keine Wirkung zeigen, klinisches Bild und Magnetresonanztomogramm sich in Einklang bringen lassen oder plötzliche Lähmungen entstanden sind. Zur operativen Behandlung zervikaler Nervenwurzelkompressionssyndrome waren und sind prinzipiell verschiedene Operationsverfahren möglich.

Während ursprünglich nur von dorsal operiert und häufig gleich Laminektomien durchgeführt wurden, sind diese Operationsverfahren heute zugunsten der ventralen Zugänge größtenteils verlassen worden. In Einzelfällen werden auch heute noch **dorsale Zugänge** benutzt; meist wird nur eine **Hemilaminektomie** (siehe Abb. 16-22) oder eine **Foraminotomie** von dorsal vorgenommen, wobei bei letzterer die von Knochengewebe komprimierte Nervenwurzel durch Auffräsen des Foramen intervertebrale befreit wird. Dorsale Zugänge kommen bei den sehr seltenen Nervenwurzelreizerscheinungen der oberen Zervikalnervenwurzeln wegen der Unmöglichkeit des ventralen Zugangs in Frage sowie insbesondere bei Patienten mit scheinbar kurzen oder sehr dicken Hälsen unterhalb des 7. Halswirbels.

Von *Cloward* wurde 1958 erstmalig ein **ventraler Zugangsweg** zur Operation bei zervikalen Nevenwurzelkompressionen angegeben, der inzwischen vielfach verändert wurde (siehe Kap. 16). Der ventrale Zugangsweg hat den Vorteil, die für die Stabilität der Halswirbelsäule außerordentlich wichtige Nackenmuskulatur völlig unberührt zu lassen, so daß der Heilungsverlauf wesentlich schneller ist. Die in Abb. 16-27 gezeigte *Cloward*-Originaloperation ist inzwischen vielfach modifiziert worden. Als Ersatzmaterialien für die von ventral ausgeräumten Bandscheiben kommen Knochenspäne (Beckenkamm), aber auch Knochenzement (Palacos®, Sulfix®) und in letzter Zeit auch Titanimplantate in Frage. Bei der Verwendung von Knochenzement (Abb. 5-12) oder Titanimplantaten ist meist keine längere Ruhigstellung erforderlich, bei Knochenimplantaten (Abb. 5-13) ist eine Ruhigstellung über 8 bis 12 Wochen notwendig (*Schanz*-Krawatte), um ein sicheres Einheilen des Knochens zu gewährleisten. Operationen in den Segmenten HW5/6 und HW6/7 können einige Tage nach der Operation manchmal recht erhebliche Schmerzen zwischen den Schulterblättern bedingen, die auf einer Reizung der Nozizeptoren beruhen, die aber durch ausreichende Gabe von Schmerzmedikamenten beherrschbar sind und schließlich völlig verschwinden. In Abhängigkeit vom Beruf und den eventuell noch bestehenden Beschwerden sind Patienten nach Operationen an der Halswirbelsäule wegen Nervenwurzelkompressionserscheinungen etwa noch 4 Wochen arbeitsunfähig. Zur Nachbehandlung gehört unabdingbar eine krankengymnastische Übungsbehandlung.

5.2.4 Zervikale Myelopathie

Die zervikale Myelopathie ist eine in den meisten Fällen chronische Schädigung des Halsrückenmarks durch degenerative Prozesse an der Halswirbelsäule. Sie entwickelt sich schleichend, wobei die zunehmende Einengung des Wirbelkanals durch spondylotische Veränderungen schließlich zu einer Durchblutungsstörung des Halsrückenmarks und damit zu klinischen Erscheinungen führen, die sich auf die langen Bahnen des Rückenmarks auswirken. Die Folge sind manchmal diffuse

Sensibilitätsstörungen, häufiger Bewegungsstörungen in Armen, Händen und Beinen, oftmals das Auftreten einer Spastik mit positivem *Babinski*-Zeichen. Eine akute zervikale Myelopathie durch einen plötzlichen Bandscheibenvorfall mit nachfolgender hoher Querschnittlähmung ist extrem selten, stets aber sofort operationsbedürftig.

Zur Diagnostik der zervikalen Myelopathie bei meist älteren Patienten eignet sich neben der klinischen Untersuchung zunächst einmal die Röntgenaufnahme der Halswirbelsäule, die die degenerativen Veränderungen schon deutlich erkennen lassen wird (siehe Abb. 5-4), danach die zervikale Magnetresonanztomographie (Abb. 5-14). Die Diagnose einer zervikalen Myelopathie kann nur aus den klinischen Erscheinungen, nicht aus den Veränderungen im Magnetresonanztomogramm gestellt werden; es gibt sehr enge Wirbelkanäle mit erheblichen Bandscheibenveränderungen ohne irgendwelche klinischen Erscheinungen!

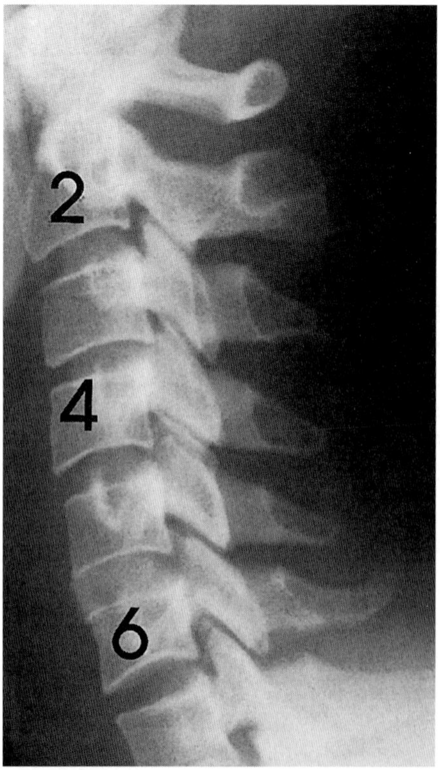

Abb. 5-12 Zustand nach Verblockung der Halswirbel 5 und 6 mit Knochenzement.

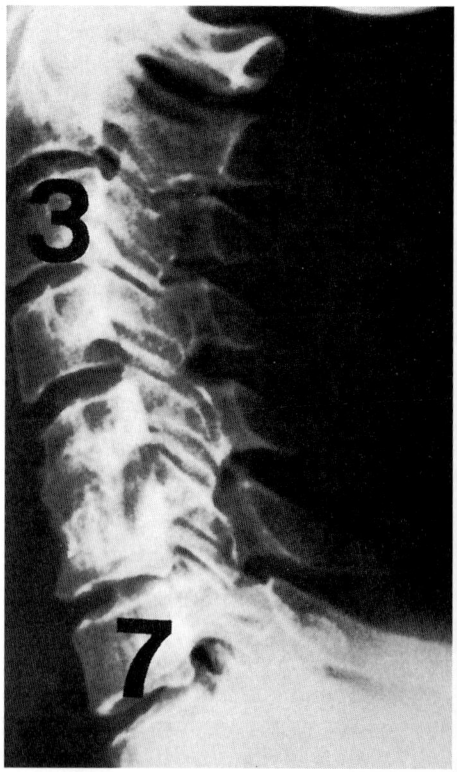

Abb. 5-13 Verblockung des 5. und 6. Halswirbelkörpers mit einem Knochendübel.

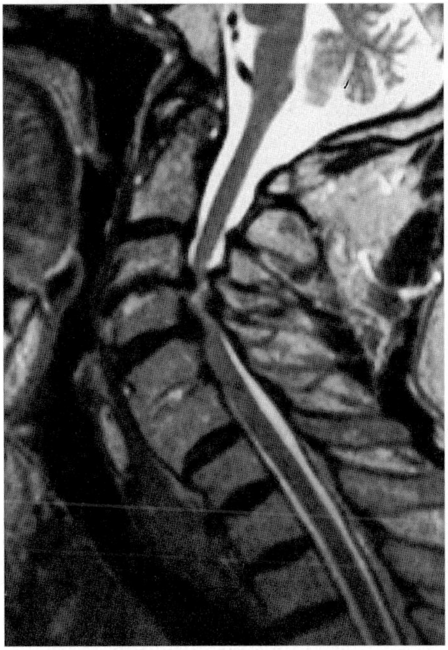

Abb. 5-14 Magnetresonanztomogramm bei zervikaler Myelopathie mit erheblicher Enge des Spinalkanals in den Segmenten HW3/4 und HW4/5.

Bei zunehmenden Lähmungserscheinungen und Bewegungseinschränkungen wird man sich zu einem operativen Eingriff entschließen, wobei dessen Ausmaß von dem klinischen Beschwerdebild und dem Allgemeinzustand des Patienten abhängig ist. Beziehen sich zervikale Myelopathien auf ein oder zwei Segmente, wird man eine ventrale Dekompressionsoperation, ähnlich wie bei den zervikalen Bandscheibenvorfällen, durchführen, sind mehrere Segmente betroffen oder liegt eine langstreckige Stenose des Spinalkanals vor, kommen Wirbelkörperersatzoperationen mit Beckenspan und anschließender Verplattung von ventral in Frage. Hilfsweise kann auch eine dekomprimierende Laminektomie von dorsal durchgeführt werden, wobei allerings zu berücksichtigen ist, daß es nach Laminektomien an der Halswirbelsäule häufig später zu erheblichen Verbiegungen kommen kann, die ihrerseits wieder Beschwerden bereiten können. Vor der Operation wegen einer chronischen zervikalen Myelopathie muß der Patient u.a. dahingehend aufgeklärt werden, daß durch den Eingriff eine Verbesserung der Situation möglich ist, der Eingriff aber primär zum Ziel hat, eine Verschlechterung zu verhindern.

Bei dem äußerst seltenen Bild einer akuten zervikalen Myelopathie durch einen zervikalen Bandscheibenvorfall wird in der Regel eine ventrale Dekompression in der gleichen Form durchgeführt, wie sie sonst bei zervikalen Bandscheibenvorfällen üblich ist.

Die Nachbehandlung bei der zervikalen Myelopathie schließt Krankengymnastik ein sowie eine den gestörten Bewegungsabläufen angepaßte erweiterte Physiotherapie.

5.3 Thorakale Nervenwurzelkompressionssyndrome

Thorakale Nervenwurzelkompressionssyndrome sind selten, da Bandscheibenvorfälle an der Brustwirbelsäule, insbesondere in den oberen Segmenten, eine ausgesprochene Rarität darstellen. Die Brustwirbelsäule ist durch den anhängenden Brustkorb wenig beweglich, so daß der Faktor Beweglichkeit des Wirbelsäulenabschnittes, der Bandscheibenvorfälle begünstigt, praktisch wegfällt. Degenerative Veränderungen im Sinne von spondylotischen Randkanten oder Osteochondrosen an der Brustwirbelsäule spielen für die Entstehung von Nervenwurzelkompressionssyndromen kaum eine Rolle, eher sind den Nervenwurzelkompressionssyndromen ähnliche Beschwerden im Bereich der Brustwirbelsäule durch Arthrosen an den Rippengelenken möglich.

Diese **Rippengelenksarthrosen** können erhebliche lokale Schmerzsyndrome bedingen, die von den der segmentalen Anordnung der Nervenwurzeln folgenden thorakalen Nervenwurzelkompressionssyndromen manchmal schwer zu unterscheiden sind. Folgen die Schmerzen dem Ausbreitungsgebiet einer thorakalen Nervenwurzel (siehe Abb. 3-4), muß an ein thorakales Nervenwurzelkompressionssyndrom gedacht und bei Therapieresistenz eine weitere Diagnostik durch Röntgenaufnahmen und Magnetresonanztomographie, insbesondere zum Ausschluß spinaler Tumoren oder der schon oben erwähnten Rippengelenksarthrosen, durchgeführt werden. Ähnlich wie bei der zervikalen Myelopathie können thorakale Bandscheibenvorfälle auch einmal eine Querschnittlähmung bedingen; neben der klinischen Diagnostik wird auch hier die Magnetresonanztomographie die sicherste diagnostische Methode sein. Sollte diese nicht zur Verfügung stehen oder wegen des dramatischen Verlaufs nicht durchführbar sein, bietet sich die Myelographie an. Die Problematik von Querschnittlähmungen, die durch die äußerst seltenen thorakalen Bandscheibenvorfälle bedingt sind, besteht darin, daß sie klinisch segmental nicht ohne weiteres genau dem Banscheibenfach zuordenbar sind.

Abgesehen von den außerordentlich seltenen durch einen Bandscheibenvorfall bedingten Querschnittlähmungen sollte man mit der Operation von thorakalen Bandscheibenvorfällen zurückhaltend sein, eine solche Operation meistens von dorsolateral durchführen, um nicht durch Kompression des Rückenmarks oder Schädigung der Rückenmarkdurchblutung einen zusätzlichen Schaden herbeizuführen. Für die Operation thorakaler Bandscheibenvorfälle sind wegen der bei Laminektomien häufigen Komplikationen transthorakale Operationsverfahren entwickelt worden, die je nach Ausrichtung der Klinik zusammen mit Thoraxchirurgen durchgeführt werden können oder müssen.

5.4 Lumbale Nervenwurzelkompressionssyndrome

Die lumbalen Nervenwurzelkompressionssyndrome sind die häufigste vom Neurochirurgen behandelte Erkrankung und in den meisten Fällen durch lumbale Bandscheibenvorfälle ausgelöst. Die Beschwerdebilder werden in der Umgangssprache als **Ischias** oder **Hexenschuß,** in der Fachsprache als **Lumbago, Lumbalgie, Ischialgie** oder **Lumboischialgie** bezeichnet, je nachdem wie sich die Symptomatik auswirkt.

5.4.1 Klinik

Infolge der von oben nach unten zunehmenden Belastung auch der Lendenwirbelsäule sind lumbale Nervenwurzelkompressionssyndrome am häufigsten an den Nervenwurzeln L 5 und S 1, da ja auch Bandscheibenvorfälle an der Lendenwirbelsäule am häufigsten an der Bandscheibe LW 4/5, am zweithäufigsten an der Bandscheibe zwischen dem 5. Lendenwirbel und dem Kreuzbein (präsakrale Bandscheibe) lokalisiert sind. Bandscheibenvorfälle an den Bandscheiben LW 1/2 und LW 2/3 sind relativ selten, Bandscheibenvorfälle an der Bandscheibe LW 3/4 machen etwa 5% der operierten Bandscheibenvorfälle aus, sie sind allerdings bei älteren Patienten häufiger.

Die Vorgeschichte eines lumbalen Bandscheibenvorfalls läßt sich häufig aus der Anamnese der Patienten erkennen, da in den meisten Fällen schon früher Rückenschmerzen aufgetreten sind, weil die einzelnen Spinalnervenwurzeln auch die direkte Umgebung ihrer Austrittsstelle an der Wirbelsäule sensibel und motorisch versorgen. Derartige Rücken- oder Kreuzschmerzen **(Wirbelsäulenlokalsyndrom)** – vom Patienten als Hexenschuß empfunden – beruhen darauf, daß eine Bandscheibenvorwölbung das hintere Längsband reizt. Das hintere Längsband ist außerordentlich gut sensibel innerviert, wodurch die Rückenschmerzen zu erklären sind. Eine andere Möglichkeit ist, daß Rükkenschmerzen durch Veränderungen an den Wirbelgelenken (Spondylarthrose) bedingt sind, so daß ebenfalls ein Wirbelsäulensyndrom auftritt.

Nachdem Bandscheibenvorfälle und ganz allgemein degenerative Veränderungen an der Lendenwirbelsäule am häufigsten an den beiden unteren Lenden-Bandscheiben sind, sind am häufigsten die Nervenwurzeln L 5 und S 1 betroffen (Abb. 5-15). Diese beiden Nervenwurzeln bilden zusammen mit Teilen der 4. Lendenwurzel und der 2. und 3. Kreuzbeinwurzel den Nervus ischiadicus (Abb. 5-16). Der Nervus femoralis, der hauptsächlich den Musculus quadriceps femoris versorgt, bezieht seine Wurzeln aus der 2., 3. und 4. Lendenwurzel, die etwas seltener von degenerativen Veränderungen der Wirbelsäule in Mitleidenschaft gezogen werden.

Durch die anatomische Zuordnung der Nervenwurzeln L 5 und S 1 zum Nervus ischiadicus wird das Beschwerdebild der Ischialgie deutlich; anhaltender Druck auf Spinalnervenwurzeln kann über die Störung der Blutversorgung in diesen zu einer motorischen Lähmung führen. Die Kompression am Spinalganglion führt zu einer manchmal nur langsam sich zurückbildenden Störung der Sensibilität, wobei das Taubheitsgefühl manchmal von den Patienten als unangenehm empfunden und unzureichend beschrieben wird. Die mit der Störung der Sen-

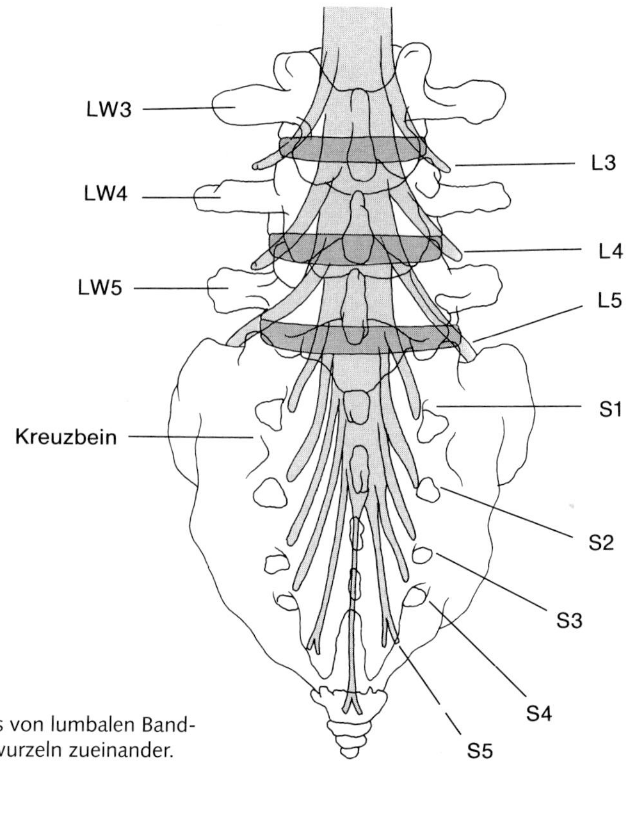

Abb. 5-15 Verhältnis von lumbalen Bandscheiben und Nervenwurzeln zueinander.

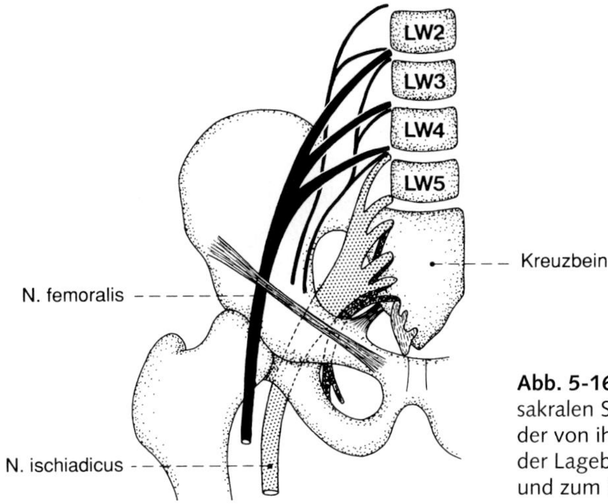

Abb. 5-16 Schema der lumbosakralen Spinalnervenwurzeln und der von ihnen gebildeten Plexus in der Lagebeziehung zu den Wirbeln und zum Becken.

sibilität einhergehende Minderung der Tiefensensibilität kann zur Gangunsicherheit führen.

Die seltenen Fälle, in denen die durch Nervenwurzelkompression bedingten Schmerzen plötzlich verschwinden, praktisch zum gleichen Zeitpunkt aber eine Lähmung eintritt, werden als **„Wurzeltod"** bezeichnet; erstaunlicherweise wird die mit dem Wurzeltod einhergehende Lähmung von dem Patienten häufig nicht sogleich bemerkt, was in vielen Fällen darauf beruht, daß der Patient froh darüber ist, daß seine Schmerzen verschwunden sind.

Die klinischen Erscheinungen sind – unabhängig von den manchmal recht ungenauen Angaben der Patienten – keineswegs immer auf eine einzelne Nervenwurzel zu beziehen, da anatomische Varianten möglich sind. Hier ist an die Möglichkeit zu denken, daß im Rahmen von sogenannten **Übergangsanomalien** der Wirbelsäule (siehe Abb. 19-5) bei Patienten nur 4 oder – was häufiger vorkommt – auch 6 Lendenwirbel vorliegen. In vielen Fällen ist es prinzipiell unwichtig, ob nun ein 12. Brustwirbel durch fehlende Rippen zu einem 1. Lendenwirbel geworden ist oder ein nicht in das Kreuzbein einbezogener 1. Kreuzbeinwirbel zu einem 6. Lendenwirbel (Lumbalisation). Das Vorliegen einer solchen Anomalie sollte aber durch entsprechende Röntgenaufnahmen geklärt sein, damit nicht eine falsche segmentale Zuordnung von Wirbeln und Nervenwurzeln geschieht. Wichtig ist auch, daß der Patient über die veränderte Zählweise an seiner Wirbelsäule aufgeklärt wird, um nicht durch Mißverständnisse Schwierigkeiten zu schaffen. Wie schon aus der Abb. 5-15 zu ersehen, kann ein Bandscheibenvorfall durchaus auch mehrere Nervenwurzeln komprimieren, so daß ein neurologisch undeutliches Bild entsteht. Ähnliches gilt für die **extra-**

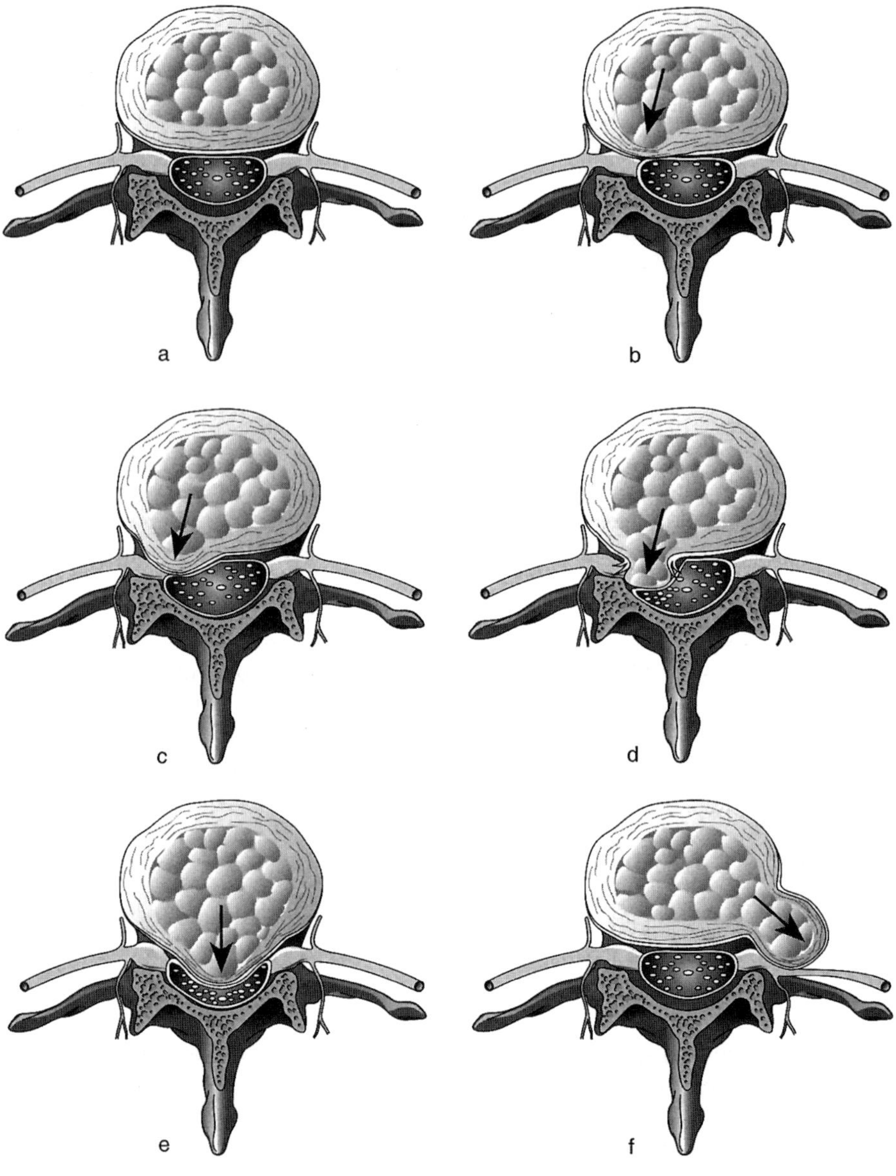

Abb. 5-17 Verschiedene Ausprägung lumbaler Bandscheibenvorfälle:
a) normale Verhältnisse
b) Bandscheibenprotrusion
c) Bandscheibenprolaps
d) sequestrierter Bandscheibenprolaps
e) medianer Massenprolaps
f) nach extrem lateral (extraforaminal) sequestrierter Bandscheibenvorfall.

foraminal sequestrierten Bandscheibenvorfälle (Abb. 5-17f), die im Gegensatz zu den **im Spinalkanal gelegenen Bandscheibenvorfällen** (Abb. 5-17d) die nächsthöhere Nervenwurzel komprimieren. Durch einen sogenannten **medianen Massenprolaps** (Abb. 5-17e) können große Teile der gesamten Cauda equina komprimiert werden, so daß ein **Kaudasyndrom** mit Blasen- und Mastdarmlähmung eintritt, weil dann auch die Verbindungsfasern zum vegetativen Nervensystem gelähmt werden. Als typische Sensibilitätsstörung des Kaudasyndroms findet sich die sogenannte **Reithosenanästhesie** in den zu den Kreuzbeinnervenwurzeln gehörenden Dermatomen (siehe Abb. 3-4). Echte Kaudasyndrome durch Bandscheibenmassenvorfälle sind recht selten (< 1%); die sofortige Operation ist angezeigt.

Ebenfalls durch einen Bandscheibenvorfall bedingt kann das **Syndrom des engen Spinalkanals** sein, das aber meist auf dem Zusammenwirken verschiedener Faktoren beruht, die dazu führen, daß der lumbale Wirbelkanal zu eng wird. Neben einer konstitutionellen Enge (Stenose) des Wirbelkanals, deren Bedeutung häufig überschätzt wird, führen spondylotische und spondylarthrotische Veränderungen zu einer Einengung, so daß schließlich auch eine leichte Bandscheibenprotrusion ausreicht, um eine Nervenwurzelkompression oder eine chronische Kaudakompression zu bewirken. Beim Syndrom des engen lumbalen Spinalkanals äußert sich dies nicht in stechend auftretenden Schmerzen, die einem Dermatom zugeordnet werden können, sondern in der Form, daß die Gehstrecke des Patienten eingeschränkt ist: **Claudicatio intermittens spinalis**. Durch die Einengung des Wirbelkanals kommt es bei längerer Belastung – am eindrucksvollsten bei längerem Laufen – zu einer Art Einklemmung der lumbalen Spinalnervenwurzeln, so daß deren Blutversorgung gestört ist. Wenn der Patient sich einen Moment setzt, wird die Blutversorgung wieder regeneriert, und er kann weiterlaufen. Der Unterschied zur echten Claudicatio intermittens, die auf einer Durchblutungsstörung der Beine beruht, liegt darin, daß der Patient sich bei der Claudicatio intermittens spinalis setzen muß, während er bei der durchblutungsbedingten Claudicatio nicht weitergehen kann und stehenbleiben muß. Wenn das klinische Bild nicht eindeutig ist, müssen angiologische Zusatzuntersuchungen erfolgen.

Das Wirbelgleiten, die **Spondylolisthesis** (siehe Abb. 5-6), äußert sich meist in Rückenschmerzen nach längerem Stehen, es können aber auch ähnliche Erscheinungen auftreten wie bei einem lumbalen Bandscheibenvorfall oder bei der Claudicatio intermittens spinalis. Typisch für die Spondylolisthesis ist, daß die Beschwerden meistens nach längerem Stehen auftreten und häufig in beide Beine ausstrahlen, während beim Nervenwurzelkompressionssyndrom, das durch einen Bandscheibenvorfall bedingt ist, fast regelhaft nur eine Seite betroffen ist.

Außer den schon erwähnten Durchblutungsstörungen in den Beinen bzw. den Beckenarterien sind in die Differentialdiagnose lumbaler Nervenwurzelkompressionssyndrome Veränderungen an den Hüftgelenken, seltener auch an den Kniegelenken sowie Beinvenenthrombosen, einzubeziehen. Bei Diabetikern und Alkoholikern sollte eine Polyneuropathie durch Überprüfung der Nervenleitgeschwindigkeit ausgeschlossen werden.

5.4.2 Diagnostik

Anhand der Anamnese und der klinisch neurologischen Untersuchung muß beim lumbalen Nervenwurzelkompressionssyndrom ein Überblick gewonnen werden,

- ob ein Bandscheibenvorfall oder eine andere komprimierende Erkrankung (Neurinom) oder Metastase vorliegt;
- an welcher Bandscheibe der Schaden sein könnte;
- ob und welche Zusatzuntersuchungen erforderlich sind.

Der Betrachtung und Untersuchung der Wirbelsäule ist bei allen Erkrankungen, die von hier ihren Ausgang nehmen können, besondere Aufmerksamkeit zu widmen. Nicht nur die Abflachung oder Versteifung der Lendenlordose, sondern auch skoliotische Seitenverbiegungen der Wirbelsäule, die oft erst bei Vorwärtsbeugung deutlich werden, sind diagnostisch wertvoll. Beim typischen Lumbago- oder Ischiassyndrom ist eine schmerzhafte Verspannung und Verhärtung der Rückenstreckmuskeln obligatorisch, die als **paravertebraler Hartspann** bezeichnet wird. In vielen Fällen ist eine Bewegungsblockierung der beiden einem Bandscheibenvorfall benachbarten Wirbel dadurch zu beobachten, daß sich die Dornfortsätze bei Vorwärts- und Rückwärtsbeugung des Patienten kaum voneinander entfernen bzw. zueinanderkommen.

Auf einer Dehnung des gereizten Nervus ischiadicus beruht das **Lasègue-Phänomen,** das am liegenden Patienten geprüft wird: Das gestreckte Bein wird dabei langsam (!) soweit hochgehoben, bis der Patient Schmerzen an der Beinrückseite und im Bereich der Lendenwirbelsäule angibt. Der Winkel, den Bein und Unterlage dabei bilden, wird im Untersuchungsprotokoll festgehalten (siehe Abb. 5-19). Bei der Prüfung der Reflexe, der Motorik und der Sensibilität kann man sich die Tatsache zunutze machen, daß es sowohl **Kennreflexe** als auch **Kennmuskeln** (Abb. 5-18) sowie spezielle Hautversorgungsfelder **(Dermatome)** für die einzelnen, das Bein versorgende Nervenwurzeln gibt.

Abb. 5-18 Hautgebiete (Dermatome, punktiert), Reflexe und Kennmuskeln für die Nervenwurzeln L 4, L 5 und S 1. ▷

<table>
<tr><th></th><th>Sensibilität bzw. Schmerzausstrahlung</th><th>Reflex (vgl. Tab. 3-2)</th><th>Kennmuskeln</th></tr>
<tr><td>L 4</td><td>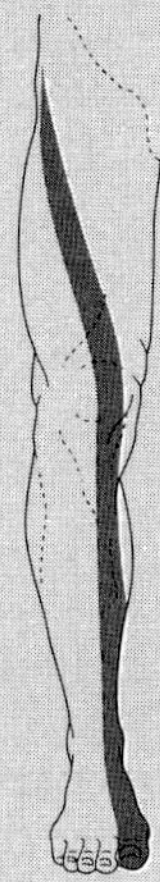</td><td>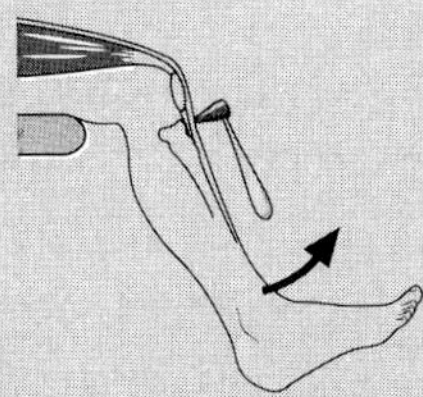
PSR</td><td>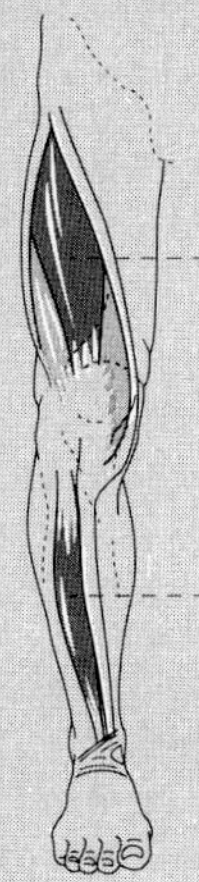
</td></tr>
<tr><td>L 5</td><td>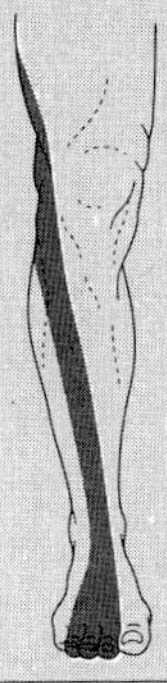</td><td></td><td>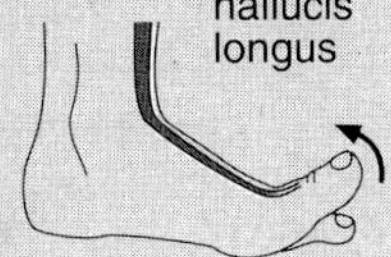
</td></tr>
<tr><td>S 1</td><td>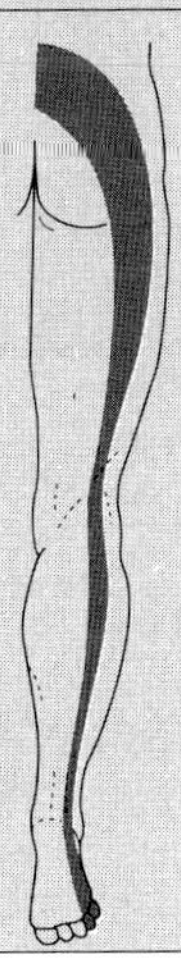</td><td>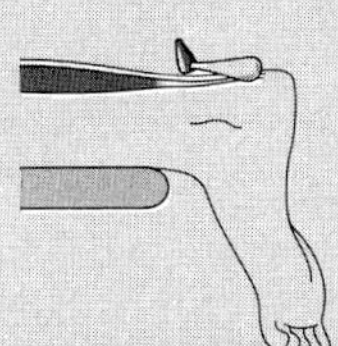
ASR</td><td>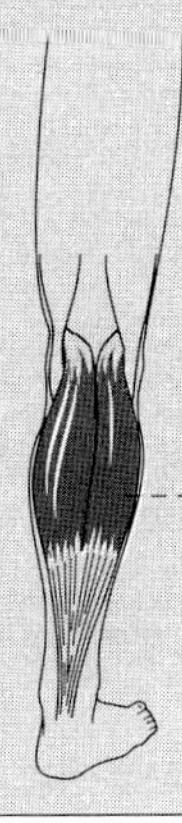
</td></tr>
</table>

Untersuchungsbogen bei Lumboischialgie

Name: ______________________________ Alter: ________ Jahre

Größe: _____ cm Gewicht: _____ kg Untersucher: __________ Datum: __________

HWS: ______________________________

BWS: ______________________________

LWS: ______________________________

Steilstellung: __________ paravertebraler Hartspann: __________

Beckenstellung: __________ Skoliose: __________

Klopfschmerz: __________ Druckschmerz: __________ Stauchungsschmerz: __________

Beweglichkeit: __________ Finger-Fußboden-Abstand: __________ cm

Schober-Index: ____ / ____ cm Ileosakralgelenke: __________

	rechts	links
Valleixsche Punkte		
Lasèguesches Zeichen		
Bragardsches Zeichen		
Femoralisdehnungsschmerz		
Hüftgelenk		
Knie		
Reflexe: BSR		
BRR		
TSR		
BHR		
BHR		
Cremaster		
AdR		
PSR		
TpR		
ASR		
Kloni		
Babinskisches Zeichen		
Mm. glutaei medius et minimus		
M. glutaeus maximus		
Adduktoren		
M. quadriceps femoris		
M. tibialis anterior		
M. extensor hallucis longus		
M. triceps surae		
Zehenspitzengang		
Hackengang		
Umfang: Oberschenkelmitte cm		
Wade cm		
Pulse: A. femoralis		
A. poplitea		
A. dorsalis pedis		
Varikose		

Gang: ______________________________

Sensibilität:

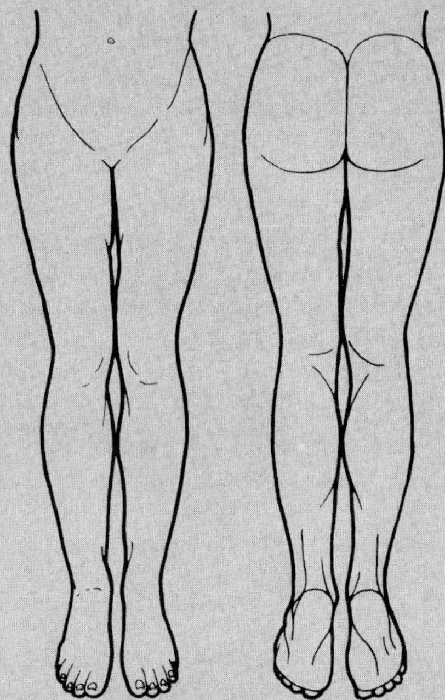

Schmerzausstrahlung Paraesthesien

Hypalgesie Hypaesthesie Hyperaesthesie

Besonderheiten: ______________________________

____

____

____

Diagnose: ______________________________

◁ **Abb. 5-19** Untersuchungsbogen bei Lumboischialgie.

In dem in Abb. 5-19 dargestellten Untersuchungsbogen sind die für eine genaue klinisch-neurologische Diagnostik wichtigen Untersuchungen beim lumbalen Nervenwurzelkompressionssyndrom zusammengestellt. Selbstverständlich können auch eine Reihe weiterer klinischer Untersuchungen vorgenommen werden, insbesondere dann, wenn Befunde nicht deutlich ausgeprägt sind oder der Verdacht auf eine andere, nicht bandscheibenbedingte Erkrankung besteht. So sind degenerative Veränderungen an den Wirbelgelenken (Spondylarthrosen) ebenso in Betracht zu ziehen wie Wirbelsäulenfehlhaltungen oder auch Prozesse, die lediglich eine Schmerzausstrahlung zur Lendenwirbelsäule bedingen, wie zum Beispiel eine Nierenbeckenentzündung, Nierensteine oder gynäkologische Prozesse. Immer in die Differentialdiagnose der Ischiasursachen sollten zumindest folgende Erkrankungen eingeschlossen werden: spinale Tumoren (auch in Höhe der Brustwirbelsäule), insbesondere auch Metastasen von Mamma- und Prostatakarzinomen, Wirbelgleiten, Osteochondrose der Lendenwirbelsäule, knöcherne Veränderungen am Becken bzw. an den Kreuz-Darmbein-Gelenken (Ileosakralgelenke), Hüftgelenkserkrankungen, Durchblutungsstörungen des Beins, Leisten- und Schenkelhernien, Varizen.

Bei anhaltenden Rückenschmerzen empfehlen sich Röntgenaufnahmen der Lendenwirbelsäule und des Kreuzbeins zum Ausschluß knöcherner Veränderungen wie zum Beispiel (osteoporotische) Frakturen, Metastasen, Spondylarthrosen, Osteochondrosen, aber auch zur Fragestellung, ob eine Übergangsanomalie (4 oder 6 Lendenwirbel) vorliegt.

Auf die konservative Therapie beim lumbalen Nervenwurzelkompressionssyndrom wird im Kap. 5.4.3 noch eingegangen. Lassen die anfangs geklagten Beschwerden durch eine entsprechende konservative Behandlung nicht nach, ist eine weitergehende apparative Diagnostik indiziert, die man auch immer dann anstreben sollte, wenn sich neurologische Ausfallserscheinungen zeigen. Das aussagefähigste diagnostische Verfahren bei lumbalen Nervenwurzelkompressionssyndromen ist die Computertomographie (Abb. 5-20), mit der Bandscheibenvorfälle, knöcherne Veränderungen und Anomalien am leichtesten nachzuweisen sind. Dabei sollten grundsätzlich die 3 untersten Segmente untersucht werden. Die Computertomographie ist ein nicht eingreifendes Verfahren, sollte aber bei Frauen im gebärfähigen Alter nicht angewendet werden, da es zu einer Mitbestrahlung der Eierstöcke kommt. Hier bietet sich statt dessen die etwas teurere Magnetresonanztomographie an, durch die sich ebenfalls lumbale Bandscheibenvorfälle hervorragend darstellen lassen (Abb. 5-21). Allerdings ist bei der Magnetresonanztomographie zu berücksichtigen, daß in die Bildgebung auch phy-

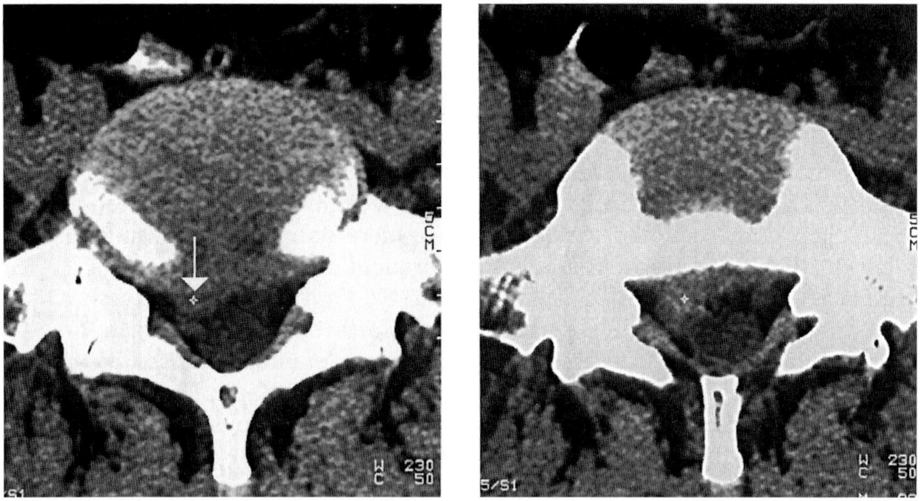

Abb. 5-20 Präsakraler Bandscheibenvorfall im Computertomogramm.

5

sikalische Eigenschaften der Bandscheiben einfließen, die die Beurteilung der Bilder erschweren können. Es ist sogar möglich, daß bei langdauernden Bandscheibenzermürbungen bei der Magnetresonanztomographie Bilder ähnlich wie bei einer Spondylitis oder Diszitis zu beobachten sind, ohne daß diese Erkrankungen tatsächlich vorliegen, so daß die Interpretation von Magnetresonanztomogrammen – ebenso wie von Computertomogrammen – grundsätzlich nur in Kenntnis der klinischen Befunde sicher möglich ist, wenn davon eingreifende Therapiemaßnahmen abhängen.

Da es bekannt ist, daß zahlreiche Menschen Bandscheibenvorfälle aufweisen, ohne daß sie Beschwerden haben, muß gefordert werden, daß grundsätzlich das klinische Bild Vorrang vor den bildgebenden Verfahren hat!

Aus diesem Grund ist es auch notwendig, immer erst einen Patienten klinisch zu untersuchen, um zum Beispiel bei einem Nervenwurzelkompressionssyndrom der Nervenwurzel L 3 dann auch eine Computertomographie der Segmente LW 2/3 und LW 3/4, eventuell auch LW 1/2 zu veranlassen.

Vor der Einführung der Computertomographie hatte die Myelographie (siehe S. 72) einen hohen Stellenwert in der apparativen Diagnostik lumbaler Bandscheibenvorfälle. Die Myelographie ist eine invasive

Untersuchung, bei der Kontrastmittel in den Liquorraum eingegeben werden muß. Sie ist heutzutage nur noch indiziert, wenn es keine Möglichkeit zur Computertomographie oder Magnetresonanztomographie gibt, oder aus differentialdiagnostischen Gründen eine gleichzeitige Liquoruntersuchung und die langstreckige Darstellung des Spinalkanals erwünscht sind. Mit der Myelographie lassen sich extraforaminale Bandscheibenvorfälle nicht darstellen, leichte Bandscheibenprotrusionen können zu falsch-positiven Befunden führen.

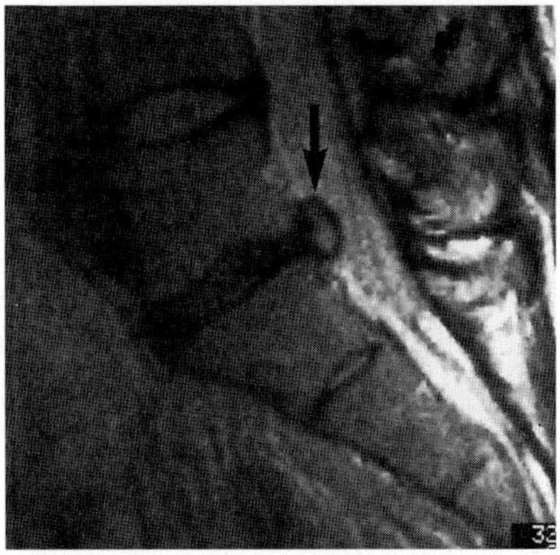

Abb. 5-21 Bandscheibenvorfall (Pfeil) im Magentresonanztomogramm.

5.4.3 Grundzüge konservativer Therapie

Beim ersten Auftreten eines Hexenschusses oder einer Ischialgie wird zunächst immer eine konservative Therapie durchgeführt werden. Erst wenn die Therapie nicht zum gewünschten Erfolg führt oder die Beschwerden sich verschlimmern bzw. neurologische Ausfälle auftreten, werden solche Patienten beim Neurochirurgen vorgestellt, der dann aufgrund der klinischen Befunde und eventuell auch der Computertomogramme die Weichen für die weitere Behandlung stellen muß.

Grundlage der konservativen Therapie stellt die körperliche Schonung dar, wobei nicht unbedingt strenge Bettruhe erforderlich ist. Eine feste Matratze und bestimmte Lagerungen, die eine Entlastung der Wirbelsäule bewirken (Stufenbett), können bereits wesentlich zur Beschwerdenminderung beitragen. Auch eine Streckbehandlung mit zuverlässig und vorsichtig dosierbaren Extensionsgeräten kann die Bandscheiben entlasten.

Eine Entlastung der Wirbelsäule wird auch beim Rückenschwimmen und ganz allgemein im warmen Wasser erreicht; ein warmes Bad bietet dazu den Vorteil einer verspannungslösenden Wirkung auf die Rückenmuskulatur, die auch durch andere Wärmeanwendungen wie Fangopackungen oder Kurzwellenbestrahlung erreicht werden kann. Massagen werden nicht von allen Patienten vertragen: Führt eine Massagebehandlung zur Schmerzverstärkung, sollte man diese nicht fortführen, da in diesen Fällen offensichtlich eine Instabilität der Lendenwirbelsäule vorliegt, die durch die Massage verstärkt werden kann.

Besonders vielfältig sind die Möglichkeiten einer medikamentösen Behandlung. Jedes Schmerzmedikament kann teilweise sogar ursächlich in den Circulus vitiosus der Nervenwurzelirritation eingreifen, der sich am Schmerz der komprimierten Nervenwurzel aufbaut: Schmerz führt zu Muskelverspannungen, diese wiederum zur Bandscheibenkompression mit direkter mechanischer Auswirkung auf die Nervenwurzel. Letztendlich ist es gleichgültig, ob ein Schmerzmedikament als Tablette, Zäpfchen oder Injektion gegeben wird oder ob eventuell sogar eine paravertebrale oder epidurale Injektion eines Lokalanästhetikums erfolgt. Wichtig ist, daß der Schmerz unterbunden wird, um den Circulus vitiosus zu unterbrechen. Auch muskelrelaxierende Medikamente können hier vorteilhaft eingreifen. Obwohl Wirbelsäulenbeschwerden häufig psychosomatische Ursachen haben bzw. durch psychosomatische Veränderungen Verstärkung erfahren können, ist mit der Verschreibung eines Psychopharmakons Vorsicht geboten, wenn man sich nicht über die wirkliche psychische und soziale Situation des Patienten im klaren ist.

Nach Abklingen der Schmerzen sollte eine krankengymnastische Übungsbehandlung zur Kräftigung der Rücken- und Bauchmuskulatur durchgeführt werden, damit die Wirbelsäule künftig durch ein „inneres Mieder" gestützt ist. Ein äußeres Mieder kann zwar die Beschwerden des Patienten vorübergehend mindern, führt aber letztendlich zu einer Atrophie der Rückenmuskulatur.

Die Möglichkeiten konservativer Therapieformen sind äußerst vielfältig: Im Zeitalter wirtschaftlicher Einschränkungen im Gesundheitswesen sollten nur diejenigen Therapiemaßnahmen Anwendung finden, die erfolgversprechend sind und dem Patienten tatsächlich nützen. Konservative Behandlungen lumbaler Wurzelreizsyndrome können in fast allen Fällen ambulant durchgeführt werden. Es ist allerdings in manchen Fällen aus sozialen Gründen oder bei neurologischen Ausfallserscheinungen sinnvoll, eine konservative Behandlung stationär durchzuführen.

Führt eine konserative Behandlung nicht zu einer Besserung, dann sollte eine Computertomographie durchgeführt werden, um eventuell durch eine Operation eine wirtschaftlich und sozial nicht vertretbare lange Behandlungszeit abzukürzen.

5.4.4 Operative Behandlung lumbaler Nervenwurzelkompressionssyndrome

Die Operation eines lumbalen Nervenwurzelkompressionssyndroms ist indiziert, wenn die klinische Untersuchung in Zusammenschau mit den bildgebenden Verfahren den eindeutigen Verdacht eines Bandscheibenvorfalls bzw. anderer Kompressionsmöglichkeiten ergeben hat. In allen Zweifelsfällen entscheidet der klinische Befund. Nicht erst beim Auftreten neurologischer Ausfallserscheinungen besteht eine Operationsindikation, sondern auch beim therapieresistenten, medikamentös nicht dauerhaft beeinflußbaren schmerzhaften Nervenwurzelreizsyndrom.

Eine äußerst dringliche Operationsindikation stellt die sehr seltene plötzliche Kaudalähmung dar (0,5% aller Nervenwurzeldekompressionsoperationen), bei der schnellstmöglich operiert werden sollte, da die Rückbildung der vegetativen Erscheinungen (Blasenstörungen) in direkter Abhängigkeit von der seit Auftreten der Lähmung bis zur Operation verstrichenen Zeit besteht. Ähnlich verhält es sich beim plötzlichen Auftreten von Lähmungserscheinungen bei plötzlicher Schmerzlosigkeit; auch dieser „Wurzeltod" stellt eine dringliche Operationsindikation dar.

Leichtere Lähmungen, massive Schmerzzustände oder Sensibilitätsstörungen ergeben dann eine klare Operationsindikation, wenn sich die segmentale Ausbreitung der Schmerzen oder der Störungen mit den bildgebenden Verfahren in Einklang bringen läßt und ausreichende konservative Behandlungsmaßnahmen keinen Erfolg gezeigt haben.

Erfahrungsgemäß mit schlechten Ergebnissen belastet sind Operationen bei Bandscheibenschäden, die langdauernd Beschwerden gemacht haben und sich nicht durch konservative Behandlung ausreichend über lange Zeit bessern ließen bzw. immer wiederkommen; die schlechten Ergebnisse beruhen wahrscheinlich auf einer langdauernden Nervenwurzelschädigung, die dann operativ nicht mehr beeinflußbar ist. Ähnliches gilt für Patienten, die nach einer perkutanen Nukleotomie oder Chemonukleolyse (siehe S. 138) nicht beschwerdefrei wurden. Vorsicht ist, mit Ausnahme der dringlichen Operationsindikationen, geboten bei Patienten, die erhebliche psychische Veränderungen aufweisen, eine Rente anstreben, die Anerkennung des Bandscheibenvorfalls als Berufsschaden oder Unfall wünschen, oder bei denen ein Sozialgerichtsverfahren läuft; in vielen Fällen muß dieser Patientengruppe unterstellt werden, daß sie von sich aus Beschwerdefreiheit nicht anstrebt und somit zu einer entsprechenden Mitarbeit nach der Operation nicht bereit ist.

Kontraindikationen zur lumbalen Nervenwurzeldekompressionsoperation gibt es verhältnismäßig wenige: schwere Herzerkrankungen, Kreislaufstörungen, schwerer Diabetes mellitus, Gerinnungsstörungen. Einzelheiten des Eingriffs sind in Kapitel 16.5 (siehe S. 346) beschrieben. Obwohl es sich bei der lumbalen Nervenwurzeldekompressionsoperation mit Entfernung von Bandscheibengewebe nicht um einen Eingriff an knöchernen Bestandteilen der Wirbelsäule handelt, kommt es doch zu einer gewissen Gefügelockerung (Instabilität), deren Festigung neben der allgemeinen Wiederherstellung das Ziel der Nachbehandlung sein muß. Nur in außerordentlich seltenen Fällen (0,1%) stellt diese Gefügelockerung eine Indikation zur Verblockungsoperation dar. Verblockungsoperationen (Spondylodesen) sind bei konservativ unbeeinflußbaren Beschwerden beim Wirbelgleiten eher einmal angezeigt.

Nach einer lumbalen Nervenwurzeldekompressionsoperation ist eine strenge Bettruhe eigentlich nicht mehr erforderlich: Wenn die Kreislaufverhältnisse es zulassen, können die Patienten schon bald nach der Operation zum Toilettengang aufstehen, sollten sich aber ansonsten noch etwa eine Woche schonen und auch nach Möglichkeit Bettruhe einhalten. Durch Reizung vegetativer Fasern während der Operation kann es vorübergehend zu Miktionsstörungen kommen, häufiger ist jedoch, daß die Patienten in der postoperativen Phase im Bett nicht urinieren können, so daß man sie zunächst aufstehen lassen sollte, bevor man sich zum Katheterisieren der Blase entschließt. Allerdings können bei Patienten, bei denen ein Kaudasyndrom mit Blasen- und Mastdarmstörungen präoperativ bestanden hat, derartige Miktionsbeschwerden so ausgeprägt sein, daß durch mehrfach tägliches steriles Katheterisieren mit Einmal-Kathetern und durch blasentonisierende Medikamente die Blasenfunktion wieder in Gang gebracht werden muß. Beim Kaudasyndrom können sich zusätzlich ileusartige Darmmotilitätsstörungen finden, deren Behandlung im Rahmen der Querschnittlähmungen beschrieben ist. Im Normalfall einer lumbalen Nervenwurzeldekompressionsoperation dürften sich keine größeren vegetativen Störungen ergeben. Sollte es bei der Operation zu einer Verletzung der Dura mater und damit zum Austritt von Liquor gekommen sein, ist vorübergehende Bettruhe angezeigt, bis die Kopfschmerzen verschwunden sind.

Postoperativ sollte in allen Fällen der lumbalen Nervenwurzeldekompressionsoperation frühzeitig mit krankengymnastischen Übungen begonnen werden, um einer Muskelinaktivität vorzubeugen. Dies ist ganz besonders wichtig, wenn präoperativ Lähmungen bestanden haben. Die nach einer lumbalen Nervenwurzeldekompressionsoperation auftretenden Schmerzen im Rücken und die Restschmerzen in den Beinen sollten entsprechend mit Medikamenten behandelt werden. Eine Nachbehandlung mit Rückenschwimmen bzw. angepaßten Unterwasserbewegungsbädern ist immer sinnvoll.

Wie lange Patienten nach lumbalen Nervenwurzeldekompressionsoperationen stationär behandelt werden, hängt von den Möglichkeiten der stationären und ambulanten Nachbehandlung ab, durchschnittlich erfolgt die Entlassung eine Woche nach der Operation. Abhängig von ihrer beruflichen Tätigkeit sollten die Patienten 4 bis 6 Wochen nach der Operation wieder ihrer Arbeit nachgehen. Insgesamt empfiehlt sich eine gewisse körperliche Schonung für ein halbes Jahr, wobei insbesondere schweres Heben und Heben aus gebückter Stellung sowie längeres Sitzen vermieden werden sollten. Auftretende Rückenschmerzen durch Überlastung der Wirbelgelenke und der Rückenmuskulatur signalisieren in der Regel frühzeitig, wann eine Tätigkeit ungeeignet ist.

Die Ergebnisse der lumbalen Nervenwurzeldekompressionsoperationen sind in über 70% der Fälle gut bis sehr gut, insgesamt werden etwa 90% aller Patienten postoperativ beschwerdefrei oder die Beschwerden haben sich zumindest wesentlich durch die Operation gebessert, wenn sie indiziert war. In etwa 15% der Fälle sind irgendwann einmal Nachoperationen erforderlich, wobei diese im gleichen Segment, aber auch im Segment darüber oder darunter bzw. auf der anderen Seite notwendig sein können. Die Indikation zur Nachoperation ist immer dann zu stellen, wenn nach der Erstoperation beschwerdefreie Patienten *plötzlich* wieder Beschwerden entwickeln und die bildgebenden Verfahren einen Rezidivprolaps oder einen Bandscheibenvorfall an einer anderen Bandscheibe erkennen lassen. Erfahrungsgemäß ist die Beurteilung von Computertomogrammen und Magnetresonanztomogrammen an operierten Patienten deutlich erschwert. Die auf diesen Aufnahmen häufig beschriebenen Narben oder „Wucherungen" sind unbedeutend und auch bei beschwerdefreien Patienten, bei denen bildgebende Verfahren angewandt werden, zu beobachten. Die Bedeutung dieser regelhaft auftretenden Narben beruht lediglich darin, daß sie beim Auftreten eines Rezidivprolapses das Ausweichen des Nervengewebes verhindern. Diese in den bildgebenden Verfahren nachweisbaren Narben machen üblicherweise keine Beschwerden.

Das Syndrom des engen lumbalen Spinalkanals sollte dann operiert werden, wenn konservative Behandlungen keine Besserung bringen. Die Problematik ist, daß selten neurologische Ausfälle bestehen und häufig auch keine sichere segmentale Zuordnung möglich ist. Auch wenn die Laminektomie, also die Entfernung von Wirbelbögen, als geeignete Maßnahme zur Dekompression bei einem zu engen Spinalkanal erscheint, birgt diese doch die Gefahr späterer Instabilität, so daß grundsätzlich nur eine Hemilaminektomie – meist über zwei Segmente – auf der Seite durchgeführt werden sollte, auf der die Beschwerden beim Syndrom des engen Spinalkanals verstärkt auftreten. Es kann auf diese Weise auch das bei älteren Patienten häufig verdickte Ligamentum flavum – wenn nötig bis zur Gegenseite – entfernt werden. Beim Syndrom des engen Spinalkanals wird man nur ausnahmsweise eine Ausräumung von Bandscheibenräumen durchführen, wichtiger ist die knöcherne Dekompression, allerdings ohne die Wirbelgelenke zu zerstören.

5.4.5 Perkutane Operationsverfahren

Wie bereits oben dargestellt, ist die Indikation zur lumbalen Nervenwurzeldekompressionsoperation nur dann zu stellen, wenn entsprechende Raumbeengungen im Spinalkanal eine Nervenwurzelkompression bedingen; diese sind am häufigsten freie oder subligamentäre Bandscheibensequester, manchmal das Zusammenwirken von Bandscheibenprotrusionen mit gleichzeitiger knöcherner Enge. Somit sind diese nur durch eine offene Dekompressionsoperation zu beseitigenden Raumforderungen keine Indikation für Verfahren, die lediglich eine Druckminderung im Bandscheibenkern bewirken. Dabei ist es unerheblich, ob diese Druckminderung im Bandscheibenkern dadurch herbeigeführt wird, daß dieser auf chemischem Wege **(Chemonukleolyse)** oder **mechanisch** durch Entfernen von Gewebe mittels Faßzangen oder durch **Verdampfen mit Laser** verkleinert wird. Perkutane Verfahren zeichnen sich dadurch aus, daß von einem lateralen Zugang unter Durchleuchtungskontrolle in den Bandscheibenraum ventral der Nervenwurzel eingegangen und auf diese Weise Gewebe entfernt wird. Naturgemäß können damit Bandscheibensequester oder knöcherne Veränderungen nicht entfernt werden, im ungünstigsten Fall besteht sogar die Möglichkeit, daß durch das Zusammensintern der Bandscheibe nach Entfernen von Gewebe aus dem Bandscheibenkern die knöchernen Verhältnisse für die komprimierte Nervenwurzel zu eng werden. Die perkutanen Verfahren sind also in ihrer Indikation keineswegs mit der offenen lumbalen Nervenwurzeldekompressionsoperation gleichzusetzen oder können diese ersetzen. Die Erfahrungen der letzten Jahre haben gezeigt, daß die perkutanen Operationsverfahren sich allenfalls für Patienten eignen, die unter nicht in die Beine ausstrahlenden Rückenschmerzen bei medialen Bandscheibenvorwölbungen leiden. Mediale Bandscheibenvorfälle sollte man nach Möglichkeit nicht offen dekomprimieren, da diese Patienten häufig eine Instabilität entwickeln; dies trifft natürlich nur für die Fälle zu, in denen nicht erhebliche neurologische Ausfallserscheinungen wie zum Beispiel beim Kaudasyndrom bestehen.

6 Spinale Tumoren

Unter spinalen Tumoren versteht man diejenigen Tumoren, die im Bereich des Wirbelkanals wachsen und die Funktionen des Rückenmarks beeinträchtigen. Eine Gleichsetzung der Begriffe „Rückenmarkstumor" und „spinaler Tumor" gehört zum täglichen Sprachgebrauch der Klinik, doch versteht man unter Rückenmarkstumoren im engeren Sinn, d.h. in pathologisch-anatomischer Sicht, nur solche Geschwülste, die ihren Ausgang vom Rückenmarksgewebe selbst nehmen.
Im weiteren Sinn werden auch noch die Tumoren der Rückenmarkshäute und der Spinalnervenwurzeln als Rückenmarkstumoren aufgefaßt.
Rückenmarksstumoren und Geschwülste der Rückenmarkshäute und Spinalnervenwurzeln sind relativ selten: Auf 100000 Einwohner kommen etwa 1–2 derartige Tumoren pro Jahr. Der Häufigkeitsgipfel liegt im mittleren Lebensalter; bei Kindern sind spinale Tumoren sehr selten. Die Metastasen bösartiger Tumoren, die sich in Wirbeln ansiedeln, kommen erfahrungsgemäß wesentlich häufiger vor als die Rückenmarkstumoren, verursachen aber nicht immer neurologische Störungen und werden erst recht nicht immer (vom Neurochirurgen) operiert, so daß es keine verläßlichen Häufigkeitsangaben gibt. Gegenüber den Metastasen in Wirbeln werden die eigentlichen Wirbeltumoren (Osteome, Osteosarkome) in verschwindend geringer Zahl gesehen.

6.1 Pathologische Anatomie

Die Einteilung spinaler Tumoren geschieht sowohl hinsichtlich ihrer Lokalisation als auch ihrem histologischen Aufbau. Wir unterscheiden bei der Lokalisation das Verhältnis des Tumors zum Rückenmark und die Stelle im Wirbelkanal, wo der Tumor wächst. Die Lokalisation wird in der Regel durch Angabe derjenigen Wirbel bezeichnet, in deren Höhe die Geschwulst gefunden wird. Über die Hälfte aller spinalen Tumoren findet sich im Bereich der Brustwirbelsäule, der Rest in etwa gleichmäßig auf Hals- und Lendenwirbel verteilt; insgesamt gesehen besteht ein ungefähres Verhältnis zwischen Anzahl der Wirbel in den einzelnen Wirbelsäulenabschnitten und der Häufigkeit des Tumorsitzes.

In der Beziehung zwischen Rückenmark und spinalen Tumoren stellt die Dura mater spinalis, die harte Rückenmarkshaut, eine gewisse Barriere dar. Man unterscheidet (Abb. 6-1):

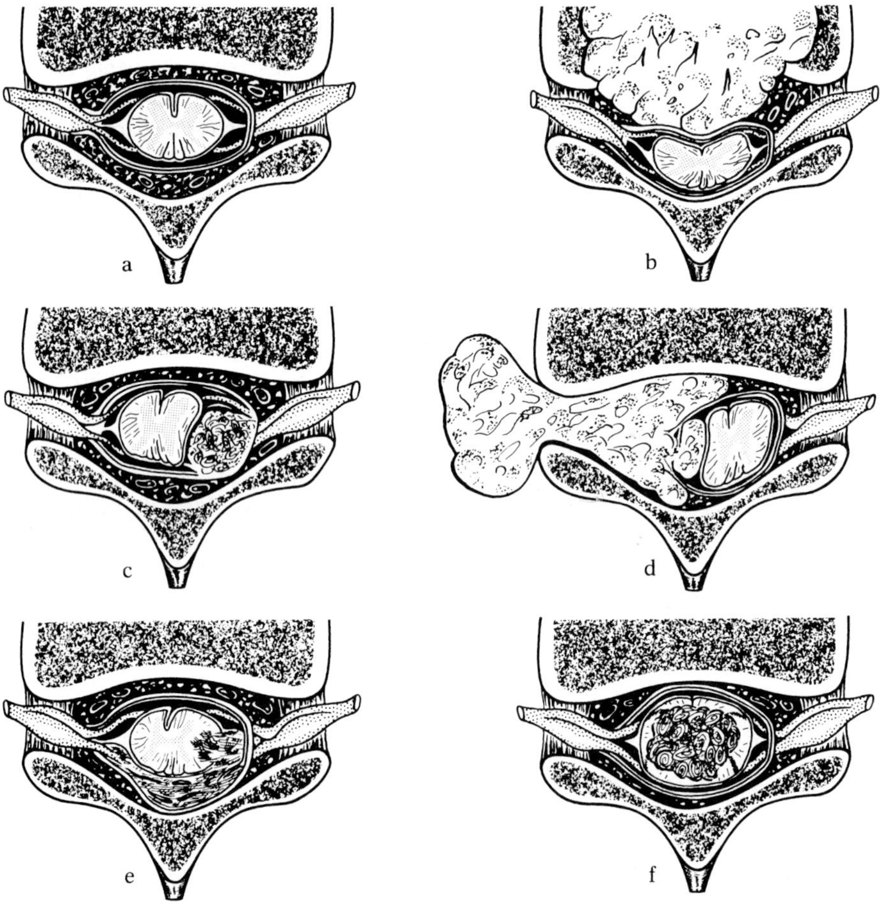

Abb. 6-1 Schematische Darstellung spinaler Tumoren. (Nach: *Schäfer* und *Weber* in: *Bushe-Glees:* Chirurgie des Gehirns und Rückenmarkes im Kindes- und Jugendalter)
(a) Normalbefund (b) extraduraler, vom Wirbekörper ausgehender Tumor (c) intraduraler, extramedullärer Tumor (d) Sanduhrneurinom (e) intraduraler, auf das Rückenmark übergreifender Tumor (f) intramedullärer Tumor, sogenanntes Stiftgliom.

- extradurale Tumoren
- intradurale Tumoren:
  - extramedulläre (außerhalb des Rückenmarks wachsende) Tumoren
  - intramedulläre (innerhalb des Rückenmarks wachsende) Tumoren.

Das Verhältnis des Tumors zum Rückenmark ist von Bedeutung für die Operabilität und zum Teil auch die klinische Symptomatik.

Extradural wachsen in erster Linie Metastasen von Bronchial-, Mamma-, Prostatakarzinomen, dem Plasmozytom und dem Nierenzellkarzinom; aber auch andere Tumoren können Metastasen in die Wirbelsäule absiedeln. Man unterscheidet dabei osteolytische und osteoplastisch wachsende Metastasen. **Osteolytische** lösen die Wirbelsubstanz auf (Abb. 6-2); bei irgendeiner Bewegung oder Belastung kommt es zur Spontanfraktur, wobei plötzliche Querschnittlähmungen auftreten können; **osteoplastische** Metastasen (Abb. 6-3) wachsen unter Umständen ebenso wie primäre, die Wirbel befallende Knochengeschwülste (Osteome, Osteosarkome), raumfordernd in den Spinalkanal hinein.

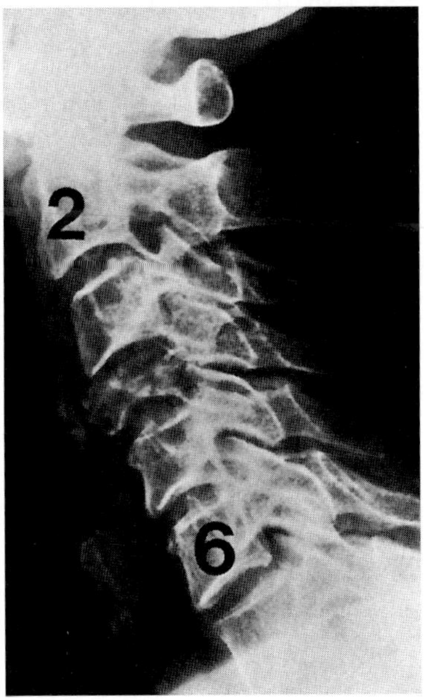

Abb. 6-2 Osteolytische Metastase im 4. Halswirbelkörper.

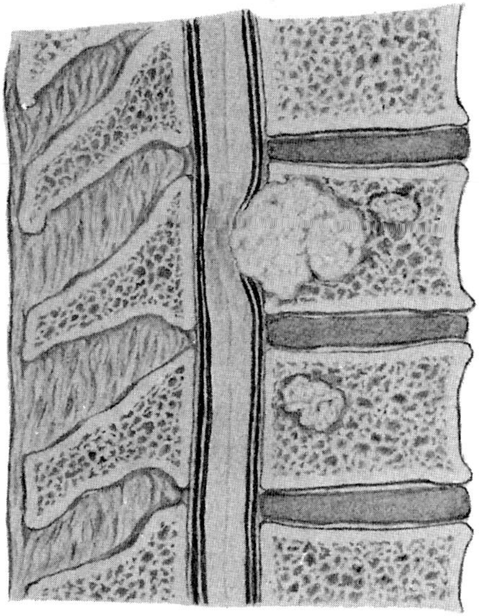

Abb. 6-3 Osteoplastische Wirbelmetastasen (nach *Netter*).

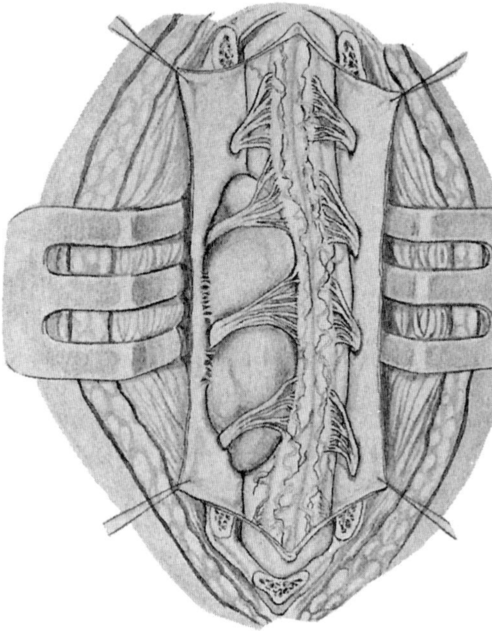

Abb. 6-4 Intradural gelegenes Meningeom (nach *Netter*).

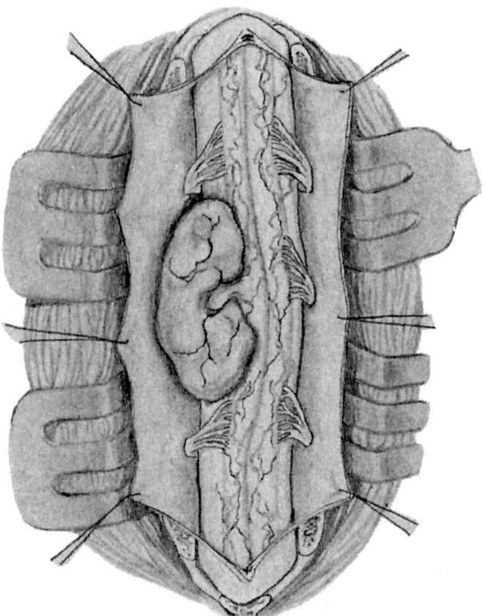

Abb. 6-5 Intradural gelegenes Neurinom, von einer Spinalnervenwurzel ausgehend (nach *Netter*).

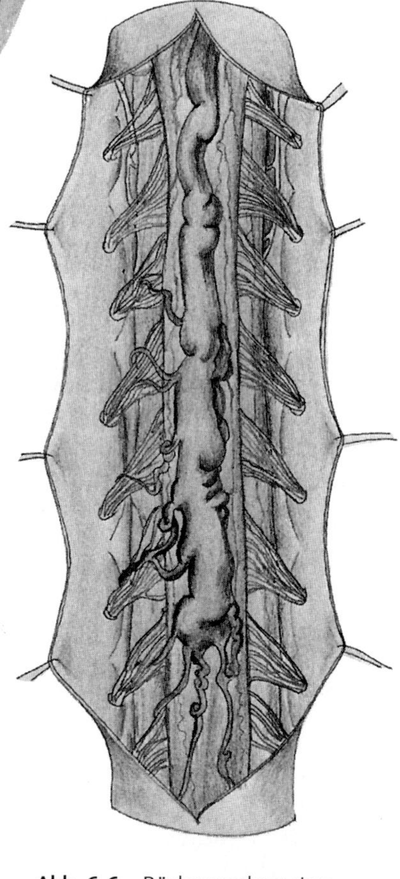

Abb. 6-6 Rückenmarksangiom (nach *Kempe*).

Sowohl extra- als auch intradural können die häufigsten gutartigen Rückenmarkstumoren gelegen sein, nämlich die Meningeome und Neurinome. **Meningeome** (Abb. 6-4) wachsen an den Rückenmarkshäuten; das erklärt die Möglichkeit sowohl extra- als auch intraduraler Ausbreitung. Unter den eigentlichen Rückenmarkstumoren machen die Meningeome ebenso wie die Neurinome etwa je ein Viertel aus. Die **Neurinome** wachsen als „Nervengeschwülste" an den Spinalnervenwurzeln (Abb. 6-5), können somit ebenfalls extra- und/oder intradural gelegen sein. Häufig entwickeln sie sich auch als sogenannte Sanduhrgeschwulst durch ein Zwischenwirbelloch (siehe Abb. 6-1d) und erreichen oft außerhalb des Wirbelkanals ein noch größeres Wachstum als innerhalb. Sowohl extra- als auch intradural finden sich **spinale Angiome,** sogenannte Gefäßgeschwülste (Abb. 6-6); sie sind jedoch wesentlich seltener als die Neurinome und Meningeome und stellen auch keine Tumoren im eigentlichen Sinne dar.

Alle Tumoren, die ihren Ausgang vom Rückenmark selbst nehmen, wachsen **intradural.** Als wichtigste sind hier die **Gliome** mit ihren verschiedenen histologischen Untergruppen zu nennen, die außerhalb und innerhalb des Rückenmarks wuchern können (Abb. 6-7): Spongiobla-

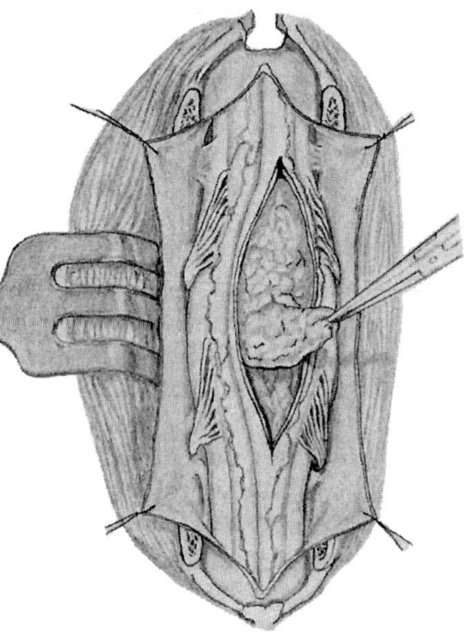

Abb. 6-7 Intramedullärer Tumor, „Stiftgliom" (nach *Netter*).

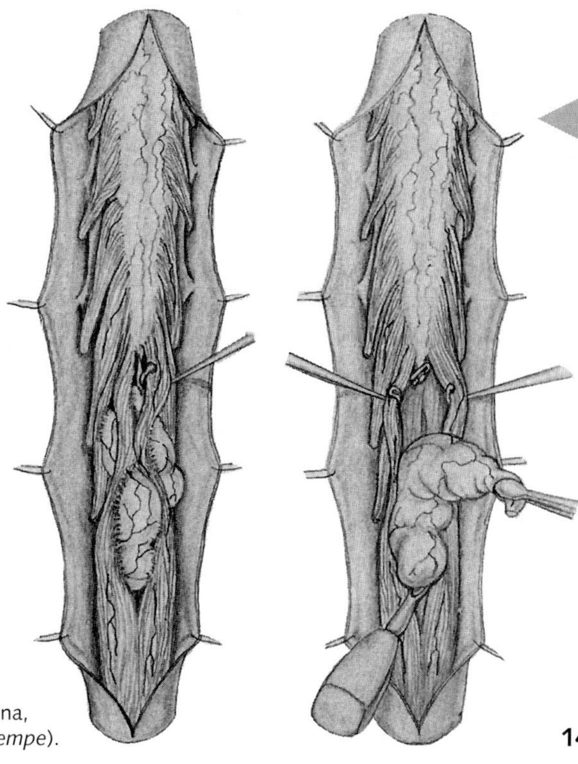

Abb. 6-8 Ependymom in der Cauda equina, vom Conus medullaris ausgehend (nach *Kempe*).

stome, Astrozytome. Die **Ependymome** sind häufig im Bereich des Rückenmarkendes lokalisiert (Abb. 6-8). Metastasen zerebraler Medullo- und Glioblastome finden sich sowohl extra- als auch intramedullär.

Der Vollständigkeit halber sei auf die Möglichkeit einer spinalen Raumforderung mit Kompression des Rückenmarks durch nicht tumoröse Prozesse hingewiesen: Absiedelungen von Parasiten im Wirbelkanal, epi- und subdurale Eiteransammlungen (Empyeme) und Hämatome. Sie alle sind Raritäten!

6.2 Symptomatik

Sofern nicht durch Spontanfrakturen osteolytischer Metastasen in den Wirbelkörpern das klinische Bild durch plötzliche Schmerzen oder Querschnittlähmungen bestimmt wird, sind die ersten Symptome eines spinalen Tumors meist so uncharakteristisch, daß an die Möglichkeit kaum gedacht wird, zumal diese Tumoren ohnehin relativ selten sind.

Als häufigstes Erstsymptom finden sich **Schmerzen;** diese können je nach Tumorsitz ein Zervikalsyndrom, Gürtelrose, Angina pectoris, Hexenschuß, Ischialgie und andere mehr oder weniger lokalisierte Schmerzsyndrome vortäuschen. Schmerzen als Erstsymptome finden sich besonders bei Tumoren außerhalb des Rückenmarks, wo also Spinalnervenwurzeln und die schmerzempfindliche spinale Dura mater gereizt werden. Die Schmerzen verschlimmern sich häufig beim Pressen, Husten und Niesen, ähnlich wie bei den Bandscheibenvorfällen.

Das zweithäufigste Erstsymptom eines spinalen Tumors sind **Bewegungsstörungen,** deren Ausprägung wiederum in hohem Maße vom Sitz des Tumors abhängig ist. An dritter Stelle der Häufigkeit der Erstsymptome stehen die verschiedenen Möglichkeiten von **Gefühlsstörungen,** die manchmal durch ihre Grenze gegenüber den darüberliegenden „normalen" Gefühlszonen ein Querschnittniveau erkennen lassen. Blasen- und Mastdarmstörungen als Erstsymptom sind sehr selten.

Die Symptomatik wird zu Beginn meist von einer Reizung bzw. direkten Kompression der Spinalnervenwurzeln, der harten Rückenmarkshaut und des Rückenmarks bestimmt. Später folgt eine Drosselung der Blutzufuhr zum Rückenmark, wodurch eine plötzliche Verschlimmerung der Symptomatik bedingt werden kann. Während das Rückenmark einer direkten Kompression relativ lange standhalten kann, führt eine Unterbrechung der Blutversorgung binnen kürzester Zeit zu irreversiblen Schädigungen, zur Myelomalazie.

Die in der Regel uncharakteristische Symptomatik spinaler Tumoren erschwert ihre rechtzeitige Diagnose und führt so zu einer Verschlechterung der Prognose, oft auch bei gutartigen Rückenmarkstumoren.

6.3 Diagnostik spinaler Tumoren

Neben der genauen klinisch-neurologischen Untersuchung, durch die unter Umständen schon eine recht exakte Höhenlokalisation der Schädigung des Rückenmarks möglich sein kann, müssen in allen Fällen **Röntgenaufnahmen** der Wirbelsäule angefertigt werden. Hierbei lassen sich in manchen Fällen Knochenmetastasen oder durch einen Tumor verursachte Aufweitungen des Spinalkanals erkennen. In Zweifelsfällen werden Schichtaufnahmen weiterhelfen, zur differentialdiagnostischen Unterscheidung degenerativer von z. B. metastasenbedingten Wirbeldestruktionen eignet sich hervorragend die Knochenszintigraphie, die tumoröse Veränderungen an Wirbeln unter Umständen schon Wochen, bevor man sie im Röntgenbild sieht, erkennen läßt (Abb. 6-9).

Die derzeit besten diagnostischen Aussagen bei spinalen Tumoren ermöglicht die **Magnetresonanztomographie** (Abb. 6-10). Dabei lassen sich nicht nur die anatomischen Beziehungen hervorragend darstellen, sondern es ist auch fast immer eine exakte segmentale Zuordnung möglich. Letzteres kann bei der Computertomographie (Abb. 6-11) schwierig sein; die Darstellung intramedullärer Tumoren gelingt mit der Computertomographie nur indirekt durch die Markverdickung oder un-

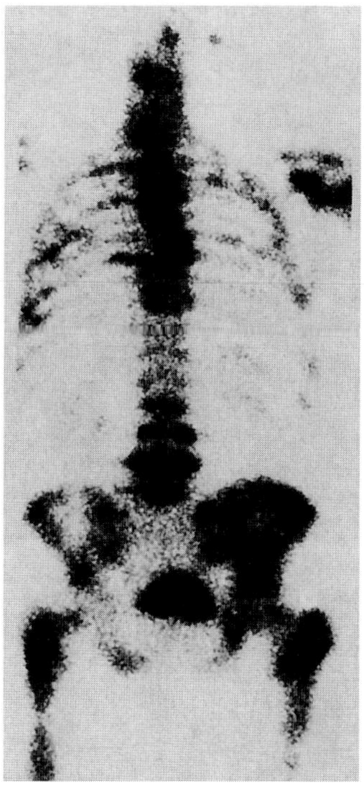

Abb. 6-9 Knochenszintigramm bei multiplen Metastasen eines Prostatakarzinoms in die Wirbel, das Becken und Schulterblatt (vgl. Abb. 3-23).

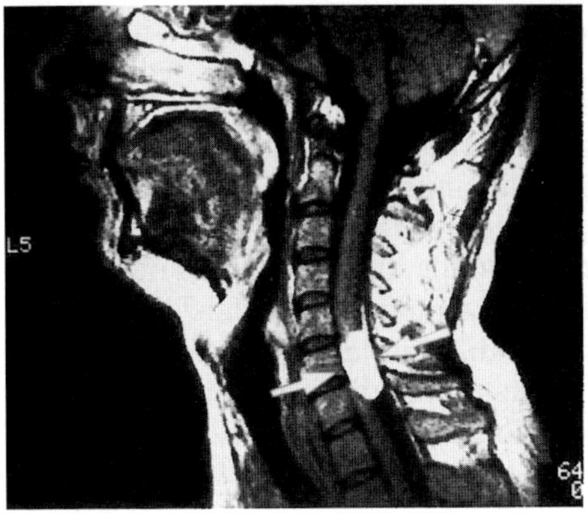

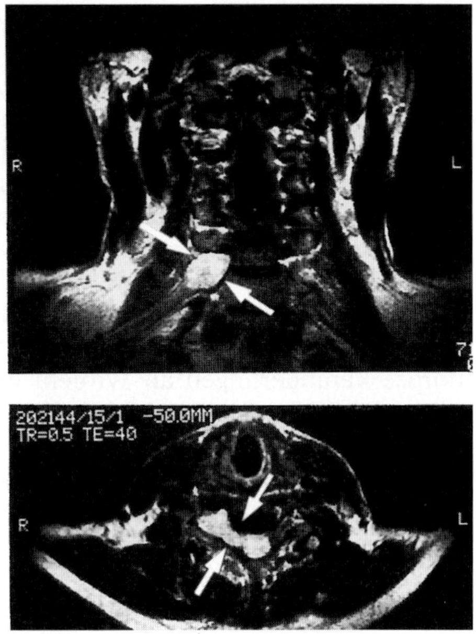

Abb. 6-10 Magnetresonanztomogramm (T1) mit Kontrastmittel bei Neurinom (Pfeile) der Nervenwurzel C7.

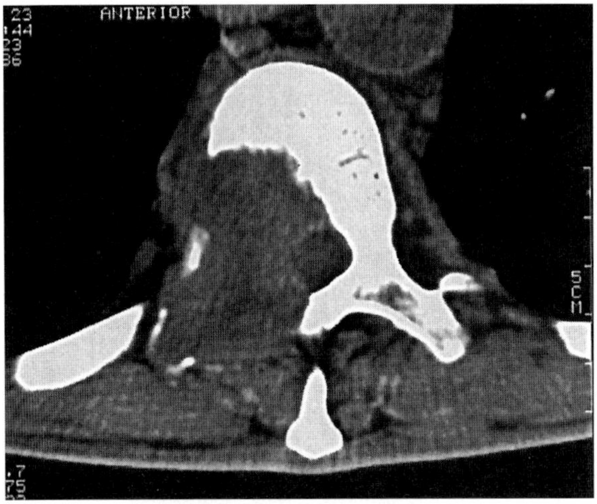

Abb. 6-11 Computertomogramm bei Destruktion des 6. Brustwirbels infolge Tumormetastasierung.

sicher bis gar nicht. Bei akuten tumorbedingten Querschnittlähmungen eignet sich auch heute noch die Myelographie zur schnellen segmentalen Lokalisation der Ursache der Querschnittlähmung; Rückschlüsse auf genaue Lagebeziehungen zu Dura mater und Rückenmark sind dabei schwierig, die Art des Tumors festzustellen in der Regel nicht möglich. Im Rahmen einer Myelographie kann eine Liquoruntersuchung erfolgen, die im Falle des Vorliegens eines spinalen Tumors erhöhte Eiweißwerte bis hin zum sog. Sperrliquor ergeben kann. Eine Komplikation der Liquorentnahme von lumbalö ist die sog. **spinale Einklemmung** infolge Liquorverlustes in die Umgebung der Punktionsstelle an der Dura mater, so daß das Rückenmark ein wenig nach unten rutscht und so vom Tumor eingeklemmt wird. Die spinale Einklemmung macht sich klinisch durch akute Verschlechterung der Querschnittlähmung bemerkbar und bedarf sofortiger operativer Entlastung.

Steht schließlich aufgrund der verschiedenen Untersuchungen die Diagnose „spinaler Tumor" fest, und ist durch exakte neurologische und neuroradiologische Untersuchungen die Segmenthöhe des Prozesses festgestellt worden, kann der Patient operiert werden.

6.4 Operation spinaler Tumoren

Nach einem Hautschnitt über den entsprechenden Wirbeldornfortsätzen werden die Wirbelbögen durch Beiseitedrängen der Muskulatur freigelegt. Nach Entfernung der Dornfortsätze und der Wirbelbögen **(Laminektomie)** erfolgt die Tumorexstirpation, die sich je nach Lage des Tumors mehr oder weniger schwierig gestaltet, vorausgesetzt, daß der betreffende Tumor überhaupt operabel ist.

Inoperabel sind in den meisten Fällen Metastasen in den Wirbelkörpern, hier kann allenfalls eine sogenannte **Entlastungslaminektomie** durchgeführt werden, die fast nie erfolgreich ist. In Einzelfällen können Wirbelkörperersatzoperationen durchgeführt werden. Intramedulläre Tumoren sind meist nur bedingt operabel bzw. können auch mit mikrochirurgischen Methoden nicht vollständig entfernt werden.

Der überwiegende Teil der gutartigen Rückenmarkstumoren kann vollständig entfernt werden. Um möglichst schonend präparieren zu können, werden intradurale Tumoren unter dem Operationsmikroskop operiert. Oft ist es dadurch möglich, den operativen Zugang sehr klein zu wählen, so daß man mit einer **Hemilaminektomie** (halbseitige Wegnahme eines Wirbelbogens ohne Entfernung des Dornfortsatzes) auskommt, was der Stabilität der Wirbelsäule dient. Von besonderer Bedeutung ist das bei Kindern und Jugendlichen, deren Wirbelsäulenentwicklung noch nicht abgeschlossen ist. Zwar sind spinale Tumoren bei dieser Altersgruppe ausgesprochene Seltenheiten, doch führen ausgedehnte Eingriffe zu erheblichen Wirbelsäulendeformierungen.

Eine **Bestrahlungsbehandlung** inoperabler bzw. maligner spinaler Tumoren schädigt das Rückenmark mit; einige Zeit nach der Bestrahlung kommt es so zur Strahlen-Myelopathie mit Lähmungserscheinungen. Von Ausnahmefällen abgesehen, muß deshalb eine Bestrahlungsbehandlung fast immer unterbleiben. Eine zytostatische bzw. immunsuppressive Therapie kommt bei extradural gelegenen Metastasen und malignen Geschwülsten je nach Lage des Falles eventuell anstelle einer Operation oder als zusätzliche Maßnahme postoperativ in Frage. Bei den vom Rückenmark selbst ausgehenden malignen Tumoren ist bisher noch keine erfolgversprechende zytostatische Therapie bekannt.

6.5 Nachbehandlung

Die Nachbehandlung operierter spinaler Tumoren ist sehr zeitaufwendig. Die Patienten müssen darüber eingehend unterrichtet werden, daß sie diese Zeit, in der die Genesung fast unmerklich langsam voranschreitet, psychisch durchstehen müssen. Die Betreuung der Patienten mit spinalen Tumoren erfordert somit in vieler Beziehung einen hohen Aufwand, der jedoch durch die guten Ergebnisse gerade bei den gutartigen Rückenmarkstumoren voll gerechtfertigt ist.

Wenn spinale Tumoren nicht mehr operabel sind – z.B. bei multiplen Metastasen der Wirbelsäule – oder wenn ein operativer Eingriff zu spät erfolgt, oder, weil ein zwar operierter, aber maligner Tumor trotz eventueller Bestrahlung weiterwächst, kann das Vollbild einer Querschnittlähmung resultieren. Beruht diese auf dem Wachstum bösartiger Geschwülste, werden die betroffenen Patienten in der Regel zu Dauerpflegefällen, eine Rehabilitationsbehandlung ist dann unmöglich. Die pflegerische Betreuung besteht dabei neben der psychischen Stützung im wesentlichen in der Lagerungs- und Übungsbehandlung zur Verhinderung von Dekubitus und Pneumonie. Da diese Patienten meist in schlechter körperlicher Verfassung sind, wird man mit ihnen das sonst für Querschnittgelähmte unabdingbare „Blasentraining" (siehe S. 168) nicht durchführen können, so daß diese unheilbar Kranken wohl in der Regel mit Blasendauerkathetern mit all ihren Nachteilen versorgt werden.

Patienten mit gutartigen Tumoren oder anderen raumfordernden Prozessen, bei denen sich trotz Operation eine Querschnittlähmung nicht zurückbildet, sind grundsätzlich rehabilitationsfähig. Mit ihnen hat die gleiche intensive Behandlung und Rehabilitation wie mit verletzungsbedingten Querschnittgelähmten zu erfolgen – günstigenfalls in einem Querschnittgelähmten-Rehabilitationszentrum. Einzelheiten sind im Kapitel 7.3 beschrieben.

Für Patienten, bei denen ein spinaler Tumor gutartig war und rechtzeitig operiert wurde, bestehen alle Chancen zur vollständigen Wiederherstellung. Freilich können auch bleibende Schäden unterschiedlichen Ausmaßes zurückbleiben.

Die ersten Stunden und Tage nach einer Operation am Rückenmark können eine Reihe von Komplikationen bringen, die dem sogenannten spinalen Schock nach Rückenmarksverletzungen (siehe S. 162 u. 165) durchaus ähnlich sind. Mit dem Auftreten solcher Komplikationen ist auch bei schonendster Operation zu rechnen; es darf nicht als Zeichen einer Verschlechterung aufgefaßt werden, vielmehr ist es dringend erforderlich, dem Patienten diese Möglichkeit – schon präoperativ! – deutlich darzulegen, damit nicht durch mangelnde Mitarbeit des Patienten die Lage verschlechtert wird.

Bedeutungsvolle Komplikationen nach Rückenmarksoperationen sind Darmlähmungen und Blasenentleerungsstörungen. Letztere können durch mehrfaches Katheterisieren mit Einmal-Kathetern unter sterilen Bedingungen bzw. in leichteren Fällen auch durch tonisierende Medikamente wie Ubretid® oder Doryl® behoben werden. Eine postoperativ auftretende Darmatonie, die sich sogar als vollständiger paralytischer Ileus präsentieren kann, erfordert vorübergehend parenterale Ernährung. In schweren Fällen muß eine Ablaufsonde gelegt werden, in leichteren Fällen sollte nur eine leicht verdauliche, möglichst wenig voluminöse Nahrung verabreicht werden. Medikamentös kommt die Stimulation der Darmtätigkeit mit Prostigmin und Panthenol in Frage. Eine eventuelle Stuhlverhaltung im Enddarm muß manuell ausgeräumt werden. Auch nach Abklingen der Darmatonie ist der regelmäßigen Stuhlentleerung große Bedeutung zu schenken.

Die Wiederkehr motorischer Funktionen wird durch geeignete krankengymnastische Übungen unterstützt: passive Bewegungsübungen verhindern Gelenkskontrakturen, aktive – auch unter Wasser – kräftigen die noch geschwächten Muskelgruppen. Mehrfaches Umlagern von Patienten, die dazu nicht selbst in der Lage sind, kann Darmatonie, Pneumonie und Dekubitus vorbeugen. Durch spinale Tumoren und auch nach ihrer Entfernung kann es zu spastischen Lähmungen und schmerzhaften sogenannten spinalen Automatismen kommen. Hier haben sich die Medikamente Baclofen (Lioresal®), Dantrolen (Dantamacrin®) sowie Memantine (Akatinol®) und Tizanidin (Sirdalud®) hervorragend bewährt. In seltenen Fällen kann die Spastik so ausgeprägt sein, daß operative Eingriffe erforderlich werden.

Neben früher Diagnosestellung und dadurch frühzeitiger operativer Behandlung sichert gerade bei den spinalen Tumoren eine wirkungsvolle, aber auch zeitaufwendige Nachbehandlung befriedigende Erfolge.

7 Verletzungen von Wirbelsäule und Rückenmark

Eine Gewalteinwirkung auf die Wirbelsäule kann Wirbel, Rückenmark, die Bänder der Wirbelsäule, die Bandscheiben und die umgebenden Muskeln schädigen. Im Einzelfall ist eine Vorhersage, wo sich die Schädigung am meisten auswirkt, nicht möglich. Man kann davon ausgehen, daß bei etwa einem Viertel aller Wirbelfrakturen durch Mitschädigung des Rückenmarks oder der spinalen Nervenwurzeln neurologische Ausfallserscheinungen zu erwarten sind. Relativ selten sind traumatische Rückenmarksschädigungen ohne Wirbelfraktur oder -luxation, in den meisten Fällen sind sie zumindest mit einer Verletzung des Bandapparats der Wirbelsäule vergesellschaftet.

7.1 Wirbelfrakturen und -luxationen

Verletzungen von Wirbeln entstehen in der Regel entweder durch Kompression/Stauchung oder als sogenanntes Hyperextensions-Flexions-Trauma. Je nach Ablauf der Gewalteinwirkung kann es zur Mitbeteiligung der Bandscheiben und der verschiedenen Bänder der Wirbelsäule kommen; in solchen Fällen sind die zu beobachtenden Wirbelbrüche (Abb. 7-1) oft instabil mit der Gefahr, daß sekundär das Rückenmark geschädigt wird. **Stauchungs-** und **Kompressionsfrakturen** (Abb. 7-2) hingegen sind meist so stabil, daß eine weitere Rückenmarksschädigung nicht möglich ist; sie kommen auch manchmal infolge vorbestehenden Tumorbefalls des Wirbels als sogenannte Spontanfrakturen vor. In jedem Fall ist von einer Instabilität der Fraktur auszugehen und entsprechende Vorsicht bei Lagerung und Transport geboten! Hyperextensions-Flexions-Traumen sind am häufigsten an der frei beweglichen Halswirbelsäule zu beobachten und führen meist zur **Luxationsfraktur** (Abb. 7-3); das Rückenmark kann hierbei durch Überdehnung oder Einklemmung mitbeschädigt werden, Reizzustände an den Nervenwurzeln sind häufig.

Wie Abb. 7-4 zeigt, sind Wirbelfrakturen an der oberen Lendenwirbelsäule bzw. dem Übergang von der Brustwirbel- zur Lendenwirbelsäule am häufigsten.

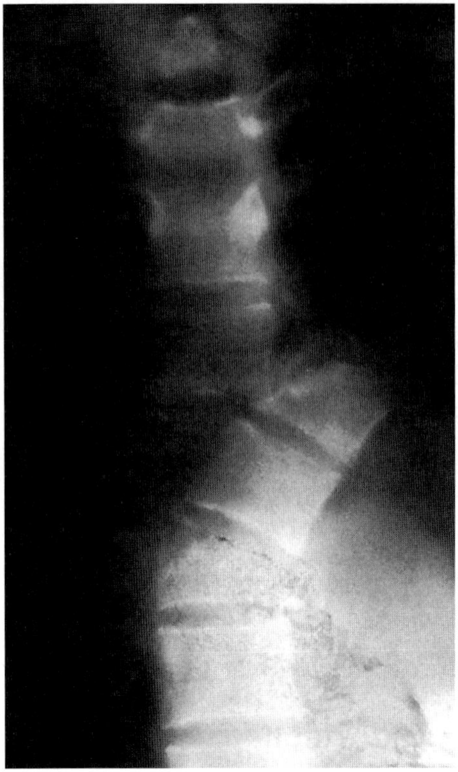

Abb. 7-1 Dislozierte Fraktur der Brustwirbelsäule.

Wirbelfrakturen und/oder -luxationen lassen sich klinisch nur verdachtsweise feststellen: Bei begleitender Querschnittslähmung sind sie wahrscheinlich; wenn keine neurologischen Ausfälle bestehen, können Schmerzen und Bewegungsblockierung des betroffenen Wirbelsäulenabschnittes auf eine Wirbelfraktur oder -verrenkung hinweisen. Insbesondere im Halswirbelsäulenbereich kann eine Nervenwurzelreizung immer als hochgradiges Verdachtszeichen einer Wirbelkörperhinterkantenabsprengung angesehen werden.

Typische, zur Wirbelverletzung führende Gewalteinwirkungen sind: Sturz aus größerer Höhe, Kopfsprünge in zu flache Gewässer, Unfälle von Autoinsassen. An eine Mitverletzung der Wirbelsäule ist grundsätzlich bei jeder Gewalteinwirkung auf den Rücken, den Kopf und Hals sowohl direkt als auch indirekt zu denken. Insbesondere müssen solche Überlegungen auch bei bewußtlosen Verletzten angestellt werden.

Die in ihren klinischen Auswirkungen vergleichsweise harmlosen Dorn- und Querfortsätze imponieren durch erhebliche, bei Bewegung

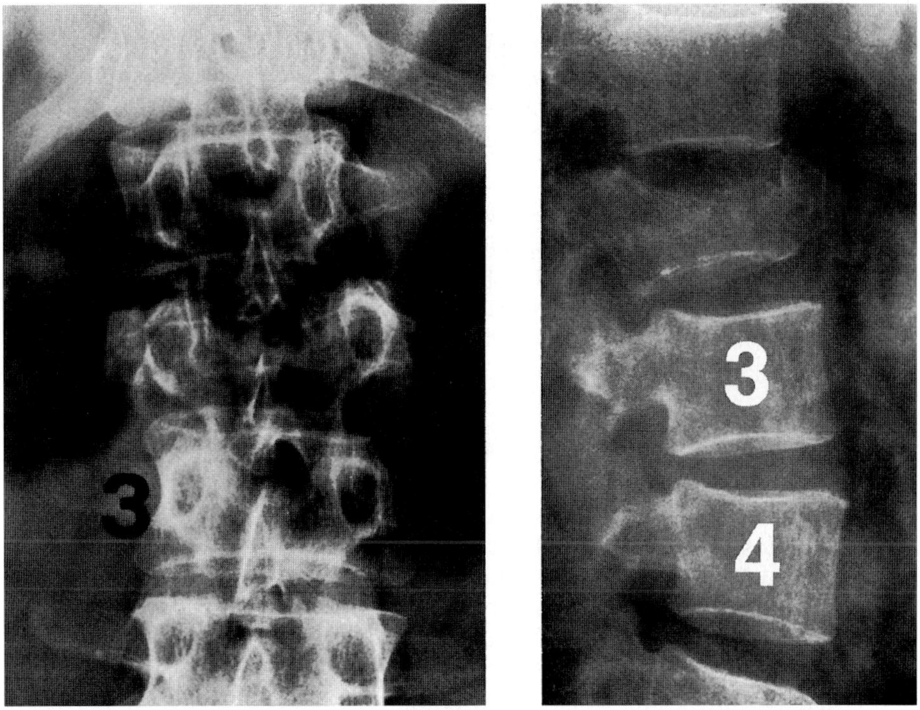

Abb. 7-2 Kompressionsfraktur des 2. Lendenwirbelkörpers.

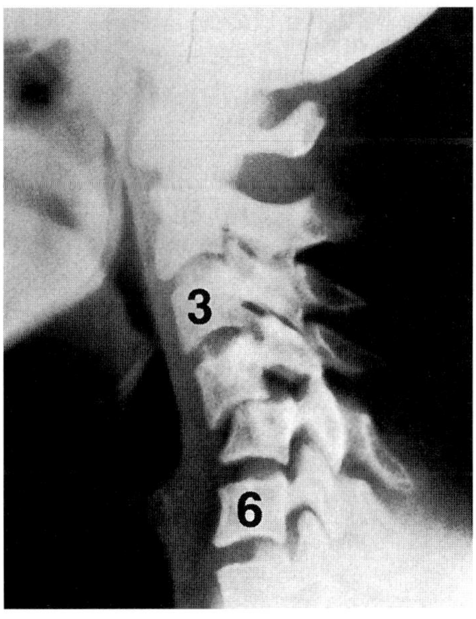

Abb. 7-3 Verhakte Luxationsfraktur zwischen 4. und 5. Halswirbel.

sich verstärkende lokalisierte Schmerzen, die durch äußeren Fingerdruck provoziert werden können.

Eine sichere **Diagnose** einer Wirbelfraktur oder -luxation ist nur im Röntgenbild möglich, wobei manchmal erst Spezial- und Schichtaufnahmen den klinischen Verdacht bestätigen können.

> Bei allen Patienten mit Verdacht auf einen Wirbelbruch oder eine Wirbelluxation muß die Wirbelschädigung so lange als sicher angesehen werden, bis durch röntgenologische, unter Umständen szintigraphische oder computertomographische Untersuchungen eine Fraktur und/oder Luxation ausgeschlossen ist. Das gilt insbesondere für die Erstversorgung am Unfallort und den sachgemäßen (!) Transport.

Transport: Patienten mit Wirbelfrakturen können nur von wenigstens 3 (besser 4) Helfern richtig und ohne wesentliche Verschiebung des Bruches gelagert und getragen werden; darauf ist besonders bei Bewußtlosen zu achten, die bei Verdacht auf Wirbelsäulenverletzungen nicht in eine stabile Seitenlage gebracht oder unter Überstrecken der Halswirbelsäule intubiert werden dürfen. Bei Halswirbelsäulenbrüchen sollte auch während des Transports ein leichter Zug ausgeübt werden. Ein sachgemäßer Transport eines Wirbelsäulenverletzten ist am besten auf einer Vakuummatratze möglich, die bei Alarmierung des Rettungsfahrzeugs mitangefordert werden sollte; über längere Distanzen ist Hubschraubertransport sicherer und erschütterungsfreier.

Die Vakuummatratzen ermöglichen einen Verletztentransport vom Unfallort bis zum Röntgengerät ohne Umlagerung, insbesondere ohne Lageveränderung. Auf die Notwendigkeit, bei bestehender Querschnittlähmung die Vakuummatratze so anzumodellieren, daß kein Dekubitus entstehen kann, sei ausdrücklich hingewiesen, desgleichen auf die Notwendigkeit, eventuell einengende und drückende Kleidungsstücke zu entfernen.

Die **Behandlung** von Wirbelfrakturen und -luxationen kann konservativ oder operativ erfolgen; welche Behandlungsform bei welcher Verletzung zu welchem Zeitpunkt erfolgt, hängt zunächst einmal von einer eventuell gleichzeitig bestehenden Rückenmarksverletzung, dem Lebensalter und möglicherweise zusätzlichen Begleitverletzungen ab.

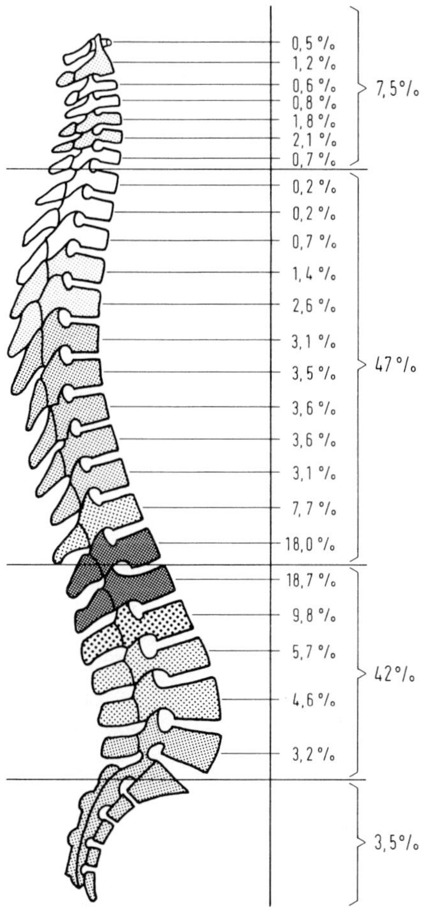

Abb. 7-4 Häufigkeitsverteilung von Wirbelfrakturen entlang der Wirbelsäule (nach *Rehn*).

Die meisten Wirbelbrüche heilen mit **konservativer** Behandlung innerhalb von 10–12 Wochen ab; dazu ist eine Immobilisation erforderlich. Diese Immobilisation muß nicht immer in strenger Bettruhe mit eventuell spezieller Lagerung erfolgen, sondern kann in geeigneten Fällen auch durch Gipsmieder, bei Halswirbelfrakturen im Diademgips oder durch den sogenannten Halo möglich sein; dieser ist eine besondere Vorrichtung zur Behandlung von Halswirbelsäulenfrakturen, bei der ein Metallring mittels vier spitzer Schrauben am Schädel befestigt wird; dieser Metallring ist mit einem auf den Schultern getragenen Gestell so verbunden, daß die Halswirbelsäule nicht bewegt werden kann. Eine andere Form der konservativen Behandlung nicht achsengerechter Halswirbelfrakturen und verhakter Luxationen geschieht im Dauerzug nach *Crutchfield* mittels einer im Schädelknochen verankerten Zange mit einem Sechstel bis einem Zehntel des Körpergewichts.

Operativ sollte man immer dann Wirbelfrakturen und -luxationen – unabhängig vom neurologischen Befund – angehen, wenn dadurch eine schnellere oder funktionell bessere Wiederherstellung möglich ist. In jedem Fall müssen sogenannte instabile Frakturen operativ versorgt werden, da es sonst sekundär zu einer weitergehenden Schädigung des Rückenmarks kommen kann. Die entlastende Laminektomie führt in der Regel zu einer Instabilität der Wirbelsäule und ist Ausnahmesituationen vorbehalten. An der Halswirbelsäule kommen zur funktionell günstigen Stabilisierung im wesentlichen operative Eingriffe von ventral in Betracht, deren Ziel eine achsengerechte und den Spinalkanal entlastende Verblockung des gebrochenen Wirbels mit seinen Nachbarwirbeln ist. Das ist möglich durch operative Verplattung (Abb. 7-5) oder knöcherne Fusionen (siehe Abb. 16-29); Voraussetzung für die beiden letztgenannten Verfahren ist ein einigermaßen erhaltener Wirbelkörper. Bei Wirbelberstungsfrakturen mit Stückbrüchen sind Teilersatzopera-

7

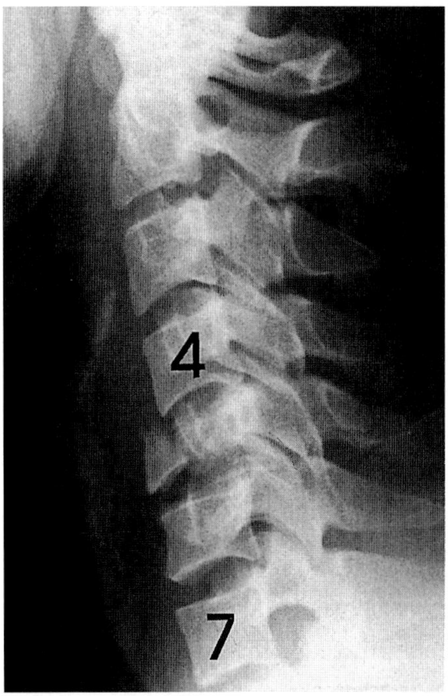

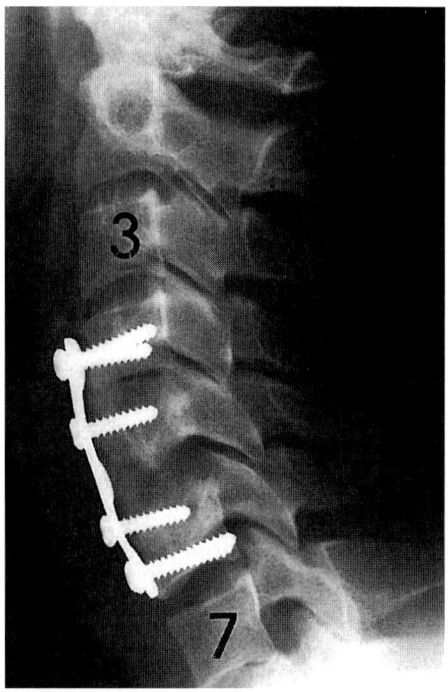

Abb. 7-5 a) Kompressionsfraktur des 5. Halswirbels
b) Zustand nach Verplattung und Einsetzen knöcherner Interponate.

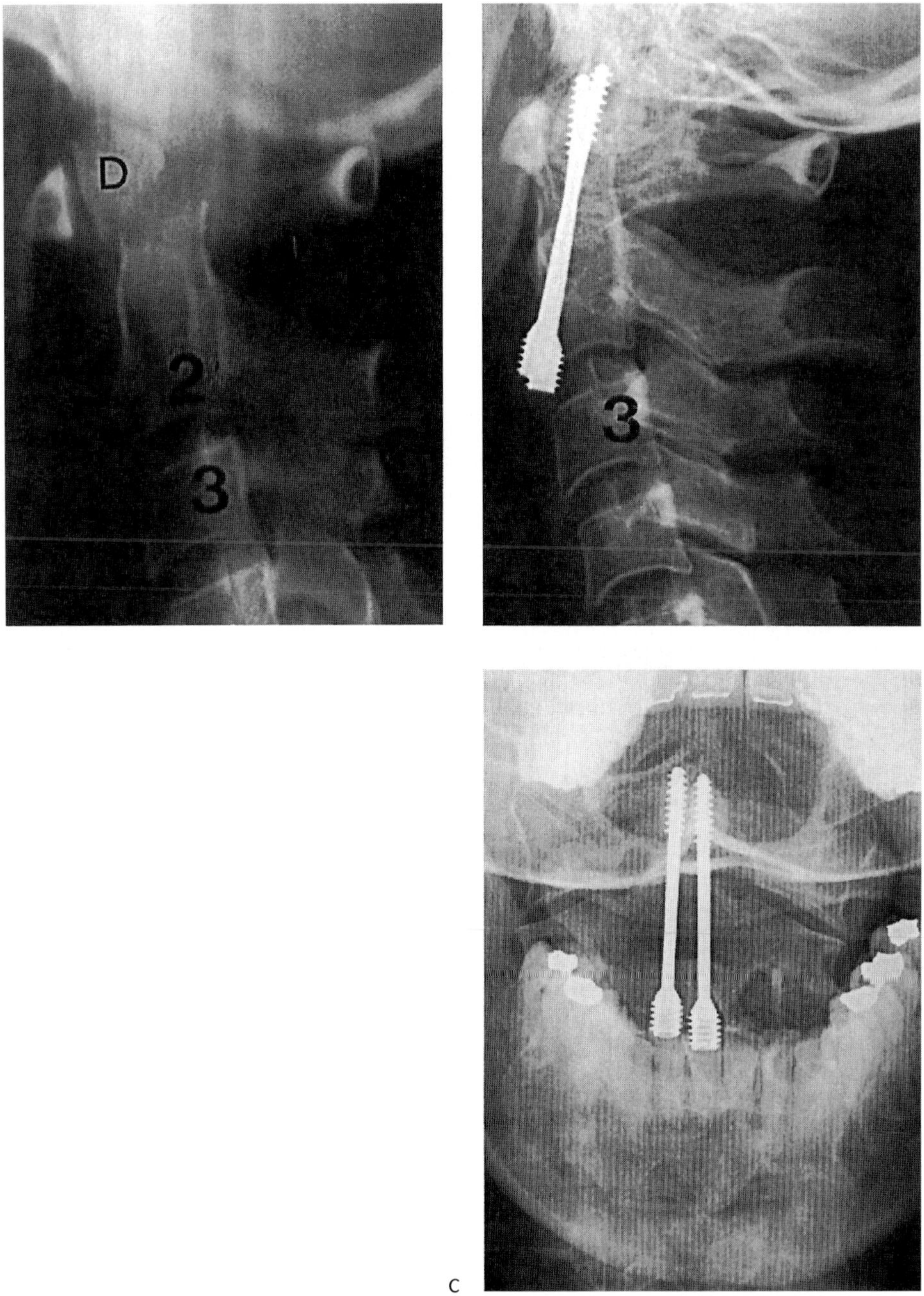

a b c

Abb. 7-6 Densfraktur:
(a) seitliche Schichtaufnahme zur besseren Detailerkennbarkeit (D = abgebrochener Dens),
(b und (c) mit Zugschrauben versorgte Fraktur.

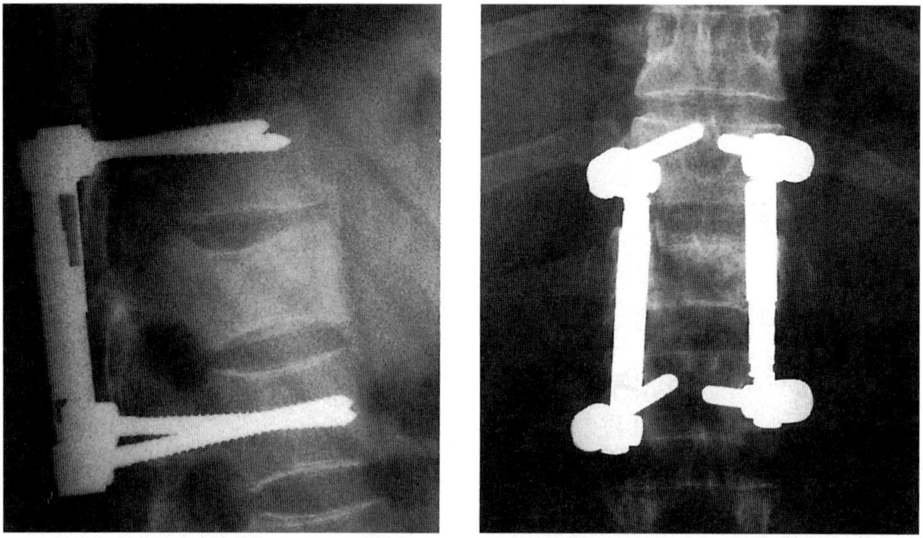

Abb. 7-7 Durch Fixateur interne versorgte und aufgerichtete Kompressionsfraktur des 11. Brustwirbels.

tionen mit Stabilisierung in den angrenzenden Wirbeln erforderlich. Besondere Operationsverfahren sind an den beiden ersten Halswirbeln notwendig (Abb. 7-6).

An der Brust- und Lendenwirbelsäule kommen Eingriffe von dorsal in Betracht, insbesondere mit dem sogenannten Fixateur interne (Abb. 7-7).

7.2 Verletzungen des Rückenmarks

7.2.1 Pathophysiologie

Nahezu ein Viertel der Wirbelsäulenverletzungen sind mit einer Rückenmarksschädigung verbunden. In den hochtechnisierten Ländern beträgt die Frequenz verletzungsbedingter Querschnittlähmungen etwas mehr als 10 auf 1 Million Einwohner pro Jahr.

Offene Verletzungen des Rückenmarks, d.h. eine verletzungsbedingte Verbindung des Rückenmarks mit der Außenwelt durch Eröffnung der Dura mater, sind möglich durch Schuß- oder die sehr seltenen Stichverletzungen. Diese Verletzungen bergen zusätzlich zur Schädigung des Rückenmarks die Gefahr einer Infektion in sich.

Geschlossene Verletzungen des Rückenmarks sind durch Gewalteinwirkungen auf das Rückenmark und die Wirbelsäule in vielerlei Ge-

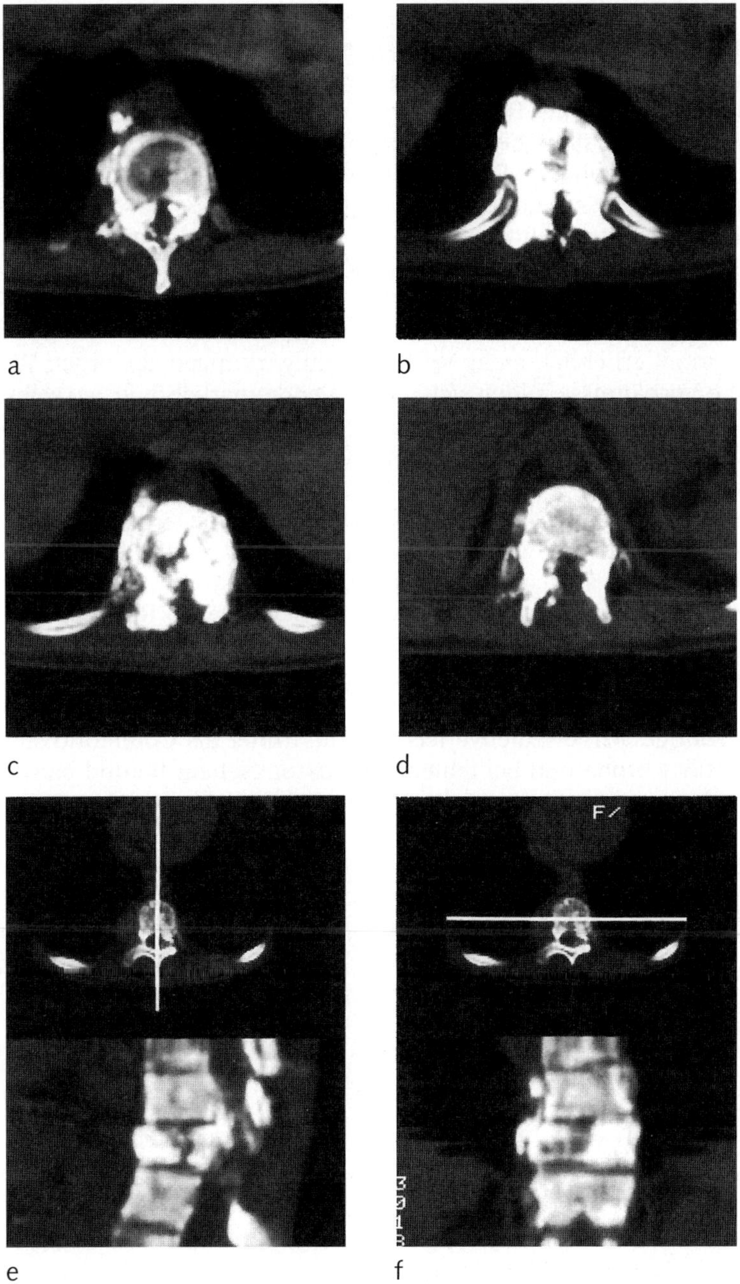

Abb. 7-8 Wirbelfraktur mit Querschnittlähmung. In den computererrechneten Rekonstruktionsaufnahmen (e, f) erkennt man die Fraktur ähnlich wie im Röntgenbild.

stalt möglich, wobei der Lage und Aufhängung des Rückenmarks im Spinalkanal je nach der Verletzungsstelle unterschiedliche Bedeutung zukommt. Insbesondere spielen die relative Weite des Wirbelkanals und die Beweglichkeit des Rückenmarks im Wirbelkanal dabei eine wesentliche Rolle; so steht der Medulla oblongata im Bereich des 1. und 2. Halswirbels sehr viel Raum zur Verfügung, so daß hier selbst bei massiven knöchernen Verletzungen vergleichsweise selten neurologische Ausfallserscheinungen eintreten. Im Bereich der Intumeszenzen, der Auftreibungen des Rückenmarks im Zervikal- und unteren Thorakalbereich, wo der Plexus für Arm und Bein als Spinalnerven vom Rückenmark abgehen, ist der Reserveraum eingeschränkt, und das Rückenmark somit erheblich mehr bei Gewalteinwirkungen gefährdet. Wieder andere Verhältnisse finden sich an der Lendenwirbelsäule, wo selbst bei massiven knöchernen Verschiebungen (Abb. 7-9) den Fasern der Cauda equina (siehe Abb. 2-43) genügend Ausweichraum zur Verfügung steht, abgesehen von deren gegenüber dem Rückenmark besseren Regenerationsfähigkeit nach Verletzungen. Vorbestehende spondylotische und osteochrondrotische Veränderungen (siehe Abb. 5-4), die den Reserveraum zusätzlich schmälern, sind individuelle Faktoren, die in Rechnung gesetzt werden müssen. Ob und welcher Schaden am Rückenmark auftritt, ist weitgehend unabhängig von der eventuell gleichzeitigen Zerstörung des Knochen-Band-Apparates der Wirbelsäule. So sind totale, (teil)reversible Funktionsausfälle des Rückenmarks möglich ohne gleichzeitige Wirbelsäulenverletzung, die früher als Commotio spinalis aufgefaßt wurden und bei fehlendem anatomischem Befund pathophy-

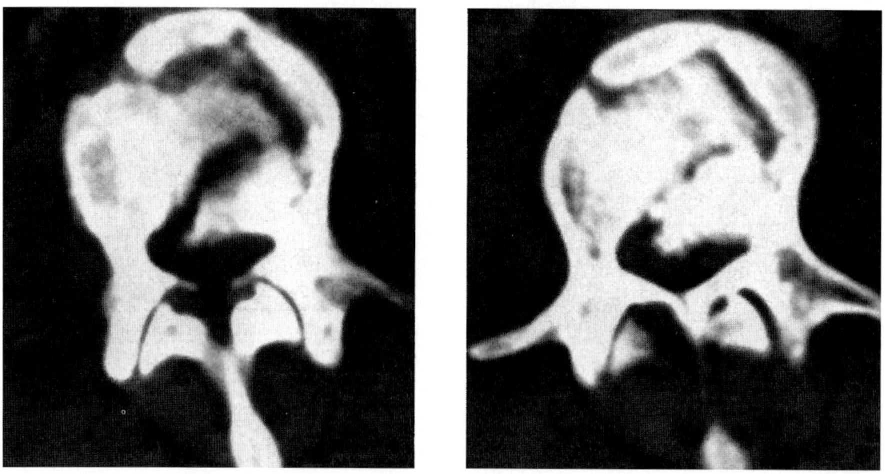

Abb. 7-9 Computertomogramm einer Kompressionsfraktur des 2. Lendenwirbels; ein Knochenfragment ragt in den Wirbelkanal hinein.

siologisch schwer zu deuten sind. Andererseits sind neben den direkten Rückenmarksschädigungen durch die im Moment eines Wirbelbruches auftretenden Scherkräfte Fernwirkungen möglich durch Stauchung und Überdehnung. Fernwirkungen sind aber erst recht möglich auf das Gefäßsystem des Rückenmarks (siehe Abb. 2-52), wodurch nicht nur das Ausmaß der eigentlichen Schädigung, sondern erst recht sekundär auftretende Schädigungen des Rückenmarks ihre Erklärung finden. Für das Ausmaß des bleibenden Schadens ist gerade die Mitschädigung der spinalen Gefäßversorgung entscheidend.

Für die Ausprägung des klinischen Bildes und dessen Dynamik sind die direkten traumatischen Schädigungen und die sich daran anschließenden bioelektrischen, biochemischen und zellulären Reaktionsabläufe ausschlaggebend: Im Moment des Traumas kommt es zu einer **Zellschädigung** nicht nur des Rückenmarks, sondern auch der ver- und entsorgenden Gefäße, insbesondere der grauen Substanz; gleichzeitig entwickelt sich ein arterieller Gefäßkrampf, der zu **Durchblutungsstörungen** führt. Die direkte Folge ist eine **Ödembildung,** die die Durchblutungsstörung fördert, sekundär kommt es zum **Gewebsuntergang.**

Durchblutungsstörungen, Ödem und Gewebsuntergang können vom eigentlichen Ort der Verletzung fortschreiten und eine Verstärkung der klinischen Symptomatik bewirken; weiterhin schädigend kann es zur Einblutung in die Nekrosebezirke kommen, so daß eine Blutung im Mark **(Hämatomyelie)** resultiert.

Ist der Prozeß des Gewebsuntergangs und dessen Ausweitung zum Stillstand gekommen, tritt die Phase der Verflüssigung und schließlich Resorption der Rückenmarkswunde ein. Daran schließt sich endlich eine Reparaturphase mit gliöser Narbenbildung an, die noch von einer Spätphase mit Veränderungen an den langen Bahnen gefolgt sein kann. Auch kann es noch in dieser Spätphase im Sinne der sogenannten sekundären Markerweichung zu Höhlenbildung im Rückenmark kommen **(traumatische Syringomyelie),** die ihren Ursprung in der Durchblutungsstörung der frühen Traumaphase haben dürfte; derartige unter Umständen auch von der ehemaligen Verletzungsstelle entfernt gelegene Syringomyelien kommen in 2% aller Rückenmarksverletzungen vor.

Als Komplikationen mit raumfordernder Wirkung werden analog den Schädel-Hirn-Verletzungen auch bei der Rückenmarksverletzung Ödem und epidurale Blutungen angeführt. Beiden dürfte allenfalls eine sehr untergeordnete Rolle zufallen. Die Verschlechterung der klinischen Symptomatik, die fälschlicherweise auf Ödem oder Blutung zurückgeführt wird, ist in aller Regel Folge der nach einer Verletzung am Rückenmark ablaufenden Durchblutungsstörungen und biochemischen Veränderungen.

7.2.2 Der spinale Schock

In nicht seltener falscher Auslegung wird der spinale Schock als verletzungsbedingter Schockzustand infolge einer Rückenmarksverletzung gedeutet. Das Phänomen des spinalen Schocks beruht aber auf dem plötzlichen Wegfall bahnender Impulse aus den von höheren Zentren absteigenden Bahnen (Abb. 7-10), insbesondere der Pyramidenbahn. Es kommt zu einem vollständigen **Funktionsausfall des Rückenmarks unterhalb der Verletzungsstelle,** damit verbunden zur Aufhebung sämtlicher Reflexe, sämtlicher Bewegungsmöglichkeiten, totaler Gefühlsstörung, Blasen- und Darmlähmung. Wesentlich ist auch der Ausfall anderer vegetativer Funktionen, so daß die Gefäße unterhalb der Verletzungsstelle extrem weitgestellt werden, was unter Umständen ein Ver-

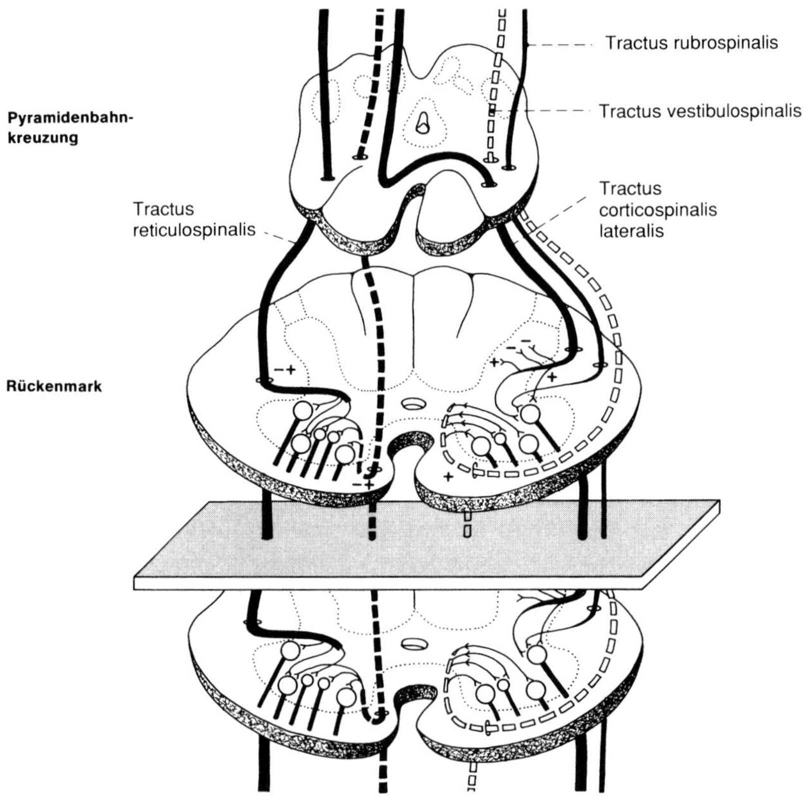

Abb. 7-10 Schematische Darstellung der akuten Querschnittlähmung (spinaler Schock) mit völligem Ausfall bahnender (+) und hemmender (–) Einflüsse der Pyramidenbahn und der extrapyramidal-motorischen Bahnen.

sacken von Blut in den sehr weiten Darmvenen zur Folge haben kann, so daß ein zusätzlicher hypovolämischer Schockzustand resultiert. Die Aufhebung der Gefäßsteuerung hat ferner zur Folge, daß die Ernährung der Haut gestört ist, so daß sich die bei Querschnittgelähmten gefürchteten Dekubitalulzera (Druckgeschwüre) entwickeln können.

Der spinale Schock kann je nach Ausmaß der Verletzung wenige Stunden aber auch Tage bis Wochen anhalten. Die Phase des spinalen Schocks ist dann beendet, wenn autonome Funktionen des Rückenmarks unterhalb der Verletzungsstelle wiederkehren, die unter Umständen funktionell, z.B. zur reflektorischen Blasenentleerung, genutzt werden können.

7.3 Grundzüge der Behandlung Querschnittgelähmter

Je nach der Lokalisation der Rückenmarksverletzung entstehen bestimmte Bilder der Querschnittlähmung (Abb. 7-11): Wegen der im oberen Halsmark gelegenen lebenswichtigen Zentren werden Querschnittlähmungen oberhalb des 4. Halswirbels kaum überlebt. Schädigungen, die zwischen dem 5. Halswirbel und 1. Brustwirbel liegen, führen zur Lähmung aller vier Extremitäten **(Tetraplegie)**, solche unterhalb des 1. Brustwirbels zur Lähmung der Beine und entsprechend der Höhe der Schädigung zur Mitlähmung der Bauch- und Zwischenrippenmuskulatur.

Wesentliche Bedeutung kommt der genauen Befunddokumentation vom Unfallort bis zur nachbehandelnden Klinik zu, da die Dynamik der unter Umständen ablaufenden Befundänderungen eventuelle Operationsindikationen unterstützen bzw. aufheben kann. Davon unberührt bleiben Indikationen zur Behebung instabiler Wirbelfrakturen, die ja primär zur Verbesserung der Funktion der Wirbelsäule, sekundär aber der Erhaltung der Restfunktionen des verletzten Rückenmarks dienen. Entlastungslaminektomien, die zu einer erheblichen Instabilität der Wirbelsäule führen, sind in den meisten Fällen mit fortschreitenden Lähmungserscheinungen nach einer Rückenmarksverletzung nicht indiziert, da raumfordernde epidurale Blutungen nach Rückenmarksverletzungen ausgesprochene Raritäten sind.

7.3.1 Erste Hilfe

Schnelle und sachgemäße Hilfe bei einem Rückenmarks- oder Wirbelverletzten ist von ausschlaggebender Bedeutung für die Prognose. Nach *Guttmann* sind folgende Richtlinien zu beachten:

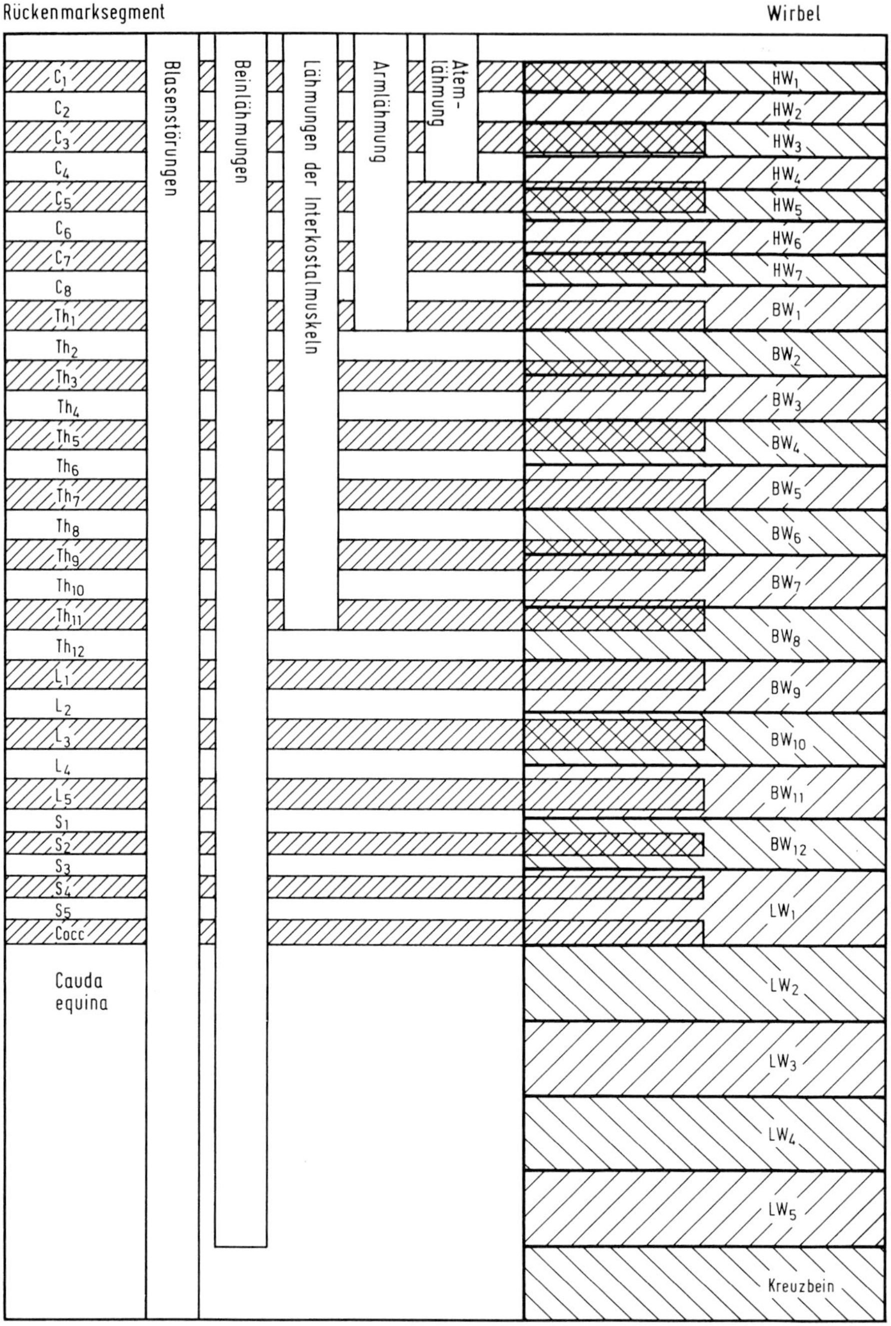

Abb. 7-11 Mögliche Lähmungen in Abhängigkeit von den segmentalen Verletzungen an Rückenmark und Wirbeln.

- Der Verletzte darf sich nicht bewegen.
- Wenigstens drei, besser aber vier oder fünf Helfer sind notwendig, um den Verletzten zu tragen, wobei alle Bewegungen der Helfer gleichsinnig und gleichzeitig ablaufen müssen.
- Wenn möglich, sollte der Verletzte auf den Rücken gelegt bzw. gedreht werden. Bei Verdacht auf Wirbelfraktur im Halsbereich soll ein Helfer den Kopf unter leichtem Zug etwa in Mittelstellung zur Achse des Körpers halten; auf keinen Fall darf der Kopf nach vorne geneigt werden!
- Der Transport von Patienten mit Wirbelfrakturen hat auf einer harten Unterlage zu erfolgen. Bewährt haben sich die von vielen Rettungswagen mitgeführten Vakuummatratzen. Da noch nicht alle Krankentransportwagen derartige Matratzen mitführen, sollte bei der Alarmierung des Krankenwagens auch eine derartige Vakuummatratze mitangefordert werden!
- Mit der Gabe von Schmerzmedikamenten soll wegen der Verschleierung eventueller Mitverletzungen zurückhaltend verfahren werden.
- Sachgemäßer Transport ist wichtiger als schneller Transport!

7.3.2 Behandlung während der Phase des spinalen Schocks

Die Phase des spinalen Schocks nach Rückenmarksverletzungen beginnt mit dem Unfall und geht allmählich in das Frühstadium der Querschnittlähmung über, wenn nach zwei bis sechs Tagen die Darmperistaltik wiederkehrt.

Die Behandlung in der Phase des spinalen Schocks beeinflußt wesentlich die Prognose einer Querschnittlähmung. Sie beginnt praktisch im Augenblick der Krankenhauseinlieferung. Da nur ein geringer Teil aller frisch Querschnittgelähmten sofort in die entsprechenden Rehabilitationszentren eingeliefert werden kann, muß insbesondere das Personal neurochirurgischer Kliniken mit den Prinzipien der Frühbehandlung Querschnittgelähmter vertraut sein.

Für die Behandlung und Pflege in der Phase des spinalen Schocks gelten folgende Richtlinien:

- Der Querschnittgelähmte wird von mindestens drei, besser aber vier Pflegern, deren Bewegungen vollkommen aufeinander abgestimmt sein müssen, in einem vorbereiteten Spezialbett **gelagert.** Dieses Bett ist vorher mit vier etwa 40 cm hohen Schaumstoffquadern zu versehen, die auf einer harten Unterlage ruhen. Mit Hilfe dieser Schaumstoffquader und zusätzlicher Unterstützung durch Kissen wird eine leichte Überstreckung einer gebrochenen Wirbelsäule erreicht; dies ist die Grundlage der Reposition einer Wirbelfraktur.

7

- Zweistündlich wird der Querschnittgelähmte auf diesen Schaumstoffquadern von drei Pflegekräften in eine der Seitenlagen und zurückgedreht. Die leichte Überstreckung der Wirbelsäule wird in Seitenlage durch einen angelegten Sandsack gesichert. Durch den dauernden **Lagewechsel** können Dekubitalgeschwüre verhindert, einer Pneumonie vorgebeugt und die Darmperistaltik angeregt werden.
- Die **Überwachung von Puls, Blutdruck und Temperatur** ist gerade während des spinalen Schocks außerordentlich wichtig. Die fehlende vegetative Steuerung an den Gefäßen mit Gefäßweitstellung kann – insbesondere bei hoher Querschnittlähmung – zu erheblichen Kreislaufkrisen führen. Daneben sind schwere Störungen des Wärmehaushalts möglich. Bei Blutdruckabfall ist das Fußende des Bettes hochzustellen, und die Beine können gewickelt werden.
  Schwankungen der Körpertemperatur werden durch Auf- und Zudecken, niemals aber durch Wärmeflaschen, Heizkissen oder Lichtbogen reguliert.
- Praktisch jede Querschnittlähmung führt zunächst zur Unfähigkeit der Blasenentleerung; erst wenn die schlaffe Blase einen gewissen Füllungszustand erreicht hat, kommt es zu nicht kontrollierbarem Urinabgang. Um eine Überdehnung der Blase und eventuellen Urinrückstau in die Niere zu vermeiden, muß die Blase **katheterisiert** werden: Dauerkatheter haben sich wegen der Infektionsgefahr und der sich ausbildenden Schrumpfblase nicht bewährt. Die Patienten werden darum regelmäßig 6stündlich unter aseptischen Bedingungen mit Einmal-Kathetern katheterisiert.
- Genaue **Kontrolle der Flüssigkeitsein- und -ausfuhr** ist in der Phase des spinalen Schocks unerläßlich, um eine Überwässerung des Patienten zu vermeiden. Die größte Gefahr der Überwässerung liegt im Lungenödem, insbesondere bei hohen Querschnittlähmungen, bei welchen die Atmung beeinträchtigt ist.
- **Atemfrequenz** und **Atemvolumen** müssen regelmäßig überprüft werden. Die Atemwege werden durch Abhusten oder Absaugen freigehalten. Das Abhusten kann durch Druck auf den Thorax unterstützt werden.
- Eine gefährliche Komplikation des spinalen Schocks stellt die vollständige Darmlähmung in den ersten Tagen dar. Die Ernährung ist deshalb zunächst nur parenteral über **Infusionen** möglich.
  Zur **Anregung der Darmfunktion** hat sich die drei- bis fünfstündliche Injektion von 0,5 mg Prostigmin zusammen mit dem Einlegen eines Darmrohres als beste Maßnahme erwiesen. Die Stuhlverhaltung im Enddarm kann wegen der Darmatonie nicht durch Einläufe sondern allein durch Ausräumung mit dem Finger beseitigt werden.

- Bei hohen Querschnittlähmungen können im spinalen Schock – unbemerkt vom Patienten – Blutungen aus sogenannten **Streß-Magenulzera** auftreten, wobei nicht nur die Darmatonie verstärkt wird, sondern diese auch in ihren lebensbedrohlichen Auswirkungen oft zu spät erkannt werden.
- Jeder frisch Querschnittgelähmte muß über sein Leiden und seine Prognose **von Anfang an voll aufgeklärt** werden. Diese Aufgabe erfordert hohes psychologisches Einfühlungsvermögen und umfassende Kenntnis der Komplikations- und Rehabilitationsmöglichkeiten.
- Schon in der Phase des spinalen Schocks muß mit **krankengymnastischen Übungen** begonnen werden. Diese sind aus drei Gründen erforderlich:
  - passive Durchbewegung gelähmter Gelenke
  - Kräftigung der nicht gelähmten Muskulatur
  - Anregung der Atemhilfsmuskulatur.

Mit der Rückkehr der Darmperistaltik und Einregulierung der Gefäßsteuerung geht die Phase des spinalen Schocks allmählich über in das Frühstadium der Querschnittlähmung, das mit der Festigung einer Wirbelfraktur abgeschlossen ist.

7.3.3 Langzeitbehandlung Querschnittgelähmter

Die Langzeitbehandlung Querschnittgelähmter erfordert spezielle Einrichtungen und hohen pflegerisch-personellen Aufwand, so daß eine wirklich effektive Langzeitbehandlung nur auf besonderen Stationen für Querschnittgelähmte möglich ist.

Ziel der Langzeitbehandlung ist die **Hinführung zur Rehabilitation** und **schließlich Resozialisierung.** Ihre Dauer ist abhängig von der Rehabilitationsfähigkeit des Patienten, zuletzt also von der Höhe seiner Querschnittläsion, seinem Gesundheitszustand und seinem Lebensalter.

Während der Langzeitbehandlung eines querschnittgelähmten Patienten sind drei Ziele zu erreichen:

- Stabilisierung der vegetativen Regulationsmechanismen
- Verhinderung von Dekubitalgeschwüren
- Verhinderung von Gelenkskontrakturen und Kräftigung der Muskulatur durch regelmäßige Krankengymnastik.

Die **Stabilisierung vegetativer Regulationsmechanismen** umfaßt Darm- und Blasentraining.

Mit Abklingen des spinalen Schocks kehrt die **Darmperistaltik** wieder, so daß die Patienten normal ernährt werden können; lediglich bei sehr hoch gelegenen Querschnittlähmungen kann die Gabe von passierter Kost notwendig werden, um diesen Patienten das Schlucken zu erleichtern und somit die eingeschränkte Atmung nicht noch stärker zu gefährden. Allgemein gilt, daß blähende und stopfende Speisen vermieden werden sollten.

Wegen der Obstipationsneigung querschnittgelähmter Patienten bereitet eine regelmäßige Darmentleerung zunächst Schwierigkeiten. Mit Hilfe von Laxanzien und geeigneter zellulosereicher Kost muß eine möglichst regelmäßige Defäkation jeden oder jeden zweiten Tag erreicht werden; hat sich eine solche Regelmäßigkeit erst einmal eingestellt, sollte auf die Gabe von Abführmitteln verzichtet werden. Bei Schädigungen des Rückenmarks im Konus- und Cauda-equina-Bereich ist die autonome Innervation des Enddarms weitestgehend gestört; diese Patienten müssen die Defäkation durch die Bauchpresse aktiv unterstützen.

Das **Blasentraining** beginnt, wenn ein Patient zum ersten Mal spontan Wasser läßt. Anfangs müssen die Patienten in regelmäßigen Abständen (2–4mal am Tag) unter sterilen Bedingungen mit Einmal-Kathetern katheterisiert werden. Die Benutzung von Dauerkathetern bei Querschnittgelähmten ist wegen der damit verbundenen hohen Infektionsgefahr des Blasen-Nieren-Systems als Kunstfehler anzusehen!

Das eigentliche Blasentraining besteht in einer Anregung der Blasenmuskulatur zur Kontraktion. Diese Anregung wird erreicht durch Beklopfen der Bauchwand oder durch Streichen an der Innenseite des Oberschenkels. Das Katheterisieren wird schrittweise reduziert, bis der Patient gelernt hat, durch das Blasentraining seine Harnblase praktisch fast willkürlich zu entleeren. Für querschnittgelähmte Männer besteht daneben noch die Möglichkeit, ein Kondom-Urinal zu tragen. Durch das Blasentraining kann ein etwa sechsstündlicher Rhythmus der Blasenentleerung erreicht werden.

Kontrolle des Restharns (nicht über 100 ml) und regelmäßige bakteriologische Untersuchungen des Urins gehören zur Routine der Langzeitbehandlung Querschnittgelähmter.

Zur **Dekubitusprophylaxe** ist während der gesamten Behandlungszeit eine wenigstens dreistündliche Umlagerung der Querschnittgelähmten erforderlich, wozu sich nach Abschluß der Frakturheilung am besten spezielle Drehbetten eignen. Auch später müssen die Patienten ständig darauf bedacht sein, nicht zu lange auf der gleichen Körperstelle zu liegen oder zu sitzen, z. B. im Rollstuhl.

Während der Frühphase und der Langzeitbehandlung ist mit Querschnittgelähmten ein intensives tägliches **krankengymnastisches Training** über mehrere Stunden durchzuführen. Alle gelähmten Extremitäten müssen mehrmals täglich passiv durchbewegt werden, um Gelenkversteifungen zu verhüten und die Blutzirkulation anzuregen. Mit Widerstandsbewegungen sollen alle Muskeln oberhalb der Querschnittläsion kompensatorisch geübt werden; dies ist nicht nur zur Unterstützung der Atmung durch die Atemhilfsmuskulatur notwendig, sondern auch zur Wiederherstellung einer sicheren Körperhaltung, z.B. beim Sitzen im Rollstuhl. Von lebenswichtiger Bedeutung, gerade bei einer sehr hohen Querschnittlähmung, ist eine gezielte **Atemgymnastik.** Sobald die querschnittgelähmten Patienten so weit wiederhergestellt sind, daß sie

- Blase und Mastdarm unter Kontrolle haben,
- in der Lage sind, zu sitzen,
- sich z.B. beim Anziehen einigermaßen selbst helfen können, beginnt die letzte Phase der Rehabilitation.

7.3.4 Rehabilitationsmöglichkeiten

Schon während der Langzeitbehandlung hat die Beschäftigungstherapie mit Geschicklichkeitsübungen zu beginnen. Später schließen sich in den Zentren für Querschnittgelähmte entsprechend der beruflichen Vorbildung und Intelligenz des Patienten Trainingszeiten an, die letztlich in eine Umschulung oder den Wiedereinsatz im alten Beruf einmünden.

In der sportlichen Ertüchtigung liegt eine Möglichkeit zur Wiederherstellung des psychischen Gleichgewichts. Außerdem tragen öffentliche Sportveranstaltungen für Gelähmte dazu bei, die Vorurteile gegenüber Behinderten zu beseitigen.

Nach Abschluß der Rehabilitation sollen die Querschnittgelähmten – allerdings in Abhängigkeit von der Höhe ihrer Lähmung – wieder aktiv am familiären und beruflichen Leben teilnehmen können. Wesentlich dazu beigetragen hat dann die Gesellschaft, ohne deren Mithilfe eine Resozialisierung Querschnittgelähmter in Frage gestellt bleiben muß!

8
Schädel-Hirn-Verletzungen

Die Inzidenz von Schädel-Hirn-Verletzungen aller Schweregrade liegt in Deutschland bei etwa 200 bis 300 Fällen auf 100000 Einwohner pro Jahr. Im Jahr 1994 starben nach Angaben des Bundesamtes für Statistik etwa 10000 Menschen direkt oder indirekt an den Folgen eines Schädel-Hirn-Traumas. Verletzungen des Schädels und Gehirns sind meist kombiniert. Während Schädelbrüche ohne Mitverletzung des Gehirns sehr selten sind, kommt der größte Teil der Hirnverletzungen sogar ohne Schädelfraktur vor. Für die Beurteilung einer Schädel-Hirn-Verletzung ist nur die Schwere der **Hirn**verletzung von Bedeutung, während eine eventuell vorhandene Schädelfraktur nur indirekt wichtig ist.

8.1 Schädelfrakturen

Bei den Frakturen des Hirnschädels unterscheiden wir Frakturen der Schädelbasis und des Schädeldaches. Frakturen des Gesichtsschädels gehören in die Fachbereiche der Kieferchirurgie und der Hals-Nasen-Ohren-Heilkunde.

8.1.1 Frakturen des Schädeldaches

Im Gegensatz zu der vielgestaltigeren Schädelbasis weist die Schädelkalotte (das Schädeldach) dank ihrer Halbkugelform eine wesentlich höhere Elastizität und damit Bruchfestigkeit auf. Das kann unter Umständen so weit führen, daß infolge dieser Elastizität auf die Schädelkalotte einwirkende Kräfte zur Schädelbasis fortgeleitet werden, die dann bricht, während das Schädeldach intakt bleibt.

Die Frakturen des Schädeldaches werden entsprechend ihrer Entstehung und Ausdehnung in Biegungs- und Berstungsbrüche eingeteilt. **Biegungsbrüche** entstehen durch unmittelbare örtliche, oftmals um-

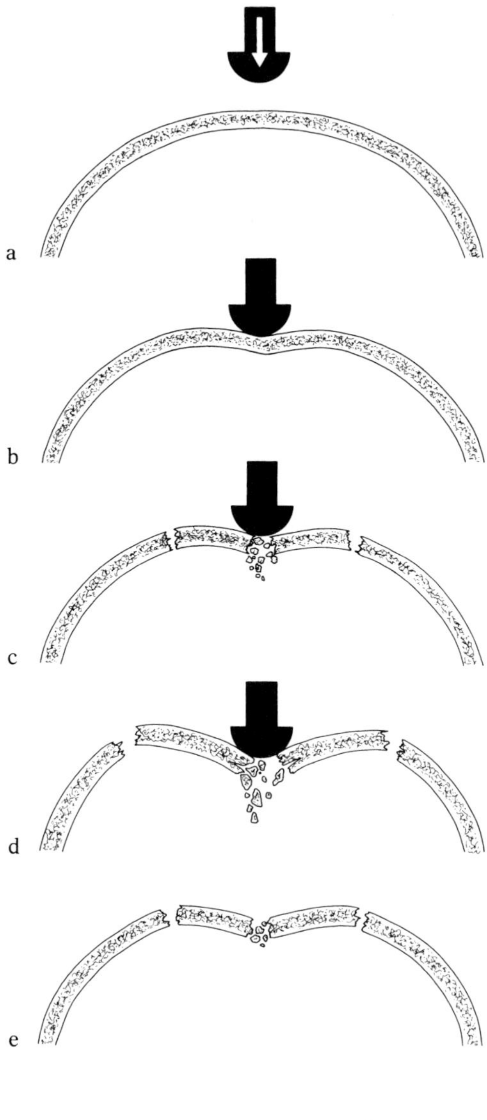

Abb. 8-1 Entstehung eines Biegungsbruches in schematisch wiedergegebener zeitlicher Abfolge (a–e); nach Beendigung der umschriebenen Gewalteinwirkung können die Bruchstücke durch die Eigenelastizität des Schädelknochens und des Schädelinhalts z. T. wieder in ihre ursprüngliche Lage zurückkehren (e).

schriebene Gewalteinwirkung (z. B. durch Hammerschlag auf den Kopf, Abb. 8-1), während **Berstungsbrüche** (Abb. 8-2 und 8-3) druch Kompression des gesamten Schädels zustande kommen.

Verständlicherweise bricht die Schädelkalotte – ebenso wie andere Knochen – leichter an Stellen geringerer Festigkeit; so entstehen Sprengungen der Schädelnähte. Nach der Ausdehnung der Bruchlinien werden breitere Risse als **Frakturen** und feine Risse als **Fissuren** unterschieden; eine klinische Wertigkeit läßt sich daraus nicht ableiten.

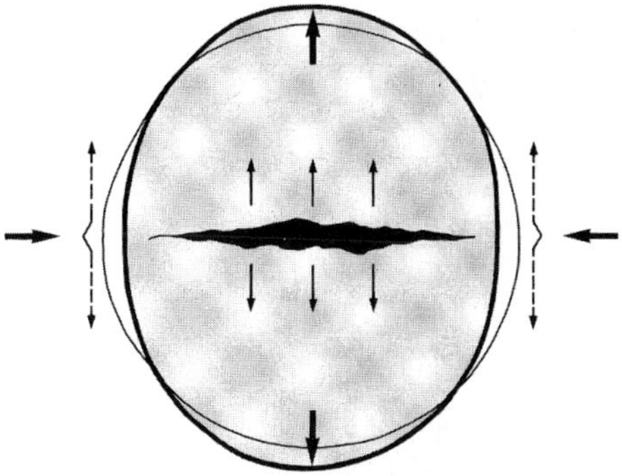

Abb. 8-2 Schematische Darstellung einer Schädelberstungsfraktur: Breitflächige Gewalteinwirkung führt zur Verformung des Schädels in einer zur Gewalteinwirkung senkrechtstehenden Achse, nach Überschreiten der Elastizitätsgrenze schließlich zur Berstung.

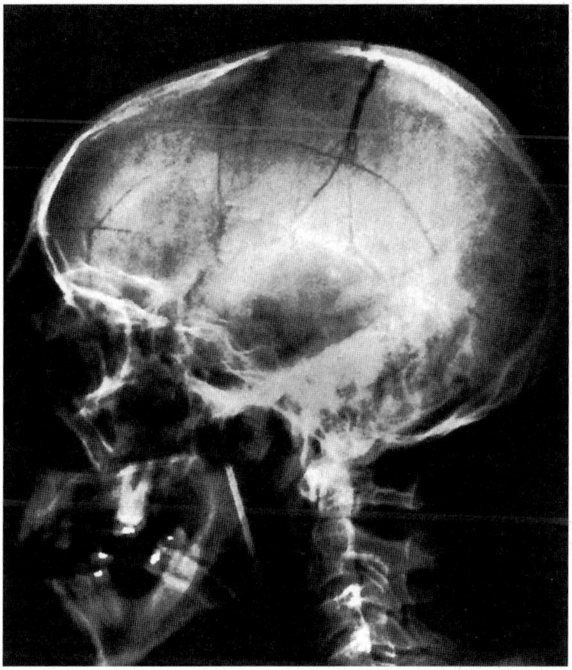

Abb. 8-3 Schädelberstungsbruch.

Wenn nicht operationsbedürftige Mitverletzungen innerhalb des Kopfes vorliegen, bedürfen Schädelbrüche keiner operativen Therapie. Anders verhält es sich mit solchen Frakturen, bei denen es zur Verlagerung von Knochenanteilen unterhalb des Niveaus der übrigen Schädelknochen gekommen ist. Derartige **Impressionsfrakturen** (Abb. 8-4) führen zur Druckschädigung des Gehirns und müssen baldmöglichst operativ gehoben bzw. ausgesägt werden (Abb. 8-5); um so dringlicher ist eine operative Versorgung **offener** Impressionsfrak-

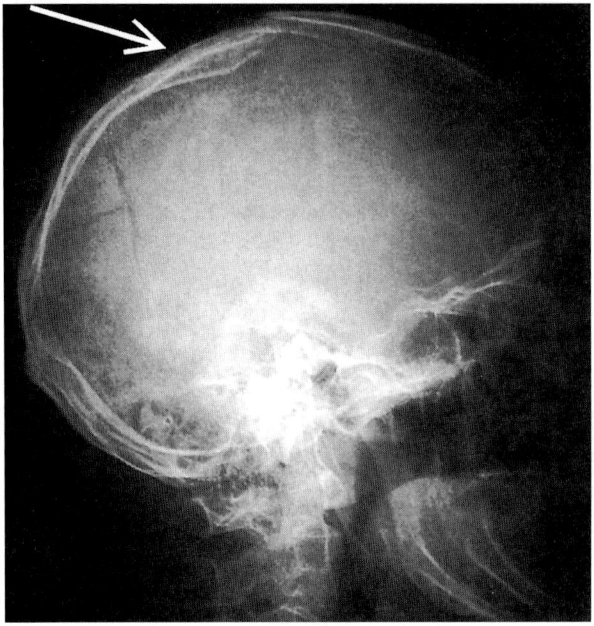

Abb. 8-4
Parietale Schädelimpressionsfraktur.

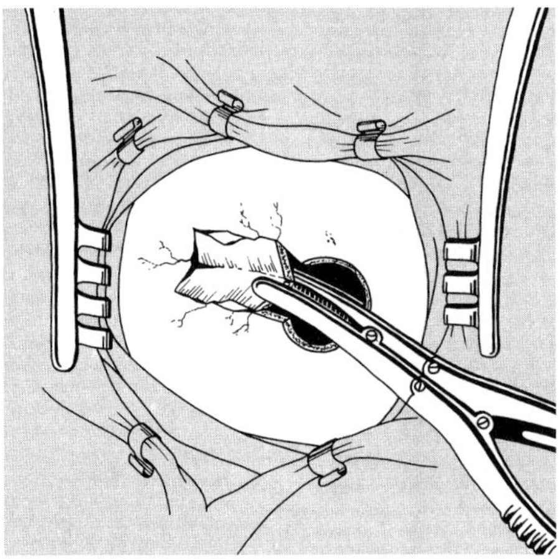

Abb. 8-5 Prinzip der „Entknöcherung" einer Impressionsfraktur von einem daneben angelegten Bohrloch.

turen wegen der Infektionsgefahr erforderlich. Bei der Operation können dann auch eventuelle Mitverletzungen der Hirnhäute und des Gehirns selbst ordnungsgemäß neurochirurgisch versorgt werden.

8.1.2 Schädelbasisfrakturen

Häufig entstehen Brüche der Schädelbasis indirekt durch Gewalteinwirkung am Schädeldach. Direkte Frakturentstehung ist möglich, jedoch seltener: Hierher gehören Siebbeinfrakturen oder Einbrüche des Unterkieferköpfchens durch das Kiefergelenk hindurch in die mittlere Schädelgrube durch Schlag auf den Unterkiefer. Auch Einstauchungen der ersten Halswirbel in die hintere Schädelgrube werden beobachtet: **hinterer Ringbruch** der Schädelbasis.

Da die Schädelbasis in ihrem Aufbau sehr unterschiedlich ist, entstehen Bezirke mit geringer Bruchfestigkeit: Viele Frakturlinien laufen durch die natürlichen Öffnungen der Schädelbasis, durch die Nerven und Gefäße ziehen (vgl. Abb. 2-42). Schon leichte Frakturverschiebungen können deshalb zu deren Schädigung führen.

Die Diagnose einer Schädelbasisfraktur läßt sich – im Gegensatz zur Schädeldachfraktur – im Röntgenbild schwieriger stellen und erfordert manchmal besondere Aufnahmetechniken. Man ist daher zur Diagnose einer Schädelbasisfraktur häufig auf indirekte Zeichen angewiesen, wie das Monokel- bzw. Brillenhämatom durch Unterblutung der Augenlider. Blut- oder Liquorausfluß aus Nase, Mund oder Ohren sind weitere Zeichen einer Schädelbasisfraktur.

Die hohe Sterberate bei Schädelbasisfrakturen beruht auf einer mit diesen Frakturen häufig zwangsläufig einhergehenden massiven Verletzung des Hirnstammes.

8.2 Geschlossene Schädel-Hirn-Verletzungen

Die frühere Einteilung der geschlossenen oder gedeckten Hirnverletzungen in Commotio cerebri, Contusio cerebri und Compressio cerebri entspricht nicht mehr den modernen klinischen Erfordernissen. Für eine pathologisch-anatomische Befundbeschreibung ist sie jedoch durchaus zweckmäßig: Während bei der Gehirnerschütterung **(Commotio cerebri)** z.B. bei einer Obduktion weder mit bloßem Auge noch bei der histologischen Untersuchung mit dem Mikroskop Schädigungen des Gehirns anzutreffen sind – die sich allerdings mit der Magnetresonanztomographie nachweisen lassen –, finden sich bei der Gehirnprellung **(Contusio cerebri;** Abb. 8-6) mehr oder weniger ausgedehnte Hirnsubstanzzerstörungen. Eine direkte Quetschung des Gehirns kommt selten vor; praktisch bedeutsam sind jedoch Gehirnquetschungen **(Compressio cerebri)** durch Erhöhung des intrakraniellen Drucks (Kopfinnendruck) infolge von Hirnödem oder raumfordernden Blutungen (siehe S. 182 ff.).

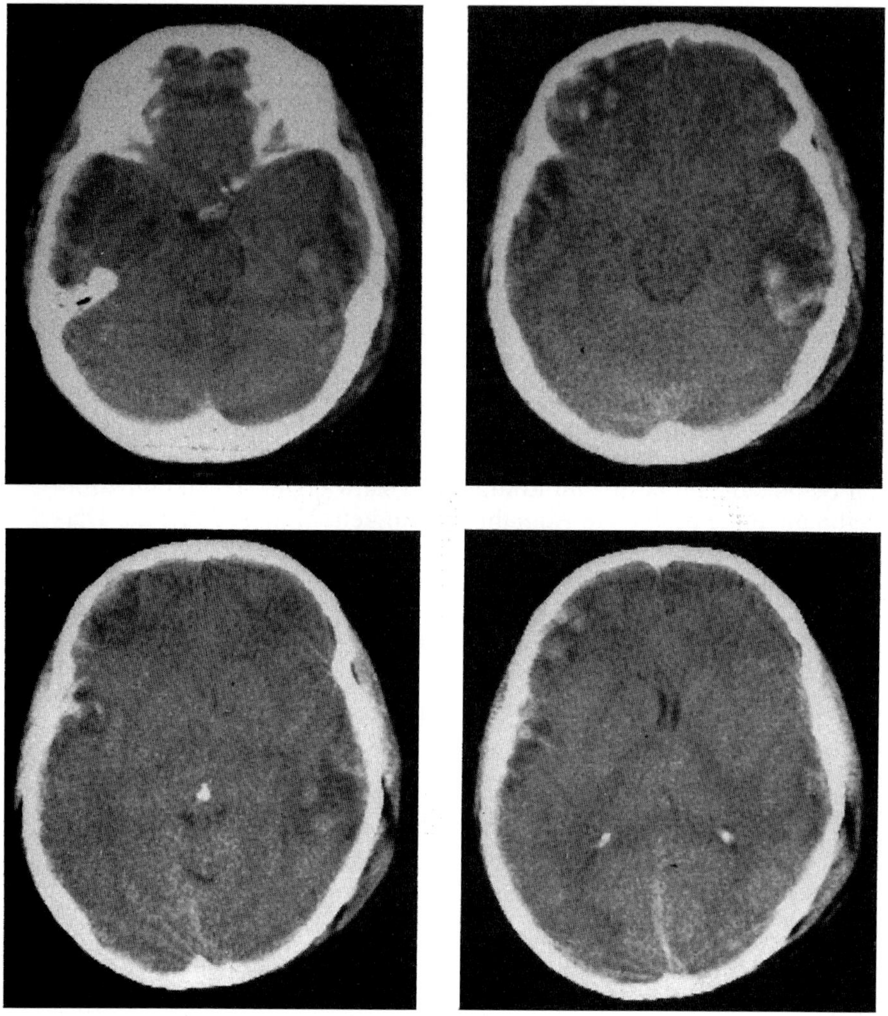

Abb. 8-6 Beidseitige Hirnkontusionsherde (a–d) 2 Tage nach der Verletzung.

Die Neurochirurgen *Tönnis* und *Loew* machten 1953 den Vorschlag einer Einteilung der geschlossenen Hirnverletzungen nach klinischen Gesichtspunkten: Nach der Dauer der Rückbildungszeit der Symptome werden die drei Grade von gedeckten Schädel-Hirn-Verletzungen unterschieden. Später wurde für die Beurteilung des Schweregrades die Dauer der Bewußtseinsstörung nach dem Unfall herangezogen (Tabelle 8-1), was jedoch in der Praxis unbefriedigend ist.

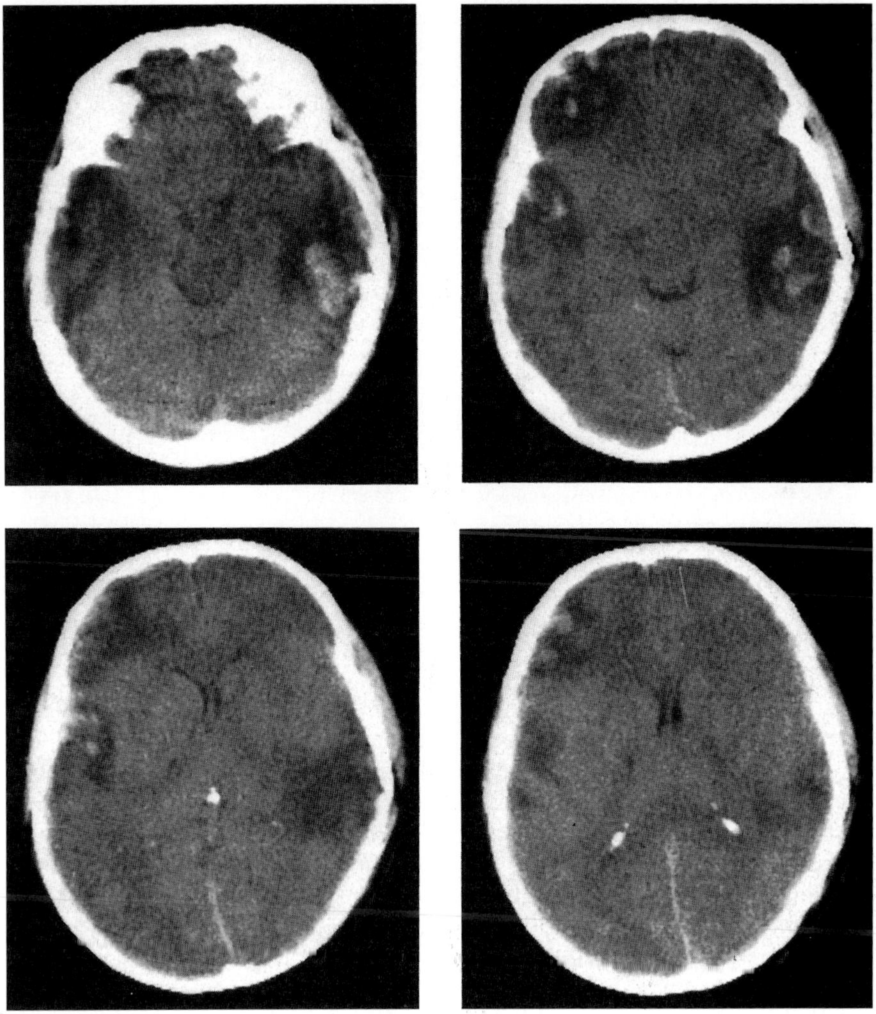

e f g h

(e–h) 7 Tage nach der Verletzung.

Das **Schädel-Hirn-Trauma 1. Grades** kann als kurzdauernde funktionelle Betriebsstörung des Gehirns aufgefaßt werden. Es ist definiert durch die **Rückbildung** sämtlicher Symptome (Kopfschmerzen, Schwindel, Übelkeit, Erbrechen) und eventueller geringgradiger neurologischer Befundabweichungen **innerhalb von vier Tagen.** Die Bewußtlosigkeit infolge des erlittenen Unfalls kann bis zu etwa 15 Minuten anhalten, ein eventueller Dämmerzustand bis zu etwa einer Stunde. Die

Tabelle 8-1 Kriterien zur Gradeinteilung geschlossener Schädel-Hirn-Verletzungen

Schädel-Hirn-Trauma	1. Grades leicht	2. Grades mittel	3. Grades schwer
Rückbildung neurologischer Befundabweichungen	+++	innerhalb 30 Tagen	+
Rückbildung subjektiver Beschwerden	innerhalb 4 Tagen	++	–
Neurologische Ausfälle	+	+	++
Kreislaufstörungen	+	+	++
Atmungsstörungen	–	+	+
Vegetative Störungen	+	++	+++
Temperatur-Regulationsstörungen	–	–	+
Hirnödem	–	+	++
EEG-Veränderungen vorübergehend	+	++	+++
– auf Dauer	–	+	++
Bewußtlosigkeit	bis 15 Min.	bis 1 Std.	über 1 Std.
Dämmerzustand bzw. Bewußtseinstrübung	bis 1 Std.	bis 24 Std.	über 24 Std.
Dauerbeschwerden	–	+	++

– fehlt, + möglich, ++ wahrscheinlich, +++ sicher

stationäre Aufnahme hat nicht wegen des erlittenen Schädel-Hirn-Traumas 1. Grades als vielmehr zur Beobachtung und Überwachung des Patienten hinsichtlich einer Blutung im Kopf zu erfolgen, die sich selbst nach harmlos anmutenden Unfällen entwickeln und zum Tod führen kann, wenn nicht sofort operativ eingegriffen wird! Strenge Bettruhe ist beim Schädel-Hirn-Trauma 1. Grades *nicht* erforderlich. Der Patient kann spätestens eine Woche nach dem Unfall aus der stationären Beobachtung entlassen werden, wenn nicht noch andere behandlungsbedürftige Nebenverletzungen vorliegen.

Während Verletzte mit einem Schädel-Hirn-Trauma 1. Grades bei der Einlieferung ins Krankenhaus meist schon wieder ansprechbar sind, kommen **Schädel-Hirn-Verletzte 2. Grades** häufig noch bewußtlos in ärztliche Behandlung. Da die vegetativen Störungen beim Schädel-Hirn-Trauma 2. Grades erheblich sein können, und oft auch Schockzustände bestehen, ist schon deshalb stationäre Aufnahme und Behandlung erforderlich, außerdem selbstverständlich wieder zur Überwachung hinsichtlich einer intrakraniellen Blutung. Im Vordergrund steht die Dämpfung vegetativer Störungen und subjektiver Beschwerden sowie die Schockbekämpfung. Ein sich unter Umständen entwickelndes Hirnödem kann sich in erneuter Verschlechterung der Bewußtseinslage äußern. Die Rückbildung neurologischer Befundabweichungen ist beim Schädel-Hirn-Trauma 2. Grades nach spätestens einem Monat zu erwarten; Kopfschmerzen und Schwindelerscheinungen, auch Merk- und Konzentrationsschwäche können noch längere Zeit weiterbestehen.

Das **Schädel-Hirn-Trauma 3. Grades** ist zunächst gekennzeichnet durch eine länger als eine Stunde andauernde primäre Bewußtlosigkeit sowie einen eventuellen Dämmerzustand über 24 Stunden und länger. Je länger ein Patient mit einer Schädel-Hirn-Verletzung bewußtlos ist, desto schlechter wird die Prognose: Eine Bewußtlosigkeit über 24 Stunden bleibt selten, über eine Woche praktisch nie folgenlos.

Neben der Bewußtseinsstörung bestehen beim Schädel-Hirn-Trauma 3. Grades erhebliche vegetative Störungen, u.a. sind Temperaturregulationsstörungen, Verschiebungen im Wasser- und Elektrolythaushalt (Kalium!), Atmungs- und Kreislaufstörungen sowie Dysregulationen des Hormonsystems möglich. Ein Hirnödem ist immer vorhanden, zerebrale Krampfanfälle können auftreten. Als Ausdruck neurologischer Befundabweichungen sind Lähmungen häufig. Streckkrämpfe zeigen eine Mittelhirnschädigung an.

Ein Schädel-Hirn-Trauma 3. Grades wird nie folgenlos überstanden. Als Restbeschwerden können andauernde vegetative Störungen zurückbleiben. Auch Krampfanfälle, Lähmungen und insbesondere psychische Veränderungen sind als bleibende Folgen möglich. Die Art und Ausprägung der Dauerfolgen richtet sich im wesentlichen nach der Schwere der Hirnsubstanzschädigung und deren Lokalisation im Gehirn.

In den letzten Jahren ist diese Einteilung in ein Schädel-Hirn-Trauma ersten, zweiten und dritten Grades allerdings weitgehend verlassen worden. Internationale Arbeitsgruppen verwenden überwiegend die **Glasgow-Coma-Scale** (Tabelle 8-2). Diese hat sich als wichtiges prognostisches Kriterium für die Beurteilung von Schädel-Hirn-Trauma-Patienten bewährt. Die Ermittlung eines Punktwerts zur Bewertung der Komatiefe basiert auf relativ einfach durchzuführenden Untersuchungen am Bett und läßt frühzeitige Verschlechterungen der neurologischen Ausgangssituation recht zuverlässig erkennen.

Tabelle 8-2 Glasgow-Coma-Scale

Augenöffnung	beste verbale Reaktion	beste motorische Reaktion	Punkte
		spontan	6
	orientiert	auf Aufforderung	5
spontan	verwirrt	gezielte Abwehr	4
auf Ansprache	unangemessen	Beugen auf Schmerzreiz	3
auf Schmerzreiz	unverständlich	Strecken auf Schmerzreiz	2
keine	keine	keine	1

Aus der Tabelle 8-2 ergibt sich, daß ein Gesamtscore von insgesamt 15 Punkten erreicht werden kann. Dieser entspricht einem Patienten, der keine neurologischen Ausfälle zeigt, die Augen spontan geöffnet hat (4 Punkte), zu Person, Ort und Zeit orientiert ist (5 Punkte) sowie eine gute spontane Motorik zeigt (6 Punkte). Es besteht ein direkter Zusammenhang zwischen einem niedrigen Glasgow-Coma-Score (≤ 8) und einer schlechten klinischen Prognose bei einem schweren Schädel-Hirn-Trauma (siehe auch Kap. 8.9).

8.3 Offene Schädel-Hirn-Verletzungen

Bei den offenen Schädel-Hirn-Verletzungen ist hinsichtlich Prognose und Behandlung zu unterscheiden zwischen offenen Schädelfrakturen *mit* und *ohne* Eröffnung der Dura mater.

Die mit einer offenen Schädelfraktur **ohne Duraeröffnung** einhergehende Hirnverletzung kann nach den für geschlossene Schädel-Hirn-Verletzungen geltenden Kriterien betrachtet werden, wenngleich eine solche offene Fraktur einer besonderen Behandlung bedarf: Wie bei allen offenen Frakturen muß bei einem offenen Schädelbruch, z. B. einer Wunde über einer Schädelimpressionsfraktur, eine exakte chirurgische Wundversorgung durchgeführt werden; neben Säuberung und Wundausschneidung an der Hautwunde ist eventuell ein als infiziert anzusehendes Knochenstück operativ zu entfernen, damit keine Schädeldach-Osteomyelitis entsteht. Der operativ gesetzte Knochendefekt kann in einer zweiten Operation, wenn die primäre Wunde reizlos ist, mit einer Plastik gedeckt werden (siehe S. 202 ff.).

Wenn es außer zu einer Haut- und Schädelknochenverletzung auch noch zu einer **Eröffnung der harten Hirnhaut** gekommen ist, besteht höchste Infektionsgefahr für das Gehirn: Neben der Osteomyelitis tritt die Gefahr der Hirnhautentzündung **(Meningitis)** und der Gehirnentzündung **(Enzephalitis)** mit der weiteren Gefahr des **Hirnabszesses** oder des **subduralen Empyems,** einer Eiteransammlung zwischen harter Hirnhaut und Gehirn auf.

Offene Schädel-Hirn-Verletzungen können auf sehr unterschiedliche Weise entstehen. So ist jede Schußverletzung des Kopfes als offene Schädelfraktur anzusehen. Das gleiche gilt für andere in den Kopf eingedrungene Fremdkörper.

> Im Kopf steckende Fremdkörper dürfen auf keinen Fall an der Unfallstelle oder bei der Krankenhausaufnahme entfernt werden: Der Betroffene kann verbluten!

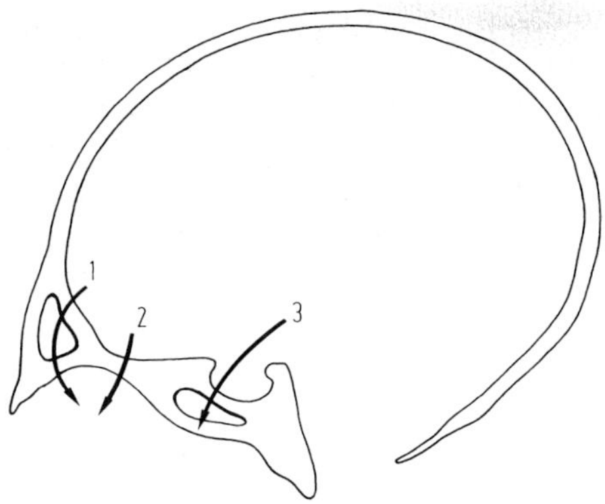

Abb. 8-7 Vorzugslokalisationen für frontobasale Frakturen mit Nasen-Liquorfisteln (Rhinoliquorrhö).
1 = Stirnhöhlenhinterwand,
2 = Siebbeinplatte (Lamina cribrosa),
3 = Keilbeinhöhle.

Andere offene Schädel-Hirn-Verletzungen sind erkennbar am Austritt von Hirnbrei aus der Kopfwunde oder aus Ohr und Nase. Oftmals bleibt der Hirn- und natürlich Liquoraustritt zunächst durch das begleitende heftige Bluten verborgen.

Offene Schädel-Hirn-Verletzungen müssen operativ versorgt werden, um eine exakte Blutstillung und Säuberung der Hirnwunde zu erreichen und eventuell eingedrungene Fremdkörper (z. B. auch Haare!) zu entfernen; d. h., aus der offenen muß operativ eine geschlossene Hirnverletzung gemacht werden.

Eine Sonderstellung unter den offenen Schädel-Hirn-Traumen nehmen die **Liquorfisteln** ein: Durch Schädelbasisfrakturen mit Dura- und Arachnoideazerreißung kommt es zum Ausfluß von Liquor cerebrospinalis aus Nase oder Ohr. Liquorausfluß ist somit ein sicheres Zeichen für das Vorliegen einer Schädelbasisfraktur!

Bei Liquorfisteln besteht immer die Gefahr der aufsteigenden Entzündung für Hirnhäute und Gehirn; sie müssen deshalb operativ verschlossen werden. Ohr-Liquorfisteln, bei denen übrigens oft ein Riß im Trommelfell vorliegt, verschließen sich oftmals von selbst, während das bei nasalen Liquorfisteln (Abb. 8-7) nur sehr selten der Fall ist. Letztere sind auch schwieriger zu erkennen: Manchmal berichten die Patienten erst lange Zeit nach dem Unfall, daß sie seitdem einen wäßrigen Schnupfen hätten, oder die beginnende Meningitis läßt den Verdacht auf eine Liquorfistel aufkommen. Selten läuft der Liquor cerebrospinalis bei einer nasalen Liquorfistel als „Bach" ab; meistens werden die wenigen Liquortropfen vom Patienten unbemerkt verschluckt.

Eine mögliche Komplikation, insbesondere der nasalen Liquorfistel, ist der **Pneumozephalus** („Luftkopf"). Während die Bezeichnung Pneumozephalus für jede Art von Luftansammlung im Kopf Verwendung finden kann, versteht man unter einer **Pneumatozele** eine **raum-**

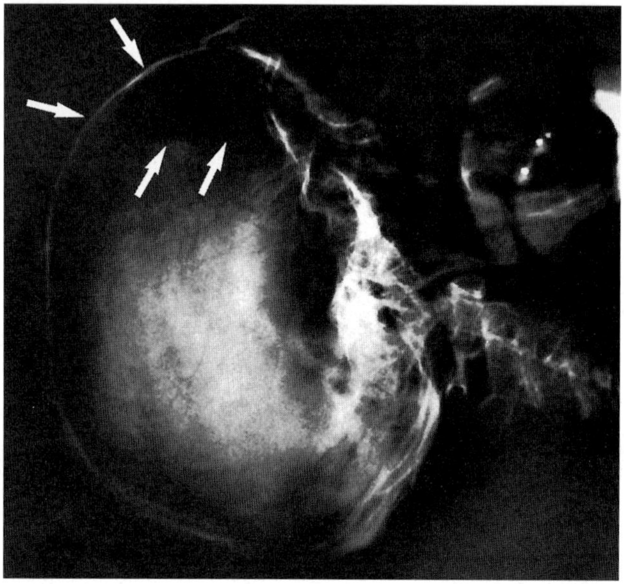

Abb. 8-8
Frontale Pneumatozele.

fordernde Luftansammlung innerhalb des Gehirns, meist im Stirnhirnbereich (Abb. 8-8). Ursache einer Pneumatozele ist praktisch immer eine nasale Liquorfistel, von der aus Luft in den Schädelinnenraum und eventuell zerstörtes Hirngewebe eindringen kann; durch einen Ventilmechanismus an der Durawunde wird die Luft am Entweichen gehindert, so daß eine Drucksteigerung im Kopf erfolgt, die eine dringliche Operationsindikation darstellt. Im Unterschied zu den relativ seltenen, aber akut lebensbedrohlichen traumatischen Pneumatozelen weist die nicht raumfordernde Luftansammlung beim einfachen Pneumozephalus lediglich auf das wahrscheinliche Bestehen einer nasalen Liquorfistel hin (Abb. 8-9).

8.4 Traumatische raumfordernde Prozesse

8.4.1 Das traumatische Hirnödem

Die Behandlung des Schädel-Hirn-Verletzungen begleitenden Hirnödems ist oftmals entscheidend für die Prognose. Beim **traumatischen Hirnödem** (Abb. 8-10) handelt es sich in der Regel um eine Flüssigkeitsvermehrung außerhalb der Hirnzellen, weshalb es auch als **interstitiel-**

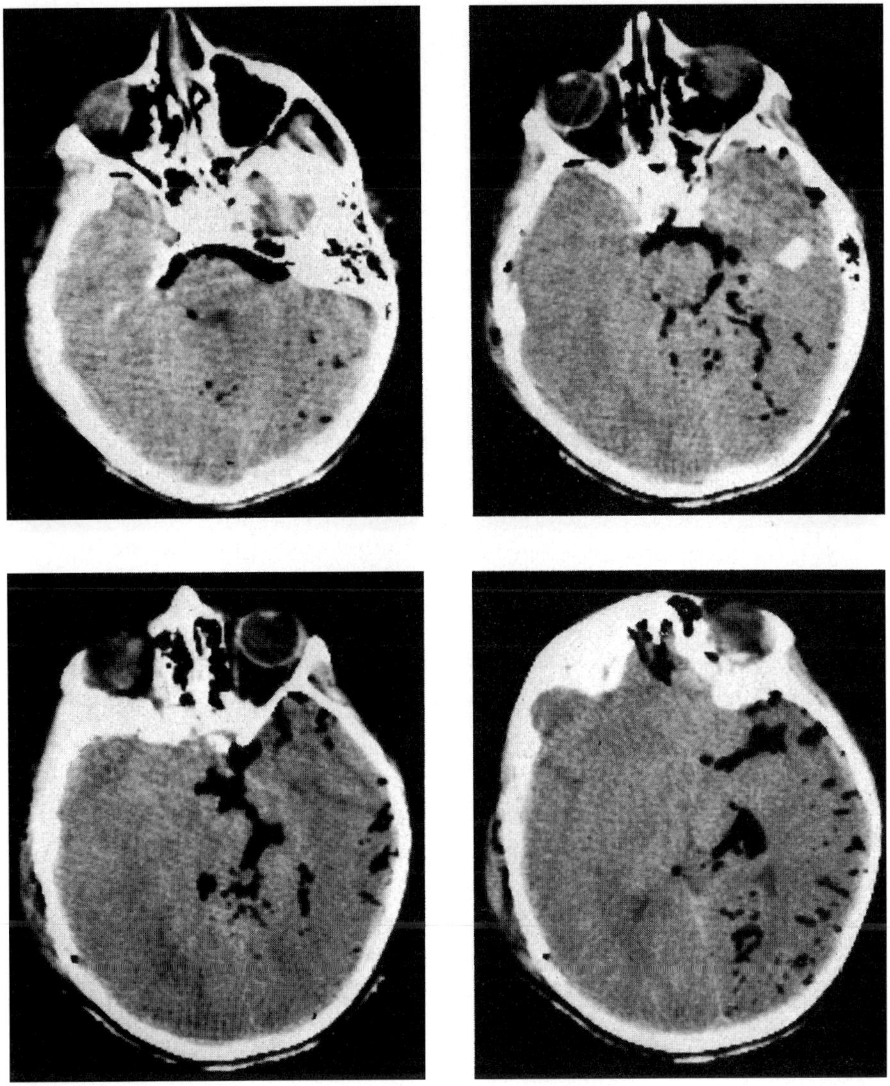

Abb. 8-9 Luftnachweis im Computertomogramm spricht für offene Schädel-Hirn-Verletzung.

les Hirnödem bezeichnet wird. Mehr pathophysiologisch beschreibend ist die Bezeichnung **vasogenes Hirnödem,** da es unter noch nicht voll aufgeklärten Umständen durch die Verletzung zu einer erhöhten Durchlässigkeit der Blutkapillaren für eine eiweißarme Flüssigkeit kommt. Zugleich entsteht eine ebenfalls noch nicht ganz geklärte Störung an der Blut-Hirn-Schranke.

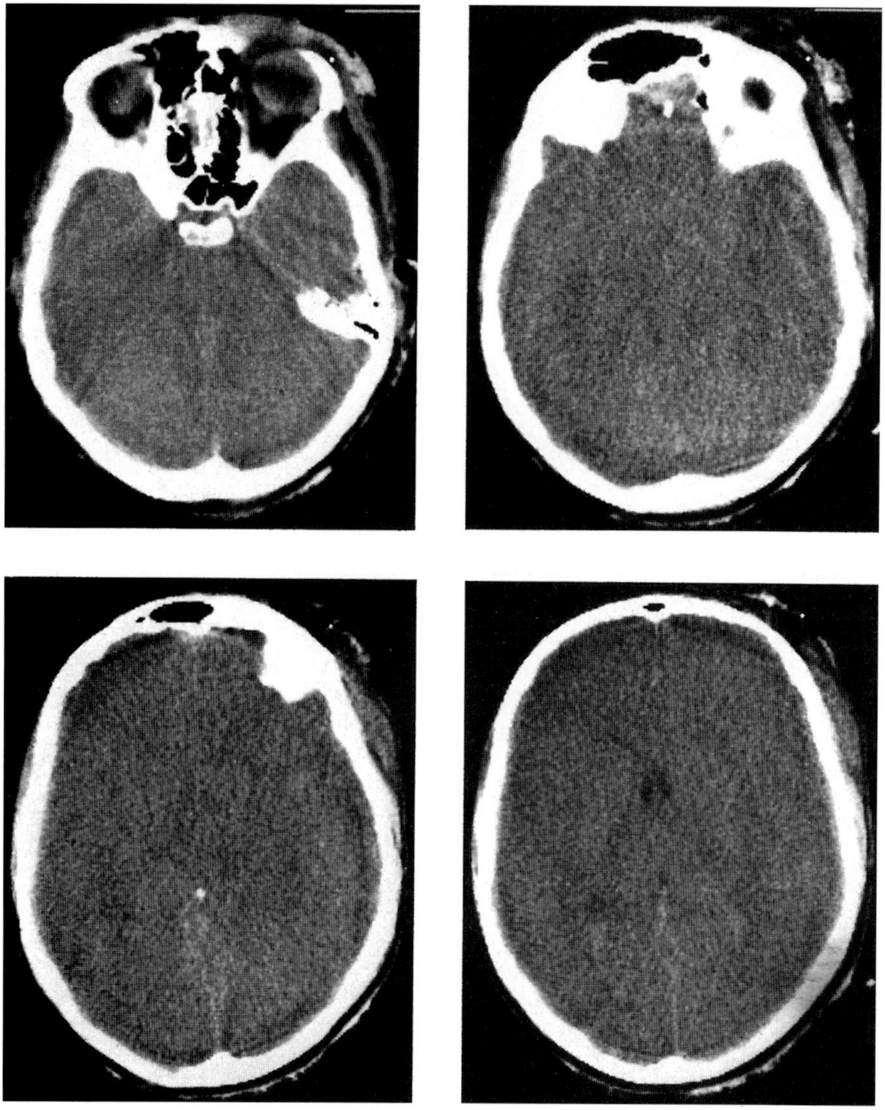

Abb. 8-10 Massives, traumatisches Hirnödem: Die Ventrikel sind zusammengepreßt, die basalen Zisternen nicht zu erkennen.

Schon eine Einschränkung der Hirndurchblutung führt zwangsläufig zu einem Sauerstoffmangel des Hirngewebes, das beim Schädel-Hirn-Trauma dafür besonders anfällig ist. Durch den Sauerstoffmangel wird die zweite Form des Hirnödems bedingt: Bei diesem **intrazellulären** oder **zytotoxischen Hirnödem** kommt es zu einem Flüssigkeitseinstrom in die Hirnzellen, besonders die Astrozyten, und damit zu einer weiteren Vermehrung des Hirnvolumens. Durch diesen Flüssigkeitseinstrom in das Hirngewebe wird das Hirnvolumen vermehrt. Das führt bei der Unnachgiebigkeit der Schädelhöhle regelmäßig zur Erhöhung des Druckes im Kopf, somit zu einer Kompression des Gehirns. Dabei werden zunächst nicht alle Teile des Gehirns gleichmäßig komprimiert, sondern es kommt vornehmlich zur Einklemmung des Mittelhirns am Tentoriumschlitz bzw. der Medulla oblongata im großen Hinterhauptsloch (vgl. Abb. 8-12): Bewußtseinstrübung, Bewußtlosigkeit, Streckkrämpfe, Atem- und Kreislaufstillstand können eintreten.

Es setzt ein unheilvoller und schwer zu beeinflussender Kreislauf ein zwischen traumatischem vasogenem Hirnödem, Hirnmangeldurchblutung durch erhöhten Kopfinnendruck und Ödemverstärkung durch Ausbildung eines sekundären zytotoxischen Hirnödems.

Für die Therapie spielen die verschiedenen Formen des Hirnödems bislang kaum eine Rolle. Einzelheiten der Hirnödem-Behandlung werden im Kapitel 18.3 besprochen.

8.4.2 Intrakranielle Hämatome (Blutungen im Kopf)

Im Gefolge von Schädel-Hirn-Verletzungen können innerhalb des Kopfes Blutungen entstehen (Abb. 8-11 und 8-12), die durch Erhöhung des Kopfinnendruckes lebensbedrohliche Komplikationen darstellen. Man unterscheidet epidurale, subdurale und intrazerebrale Hämatome. Da sie – im Gegensatz zum Hirnödem – einer operativen Therapie zugänglich sind, ist ihre rasche Diagnose und Operation von entscheidender Bedeutung für die Prognose.

Alle sich innerhalb von Stunden oder wenigen Tagen im Anschluß an eine Kopfverletzung entwickelnden intrakraniellen Hämatome weisen ähnliche Symptome auf: Ein wichtiger Hinweis auf das Vorliegen einer intrakraniellen Blutung ist das seltene **freie Intervall,** d.h., nach einem Unfall ist der Verletzte kurz bewußtlos und wacht später wieder auf; Stunden danach trübt sein Bewußtsein wieder ein, es wird also vorübergehend ein Intervall von Bewußtseinsklarheit durchlaufen. Die erneute Bewußtseinseintrübung ist Folge einer Mittelhirneinklemmung durch erhöhten Kopfinnendruck bei sich ausbreitender Blutung. Schwieriger wird die Beurteilung bei Verletzten mit schwererem Schädel-Hirn-Trauma, deren primäre Bewußtlosigkeit durch den Unfall unmerklich in die sekundäre durch die Blutung übergeht; ähnliche Schwierigkeiten bestehen bei schlafenden oder alkoholisierten Patienten, die daher zur Überwachung in den ersten zwölf Stunden wenigstens stündlich geweckt werden müssen.

Ein weiteres Symptom für das Vorliegen einer Blutung im Kopf ist die **einseitige** Erweiterung der Pupille **(Mydriasis)** auf der Seite des in-

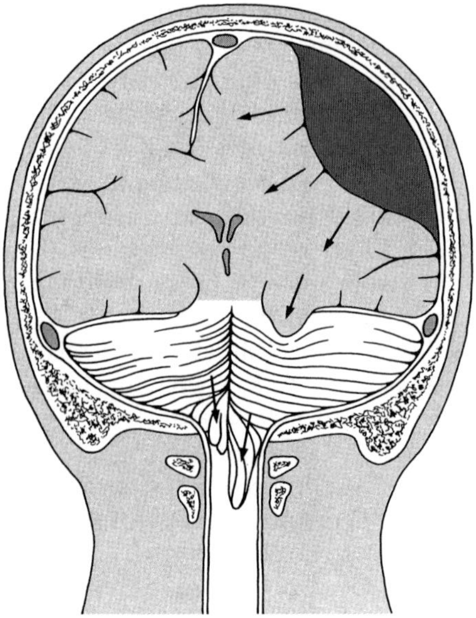

Abb. 8-11 Die Kompressionswirkung einer Blutung über einer Großhirnhemisphäre führt zunächst zur Herniation des Schläfenlappens in den Tentoriumschlitz, im weiteren Verlauf zur Einklemmung der Medulla oblongata durch die in das Foramen occipitale magnum gepreßten Kleinhirntonsillen.

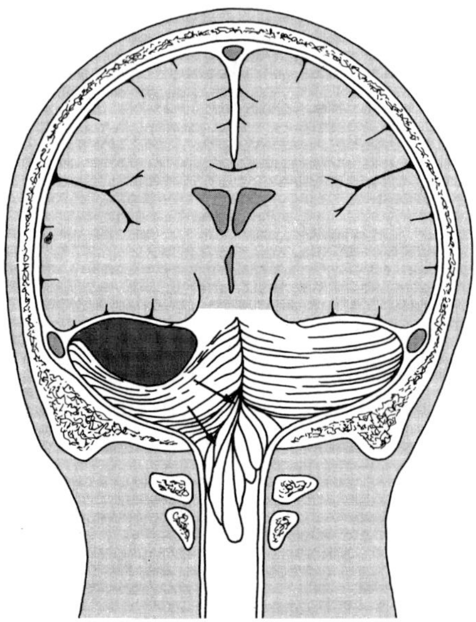

Abb. 8-12 Eine raumfordernde Blutung in der hinteren Schädelgrube bedingt eine Kompression der Medulla oblongata durch die in das Foramen occipitale magnum eingepreßten Kleinhirntonsillen. Nicht dargestellt ist die ebenfalls mögliche, sogenannte inverse Einklemmung des Hirnstamms (Mittelhirn) im Tentoriumschlitz bei Raumforderungen in der hinteren Schädelgrube.

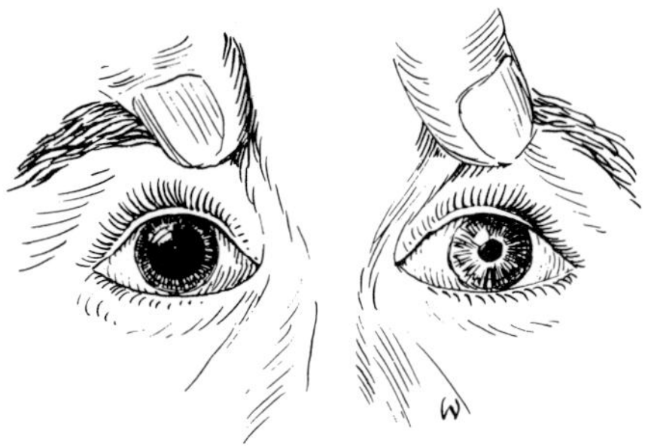

Abb. 8-13 Erweiterte, lichtstarre Pupille (Mydriasis) auf der Seite des intrakraniellen Hämatoms.

trakraniellen Hämatoms. Diese Mydriasis ist als diagnostische Hilfe gerade bei Bewußtlosen recht eindeutig (Abb. 8-13). Sie beruht auf einer Einklemmung des Nervus oculomotorius am Tentoriumschlitz bei gleichzeitiger Mittelhirneinklemmung. Die Mittelhirneinklemmung ist Ursache der auftretenden Bewußtlosigkeit und von Streckkrämpfen. Weiter zunehmender Hirndruck führt dann zur Einklemmung des Hirnstamms im Hinterhauptsloch und damit zum Atemstillstand und bald danach auch zum zentralen Kreislaufversagen. Dazu kommen beim Auftreten intrakranieller Hämatome oftmals noch neurologische Ausfälle wie Lähmungen (Paresen) an der dem Hämatom entgegengesetzten Körperseite und ein positives *Babinski*-Zeichen. Alle Symptome können durch die primäre Hirnverletzung und ein gleichzeitig sich entwickelndes Hirnödem verwischt sein, so daß der Verdacht auf ein intrakranielles Hämatom schließlich durch die Erfahrung des Untersuchers bekräftigt und durch die Schnittbildverfahren (Computertomographie, Magnetresonanztomographie) endlich bestätigt oder widerlegt werden muß.

8

> Zur Überwachung Schädel-Hirn-Verletzter hinsichtlich der Ausbildung eines intrakraniellen Hämatoms ist die **wenigstens einstündlich** durchgeführte Überprüfung von **Puls, Blutdruck, Pupillen** und **Bewußtseinslage** erforderlich.

Entsprechend ihrer anatomischen Ausbreitung und Entstehung weisen die intrakraniellen Hämatome Unterschiede auf, die eine gesonderte Besprechung erforderlich machen.

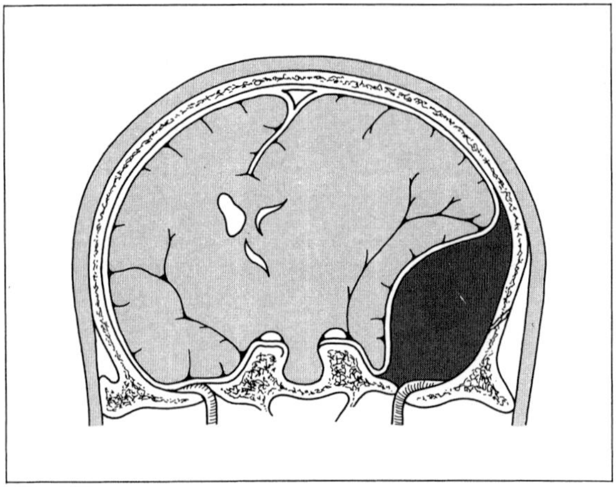

Abb. 8-14
Schematische Darstellung einer epiduralen Blutung.

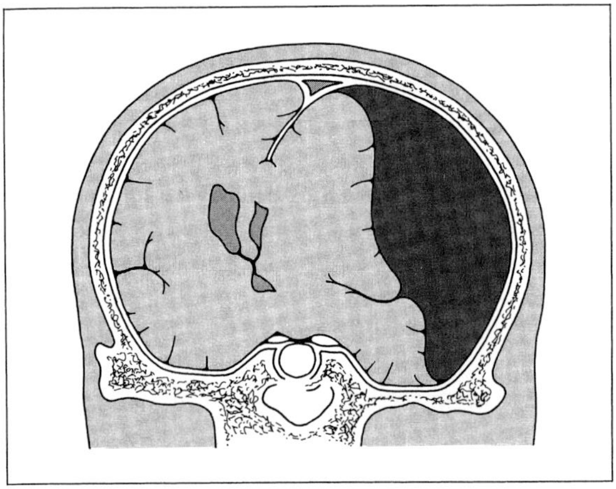

Abb. 8-15
Schematische Darstellung einer subduralen Blutung.

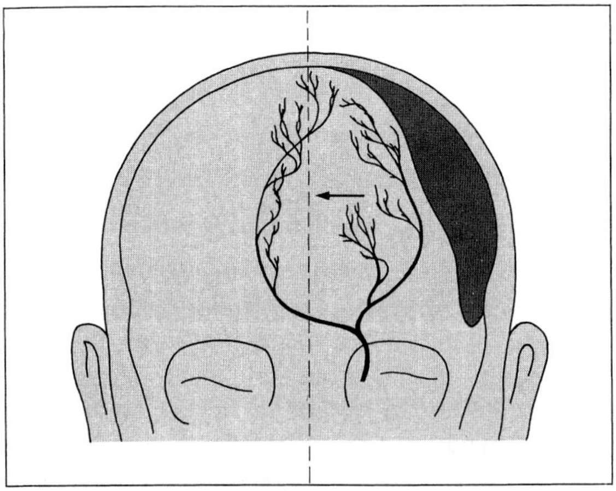

Abb. 8-16
Schematische Darstellung der Gefäßverdrängung im Angiogramm bei akutem subduralem Hämatom.

8.4.2.1 Epidurale Hämatome

Beim epiduralen Hämatom (Abb. 8-14) liegt eine Blutung zwischen Schädelknochen und harter Hirnhaut vor. Die meisten epiduralen Hämatome sind durch arterielle Blutungen hervorgerufen, weshalb sie sich innerhalb weniger Stunden ausbilden; doch kommen epidurale Hämatome auch als Folge venöser Blutungen, z. B. bei Einriß der großen Blutleiter (Sinus venosi), vor.

Am häufigsten entstehen epidurale Hämatome durch Zerreißung der Arteria meningea media (mittlere Hirnhautarterie), wenn eine Frakturlinie den Verlauf der Arterie oder einer ihrer Äste kreuzt.

Die Prognose epiduraler Hämatome ist um so besser, je schneller operiert und das blutende Gefäß unterbunden wird; folgenlose Ausheilung ist möglich, vorausgesetzt, es liegt nicht noch eine weitere schwere Gehirnschädigung vor.

8.4.2.2 Subdurale Hämatome

Subdurale Hämatome sind die weitaus häufigsten intrakraniellen Blutungen. Es handelt sich um eine Blutung unter die harte Hirnhaut, zwischen Dura mater und Gehirnoberfläche oder genauer, zwischen Dura mater und Spinngewebshaut (Abb. 8-15). Das subdurale Hämatom entsteht meist durch Einriß sogenannter Brückenvenen, die von der Hirnoberfläche zu den Sinus in der harten Hirnhaut ziehen. Daneben werden viele subdurale Hämatome im Bereich größerer Hirnprellungsherde gefunden, wo sie neben Brückenvenenabriß durch Sickerblutung zustande kommen.

Abhängig von der Zeit zwischen Unfallereignis und Ausbildung des subduralen Hämatoms unterscheidet man akute, subakute und chronische subdurale Hämatome.

Die unmittelbar nach dem Trauma innerhalb von wenigen Stunden auftretenden **akuten subduralen Hämatome** (Abb. 8-16) sind auch bei schnellem operativem Eingriff prognostisch wenig günstig, die Mortalität liegt bei etwa 60%, im hohen Alter (> 70 Jahre) bei fast 100%; eine folgenlose Ausheilung ist wegen der meist damit einhergehenden schweren Hirnkontusionen praktisch nicht möglich. Die Prognose der sehr seltenen akut subduralen Hämatome aus kleinen kortikalen Arterien (bei Arteriosklerose) beim alten Patienten ist deutlich besser, da es sich um extrazerebrale Blutungen handelt, die das Gehirn selbst nicht betreffen. Das **subakute subdurale Hämatom** braucht zu seiner Ausbildung bis zu drei Wochen. Ohne Restbeschwerden kann das rechtzeitig operierte **chronische subdurale Hämatom** ausheilen, das sich erst sechs Wochen bis Monate nach dem Unfall durch Kopfschmerzen, psychische Veränderungen oder Krampfanfälle bemerkbar macht; häufig ist es beim chronischen subduralen Hämatom sogar schon zur Verflüssigung des Blutkuchens und Kapselbildung darum herum gekommen (Abb. 8-17 und 8-18). Die Prognose ist hier ausgezeichnet, über 80% der Patienten werden mit einer einfachen Bohrlochrepanation und der Einlage einer Ablaufdrainage für wenige Tage bis zur Ausdehnung des Gehirns geheilt.

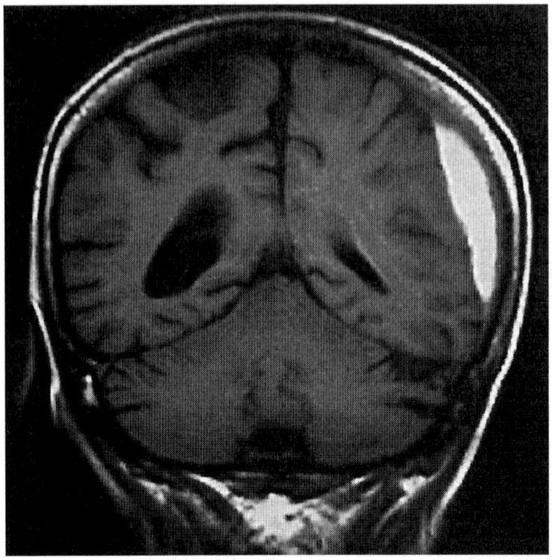

Abb. 8-17 Magnetresonanztomogramm bei linksseitigem chronischem subduralem Hämatom (Frontalschnitt).

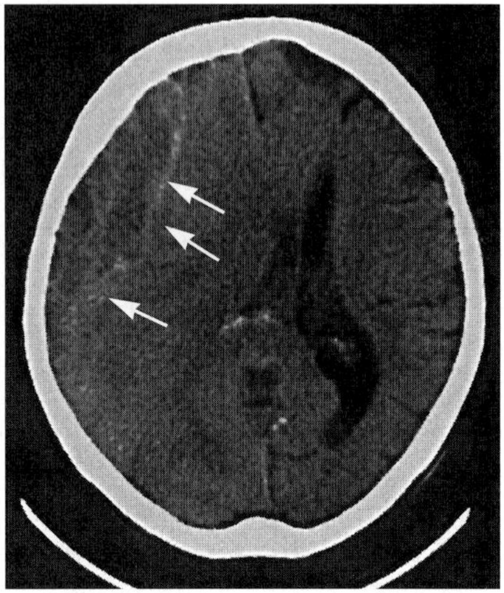

Abb. 8-18 Kraniales Computertomogramm bei linksseitigem chronischem subduralem Hämatom (Transversalschnitt).

8.4.2.3 Intrazerebrale Hämatome

Intrazerebrale Hämatome (Abb. 8-19) sind Blutungen innerhalb des Gehirns. Sie entstehen durch Gefäßruptur infolge einer auf das Gehirn einwirkenden Gewalteinwirkung und entwickeln sich innerhalb von Stunden oder Tagen. Während früher allgemein eine frühzeitige Operation bei angiographisch nachgewiesenen intrazerebralen Hämatomen empfohlen wurde, hat die computertomographische Verlaufskontrolle solcher Hämatome gezeigt, daß in vielen Fällen bei solchen Hämatomen eine abwartende Haltung eingenommen werden kann, sofern eine ständige computertomographische Verlaufskontrolle möglich ist. Bei klinischer Verschlechterung des Zustandes des Patienten durch Hirndruckzeichen oder zunehmende Paresen können dann immer noch in Abhängigkeit von der Lokalisation der intrazerebralen Blutung operative Eingriffe durchgeführt werden. In jedem Falle wird es beim intrazerebralen Hämatom – entsprechend der Entstehungsweise – zu einer

Zerstörung von Hirngewebe und damit zu meist bleibenden neurologischen Ausfällen kommen.

8.4.3 Subdurales Hygrom

Subdurale Hygrome oder Hydrome sind traumatisch bedingte Liquoransammlungen außerhalb des Subarachnoidalraumes, die ähnlich raumfordernd wie subdurale Hämatome wirken können. Mit diesen haben sie die Symptomatik, Diagnostik und operative Versorgung gemein.

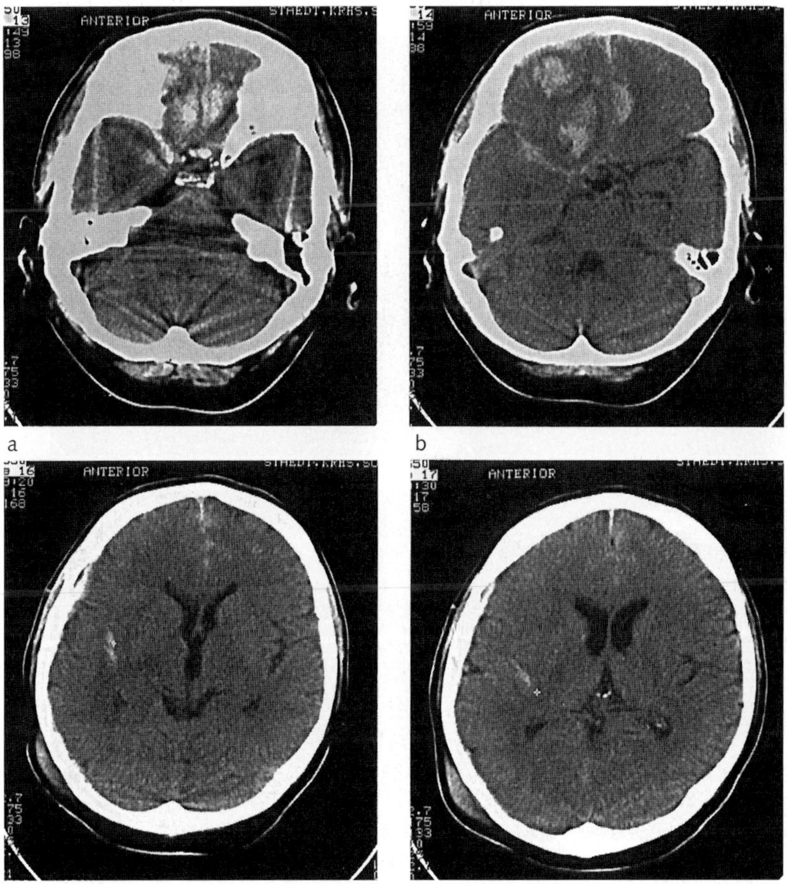

Abb. 8-19 Entwicklung einer massiven traumatischen intrazerebralen Blutung aus bifrontalen Hirnkontusionsherden nach Sturz auf den Hinterkopf:
a–d) Computertomogramme nach Aufnahme des Patienten (somnolent).
(Fortsetzung siehe S. 192)

Als Ursache subduraler Hygrome werden Einrisse der Spinngewebshaut angenommen, durch die Liquor cerebrospinalis in den Subduralraum gelangen kann; durch eine Art von Ventilverschluß wird ein Rückstrom des Liquors in den Subarachnoidalraum verhindert, und der sich subdural immer mehr ansammelnde Liquor wirkt raumfordernd.

8.5 Traumatische Subarachnoidalblutung

Kommt es bei einer Schädel-Hirn-Verletzung zum Einreißen von Blutgefäßen in der weichen Hirnhaut, können flächenhafte Blutungen in

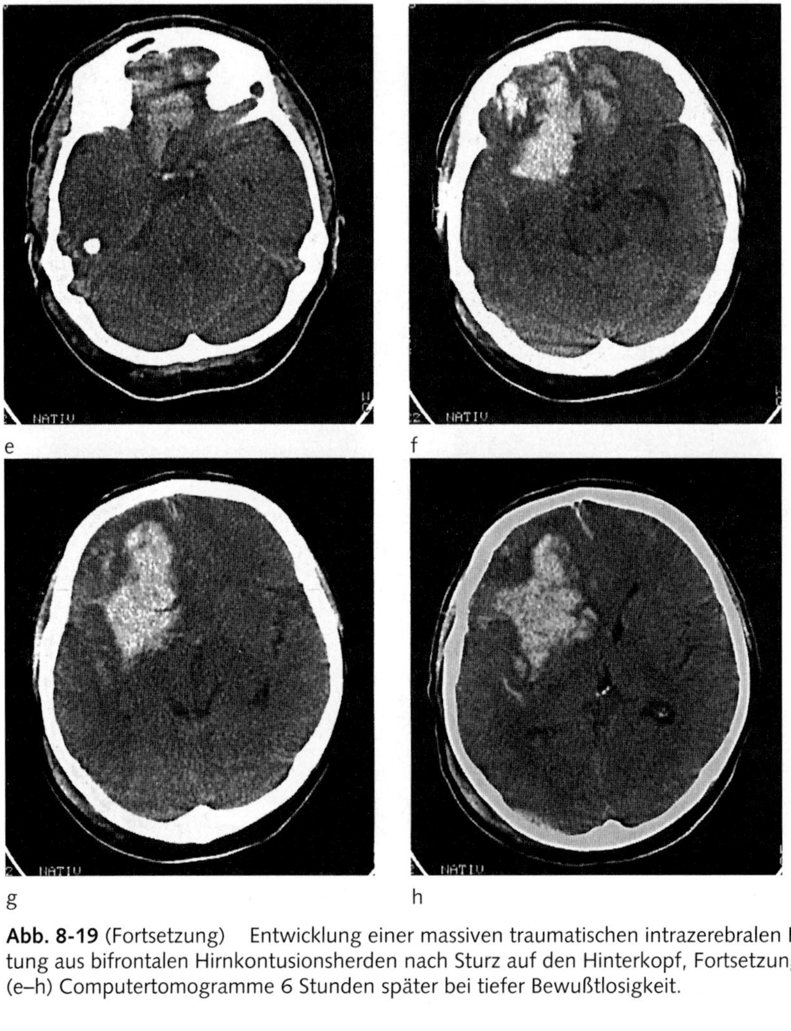

Abb. 8-19 (Fortsetzung) Entwicklung einer massiven traumatischen intrazerebralen Blutung aus bifrontalen Hirnkontusionsherden nach Sturz auf den Hinterkopf, Fortsetzung (e–h) Computertomogramme 6 Stunden später bei tiefer Bewußtlosigkeit.

den liquorhaltigen Subarachnoidalraum entstehen, die im Gegensatz zu den intrakraniellen Hämatomen **nicht raumfordernd** sind. Die klinische Bedeutung solcher Subarachnoidalblutungen besteht in der Blutbeimischung zum Liquor cerebrospinalis.

Durch die Blutung kommt es u.a. zu Reizerscheinungen an der – im Gegensatz zum schmerzunempfindlichen Gehirn – schmerzempfindlichen harten Hirnhaut, was sich durch Kopfschmerzen und Nackensteife (Meningismus) äußert. Bei al,len *nicht zweifelsfrei* traumatisch entstandenen Subarachnoidalblutungen ist eine zerebrale Angiographie zur Feststellung der Blutungsquelle angezeigt (siehe S. 285 ff.).

8.6 Komplikationen der Schädel-Hirn-Verletzungen

8.6.1 Posttraumatischer Hydrozephalus

Die Vorgänge, die zum posttraumatischen Hydrozephalus („Wasserkopf“ nach Schädel-Hirn-Verletzungen) führen, sind noch nicht vollständig geklärt. Neben der Verlegung der Liquorwege durch Blutungen oder Hirnödem kommt auch noch die Hydrozephalusbildung infolge Untergangs von Hirngewebe in Frage; wahrscheinlich ist auch die posttraumatische Entstehung eines Hydrozephalus durch funktionelle Störungen der Liquorproduktion und -resorption.

Das klinische Bild des posttraumatischen Hydrozephalus ist sehr uneinheitlich: Häufige Symptome sind Nachlassen der psychischen Leistungen, Koordinationsstörungen und Persönlichkeitsabbau. Die neurologische Symptomatik ist sehr variationsreich und kann durch das vorangegangene Schädel-Hirn-Trauma beeinflußt sein. Liegt erhöhter Liquordruck infolge des Hydrozephalus vor, überwiegen die Symptome gesteigerten intrakraniellen Druckes: Kopfschmerzen, Bewußtseinsstörungen, Stauungspapille.

Die Diagnose eines posttraumatischen Hydrozephalus läßt sich am einfachsten im Computertomogramm stellen; bei der Liquorraum-Szintigraphie findet sich in der Regel eine Resorptionsstörung. Therapeutisch kommen die liquorableitenden Operationen in Frage (siehe S. 316 ff.).

8.6.2 Posttraumatische Anfallsleiden

Epileptische Anfälle dürften die häufigsten Komplikationen nach Schädel-Hirn-Verletzungen darstellen, wobei die Häufigkeit zwischen 5 und 10% beträgt. Je schwerer das erlittene Hirntrauma war, desto eher ist mit dem Auftreten einer posttraumatischen Epilepsie zu rechnen. In der

Praxis werden die posttraumatischen Anfallsleiden in Früh- und Spätepilepsie eingeteilt.

Zur **Frühepilepsie** werden alle Krampfanfälle gezählt, die noch im Rekonvaleszenzstadium einer Schädel-Hirn-Verletzung auftreten, in der Regel etwa bis zu einem Monat nach dem Trauma. Bei den innerhalb von 24 Stunden nach einer Schädel-Hirn-Verletzung auftretenden Krampfanfällen überwiegen die generalisierten Krampfanfälle, während sonst bei der Frühepilepsie fokale Krampfanfälle mit Krampferscheinungen nur einzelner Körperregionen häufiger sind. Epileptische Anfälle in der Frühphase sind immer auch verdächtig auf das Vorliegen eines traumatischen intrakraniellen Hämatoms! Die Streckphänomene aufgrund einer Mittelhirnschädigung sind nicht als Ausdruck einer Frühepilepsie zu werten.

Die **Spätepilepsie** nach Schädel-Hirn-Verletzungen ist vorwiegend durch generalisierte Krampfanfälle gekennzeichnet. Sie tritt etwa ein halbes Jahr nach der Verletzung auf, wobei im allgemeinen die Anfallshäufigkeit mit zunehmendem Lebensalter abnimmt.

Für die Behandlung akuter Krampfanfälle bieten sich Luminal® und Valium® intravenös injiziert an. Hydantoinpräparate (Epanutin®, Phenhydan®, Zentropil®) kommen besonders zur Unterdrückung einer im EEG nachgewiesenen Krampfbereitschaft zur Anwendung. Die „Einstellung" eines posttraumatischen Epileptikers auf entsprechende antikonvulsive Medikamente bedarf einer laufenden EEG- und Blutbildkontrolle und sollte von erfahrenen Neurologen vorgenommen werden. Die Frage, ob bereits prophylaktisch Antiepileptika bei nicht krampfenden Patienten mit Schädel-Hirn-Trauma verabreicht werden sollen, ist umstritten, da die Ausbildung einer posttraumatischen Epilepsie offensichtlich unabhängig von einer antikonvulsiven medikamentösen Therapie verläuft.

8.6.3 Wachsende Schädelfraktur

Der Begriff der wachsenden Schädelfraktur wurde erstmalig 1953 von den Neurochirurgen *Pia* und *Tönnis* für die im Gefolge von *kindlichen* Schädelknochendefekten bei Duramitverletzung auftretende Hirnduraausstülpung verwendet. Als hervorstechendes Merkmal ist im Röntgenbild ein zunehmendes Klaffen des Frakturspaltes zu bemerken. Die ausgestülpte Hirn-Dura-Narbe, die in der Regel mit Liquor gefüllt ist, muß operativ abgetragen und der Defekt verschlossen werden. Klinisch wird die wachsende Schädelfraktur durch Abtasten festgestellt; häufigstes Symptom sind Krampfanfälle.

8.6.4 Carotis-cavernosus-Fistel

Durch Schädelbasisbrüche kann der Sinus cavernosus an der Stelle, wo die Arteria carotis interna durch ihn hindurchläuft, einreißen. Bei gleichzeitiger Schädigung der Arterie ergießt sich arterielles Blut in die venöse Strombahn, so daß es zu einem Rückstau von Blut in den Venen der Augenhöhle kommt. Die Folge ist eine massive Rötung der Augenbindehaut, häufig ein **Exophthalmus pulsans,** d. h., der hervortretende Augapfel pulsiert. Durch den Blutrückstau ist die Sehkraft gefährdet, durch den Exophthalmus ergeben sich Doppelbilder. Der diagnostische Nachweis einer Carotis-cavernosus-Fistel ergibt sich einmal aus einer stattgehabten Schädel-Hirn-Verletzung, zum anderen aus den typischen Veränderungen am Auge. Bei Auskultation über dem Auge oder der Schläfe hört man ein typisches Maschinengeräusch. Mit Hilfe der Angiographie (Abb. 8-20) läßt sich die Fistel direkt nachweisen.

Die einfachste, aber nicht immer erfolgreiche Therapie besteht in der Unterbindung der Arteria carotis interna am Hals nach vorangegangenem mehrfachem Abdrücken der Arterie, um eventuelle Ausfallserscheinungen zu erfassen bzw. auch um einen Kontrollkreislauf über den Circulus arteriosus *Willisii* zu trainieren. Eleganter, aber nicht immer möglich, ist der Verschluß der Fistel durch einen kleinen Ballon, der über einen Arterienkatheter eingebracht und im Fistelbereich aufgefüllt wird.

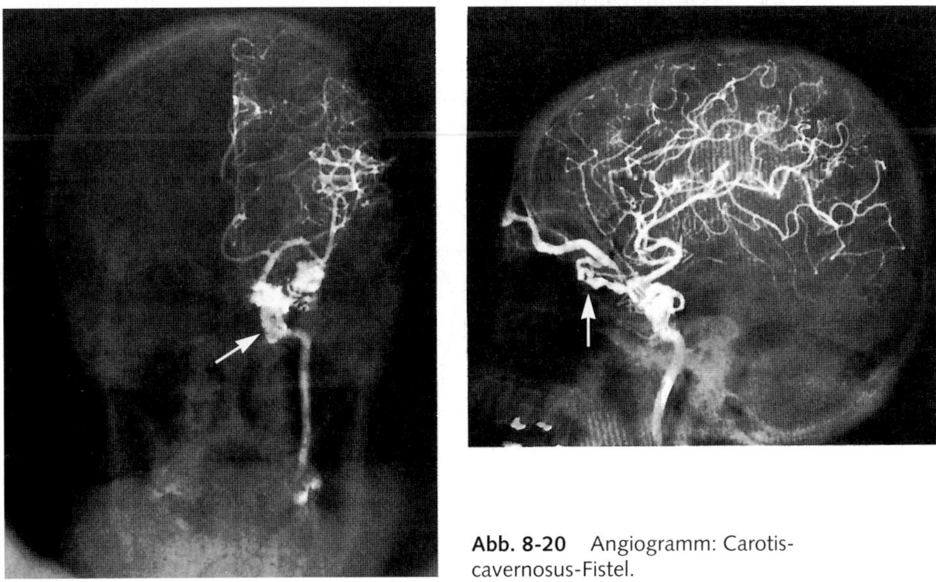

Abb. 8-20 Angiogramm: Carotis-cavernosus-Fistel.

8.7 Hirnnervenverletzungen

Durch ihren Verlauf an und durch die Schädelbasis sind die Hirnnerven (vgl. Abb. 2-40) bei Schädel-Hirn-Traumen sehr leicht Mitverletzungen ausgesetzt.

Häufigster verletzter Hirnnerv ist der **Riechnerv.** Schon bei leichter Kopfprellung kann es zum Abriß oder zur Dehnung der empfindlichen Riechfasern an der Siebbeinplatte kommen. Eine Behandlungsmöglichkeit bei Verletzung des Nervus olfactorius gibt es nicht; zuweilen kommt es zur teilweisen Wiederkehr des Geruchsvermögens, so daß in diesen Fällen offensichtlich nur eine Dehnung der Riechfasern vorgelegen hat.

Schädigungen des **Sehnervs** und des Chiasma opticum kommen in etwa 1% der stumpfen Schädel-Hirn-Traumen vor. Andererseits ist die Sehbahn infolge ihrer weiten Ausdehnung innerhalb des Gehirns (vgl. Abb. 2-41) doch relativ verletzungsgefährdet. Tritt nach einem Schädel-Hirn-Trauma sofort eine Erblindung ein, ist ein operatives Vorgehen meist nicht erfolgversprechend. Langsam einsetzende Verschlechterung des Sehvermögens nach einer Schädel-Hirn-Verletzung stellt dagegen eine Indikation zur Freilegung des Nervus opticus dar.

Bei Schädel-Hirn-Verletzungen aller Art, besonders aber bei Schädelbasisfrakturen, werden die **Augenmuskelnerven** ziemlich häufig mitverletzt. Am seltensten ist der **Nervus trochealis,** am häufigsten der **Nervus abducens** mit seinem langen Verlauf an der Schädelbasis betroffen. Bevor aber beim Vorliegen einer einseitigen Pupillenerweiterung eine direkte **Okulomotorius**schädigung (siehe Abb. 8-11) angenommen wird, sollte immer zuerst eine intrakranielle Blutung ausgeschlossen werden! Abb. 8-21 verdeutlicht das Verhalten der Pupillen bei einer Unterbrechung des Nervus oculomotorius rechts bzw. des Nervus opticus rechts. Bei Lichteinfall in die rechte Pupille kontrahiert sich bei einer

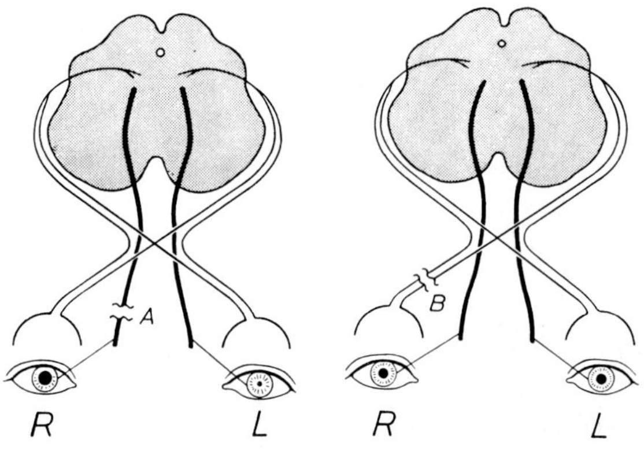

Abb. 8-21 Verhalten der Pupillen bei Unterbrechung des Nervus oculomotorius (A) bzw. des Nervus opticus (B). Siehe Text.

Okulomotoriusläsion die linksseitige Pupille prompt, da die afferenten Bahnen ungestört sind; die ipsilaterale Pupille bleibt demgegenüber durch die Schädigung des Nervus oculomotorius weit und lichtstarr. Bei traumatischer Schädigung des **Nervus opticus** (rechts im Bild) und Lichteinfall auf der rechten Seite bleiben beide Pupillen mittelweit und zeigen keine Lichtreaktion.

Ein operatives Vorgehen scheidet bei der frischen Augenmuskellähmung aus, zumal noch nach sechs Monaten spontane Rückbildungen von Augenmuskellähmungen beobachtet wurden, und somit die Prognose relativ günstig ist; später kommen korrigierende augenärztliche Eingriffe in Frage.

Mitverletzungen des **Nervus trigeminus** sind bei Schädelbasisfrakturen und Gesichtsschädelverletzungen nicht selten. Meist sind typische Sensibilitätsausfälle im Gesicht zu beobachten, wobei der Störung der sensiblen Versorgung der Hornhaut des Auges durch den Augenhöhlennerv (Nervus ophthalmicus) besondere Bedeutung zukommt. Die Quote posttraumatischer Trigeminusneuralgien (siehe auch S. 305 ff.) ist jedoch gering. Der motorische Anteil des Nervus trigeminus wird in der Regel nur bei Verletzungen des **Ganglion semilunare Gasseri** (vgl. Abb. 13-7) mitbeschädigt, wodurch eine einseitige Kauschwäche bedingt ist. Ein operatives Vorgehen bei Trigeminusverletzungen kommt in der Regel nicht in Frage, eventuell kann bei Kompression des Ganglion *Gasseri* eine Freilegung Besserung bringen.

Verletzungen des **Nervus facialis** sind häufig auch bei Bewußtlosen erkennbar. Ist der Nerv im Gesichtsbereich verletzt, kann eine Wiederherstellung durch interfaszikuläre Nervennaht (siehe S. 101 ff.) erfolgen. Bei Beschädigung des Nervus facialis im Felsenbeinbereich kann von Hals-Nasen-Ohren-Ärzten eine Freilegung versucht werden.

Beim posttraumatischen Ausfall des Hör- und/oder Gleichgewichtsorgans ist zwischen einer Schädigung des Labyrinths bzw. des Mittelohrs und einer direkten Verletzung des **Nervus statoacusticus** zu unterscheiden; im letzteren Fall ist häufig auch der Nervus facialis mitbetroffen. Wenn nicht starke Blutungen aus dem Ohr eine operative Freilegung des Sinus sigmoideus (siehe Abb. 2-35, Nr. 12) erfordern, wird in allen Fällen von Schädigung des Hör- und Gleichgewichtsorgans eine abwartende Haltung einzunehmen sein. Bei Trommelfellrissen ist eine ohrenärztliche Versorgung notwendig.

Verletzungen der **9.–12. Hirnnerven** im Gefolge von Schädel-Hirn-Traumen werden sehr selten beobachtet, weil Verletzungen im Bereich der hinteren Schädelgrube durch direkte Läsion der Medulla oblongata meist tödlich ausgehen.

Bezüglich der **Häufigkeit** der Hirnnervenverletzungen kann folgende Rangfolge aufgestellt werden: Weitaus am häufigsten ist der Nervus olfactorius betroffen, am zweithäufigsten sind der Nervus facialis und der Nervus statoacusticus betroffen. Es schließen sich der Nervus opticus und die Augenmuskelnerven an. Sehr selten sind der Nervus trigeminus wegen seines großen Kalibers und die unteren Hirnnerven betroffen.

Die **Behandlung** ist fast immer konservativ, lediglich in Fällen sekundärer Sehverschlechterung oder einer sekundär auftretenden Schwäche der mimischen Muskulatur kann sich eine Indikation zur operativen Dekompression des Nervus opticus bzw. Nervus facialis ergeben. Alle übrigen Hirnnervenschäden traumatischer Natur sind der chirurgischen Therapie nicht zugänglich.

8.8 Erstmaßnahmen

8.8.1 Erste Hilfe bei Schädel-Hirn-Verletzten

Jede durch ein Schädel-Hirn-Trauma bedingte Bewußtlosigkeit bedeutet **absolute Lebensgefahr** und erfordert schnellen und **sachgemäßen Transport** ins Krankenhaus. Wichtigste Aufgabe der Ersten Hilfe bei Schädel-Hirn-Verletzten ist die Aufrechterhaltung von Atmung und Kreislauf!

Bei der Ersten Hilfe ist grundsätzlich zu unterscheiden zwischen **bewußtlosen** und **nicht (mehr) bewußtlosen Verletzten.** Das Vorliegen von Kopfwunden, die meistens heftig bluten, ist *kein* Kriterium für die Schwere einer Schädel-Hirn-Verletzung; schwerste gedeckte Schädel-Hirn-Traumen können ohne äußerlich sichtbare Verletzung vorliegen und werden in ihrer Schwere und Lebensgefahr sehr oft verkannt!

Alkohol- und Rauschgifteinwirkung können ein schweres Schädel-Hirn-Trauma vortäuschen; auch diese Patienten befinden sich in höchster Lebensgefahr!

Bei einem Schädel-Hirn-Verletzten soll der Ersthelfer an der Unfallstelle
- die Atemwege freihalten und eine Aspiration von Blut und Erbrochenem verhindern,
- die Kreislauffunktion überwachen und notfalls durch Herzmassage (und gleichzeitige Mund-zu-Mund-Beatmung) wieder in Gang bringen,
- einen Krankentransport- oder Notarztwagen oder Rettungshubschrauber anfordern,
- Wunden verbinden,
- Ruhe bewahren.

Bei **ansprechbaren, nicht (mehr) bewußtlosen Verletzten** sollte sich die Erste Hilfe auf das Verbinden blutender Wunden und die Benachrichtigung eines Krankenwagens beschränken; die **überlegene Ruhe** des Ersthelfers kann hier mehr helfen als übertriebene Geschäftigkeit!

Bei **Bewußtlosen** sind im einzelnen folgende Maßnahmen der Ersten Hilfe durchzuführen:

Der Patient wird vorsichtig mit mehreren Helfern geborgen, eventuell in stabile Seiten- oder Bauchlage (bei Verdacht auf Wirbelfraktur) gebracht und zugedeckt. Sobald die entsprechenden Möglichkeiten vorhanden sind, erfolgt die schonende orotracheale Intubation. Da bei 10% der schweren Schädel-Hirn-Verletzungen (Glasgow-Coma-Score, GCS < 9) mit begleitenden Wirbelsäulenverletzungen zu rechnen ist, muß die Intubation unter vorsichtiger Reklination durchgeführt werden, **auf keinen Fall darf der Kopf rotiert oder anteflektiert werden!**

Wunden werden steril verbunden. Tritt Hirnbrei aus einer Wunde aus, wird ein feuchtes steriles Ringpolster um die Wunde gelegt und darüber steril verbunden.

Bei Blut- oder Liquorausfluß aus den Ohren wird eine sterile Kompresse vorgelegt; **auf keinen Fall darf etwas in den Gehörgang gestopft werden!**

Besteht keine Intubationsmöglichkeit und treten Blut, Liquor oder Hirnbrei aus der Nase aus, ist für freies Absaugen zu sorgen, um ein Eindringen in die Luftwege zu verhindern. Das gleiche gilt für Erbrochenes. **Die Atemwege müssen unbedingt freigehalten werden!** Eine Intubation am Unfallort sollte man grundsätzlich aber denen überlassen, die darin Erfahrung haben.

Nur wenn Atem- und/oder Kreislaufstillstand auftreten, darf der Verletzte unter leichter Überstreckung der Halswirbelsäule auf den Rücken gelegt werden, damit Atemspende und Herzmassage durchgeführt werden können.

Zur Schockbekämpfung dient die sogenannte Autotransfusion durch Hochlagern der Beine. Bei blutenden Kopfwunden soll eine Kopftieflage vermieden werden. Bei leichtem Schädel-Hirn-Trauma wird ein großlumiger peripherer Zugang gelegt, beim schweren Trauma zwei. Die Anlage eines zentralen Venenkatheters (ZVK) am Unfallort ist nicht sinnvoll. Da immer noch zwischen 10 und 20% der Verletzten mit einer Hypoxie oder Hypotonie ins Krankenhaus eingeliefert werden, müssen die **ausreichende Oxygenierung** unter ständiger Kontrolle der Sättigung (Pulsoxymeter sind auf jedem Rettungswagen Standard) und die **Aufrechterhaltung des normalen Blutdrucks** die wesentlichen Erstmaßnahmen sein. Das therapeutische Ziel besteht dabei in der Aufrechterhaltung des zerebralen Perfusionsdrucks (CPP), also der Differenz zwischen dem arteriellen Mitteldruck (MAP) und dem intrakraniellen Druck (ICP). Da der ICP durch einen erleichterten venösen

Tabelle 8-3 Diagnostik und Behandlungsmöglichkeiten bei Schädel-Hirn-Verletzungen

	Diagnostik	Behandlung
Trauma		
Schädel → Kopfwunde	Inspektion	Wundexzision und -naht
Schädel → Fraktur	Röntgen	Operation bei Impressionsfraktur
Fraktur → Liquorfistel	Inspektion Nachweis	operativer Verschluß
Gehirn	neurologische Untersuchung	je nach Schweregrad Beobachtung, Überwachung und Intensivbehandlung Operation
intrakranielle Blutung	Computertomographie Pupillen Bewußtseinslage Puls/Blutdruck neurologische Untersuchung Computertomographie	
Hirnödem	Bewußtseinslage Computertomographie	Therapie im Rahmen der Intensivmaßnahmen

Abfluß über das Jugularvenensystem gesenkt werden kann, sollte bei stabilen Kreislaufverhältnissen der Oberkörper mit etwa 30° hochgelagert werden. Bei instabilen Kreislaufverhältnissen wird der Patient flach gelagert.

Solange eine Verletzung der Halswirbelsäule nicht sicher röntgenologisch in der Klinik ausgeschlossen ist, muß eine **Immobilisation der Halswirbelsäule** (Halskrawatte) oder der Transport auf einer Vakuummatratze erfolgen.

Auf die Gabe schmerzlindernder oder psychich dämpfender Medikamente muß bis zur ersten exakten ärztlichen Untersuchung verzichtet werden, um die Beurteilung der Bewußtseinslage nicht unnötig zu erschweren.

Der Transport Schädel-Hirn-Verletzter sollte ausschließlich mit einem Krankentransportwagen oder Rettungshubschrauber erfolgen: Sachgemäßer Transport ist wichtiger als schneller Transport!

8.6.2 Erste Maßnahmen bei der Krankenhausaufnahme

Die ersten Maßnahmen an bewußtlosen und bewußtseinsgetrübten Verletzten nach der Krankenhausaufnahme haben der **Sicherstellung von Atmung und Kreislauf** zu dienen!

Zur besseren Übersicht sind die einzelnen Maßnahmen, die je nach Art und Schwere der Verletzungen unterschiedlich sein werden, schematisch dargestellt:

- Einlieferung des Verletzten
- Schockbekämpfung: venöser Zugang, Blutentnahme für Blutgruppe – Kreuzblut – Blutbild, Infusionen von Blutersatzlösungen
- Sicherstellung der Atmung: eventuell Intubation
- Blutdruck- und Pulskontrolle
- Orientierende ärztliche Untersuchung: Bewußtseinslage – Verletzungen – Pupillen – Bauchumfang
- Notverband
- Eingehende ärztliche Untersuchung, eventuell unter Zuziehung anderer Fachkollegen
- Röntgenuntersuchung, Computertomographie
- Blasendauerkatheter
- Magensonde
- Wundversorgung, eventuell Operation bzw. Fraktureinrichtung
- Tetanus-Impfung
- Verlegung auf Intensivstation

8.9 Prognose von Schädel-Hirn-Verletzungen

Die Prognose einer Schädel-Hirn-Verletzung ist einerseits abhängig vom Schweregrad und der Art der Verletzung, andererseits vom Lebensalter des Patienten.

Während Kinder und Jugendliche auch schwere Schädel-Hirn-Traumen erstaunlich gut überstehen können, sinken die Chancen für eine vollständige Wiederherstellung nach schweren Schädel-Hirn-Traumen bei Erwachsenen mit jedem Lebensjahr. Auch die mit leichteren Schädel-Hirn-Verletzungen verbundenen, oft nicht objektivierbaren Beschwerden verschwinden bei Kindern eher als bei Erwachsenen. In diesem Zusammenhang ist die Beobachtung von Bedeutung, daß Rentenbegehren oft im umgekehrten Verhältnis zur Schwere der Krankheit stehen.

Die nach leichteren Schädel-Hirn-Traumen auftretenden, nicht objektivierbaren Beschwerden werden als **subjektives hirntraumatisches Folgesyndrom** bezeichnet.

Abzugrenzen von den subjektiven Beschwerden nach Schädel-Hirn-Traumen sind solche Symptome, die auf einer Mitverletzung anderer Organe beim Unfall beruhen; hier ist in erster Linie an die **Schleuderverletzung der Halswirbelsäule** (Whiplash-Injury) zu denken.

Die nach schweren Schädel-Hirn-Verletzungen möglichen Störungen können sehr verschieden sein; neben Lähmungen und psychischen

Veränderungen, die bei Verletzung bestimmter Hirnareale (vgl. Abb. 2-24) auftreten, bleiben praktisch immer vegetative Störungen zurück. Ferner können Kopfschmerzen, Merk- und Konzentrationsschwierigkeiten sowie Krampfanfälle als Folge schwerer Schädel-Hirn-Verletzungen bestehenbleiben.

Etwa 36% der schweren gedeckten Schädel-Hirn-Verletzungen werden nicht überlebt. Dabei beträgt die Sterblichkeit von Patienten mit einem Glasgow-Coma-Score von drei 76%; bei einem Score von 6, 7 oder 8 sinkt die Letalität hingegen auf 18%. Die übrigen 64% der Patienten werden zu etwa gleichen Teilen dauernd pflegebedürftig, nach entsprechender Umschulung wieder arbeitsfähig und im alten Beruf wieder einsetzbar.

Ausschlaggebende Faktoren für das Spätergebnis des schweren Schädel-Hirn-Traumas sind

- Lebensalter,
- rechtzeitige und richtige Diagnosestellung,
- Dauer der Bewußtlosigkeit,
- eine allen Anforderungen gerechtwerdende Intensivpflege.

Die zahlreichen guten Ergebnisse der Intensivpflege verpflichten zum Einsatz aller diagnostischen und therapeutischen Maßnahmen an Schädel-Hirn-Verletzten, zumal die dadurch erreichbaren günstigen Resultate die unvermeidlichen Mißerfolge weitgehend aufwiegen.

8.10 Schädeldachplastiken

Schädeldachlücken oder -defekte als Folge von Impressionsfrakturen oder osteoklastischen Trepanationen müssen, wenn sie kosmetisch störend oder größer als 5 cm im Durchmesser sind, in aller Regel plastisch gedeckt werden. Eine plastische Deckung ist meist drei bis sechs Monate nach der primären Verletzung oder Operation möglich, bei Kindern kann u.U. länger gewartet werden, da bei erhaltenem Periost mit einem Wiederaufbau von Schädelknochen zu rechnen ist.

Grundsätzlich stehen für die Versorgung eines Schädelknochendefektes drei verschiedene Möglichkeiten zur Verfügung:

1. Wiedereinsetzen des aufbewahrten und sterilisierten eigenen Knochens.
2. Schädeldachplastik mit Kunststoff
3. Schädeldachplastik mit an anderer Stelle entnommenem Schädelknochen und Spaltung in Tabula externa und interna.

Die Versorgung eines Schädelknochendefekts mit eigenem, aufbewahrtem und sterilisiertem Knochen ist immer dann die Methode der Wahl, wenn der Knochen noch intakt ist. Die Problematik einer derartigen Schädelknochenlückenversorgung besteht darin, daß derartige Knochenimplantate manchmal vom Körper nicht angenommen werden, und es dann zu einer aseptischen Osteomyelitis kommt.

Schädeldachplastiken werden heute am häufigsten mit Knochenzement durchgeführt, der während der Operation in die Schädeldachlücke eingegossen (Abb. 8-22a) und intraoperativ ausgeformt wird (Abb. 8-22b). Mit diesen Knochenzementplastiken aus den Acrylkunststoffen Palacos® oder Sulfix® können auch kosmetisch störende Defekte im Stirnbereich gedeckt werden. Es ist aber auch möglich, aus Paladon®, einem weiteren Acrylkunststoff, präoperativ Plastiken zu fertigen, die nach einem Gipsabdruck des Schädels hergestellt werden.

Diese Plastiken werden präoperativ vorgeformt, mit Löchern zum Durchsprossen von Bindegewebe versehen und sterilisiert; danach können sie eingesetzt werden.

Ein aufwendiges, aber elegantes Verfahren stellt die Schädeldachplastik mit eigenem Schädelknochen, der an anderer Stelle entnommen wurde, dar. Zu diesem Zweck muß an einer anderen Stelle des Schädels ein gleich großer Knochendeckel ausgeschnitten und im Bereich der Diploe in Tabula externa und Tabula interna getrennt werden. Die Tabula interna wird an der Entnahmestelle wieder eingesetzt und dort möglichst mit Mini-Osteosyntheseplatten fixiert (Abb. 8-23), während die Tabula externa ebenfalls mit Mini- oder Mikro-Osteosyntheseplatten im zu versorgenden Knochendefekt implantiert wird. So sind auch im Frontalbereich gelegene Knochendefekte kosmetisch einwandfrei zu decken.

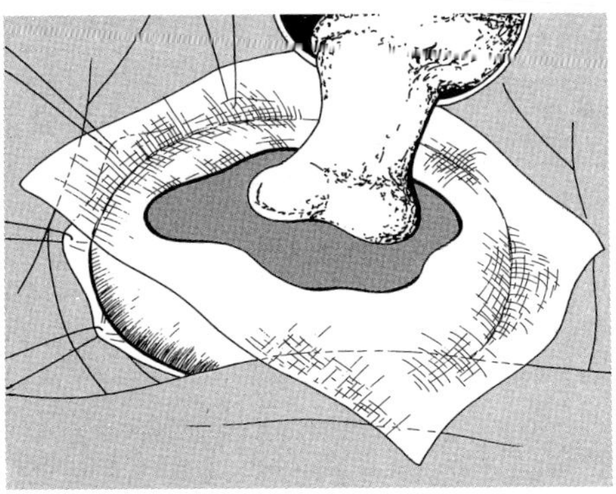
a

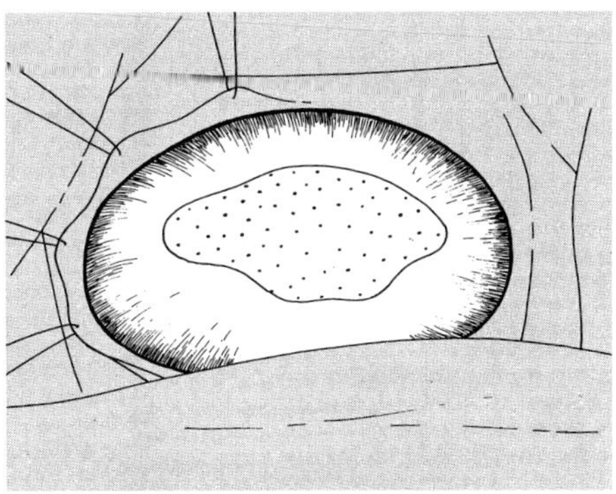
b

Abb. 8-22 Schädeldachplastik mit Knochenzement: (a) Eingießen des flüssigen Knochenzements in die Schädeldachlücke; (b) die in der Schädeldachlücke liegende, fertig geformte und ausgehärtete Schädeldachplastik wurde mit Löchern versehen, damit Bindegewebe durchwachsen kann und damit die Plastik zusätzlichen Halt bekommt.

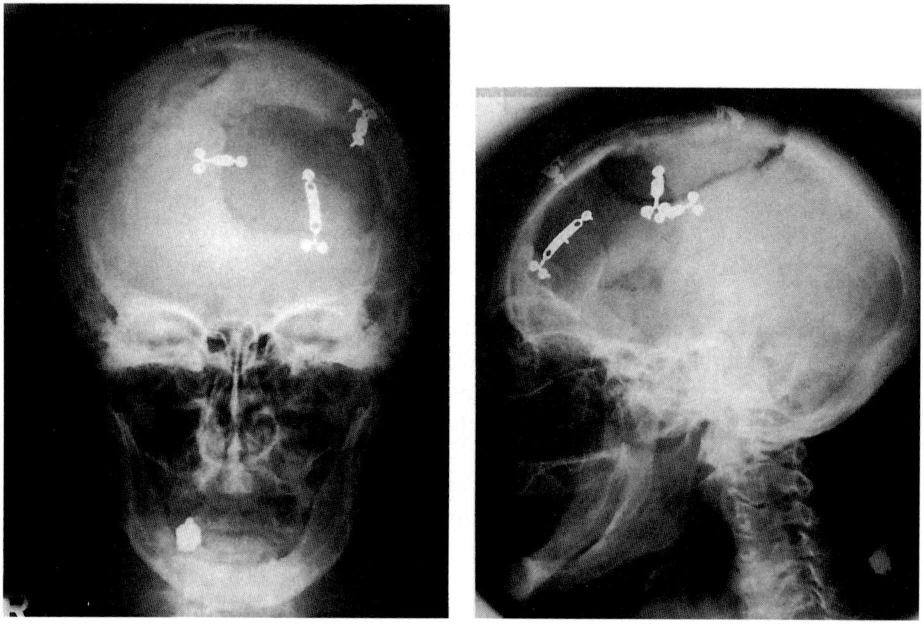

Abb. 8-23 Röntgenbild des Schädels nach Eigenknochentransplantation von rechts parietal nach links frontal und Befestigung der Knochenteile mit Mini-Osteosyntheseplatten.

Die früher verwendeten Schädeldachplastiken aus Metallplatten, insbesondere Tantalplatten, werden nicht mehr durchgeführt, da sie bei der computertomographischen Untersuchung oder der Magnetresonanztomographie stören und Artefakte bilden.

9
Intrakranielle Tumoren

Die Bezeichnung Hirntumor für die im Kopf vorkommenden Tumoren ist nur teilweise richtig. Umfassender ist die Bezeichnung **intrakranieller Tumor,** da diese alle innerhalb des knöchernen Schädels vorkommenden Tumoren allgemein einschließt. Im engeren Sinn wird die Bezeichnung **Hirntumor** nur für diejenigen Tumoren angewandt, deren Ursprungsgewebe das Gehirn selbst ist. Tumoren des Schädeldaches werden begriffsmäßig von den intrakraniellen Tumoren abgegrenzt, solange durch ihr Wachstum nicht eine Irritation oder Kompression des Gehirns stattfindet.

9.1 Grundlagen

9.1.1 Epidemiologie

Infolge der Tatsache, daß weder alle intrakraniellen Tumoren zur Diagnostik gelangen, noch operiert werden können, sind Häufigkeitsangaben über das Vorkommen dieser Geschwülste schwierig. Man kann davon ausgehen, daß die Häufigkeit von Operationen bei intrakraniellen Tumoren etwa 1:8000 Einwohner pro Jahr beträgt. Die tatsächliche Häufigkeit intrakranieller Tumoren einschließlich der im Kopf wachsenden Metastasen dürfte etwa bei 1:5000 Einwohner pro Jahr liegen. Etwa drei Prozent aller Todesfälle bei Tumorerkrankungen sind durch intrakranielle Tumoren bedingt.

Intrakranielle Tumoren kommen vom frühesten Säuglingsalter bis zum Greisenalter in allen Lebensaltersstufen vor. Eine allgemeine Häufung findet sich in den mittleren Lebensaltersgruppen bis zum frühen Greisenalter. Für viele intrakranielle Tumoren ist das Vorkommen in bestimmten Lebensaltersstufen typisch, worauf unten noch eingegangen wird.

Tabelle 9-1 Histologische Klassifikation intrakranieller Tumoren entsprechend den Empfehlungen der Weltgesundheitsorganisation (WHO)

Nr.	Tumor	Grad
1	**neuroepitheliale Tumoren**	
1.1	*astrozytäre Tumoren*	
1.1.1	Astrozytom	II
1.1.1.1	fibrilläres	
1.1.1.2	protoplasmatisches	
1.1.1.3	gemistozytisches	
1.1.2	pilozytisches Astrozytom	I
1.1.3	subependymales Riesenzellastrozytom	I
1.1.4	Astroblastom	II–IV
1.1.5	anaplastisches (malignes) Astrozytom	III–IV
1.2	*oligodendrogliale Tumoren*	
1.2.1	Oligodendrogliom	
1.2.2	Mischgliom	II–III
1.2.3	anaplastisches (malignes) Oligodendrogliom	III–IV
1.3	*ependymale und Plexus-chorioideus-Tumoren*	
1.3.1	Ependymom	I
	Varianten:	
1.3.1.1	myxopapilläres Ependymom	I/II
1.3.1.2	papilläres Ependymom	I
1.3.1.3	Subependymom	I
1.3.2	anaplastisches (malignes) Ependymom	III–IV
1.3.3	Plexus-Papillom	I
1.3.4	anaplastisches (malignes) Plexus-Papillom	III–IV
1.4	*Pinealis-Zell-Tumoren*	
1.4.1	Pineozytom (Pinealozytom)	I–III
1.4.2	Pineoblastom (Pinealoblastom)	IV
1.5.	*neuronale Tumoren*	
1.5.1	Gangliozytom	I
1.5.2	Gangliogliom	I–II
1.5.3	Ganglioneuroblastom	III
1.5.4	anaplastisches Gangliozytom und -gliom	III–IV
1.5.5	Neuroblastom	IV
1.6	*wenig differenzierte und embryonale Tumoren*	
1.6.1	Glioblastom	IV
1.6.1.1	Gliosarkom	IV
1.6.1.2	Riesenzell-Gliobastom	IV
1.6.2	Medulloblastom	IV
1.6.2.1	desmoplastisches	III–IV
1.6.2.2	Medullomyoblastom	IV
1.6.3	Medulloepitheliom	
1.6.4	primitives polares Spongioblastom	
1.6.5	Gliomatosis cerebri	(IV)
1.6.6	primitive neuroektodermale Tumoren (PNET)	(IV)
2	**Nervenscheidentumoren**	
2.1	*Neurilemmom (Schwannom, Neurinom)*	I
2.2	*anaplastisches Neurilemmom*	II
2.3	*Neurofibrom*	I
2.4	*anaplastisches Neurofibrom (Neurosarkom)*	III–IV
3	**Tumoren der Meningen und Anhangsgebilde**	
3.1	*Meningeom*	
3.1.1	endotheliomatöses	I
3.1.2	fibroplastisches	I
3.1.3	gemischtes	I
3.1.4	psammomatöses	I
3.1.5	angiomatöses	I
3.1.6	hämangioblastisches	I
3.1.7	hämangioperizytisches	II
3.1.8	papilläres	II–III
3.1.9	anaplastisches (malignes) Meningeom	II–III

Tabelle 9-1 Fortsetzung

Nr.	Tumor	Grad
3.2	*Meningosarkome*	
3.2.1	Fibrosarkom	III–IV
3.2.2	polymorphzelliges Sarkom	III–IV
3.2.3	primäre Meningealsarkomatose	IV
3.3	*xanthomatöse Tumoren*	
3.3.1	Fibroxanthom	?
3.3.2	Xanthosarkom (malignes Fibroxanthom)	?
3.4	*primäre melanotische Tumoren*	
3.4.1	Melanom	IV
3.4.2	meningeale Melanomatose	IV
3.5	*andere*	
4	**primäre maligne Lymphome**	III–IV
5	**Gefäßtumoren**	
5.1	*(kapilläres) Hämangioblastom*	I
5.2	*monstrozelluläres Sarkom*	IV
6	**Keimzelltumoren**	
6.1	*Germinom*	II–III
6.2	*embryonales Karzinom*	IV
6.3	*Chorionkarzinom*	IV
6.4	*Teratom*	I
7	**Fehlbildungstumoren und tumorähnliche Läsionen**	
7.1	*Kraniopharyngeom*	I
7.2	*Zysten der Rathke-Tasche*	
7.3	*Epidermoid*	
7.4	*Dermoid*	
7.5	*Kolloidzysten im 3. Ventrikel*	
7.6	*enterogene Zysten*	
7.7	*andere Zysten*	
7.8	*Lipom*	I
7.9	*Choristom (Pituizytom)*	
7.10	*hypothalamisches neuronales Hamartom*	
7.11	*nasales Gliom*	
8	**vaskuläre Fehlbildungen**	
8.1	*kapilläre Teleangiektasie*	
8.2	*kavernöses Angiom*	
8.3	*arteriovenöse Fehlbildung*	
8.4	*venöse Fehlbildung*	
8.5	*Sturge-Weber-Erkrankung*	
9	**Tumoren der Adenohypophyse**	
9.1	*Hypophysenadenome*	
9.1.1	eosinophile	I
9.1.2	basophile	I
9.1.3	gemischte	I
9.1.4	chromophobe	I
9.2	*Hypophysenadenokarzinom*	III–IV
10	**regionale Tumoren**	
10.1	*Glomustumor (Chemodektom, Paragangliom)*	
10.2	*Chordom*	
10.3	*Chondrom*	
10.4	*Chondrosarkom*	
10.5	*Olfaktoriusneuroblastom (Esthesioneuroblastom)*	
10.6	*adenoidzystisches Karzinom (Zylindrom)*	
10.7	*andere*	
11	**Metastasen**	
12	**unklassifizierbare Tumoren**	

9.1.2 Pathophysiologie

Die Besonderheit der Auswirkung intrakranieller Tumoren liegt darin, daß ihr Wachstum innerhalb der starren Schädelkapsel zu einer sowohl lokalen als auch allgemeinen **Druckerhöhung im Kopf** führt. Das gilt unabhängig von der Lage des Tumors oder seiner biologischen Wertigkeit. Wenn ein Tumor nicht dadurch akut raumfordernd wirkt, daß er sich durch eine Einblutung innerhalb sehr kurzer Zeit massiv vergrößert, kann auch bei den schneller wachsenden bösartigen Tumoren davon ausgegangen werden, daß das Gehirn bei relativ langsamer Erhöhung des Schädelinnendruckes eine erstaunliche Fähigkeit zur Kompensation hat; dieser Ausgleich geschieht im Hirnschädel durch Verdrängung bzw. Verkleinerung der liquorhaltigen Räume. Dadurch besteht die Möglichkeit, daß Tumoren relativ groß werden können, ohne irgendwelche Symptome auszulösen. Andererseits liegt hierin die Gefahr, daß bei Erschöpfung der Ausgleichsmöglichkeiten eine ziemlich plötzliche Dekompensation auftritt, die oft lebensbedrohlich ist. In vielen Fällen sind die ersten Symptome, die auf einen intrakraniellen Tumor hinweisen können, durch die Erhöhung des Kopfinnendruckes bedingt. Es kann aber auch durch relativ kleine Tumoren zu einer Irritation eines bestimmten Hirnareals sowohl durch Druck als auch durch Einwachsen des Tumors kommen, so daß bei funktionell wichtigen Hirngebieten relativ frühzeitig klinische Erscheinungen auftreten. Viele intrakranielle Tumoren erzeugen ein peritumorales Ödem, das die raumfordernde Wirkung noch verstärkt.

Tumoren in den Ventrikeln oder – ganz allgemein – an den Liquorwegen (Aquädukt, vierter Ventrikel) bleiben meist lange Zeit unerkannt, bis es durch die plötzliche Blockade der Liquorwege zu einer relativ akuten und lebensbedrohlichen Liquorzirkulationsstörung kommt. Andererseits können solche an den Liquorwegen gelegenen Tumoren auch wellenförmige Verläufe von Symptomen herbeiführen, wenn nur zeitweise eine Blockade der Liquorwege erfolgt.

Die Auswirkung des Tumorwachstums auf das Gehirn über die intrakranielle Druckerhöhung kann man sich analog den in den Abbildungen 8-11 und 8-12 gezeigten Verhältnissen vorstellen, wobei im Gegensatz zu den dort gezeigten Blutungen durch die relativ langsame Wachstumsgeschwindigkeit die Tumoren in der Regel wesentlich größer werden können.

9.1.3 Biologie der intrakraniellen Tumoren

Der größte Teil der innerhalb des Kopfes wachsenden Tumoren nimmt hinsichtlich seines histologischen Aufbaus und auch seines Wachstumsverhaltens eine Sonderstellung gegenüber den anderen, im Körper vorkommenden Tumoren ein. Während verallgemeinernd bei den sonst im Körper wachsenden Geschwülsten davon ausgegangen wird, daß gutartige Tumoren abgegrenzt (mit einer Kapsel) wachsen und das umgebende Gewebe nicht infiltrieren, sind bösartige Tumoren als solche definiert, die in das umgebende Gewebe einwachsen und Metastasen absiedeln. Von diesem allgemeinen Schema weichen die meisten der im Kopf vorkommenden Tumoren mehr oder weniger stark ab. Nachdem *Cushing* und *Bailey* als erste eine Klassifikation der intrakraniellen Tumoren vornahmen, wurde nach langen Diskussionen schließlich 1979 von der Weltgesundheitsorganisation (WHO) eine allgemein gültige Klassifikation der intrakraniellen Tumoren verabschiedet, die sich am histologischen Aufbau der einzelnen Geschwülste orientiert (Tabelle 9-1). Diese Klassifikation richtet sich im wesentlichen danach, von welchem Gewebe das Tumorwachstum abzuleiten ist. Da das zentrale Nervensystem in seiner endgültigen Struktur aus einer Vielzahl von Zellen und Geweben besteht, ist das breite Spektrum der in Tabelle 9-1 aufgeführten Tumoren verständlich. Nicht nur in der Vielfalt der möglichen Tumorformen, sondern auch mengenmäßig bilden die **neuroepithelialen Tumoren** den größten Anteil intrakranieller Geschwülste; unter ihnen wiederum am häufigsten sind die Gliome, die in die Untergruppen **Astrozytome** (siehe S. 225 ff.), **Oligodendrogliome** (siehe S. 251 ff.) und **Glioblastome** (siehe S. 231 ff.) unterteilt werden können.

Gegenüber den neuroepithelialen Tumoren nehmen die von den Nervenscheiden ausgehenden Geschwülste nur einen geringen Anteil des Spektrums intrakranieller Tumoren ein; unter ihnen die wichtigsten sind die **Neurinome** und **Neurofibrome.**

Etwa ein Viertel der intrakraniellen Tumoren wird von den Tumoren der Hirnhäute und deren Anhangsgebilden gebildet, unter denen die **Meningeome** die größte Gruppe darstellen (Abb. 9-1). Die Meningeome können in seltenen Fällen maligne entarten und leiten damit über zu der Gruppe der Sarkome, die jedoch relativ selten innerhalb des Schädels wachsen.

Eine Besonderheit stellen die von der Hirnanhangsdrüse, der Hypophyse ausgehenden Tumoren dar, da ein Teil von ihnen endokrin aktiv ist und Hormonstörungen verursacht.

Hinsichtlich der Tatsache, daß man unter einem Tumor in der Regel einen sich durch pathologische Zellvermehrung vergrößernden Prozeß versteht, nehmen sowohl die Fehlbildungstumoren als auch die manchmal den Tumoren zugerechneten Parasiten innerhalb des Schädels eine Sonderstellung ein. Es bleibt dabei unbenommen, daß sich diese Prozesse vergrößern, was bei den Fehlbildungstumoren, die ihren Ursprung in versprengten Keimen haben, durch Weiterwachsen dieser Keime geschieht, und bei den Parasiten durch deren normales Wachstum.

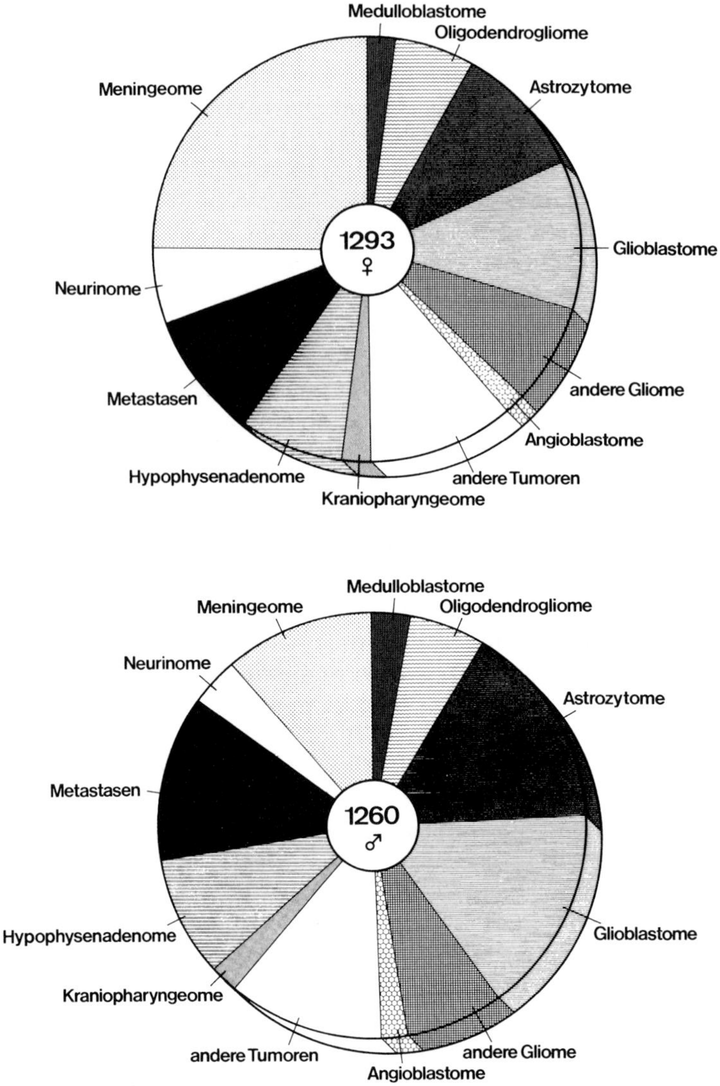

Abb. 9-1 Geschlechtsverteilung der verschiedenen intrakraniellen Tumorarten bei 2553 Patienten der Neurochirurgischen Universitätsklinik Düsseldorf.

9

Schließlich sind Metastasen aus anderen Körperregionen, die im operativen Krankengut etwa zehn Prozent ausmachen, den intrakraniellen Tumoren zuzurechnen, obwohl ihr Wachstum im wesentlichen den Gesetzen des Primärtumors gehorcht.

Die oben erwähnte allgemeine Einteilung in gut- und bösartige Tumoren ist auf die meisten der intrakraniellen Tumoren nicht oder nur bedingt anwendbar.

So wachsen z. B. die neuroepithelialen Tumoren grundsätzlich nicht abgegrenzt, schon gar nicht mit einer festen Kapsel, zum normalen Hirngewebe, sondern infiltrieren dies oder wachsen zumindest in dieses ein bzw. auch aus diesem heraus. Die Tatsache, daß auch die gutartigsten intrakraniellen Tumoren sich durch die Kompression des Gehirns bösartig auswirken, spielt für die histologische Beurteilung des Dignitätsgrades eines intrakraniellen Tumors keine Rolle. Die **Dignität** oder biologische Wertigkeit eines Tumors wird bei den intrakraniellen Tumoren nach Anaplasiegraden – der Menge pathologischer Zellteilungen – im Tumor bestimmt. Dabei werden vier Grade unterschieden:

Grad 1: geringe Zelldichte mit gleichförmigen Zellen ohne atypische Mitosen und ohne Gefäßwandproliferation: **benigne** (gutartig).

Grad 2: geringe bis mäßige Zelldichte mit Unregelmäßigkeiten in Größe, Form und Chromatingehalt der Kerne in geringem Ausmaß mit einigen typischen Mitosen ohne Gefäßwandproliferation: **semibenigne** (im wesentlichen noch gutartig).

Grad 3: erhebliche Zelldichte mit mäßiger bis starker Zell- und Kernpolymorphie und zahlreichen, teilweise auch atypischen Mitosen, Gefäßwandproliferation möglich: **semimaligne** (relativ aggressiv wachsend).

Grad 4: hohe, manchmal auch wechselnde Zelldichte mit starken Zell- und Kernpolymorphien, Riesenzellen, zahlreichen atypischen Mitosen und ausgedehnten Nekrosen sowie erheblicher Gefäßwandproliferation: **maligne** (bösartig).

Wachstumsart, -geschwindigkeit und **-richtung** einzelner Tumoren sind in den meisten Fällen nicht vorherzusehen. Auch können maligne Tumoren gutartige Vorformen haben, so daß sie lange Zeit klinisch stumm bleiben. Warum Tumoren maligne entarten, ist ebenso unklar wie die Tatsache, warum Tumoren sich überhaupt entwickeln. Das Tumorwachstum kann von äußeren Faktoren mitbestimmt werden, wozu unter anderem die Ausschüttung von Wachstumshormonen sowohl bei Kindern als auch bei schwangeren Frauen gehört, bei denen Tumoren schneller wachsen; im höheren Lebensalter ist in der Regel mit einem langsameren Tumorwachstum als bei jüngeren Patienten bei gleichen Tumorgruppen zu rechnen.

9.1.4 Symptomatik und Klinik

Symptome und klinische Befunde bei intrakraniellen Tumoren hängen im wesentlichen von der Lokalisation der Geschwulst innerhalb des Kopfes ab. Die Anamnesedauer wird bis zu einem gewissen Grad von der Wachstumsgeschwindigkeit des Tumors bestimmt (Abb. 9-2 und Abb. 9-3). Kommt es in seltenen Fällen zu einer Einblutung in den Tumor, kann die Entwicklung der Symptomatik – meist schlaganfallsartig – sehr schnell verlaufen; ähnliches gilt für die Entwicklung eines Hydrocephalus internus bei einem die Liquorwege blockierenden Tumor, wo es außerordentlich rapide zu Hirndruckzeichen und Bewußtlosigkeit und, wenn nicht schnell genug eingegriffen wird, zu lebensbedrohlichen Zuständen kommen kann.

Ein Symptom ermöglicht grundsätzlich keine Aussage darüber, welche Art von Tumor vorliegt; auch weisen viele Symptome nur allgemein auf erhöhten Hirndruck hin, wie z.B. Kopfschmerzen, Übelkeit, Erbrechen, Wesensänderung. Demgegenüber stehen die Symptome, die durch Tumordruck auf eine bestimmte Region des Gehirns ausgelöst werden, wie z.B. Sprachstörungen oder Gangstörungen.

Das häufigste Symptom intrakranieller Tumoren ist der **Kopfschmerz,** wobei zu betonen ist, daß die intrakraniellen Tumoren unter den seltenen Ursachen für Kopfschmerzen zu nennen sind. In der Regel entwickeln sich diese Kopfschmerzen bei intrakraniellen Geschwülsten langsam zunehmend als Folge der Hirndrucksteigerung, können aber bei sich schnell entwickelndem Hirndruck auch rasch auftreten, wie z.B. bei einer Einblutung in ein Angioblastom.

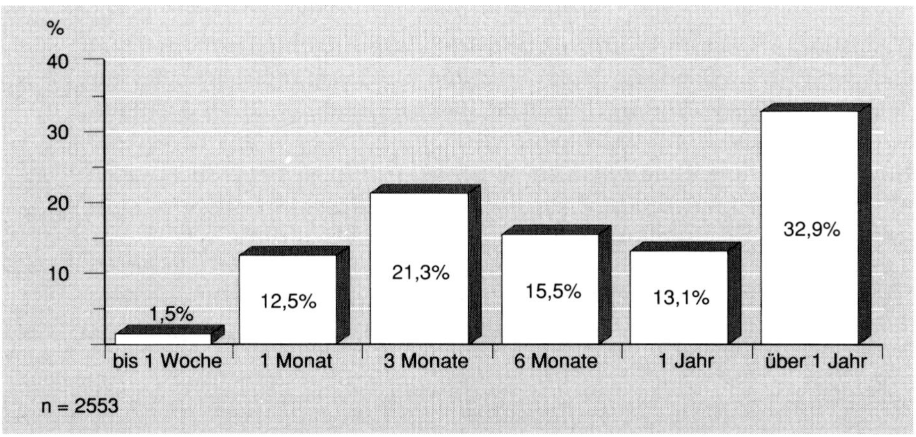

Abb. 9-2 Anamnesedauer bei 2553 Patienten mit intrakraniellen Tumoren (Neurochirurgische Universitätsklinik Düsseldorf).

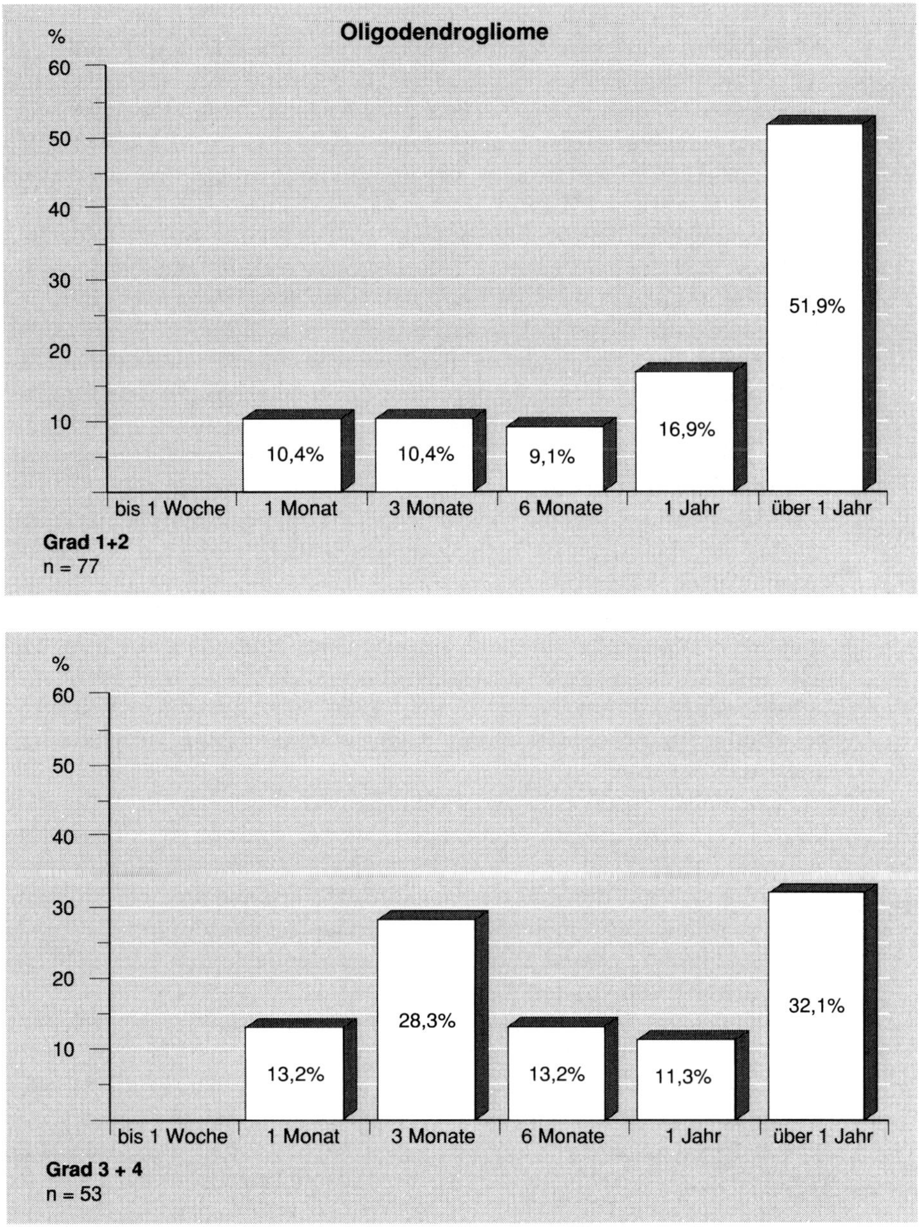

Abb. 9-3 Anamnesedauer in Abhängigkeit von der Tumordignität, dargestellt am Beispiel von Oligodendrogliomen; vgl. auch Abb. 9-10.

In vielen Lehrbüchern wird eine sogenannte **Hirntumor-Trias** erwähnt, die aus **Kopfschmerzen, Stauungspapille** und **Übelkeit bzw. Erbrechen** besteht. Diese Hirntumor-Trias ist Ausdruck der intrakraniellen Drucksteigerung und nach unseren Untersuchungen am häufigsten bei Tumoren an der hinteren Schädelgrube. Eine **Stauungspapille** entsteht dadurch, daß es infolge der Steigerung des intrakraniellen Druckes zu einer Stauung der aus dem Auge abfließenden Venen und damit zu einer Vorwölbung des Sehnerveneintritts, der Sehnervenpapille, in das Auge hinein kommt, die man bei der Spiegelung des Augenhintergrunds erkennen kann.

Stauungspapillen können jedoch Ursache einer **Sehverschlechterung** sein, die das zweitwichtigste Symptom intrakranieller Tumoren ist. Dabei ist unbedingt anzumerken, daß dieser Begriff für alle Arten und Qualitäten von Verschlechterungen des Sehens steht, da auch der Patient häufig diese Behinderung nicht genau zu beschreiben vermag. Naturgemäß sind Sehverschlechterungen am häufigsten bei den Tumoren in der Nähe der Sehnervenkreuzung, also den Tumoren der Hirnanhangsdrüse sowie den Kraniopharyngeomen. Wachsen Tumoren in die Sehstrahlung ein oder drücken sie auf die Sehrinde (vgl. Abb. 2-41), so wird dies häufig von den Patienten erst spät oder gar nicht bemerkt und nur bei der objektiven Untersuchung des Gesichtsfeldes als homonyme Hemianopsie festgestellt.

Über ein Viertel aller Patienten geben **Brechreiz** und/oder **Erbrechen** als Symptom bei ihrem Tumorwachstum an, wobei eindeutig Geschwülste in der hinteren Schädelgrube und solche in und am Ventrikelsystem als Verursacher zu nennen sind. Hier besteht insbesondere bei Kindern die Möglichkeit der diagnostischen Fehlinterpretation als intestinale Störung.

Ebenfalls ein Viertel der Patienten mit intrakraniellen Tumoren klagt über **Schwindelerscheinungen,** wobei hierbei der Begriff des Schwindels für viele verschiedene, meist unangenehme Erfahrungen steht, die sich mit der exakten medizinischen Schwindeldefinition keineswegs immer decken. Schwindel ist ein typisches Symptom für Tumoren der hinteren Schädelgrube und hier wieder besonders für solche des Kleinhirnbrückenwinkels.

Demgegenüber sind Großhirngeschwülste dadurch ausgezeichnet, daß sie **epileptische Anfälle** bewirken können, was insbesondere im Erwachsenenalter immer als Verdachtsmoment für einen intrakraniellen Tumor gewertet werden muß. Am häufigsten kommen epileptische Anfälle bei den Oligodendrogliomen und Astrozytomen niedriger Malignität (Abb. 9-4) sowie bei den Konvexitätsmeningeomen vor.

Bei von den Patienten berichteten **Gangstörungen,** die bei etwa einem Fünftel aller Hirntumoren zu beobachten sind, muß zwischen Gangstörungen infolge einer Halbseitenlähmung und Gangstörungen

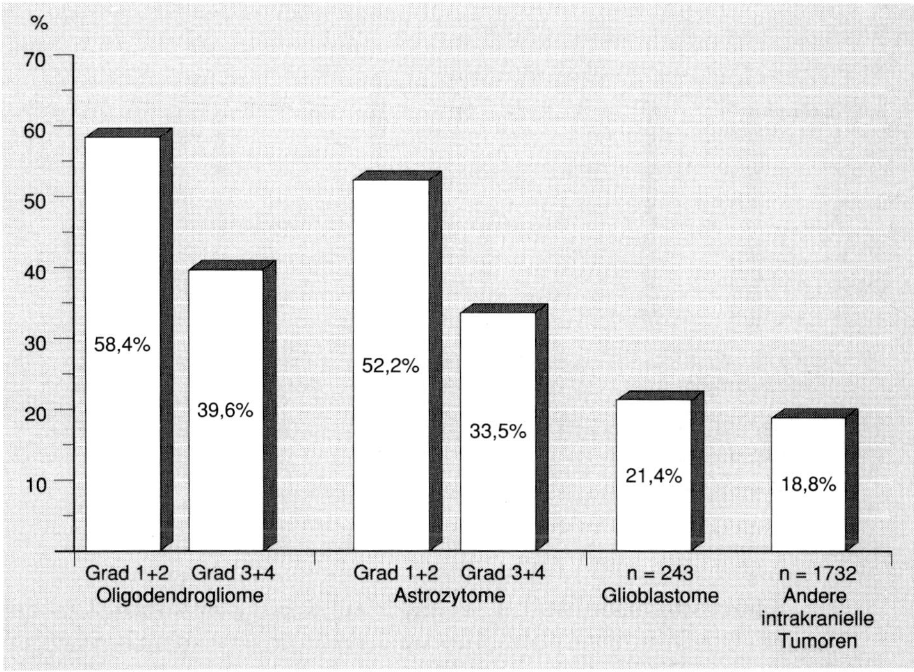

Abb. 9-4 Häufigkeit epileptischer Anfälle durch Gliome.

durch Koordinationsstörungen bei Tumoren der hinteren Schädelgrube unterschieden werden. Erst die klinische Untersuchung kann hier den für den Patienten nicht erkennbaren Unterschied aufdecken und die Lokalisation des Tumors in der Zentralregion bei der hemiparetischen Gangstörung oder dem Kleinhirn bei der ataktischen Gangstörung erkennen helfen.

Ein weiteres häufiges Symptom intrakranieller Tumoren sind **Wesensänderungen,** die insbesondere von den hirneigenen Tumoren bewirkt werden (Abb. 9-5). Die Problematik des Symptoms Wesensänderung besteht – gerade in Anbetracht der im mittleren und höheren Lebensalter auftretenden gliomatösen Tumoren – darin, daß dieses Symptom als altersentsprechend gewertet wird und so unbeachtet bleibt. Erschwerend kommt hinzu, daß viele der Patienten, die Wesensänderungen aufweisen, auch verlangsamt erscheinen, bei vielen eine **Verwirrtheit** feststellbar ist, und einige deutliche **psychische Veränderungen** erkennen lassen. Ähnlich verhält es sich mit dem Symptom der **Merkfähigkeitsstörung,** das sicherlich eines der frühen Zeichen intrakranieller Tumoren sein kann. Auch Merkfähigkeitsstörungen finden sich bevorzugt bei Patienten mit hirneigenen Tumoren und intrakraniellen Metastasen.

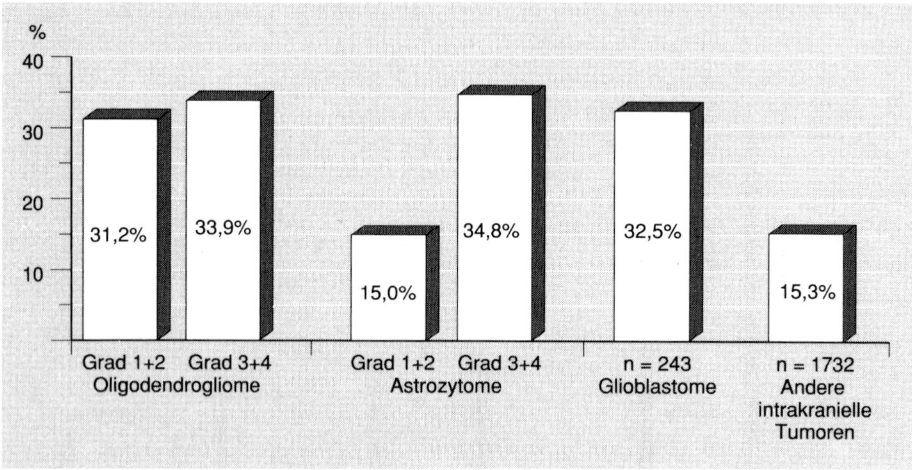

Abb. 9-5 Häufigkeit von Wesensänderungen durch Gliome.

Sprachstörungen weisen im allgemeinen auf einen Prozeß in der linken Großhirnhemisphäre hin und sind oft mit Schreibstörungen kombiniert. Die Unterteilung der Sprachstörungen in motorische einerseits und Sprachverständnisstörungen andererseits, und die damit mögliche Lokalisierbarkeit des Tumors mehr frontal bzw. mehr temporal ist eher theoretisch und entspricht weniger den praktischen Erfahrungen.

Ein besonders auffallendes Symptom bei Kindern ist **Müdigkeit,** das ein Fünftel der Tumorpatienten unter zwanzig Jahren aufweist, während es bei den älteren Patienten nur in zehn Prozent der Fälle beobachtet wird.

Etwa ein Zehntel der Patienten kommen verwirrt zur Aufnahme, was vor allem bei Tumoren des Großhirns beobachtet wird, wobei die **Verwirrtheit** ein Symptom zu sein scheint, das von der Wachstumsgeschwindigkeit des Tumors abhängig ist. Darüber hinaus ist daran zu denken, daß Patienten, die epileptische Anfälle erlitten haben, nach dem Anfall (postiktal) verwirrt sein können, keine Angaben über das stattgehabte Anfallereignis machen können, und es auch gerade diese Patienten sind, die manchmal bewußtlos eingeliefert werden.

Die **Hörminderung** ist ein typisches Symptom für die sogenannten Akustikusneurinome bzw. der Tumoren im Bereich des Kleinhirnbrückenwinkels und wird praktisch nur bei diesen beobachtet.

Insgesamt kann erst das Zusammenkommen mehrerer Symptome bzw. die Anamnese und die klinische Befunderhebung die Verdachtsdiagnose eines intrakraniellen Tumors stellen lassen, so daß für die Entdeckung eines intrakraniellen Tumors genaueste Angaben sowohl des Patienten als auch durch die Anamneseerhebung des Arztes unerläßlich sind, wobei eine Reihe von Erkrankungen – insbesondere Schlaganfälle (siehe Kap. 11), chronische subdurale Hämatome (siehe Kap. 8.4.2.2) oder Hirnabszesse (siehe Kap. 10) – in die Differentialdiagnose einzubeziehen sind.

9.1.5 Differentialdiagnose

Insbesondere bei längerer Anamnesedauer oder bei Symptomen, die mit Lebensumständen oder altersbedingt erklärt werden können, ist die Differentialdiagnose intrakranieller Tumoren außerordentlich schwierig.

Psychische Veränderungen, Kopfschmerzen oder Sehstörungen als sicher häufige Symptome haben für die Differentialdiagnostik keine wesentliche Bedeutung; allerdings ist der genauen Erhebung eines augenärztlichen Untersuchungsbefundes mit dem Nachweis von Gesichtsfeldausfällen ein hoher Stellenwert beizumessen. Einseitige Kopfschmerzen sollten auch an ein **chronisches subdurales Hämatom** denken lassen.

Eine besondere Problematik ergibt sich dann, wenn nach einer allgemeinen Vorgeschichte plötzliche Symptome im Sinne eines Schlaganfalls auftreten, was in bis zu zehn Prozent der Fälle intrakranieller Tumoren möglich ist. Auf diese Weise werden häufig die bei intrakraniellen Tumoren zu beobachtenden Gangstörungen, Sprachstörungen, Halbseitenlähmungen, Schreibstörungen und ähnliches unter das Bild einer zerebralen Gefäßerkrankung subsummiert und unter Umständen auch noch ein Computertomogramm einerseits als **intrakranielle Blutung** oder andererseits, wenn keine Untersuchung mit Kontrastmittel erfolgte, als **zerebraler Infarkt** fehlgedeutet. Es ist deshalb in all diesen Fällen bei der Computertomographie grundsätzlich zu einer **Darstellung ohne und mit Kontrastmittel** zu raten, um auch andere, durchaus behandelbare Prozesse, wie z. B. einen **Hirnabszeß,** auszuschließen.

Auf die differentialdiagnostische Bedeutung der einseitigen Hörminderung im Hinblick auf den Tumor im Kleinhirnbrückenwinkel wurde bereits oben hingewiesen; in solchen Fällen ist immer eine computertomographische Untersuchung und nach Möglichkeit auch eine Magnetresonanztomographie zum Nachweis oder Ausschluß eines Akustikusneurinoms angezeigt.

Die Möglichkeit, daß Erbrechen insbesondere bei Kindern als intestinale Verstimmung fehlgedeutet wird, wenn ein Tumor der hinteren Schädelgrube vorliegt, wurde bereits oben erwähnt.

Differentialdiagnostische Rückschlüsse, ob ein intrakranieller Tumor oder andere Erkrankungen des Gehirns bei einem Patienten vorliegen, sind nicht aufgrund einzelner Symptome oder einzelner klinischer Befunde möglich. Erst die Kombination mehrerer Symptome und entsprechender klinischer Befunde kann im Zusammenhang mit einer evtl. über längere Zeit andauernden Anamnese an das Vorliegen eines intrakraniellen Tumors denken lassen und sollte dann weitere Diagnostik nach sich ziehen. Andererseits darf nicht übersehen werden, daß verfrühte Diagnostik oder der wahllose Einsatz hochtechnischer Untersuchungsmethoden häufig keine wegweisenden Befunde erbringen, diese Untersuchungen aber bei anhaltenden Symptomen oder Zunahme klinischer Zeichen ggf. wiederholt oder auch technisch besser durchgeführt werden müssen.

9.1.6 Diagnostik

Die Diagnoseerhebung bei vielen neurologischen und neurochirurgischen Erkrankungen ist oft schon durch die genaue Feststellung der Vorgeschichte möglich (siehe Abb. 3-1), was durch die klinische Befunderhebung dann noch unterstrichen wird. So steht auch bei der Diagnostik intrakranieller Tumoren die **klinische Befunderhebung** im Vordergrund, die die Lokalisation der durch den Tumor bedingten Störung in vielen Fällen ermöglicht, ohne jedoch – worauf bereits oben hingewiesen wurde – auf die Art der Störung einen Rückschluß ermöglichen zu können.

An die klinische Befunderhebung können sich verschiedene apparative Untersuchungen anschließen, wobei einerseits davon ausgegangen werden sollte, daß mit möglichst wenig (wirtschaftlichem) Aufwand möglichst gute und zur schnellen Diagnosefindung beitragende Befunde erhoben werden sollen. Darüber hinaus hat der Grundsatz zu gelten, daß zunächst Untersuchungen durchgeführt werden müssen, die für den Patienten keinerlei Belastung darstellen. Helfen diese Untersuchungen nicht weiter, dürfen invasive Untersuchungsmethoden angewandt werden, wenn hinreichende klinische Verdachtsmomente für das Vorliegen eines intrakraniellen (raumfordernden) Prozesses sprechen. Die sich häufig in der Praxis an die klinische Befunderhebung anschließenden diagnostischen Maßnahmen wie das Hirnstrombild (EEG) oder Röntgenaufnahmen des Schädels führen bei intrakraniellen Tumoren nur selten weiter. Im EEG kann sich ein meist schon bei der klinischen Untersuchung feststellbarer Lokalisationshinweis ergeben; das EEG kann aber von Bedeutung sein, wenn die Patienten epileptische Anfälle erlitten haben, um die Medikation zu überprüfen. Röntgenaufnahmen des Schädels lassen nur in seltenen Fällen die bei intrakraniellen Tumoren möglichen Verkalkungen (insbesondere bei Oligodendrogliomen und Meningeomen) erkennen, lediglich bei Kindern kann ein sogenannter Wolkenschädel (Abb. 9-6) als Ausdruck erhöhten Hirndruckes sich im Nativröntgenbild darstellen.

Bei erhöhtem Kopfinnendruck sind Untersuchungen des Liquors problematisch. In seltenen Fällen läßt sich aus den im Liquor nachgewiesenen Zellen der Hinweis auf einen Tumor finden.

Relativ aussagefähig ist die Hirnszintigraphie, mit der ein Großteil der nicht gerade im Bereich der Schädelbasis gelegenen Tumoren nachgewiesen werden kann.

Das am besten verwendbare und aussagefähigste Verfahren der Diagnostik intrakranieller Tumoren ist die **kraniale Computertomographie,** mit der sich nicht nur fast alle intrakraniellen Tumoren nachweisen, sondern auch zusätzliche Veränderungen, wie z.B. Einblutungen oder ein umgebendes Hirnödem, erkennbar machen lassen. Im Zusammenhang mit der Vorgeschichte sind aus Computertomogrammen bis zu einem gewissen Grad sogar Aussagen über die Art des Tumors möglich.

Die **Magnetresonanztomographie** ermöglicht ähnlich der Computertomographie die Erkennung intrakranieller Tumoren; sie ist hinsichtlich einer evtl. Artdiagnose der Computertomographie unterlegen, auch wenn die Patienten mit Kontrastmittel (Gadolinium) untersucht werden. Hinsichtlich der Lagebeziehungen des Tumors zur Umgebung lassen sich mit der Magnetresonanztomographie wesentlich bessere Erkenntnisse erzielen als mit der Computertomographie.

Für die präoperative Diagnostik bei Tumoren, die sehr gefäßreich sind oder den Verlauf von Arterien oder Venen des Gehirns beeinflus-

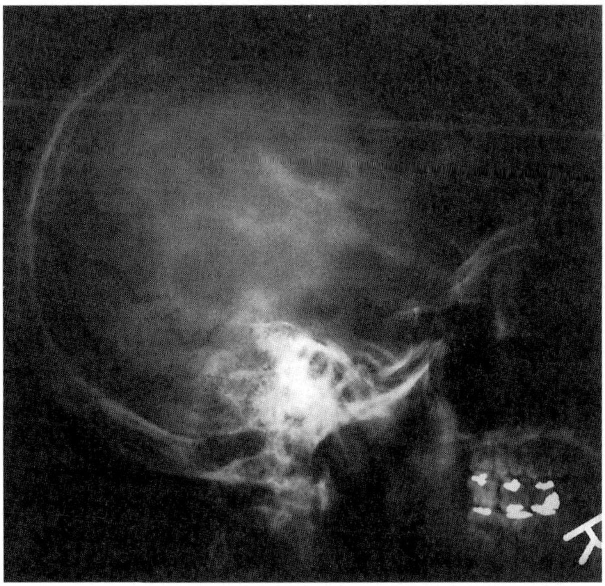

Abb. 9-6
„Wolkenschädel", als Zeichen von erhöhtem Hirndruck.

sen, ist die zerebrale **Angiographie** angezeigt. Die Angiographie ist auch eine günstige neuroradiologische Untersuchungsmethode zur Erkennung von intrakraniellen Tumoren, wenn keine Computertomographie möglich sein sollte.

Tumoren der Hirnanhangsdrüse (Hypophyse) zeichnen sich in vielen Fällen, ebenso manchmal wie die Kraniopharyngeome, dadurch aus, daß sie Hormonstörungen verursachen, weshalb bei allen Tumoren im Bereich der Sella entsprechende endokrinologische Untersuchungen prä- und postoperativ erforderlich sind. Bei Akustikusneurinomen und Tumoren des Kleinhirnbrückenwinkels, die zu Hörstörungen führen, sind zusätzlich zu den oben beschriebenen Untersuchungsmöglichkeiten noch entsprechende otologische Untersuchungen erforderlich.

Mit Hilfe der Positronen-Emissions-Computertomographie und der Single-Photon-Emissions-Computertomographie (SPECT) können in Einzelfällen Aussagen über die Stoffwechselaktivität in Tumoren gemacht werden, die wiederum in Einzelfällen zur Beantwortung der Frage, ob eine Chemotherapie durchgeführt werden kann bzw. ob diese greift, herangezogen werden können.

9.1.7 Behandlungsmöglichkeiten bei intrakraniellen Tumoren

9.1.7.1 Konservative Behandlungsmöglichkeiten

In Einzelfällen wird es durch Risikofaktoren, ungünstige Lage des Tumors, schlechten Allgemeinzustand oder begrenzte Lebenserwartung (z.B. bei bereits metastasierenden Karzinomen) nicht möglich sein, einen intrakraniellen Tumor operativ anzugehen oder eine Bestrahlung durchzuführen. Ähnliches gilt auch für Patienten, bei denen es zur Wiederkehr eines hirneigenen Tumors nach Operation gekommen ist, wo ein weiterer Eingriff aus verschiedenen Gründen nicht mehr gerechtfertigt ist.

In diesen Fällen muß versucht werden, die Beschwerden der Patienten möglichst geringzuhalten, was im Falle von Schmerzen durch Gabe entsprechender Schmerzmedikamente möglich und sinnvoll ist. Auftretende Lähmungserscheinungen bei auf anderem Weg nicht oder oder nicht behandelbaren Tumoren können durch eine den Tumor umgebende Hirnschwellung bedingt sein, die sich durch die Gabe von **Dexamethason** (Decadron®, Fortecortin®) beeinflussen läßt. Die Dexamethason-Medikation ist so lange sinnvoll, wie es nicht zu erheblichen Nebenwirkungen (Magenulkus, Diabetes mellitus) kommt, und sich dadurch eine Funktionsverbesserung erzielen läßt. Kommt es unter einer ansteigenden Dosierung von Dexamethason nicht mehr zu einer Funktionsverbesserung, sondern eher zu einer Funktionsverschlechterung oder Bewußtseinstrübung, so ist zu überlegen, ob bei fortschreitendem Tumorwachstum die Dexamethason-Medikation zugunsten einer Verkürzung des Leidens zu beenden ist. Für die Operationsvorbereitung ist eine Vorbehandlung mit Dexamethason (3–4mal/Tag 4–8 mg, über drei Tage) unerläßlich.

Auf die Behandlung von Tumoren durch Chemotherapie wird auf Seite 224 eingegangen. Eine Beeinflussung des Wachstums von Hypophysentumoren ist möglich durch die Gabe von Bromocriptin (Pravidel®) (siehe Abb. 9-15 a–d).

Im Rahmen der konservativen Therapie einer sonst nicht mehr behandelbaren Geschwulst und im Rahmen der Tumornachsorge nach Operationen intrakranieller Tumoren sowie beim Nachwachsen operierter oder bestrahlter Tumoren treten vielfältige psychosoziale Probleme auf, denen die Patienten und ihre Angehörigen ausgesetzt sind und deren Lösung oftmals außerordentlich schwierig ist.

9.1.7.2 Operationen bei intrakraniellen Tumoren

Ziel der Operation eines nachgewiesenen intrakraniellen Tumors kann entweder die Diagnosesicherung, die palliative oder kurative Behandlung oder eine Kombination von zweien der vorgenannten Maßnahmen sein.

Der im Einzelfall einzuschlagende therapeutische und operative Weg hat sich nach der Lage und vermutlichen Diagnose der intrakraniellen Geschwulst und der allgemeinen Operabilität des Patienten zu richten.

▶ **Biopsie**

Die bioptische Entnahme von Tumormaterial zur Diagnosesicherung bietet sich in all den Fällen an, wo entweder ein maligner Tumor oder auch ein nicht sicher als Tumor bei den Voruntersuchungen erkannter Prozeß der weiteren Diagnostik bedarf, um Heilbares nicht undiagnostiziert und damit unbehandelt zu lassen.

Die sogenannte **offene Biopsie** eines intrakraniellen Tumors durch eine mehr oder weniger große Trepanationsöffnung, von der aus der Tumor punktiert oder Tumorstücke mit einer Faßzange entfernt werden, bedeutet für den Patienten eine erhebliche operative Belastung und birgt zudem die Komplikationsmöglichkeit in sich, daß es zu einer intratumoralen Blutung kommt, die einen großen, deutlich erweiterten Eingriff erforderlich macht. Aus diesem Grund wird allgemein die **stereotaktische Tumorentnahme** favorisiert, bei der über ein Bohrloch und nach entsprechender Berechnung des Zielpunktes (siehe Abb. 16-19 und 16-20) aus verschiedenen Stellen kleine Proben des Tumors zur histologischen Untersuchung entnommen werden. Komplikationen sind dabei selten. In Einzelfällen kann es möglich sein, auf diese Weise Tumorzysten abzupunktieren und eine Entlastung des Hirndruckes zu erreichen. Durch stereotaktische Maßnahmen ist im gleichen Eingriff wie die Biopsie auch das Einbringen von radioaktivem Material (Seeds) zur intratumoralen Bestrahlung und damit zu einer gewissen Therapie bei malignen Tumoren möglich. Es ist grundsätzlich darauf hinzuweisen, daß eine Biopsie lediglich der Diagnostik dient und nicht einen operativen Eingriff zur Verkleinerung des Tumors darstellt.

Tumorexstirpation

Die allgemeine chirurgische Regel der Ausschneidung eines Tumors weit im Gesunden verbietet sich am Gehirn. Ziel der Tumorexstirpation sollte es sein, im besten Fall den Tumor ganz zu beseitigen, was aber bei infiltrierend wachsenden Tumoren nicht möglich sein wird, so daß bei diesen das Ziel der Operation sein muß, **das Tumorvolumen möglichst zu verkleinern,** ohne eine Schädigung des umgebenden Hirngewebes herbeizuführen. An der Oberfläche des Gehirns wachsende, gutartige Tumoren lassen sich in der Regel einfach entfernen. Hirneigene Tumoren können fast immer nur teilweise entfernt werden, wofür Begriffe wie Teilexstirpation, Subtotalexstirpation und ähnliche verwendet werden. An der Schädelbasis gelegene bzw. dem Stammhirn nahe Tumoren können, auch wenn sie gutartig sind, oft ebenfalls nur teilweise entfernt werden; ähnliches gilt für Tumoren innerhalb des Ventrikelsystems. Die Operabilität eines Tumors richtet sich auch nach der Zugänglichkeit von außen her, wozu bei Tumoren der Basis und an operativ schwer zugänglichen Stellen grundsätzlich das Operationsmikroskop mitsamt dem mikrochirurgischen Instrumentarium Anwendung findet. Eine Besonderheit bilden die Tumoren der Hypophyse, die z.T. durch die Nase bzw. die Keilbeinhöhle entfernt werden können (vgl. Abb. 16-15).
Allgemein gilt, daß eine Exstirpation intrakranieller Tumoren um so eher möglich ist, je weiter peripher sie gelegen sind und je geringer die postoperativ zu erwartenden Ausfälle sind. Auf die Operationsindikation und die Planung des Eingriffs hat die Erwartung postoperativer Ausfälle, auch wenn derartige Komplikationen im Individualfall nicht immer vorhersehbar sind, einen nicht zu unterschätzenden Einfluß, dessen Einschätzung großer Erfahrung bedarf.

Palliative Operationsmöglichkeiten

Als palliative Operationen werden solche bezeichnet, die bei Vorliegen eines intrakraniellen Tumors zu einer gewissen Entlastung des Hirndruckes führen, ohne daß durch die Operation selbst der Tumor in irgendeiner Form angegangen wird. Dazu gehören einmal **Punk-**

tionen von Tumorzysten, die sowohl als einmalige Punktion möglich sind, als auch durch Einlegen eines *Omaya*- oder *Rickham*-Reservoirs, durch das es möglich ist, von einem unter der Kopfhaut gelegenen Reservoir aus den Zysteninhalt abzupunktieren. Dieses Reservoir ist mit einem Schlauch verbunden, der in die Zyste intraoperativ hineingelegt wird. Eine weitere palliative Operationsmöglichkeit stellt die **Ableitung von aufgestautem Hirnwasser** mittels eines Ventilsystems dar (siehe S. 316). Dekompressionen des Schädels durch Entfernung größerer Knochenstücke bei ansteigendem Hirndruck können nicht als palliative Operationen bei Tumorwachstum gewertet werden und sollten unterbleiben.

9.1.7.3 Bestrahlung

Als teilweise einzige, zum Teil aber auch als ergänzende Behandlungsmaßnahme zur operativen Teilentfernung eines Tumors besteht **bei nachgewiesener Strahlenempfindlichkeit** des Tumors noch die Möglichkeit der Bestrahlung. Strahlenempfindlichkeit bedeutet, daß der Tumor eine gewisse Zellteilungsrate aufweist (Grad 3 und 4; siehe S. 211), da nur dann Gewebe durch eine Bestrahlung geschädigt werden kann, wenn es sich durch Zellteilung entsprechend vermehrt. Unter dieser Voraussetzung bleibt bei der am Gehirn möglichen Strahlendosis von 60 Gray das umgebende Hirngewebe durch die Bestrahlung unbeeinflußt. Eine entsprechende Bestrahlungsplanung, die möglichst wenig umgebendes Hirngewebe mitbestrahlt, wird dabei vorausgesetzt. Eine höhere Strahlendosis führt immer zur Mitschädigung des Gesamtgehirns. Meistens erfolgt die Bestrahlung semimaligner und maligner intrakranieller Tumoren heutzutage mit einem Linearbeschleuniger, der eine sehr gute Bestrahlungsplanung ohne Mitschädigung des umgebenden Gewebes zuläßt.

Üblicherweise wird eine Bestrahlung nur dann vorgenommen, wenn durch eine Biopsie oder eine vorangegangene Operation die Art des Tumors zweifelsfrei geklärt ist, damit nicht andere Prozesse (Hirnabszesse, Hirninfarkte) bestrahlt werden, die aufgrund ihrer Natur auf eine Bestrahlung nicht ansprechen können. In Einzelfällen wird man sich als letzte Maßnahme zu einer Bestrahlung auch dann entschließen, wenn keine histologische Sicherung der Tumorart möglich ist, aber Umstände und Voruntersuchungen für das sichere Vorliegen eines bösartigen Tumors sprechen.

Eine völlig andere Art der Bestrahlung stellt das sogenannte **Gamma-Knife** dar, mit dem es möglich ist, durch konzentrierte Bestrahlung auch kleinere gutartige Tumoren in operativ schwer zugänglichen Regionen zu verkleinern oder „wegzustrahlen“. Prinzip des Gamma-Knife ist, daß durch eine einmalige aus vielen Richtungen auf einen einzigen

Punkt gebündelte Bestrahlung praktisch auf stereotaktische Weise (siehe S. 342 f.) eine Zerstörung von Tumorgewebe erfolgt. Die Gamma-Knife-Bestrahlung bedeutet einen hohen apparativ-technischen Aufwand und ist nur in wenigen Zentren möglich.

9.1.7.4 Chemotherapie

Unter Chemotherapie versteht man die Behandlung eines Tumors durch eine die Zellteilung beeinflussende Gabe von Zellgiften. Die Behandlung intrakranieller Tumoren durch Chemotherapie beschränkt sich auf die bösartigen Formen und hat bisher mit Ausnahme der Medulloblastome keine wesentliche Verbesserung der Überlebensrate erbringen können. Wie für die Bestrahlung ist auch für die Chemotherapie die **histologische Sicherung der Tumorart** grundsätzliche Voraussetzung. Eine Chemotherapie kann sowohl systemisch durch intravenöse Gaben erfolgen als auch in der von einigen Kliniken in besonderen Fällen durchgeführten intraarteriellen Chemotherapie, wo das Chemotherapeutikum direkt in die den Tumor versorgende Arteria carotis interna injiziert wird.

Der Einsatz von Chemotherapeutika zur Behandlung intrakranieller Tumoren sollte sehr genau abgewogen werden, da in der Regel die durch die Chemotherapie zu erwartende Verlängerung der Überlebenszeit gegenüber nicht durch Chemotherapie behandelten Patienten sehr gering ist, und eine erhebliche Belastung der Patienten durch die Chemotherapiezyklen in Kauf genommen werden muß. Eine Ausnahme bilden dabei die Medulloblastome, bei denen nach dem heutigen Stand der Erkenntnis durch Operation, Bestrahlung und Chemotherapie Heilungen möglich sind; allerdings kann die Bestrahlung des Gehirns bei Kindern ein Minderwachstum bewirken. Nicht unter den eigentlichen Begriff der Chemotherapie fällt die medikamentöse Behandelbarkeit von Hypophysenadenomen mit **Bromocriptin** oder **Somatostatin.** Neuere Untersuchungen haben auch erkennen lassen, daß Meningeome durch Bromocriptin beeinflußt werden können.

Ein aus einem **Weihrauchextrakt** gewonnenes Präparat (Ayurveda, H15) scheint eine positive Wirkung auf hirneigene Tumoren zu haben. Genauere Untersuchungen darüber liegen zur Zeit noch nicht vor; das Präparat scheint kaum Nebenwirkungen zu haben, sollte deshalb den Patienten nicht vorenthalten werden.

Forschungsergebnisse lassen Ansätze erkennen, daß durch immunologische Behandlung das Wachstum intrakranieller Tumoren beeinflußt werden kann; eine praktische Behandlung gibt es derzeit noch nicht.

9.2 Spezielle Tumoren

Im folgenden wird in alphabetischer Reihenfolge auf die wesentlichen intrakraniellen Tumoren hinsichtlich ihres Vorkommens, ihres biologischen Verhaltens, ihrer speziellen Symptomatik und Diagnostik sowie der Behandlungsmöglichkeiten eingegangen.

9.2.1 Astrozytome

Die Astrozytome gehören zur großen Gruppe der **Gliome,** ihr Ursprungsgewebe sind die Astrozyten der Glia des Gehirns (bzw. des Rückenmarks). Sie sind also Hirntumoren im engeren Sinne (Abb. 9-7). Astrozytome können in allen Malignitätsgraden zwischen eins und vier vorkommen, wobei allerdings in vielen Fällen Astrozytome Grad 4 als Glioblastome angesprochen werden (s. Kap. 9.2.9). Astrozytome Grad 1 sind relativ selten, kommen meist nur im Kleinhirn vor und wurden bei dieser Lokalisation früher als Spongioblastome bezeichnet, jetzt entsprechend ihrem Zellaufbau als **pilozytische Astrozytome.** Astrozytome kommen gehäuft bei Männern vor (s. Abb. 9-1). Die gutartigen Astrozytome haben ihren Altersgipfel im vierten, die bösartigen im fünften und sechsten Lebensjahrzehnt.

Die Astrozytome nehmen etwa 10 bis 15 Prozent der intrakraniellen Tumoren ein, ihre histologische Zuordnung kann manchmal schwierig sein, weil Mischformen mit Oligodendrogliomen (s. Kap. 9.2.23) möglich sind; im Zweifelsfall wird dann von **Mischgliomen** gesprochen.

Entsprechend ihrer in vielen Fällen meist gutartigen Wachstumstendenz kann die Anamnese bei Astrozytomen sehr lang sein; auch bei den bösartigeren Formen sind lange Anamnesen möglich, da es offen-

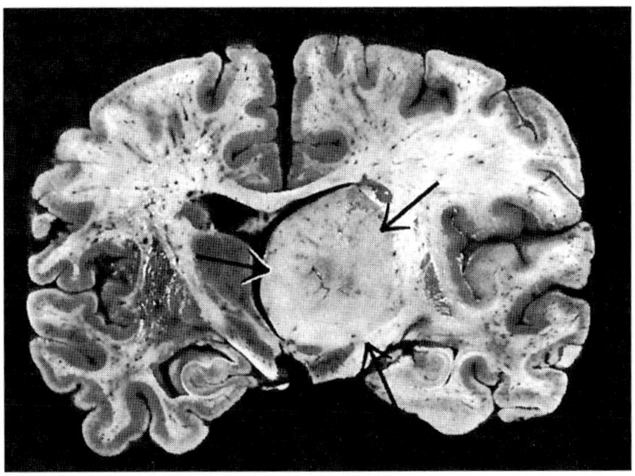

Abb. 9-7 Astrozytom im Bereich des Thalamus.

bar in vielen Fällen bei den Astrozytomen aus einer gutartigen Vorstufe heraus zu einer bösartigen Entwicklung kommen kann (Abb. 9-8). Entsprechend ihrer Lokalisation im Großhirn überwiegen bei den funktionellen Störungen, die Astrozytome hervorrufen können, Großhirnstörungen. Bei den bösartigeren Formen häufiger als bei den gutartigen sind Kopfschmerzen, ebenso Wesensänderungen und sonstige psychische Auffälligkeiten, die von der Lokalisation des Tumors im Großhirn abhängen. Die Astrozytome – insbesondere Grad 1 und 2 – sind nach den Oligodendrogliomen die am häufigsten zu epileptischen Anfällen führenden intrakraniellen Tumoren (vgl. Abb. 9-4).

Der Nachweis von Astrozytomen gelingt am leichtesten mit der Computertomographie, wo die gutartigeren Formen hypodense Areale abgeben, die kaum Konstrastmittel aufnehmen. Bösartigere Formen der Astrozytome können computertomographisch nach Konstrastmittelgabe durch eine Ringstruktur imponieren. Der Nachweis von Astrozytomen bei der Magnetresonanztomographie ist ebenfalls nach Konstrastmittelgabe sehr leicht. Im Angiogramm können Astrozytome oft nur durch Gefäßverlagerung, selten durch Anreicherung dargestellt werden. Die gutartigeren Formen der Astrozytome reichern sich beim Hirnszintigramm praktisch nicht an, sondern imponieren durch eine Aussparung, während die bösartigeren Formen eher Isotopen speichern.

Entsprechend ihrer Natur als hirneigene Geschwülste wachsen Astrozytome nicht abgegrenzt vom Hirngewebe, so daß ihre vollständige operative Entfernung praktisch nicht möglich ist. Auch wenn eine scheinbar vollständige Tumorentfernung in funktionell nicht bedeutsamen Arealen gelungen ist, rezidivieren Astrozytome in Abhängigkeit von ihrer Dignität eigentlich jedoch immer; lediglich bei den pilozytischen Astrozytomen des Kleinhirns bei Kindern kann nach radikaler operativer Entfernung von einer Heilung ausgegangen werden. Die Bestrahlung niedergradiger Astrozytome erscheint nicht erfolgversprechend, bei den in der Dignität schlechteren Astrozytomen ab Grad 3 ist eine Bestrahlung indiziert, auch wenn durch sie eine Rezidivierung nicht verhindert wird. Wesentliche Erfolge der systemischen, chemotherapeutischen Behandlung bei den bösartigen Astrozytomen sind nicht zu verzeichnen. Eine gewisse Verlängerung der Überlebensdauer ohne die sonst bei systemischer Chemotherapie üblichen Nebenwirkungen läßt die intraarterielle ACNU®-Therapie bei den Astrozytomen Grad 3 erkennen.

9.2.2 Chondrome

Chondrome sind sehr seltene, intrakranielle Tumoren (unter 1 Prozent), möglicherweise mit einer geringen Bevorzugung von Männern. Entsprechend ihrem Namen sind Chondrome Knorpelgeschwülste, damit

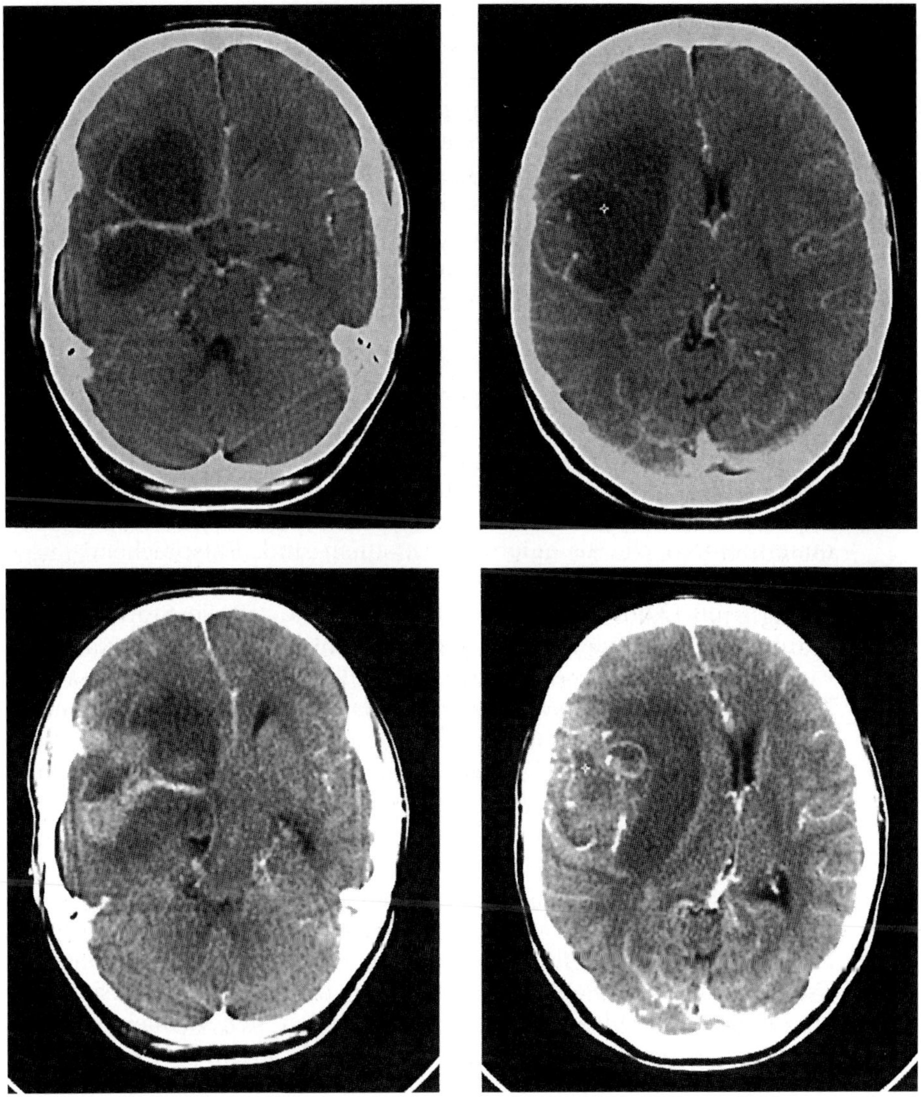

a b c d

Abb. 9-8 Maligne Entartung eines schon länger beobachteten linksseitigen großen frontotemporalen Astrozytoms:
(a und b) Schon länger unverändert gebliebener Befund mit Darstellung des Verlaufs der Arteria cerebri media durch den Tumor (Astrozytom Grad 2) nach Kontrastmittelgabe
(c und d) Maligne Entartung mit Kontrastmittelanreicherung und massiver Mittellinienverlagerung (3 Monate nach a und b).

gutartig und mit sehr langsamem Wachstum. Sie entwickeln sich innerhalb des Hirngewebes von sogenannten versprengten Keimen, es ist aber auch möglich, daß Chondrome vom Schädelknochen aus in den intrakraniellen Raum sekundär einwachsen. Die Symptomatik richtet sich nach der Lokalisation. Am aussagefähigsten für die Diagnostik ist die Computertomographie bzw. die Magnetresonanztomographie. In Abhängigkeit von der Lokalisation können die Tumoren vollständig entfernt werden. Da es sich um gutartige Geschwülste handelt, ist bei vollständiger Entfernung mit einer Heilung zu rechnen. Eine maligne Entartung zum Chondrosarkom ist möglich.

9.2.3 Chordome

Chordome sind außerordentlich seltene, intrakranielle Tumoren (unter 1 Prozent), die ihren Ausgang von Resten der Chorda dorsalis in der Schädelbasis nehmen. Es handelt sich im weitesten Sinne um Fehlbildungstumoren, die als gutartig einzustufen sind. Entsprechend ihrem Ausgang von Resten der Chorda dorsalis finden sich Chordome in der Regel in der Mittellinie der Schädelbasis, so daß sie Störungen der Hirnnerven bewirken können. Ihr apparativ-diagnostischer Nachweis ist wegen der Lagebeziehung zur Schädelbasis oftmals sehr schwierig, ihre histologische Abgrenzung gegenüber Chondromen und Chondrosarkomen nicht einfach. Chordome können in seltenen Fällen bösartig entarten. Ihre operative Entfernung ist infolge ihrer Lokalisation und des Einwachsens in die Schädelbasis schwierig.

9.2.4 Dermoide

Dermoide oder **Dermoidzysten** gehören zu den Fehlbildungstumoren. Da ihnen die Fähigkeit zu eigenem Wachstum fehlt, sind sie nicht als echte Geschwülste aufzufassen. Es handelt sich vielmehr um versprengte Hautkeime, die sich vermehren und innerhalb des Gehirns – meist an der Basis – mit Talg, kleinen Haaren, manchmal auch Zähnen gefüllte Zysten bilden. Dermoide werden häufig zusammen mit Epidermoiden (siehe Kap. 9.2.6) besprochen, die vornehmlich verhornende Zellen der Haut enthalten. Dermoide sind seltener als Epidermoide; die Häufigkeit von Dermoiden unter den intrakraniellen Tumoren liegt bei etwa 1 Prozent.

Dermoide können vom frühesten Kindesalter bis zu den mittleren Lebensaltersgruppen auftreten. Entsprechend ihrer bevorzugten Lage an der Schädelbasis sind klinische Symptome durch Irritation von Hirnnerven oder einen Verschlußhydrozephalus möglich.

Im Computertomogramm imponieren Dermoide durch unregelmäßig geformte, meist basisnahe hypodense Zonen. Im Magnetresonanztomogramm sind sie stark echogebend. Die operative Entfernung von Dermoiden kann bei entsprechender Lokalisation vollständig gelingen, jedoch sind aseptische Meningitiden durch den Dermoidinhalt, der bei der Operation möglicherweise freigesetzt wird, möglich.

9.2.5 Ependymome

Ependymome sind echte Hirntumoren und nehmen ihren Ausgang vom Ependym, der Auskleidung der Hirnkammern. Obwohl gutartige Formen überwiegen, können sie auch maligne entarten. Eine Untergruppe der Ependymome sind die meist im Dignitätsgrad 1 vorkommenden **Subependymome.**

Auf dem Liquorweg können Ependymome in seltenen Fällen in den Spinalkanal metastasieren. Ependymome kommen geringfügig häufiger bei Männern vor und treten meist im Kindes- und Jugendalter auf, werden aber auch bei Erwachsenen gefunden. Etwa 5 Prozent aller intrakraniellen Tumoren sind Ependymome. Entsprechend ihrem Ursprungsgewebe wachsen Ependymome in der Regel in den Hirnkammern und führen zu deren Verschluß, wodurch die vorherrschende Symptomatik von Hirndruckzeichen, wie Kopfschmerzen und Übelkeit, zu erklären ist. Der diagnostische Nachweis ist mit Hilfe der Computertomographie und der Magnetresonanztomographie leicht zu führen. Früher wurden Ependymome durch Pneumenzephalographie oder Ventrikulographie und entsprechende Kontrastmittelaussparung innerhalb der Ventrikel diagnostiziert.

Als hirneigene Tumoren sind Ependymome – unabhängig von ihrer Dignität – nur bedingt vollständig entfernbar, da bei radikaler Exstirpation gesundes Hirngewebe mitgeschädigt würde. Gelingt bei den gutartigen Formen eine vollständige Entfernung, so können Rezidive ausbleiben. Eine Bestrahlungsbehandlung der relativ seltenen bösartigen Ependymome ist möglich und kann zu einer Verlängerung der Überlebenszeit beitragen.

9.2.6 Epidermoide

Epidermoide oder **Cholesteatome** sind mit verhornendem Hautepithel gefüllte Fehlbildungsgeschwülste, die sich durch Vermehrung der Hautbestandteile vergrößern und nicht als Tumoren im eigentlichen Sinn anzusehen sind. Epidermoide machen etwa 2 Prozent der intrakraniellen Tumoren aus. Im Gegensatz zu den Dermoiden (siehe Kap. 9.2.4) werden sie häufig erst im Erwachsenen- oder im frühen Greisenalter klinisch manifest. Wie bei den Dermoiden ist auch bei den Epidermoiden die bevorzugte Lokalisation der Bereich der Schädelbasis, insbesondere an der Brücke. So können Hirnnervenirritationen entstehen, aber sich auch ein Verschlußhydrozephalus entwickeln.

Im Computertomogramm zeigen sich die Epidermoide ebenso wie die Dermoide durch stark hypodense, unregelmäßig geformte Zonen. Im Magnetresonanztomogramm sind sie stark echogebend. Die operative Entfernung von Epidermoiden kann infolge ihrer Lokalisation schwierig sein, gelingt aber in vielen Fällen. Wie bei den Dermoiden ist auch bei den Epidermoiden als Komplikation des operativen Vorgehens mit dem Auftreten einer aseptischen Meningitis bei Verschleppung der Hautschollen auf dem Liquorweg zu rechnen.

9.2.7 Esthesioneuroblastome

Esthesioneuroblastome oder **Olfaktoriusneuroblastome** sind in der Regel langsam wachsende, aber maligne Tumoren im Bereich der Rinne des Nervus olfactorius. Sie wachsen häufig infiltrierend in die Schädelbasis ein, schaffen auf diese Weise eine Verbindung zur Nase und können dadurch zu intrakraniellen Entzündungen führen. Esthesioneuroblastome gehören zu den seltenen intrakraniellen Tumoren (unter 1 Prozent) und kommen meist im mittleren Lebensalter vor. Entsprechend ihrer Lokalisation bzw. ihrer Wachstumstendenz in der vorderen Schädelbasis kommt es zum Ausfall des Riechvermögens, zur Irritation der Frontalhirnbasis oder zur Meningitis.

Die Diagnostik ist möglich durch einfache Tomographie der Schädelbasis, die eine Destruktion im Bereich der Lamina cribrosa (Siebbeinplatte) zeigen kann, besser aber durch Computertomographie oder Magnetresonanztomographie. Hauptproblem der operativen Entfernung ist die dabei meist entstehende Verbindung zwischen Nase und Schädelinnenraum, die plastisch gedeckt werden muß. Eine Bestrahlung und Chemotherapie kann Rezidive verhindern.

9.2.8 Germinome

Germinome oder **Dysgerminome** gehören zu den Keimzelltumoren; sie gehen im zentralen Nervensystem von versprengten Keimzellen aus und entsprechen in ihrem histologischen Aufbau den gleichnamigen Geschwülsten der Keimdrüsen (Seminome). Da sie häufig im Bereich der Epiphyse vorkommen, wurden sie früher mit den Pinealomen gleichgesetzt, mit denen zusammen sie etwa 2 Prozent der intrakraniellen

Tumoren ausmachen. Germinome kommen bevorzugt bei männlichen Patienten vor und hier meistens bei Kindern und Jugendlichen.

Die klinische Symptomatik ist durch den Sitz des Tumors mit Kompression des hinteren Anteils des 3. Ventrikels und damit sich entwickelndem **Verschlußhydrozephalus** gekennzeichnet. In der apparativen Diagnostik wird zunächst der Verschlußhydrozephalus auffallen, der Nachweis der manchmal recht kleinen Tumoren gelingt durch Computertomographie oder Magnetresonanztomographie. Die bei größeren Tumoren operativ nicht immer angehbaren Germinome können mittels stereotaktischer Biopsie als solche diagnostiziert und dann erfolgversprechend bestrahlt werden. Bei akutem Verschlußhydrozephalus muß notfallmäßig eine Ventrikeldrainage bzw. eine Ventiloperation durchgeführt werden.

Unabhängig davon, ob die Tumoren nur durch Biopsie diagnostiziert oder operativ entfernt wurden, ist eine Bestrahlungsbehandlung indiziert, da diese Tumoren als maligne anzusehen sind und auch auf dem Liquorweg metastasieren können.

9.2.9 Glioblastome

Als von der Glia des Gehirns ausgehende Tumoren sind die Glioblastome echte Hirntumoren, die stets als maligne im Sinne des Grad 4 der WHO-Klassifikation anzusehen sind. Es wird für die Entstehung dieser malignen Hirntumoren sowohl diskutiert, daß sie sich aus gutartigeren Vorformen entwickeln, als auch, daß sie als primär maligne Tumoren innerhalb des Gehirns wachsen. Die häufige Zusatzbezeichnung Glioblastoma **multiforme** bezieht sich auf das durch Einblutungen und Nekrosen gekennzeichnete, „bunte" Bild der Tumorschnittfläche (Abb. 9-9).

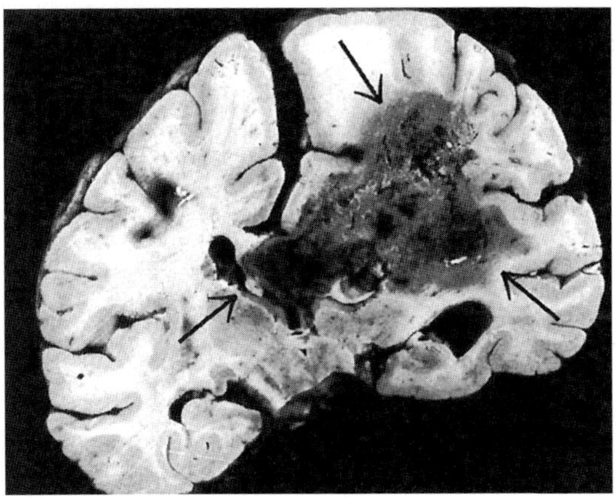

Abb. 9-9
Glioblastoma multiforme.

Glioblastome kommen mit deutlicher Bevorzugung der Männer ab dem mittleren Lebensalter bis zum Greisenalter vor. Sie wachsen praktisch immer im Großhirn mit einer gewissen Bevorzugung der vorderen Hirnabschnitte. Häufig ist ihr infiltrierendes Wachstum über den Balken in die andere Hirnhemisphäre, so daß von „Schmetterlingsgliomen" gesprochen wird. Entsprechend ihrer malignen Wachstumstendenz ist die Anamnesedauer bei Glioblastomen meist kurz (Abb. 9-10). An Symptomen überwiegen Kopfschmerzen und insbesondere auch Wesensveränderungen (siehe Abb. 9-5). Das oftmals schlagartige Auftreten von Lähmungserscheinungen oder Sprachstörungen führt nicht selten zur Verkennung dieser Tumoren als Schlaganfall. Glioblastome reichern im Hirnszintigramm an, im Angiogramm lassen sich innerhalb des Tumors bei verdrängten peritumoralen Gefäßen besenreiserartige Gefäßkonfigurationen erkennen. Der beste diagnostische Nachweis gelingt mit Hilfe der kranialen Computertomographie nach Kontrastmittelgabe, wobei sich typische Anreicherungen mit girlandenartigen Ringstrukturen erkennen lassen (Abb. 9-11). Auch mit der Magnetresonanztomographie ist der Nachweis von Glioblastomen ohne weiteres möglich.

Wird nach den Voruntersuchungen ein Glioblastom vermutet, so sollte in funktionell bedeutsamen oder tiefliegenden Hirnstrukturen die Diagnose möglichst mit stereotaktischer Biopsie gesichert werden. In allen anderen Fällen bietet sich eine Exstirpation des Glioblastoms an, wobei jedoch auch trotz Bestrahlung mit einem Rezidivieren des Tumors innerhalb eines Jahres zu rechnen ist. In Anbetracht der Nebenwirkungen ist eine Chemotherapie nicht sinnvoll.

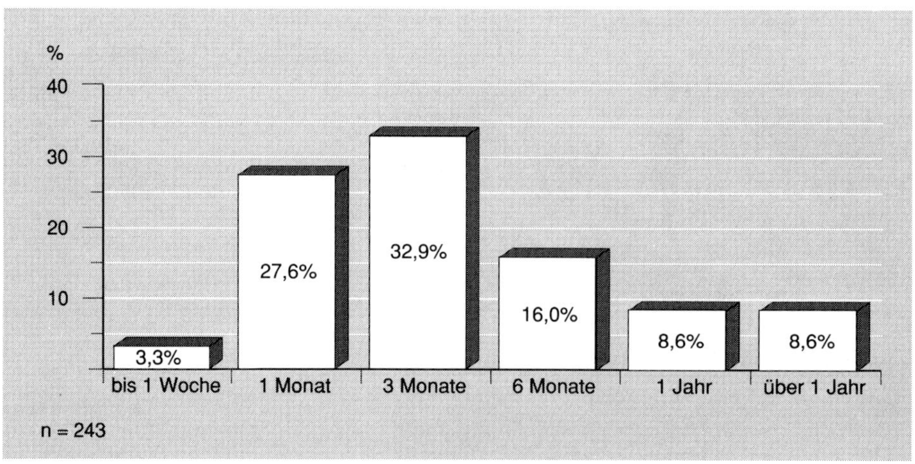

Abb. 9-10 Anamnesedauer bei Glioblastomen.

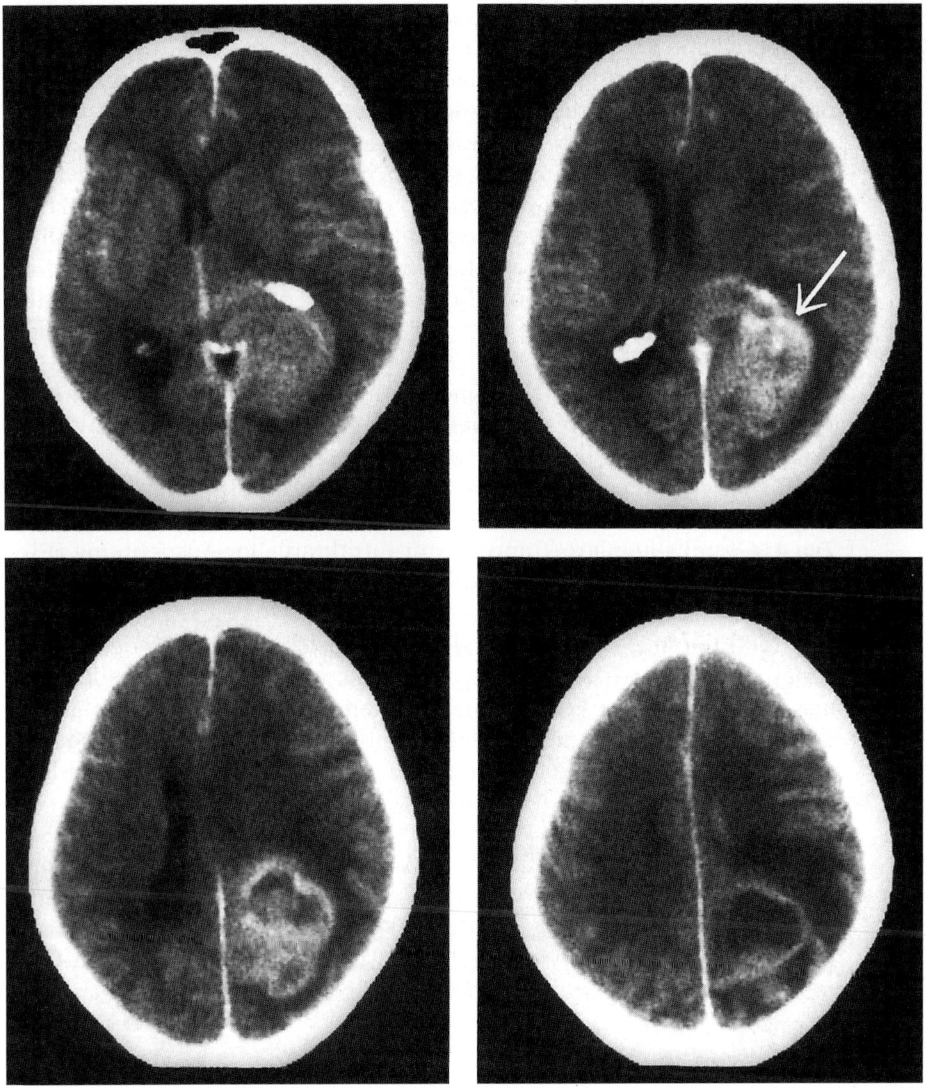

Abb. 9-11 Computertomogramme nach Kontrastmittelgabe: Glioblastom.

9.2.10 Glomustumoren

Glomustumoren oder **Chemodektome** sind blutreiche, trotz langsamen Wachstums als maligne anzusehende Tumoren, die ihren Ausgang vom Glomus jugulare bzw. Glomus caroticum nehmen. Das Glomus caroticum ist ein etwa millimetergroßes rotbraunes Knötchen, das an der Gabelung der Arteria carotis communis in die Arteria carotis interna und externa liegt und als Chemorezeptor den Sauerstoffgehalt des Blutes überwacht.

Glomustumoren sind häufiger bei Frauen als bei Männern, wobei das mittlere Lebensalter bevorzugt ist. Die Symptomatik der in die hintere Schädelgrube einwachsenden Geschwülste wird zunächst durch pulssynchrone Ohrgeräusche, später eine einseitige Hörminderung, Schwindelerscheinungen und zuletzt durch Ausfälle der unteren Hirnnervengruppen geprägt. Patienten mit Glomustumoren suchen deshalb meist ihren Ohrenarzt auf, weshalb die hals-nasen-ohren-ärztliche Einteilung der Glomustumoren 4 Typen – entsprechend ihrer Lokalisation und Ausdehnung – umfaßt:

Typ 1: Glomus-tympanicum-Tumoren (in der Paukenhöhle des Ohres),
Typ 2: Glomus-jugulare-Tumoren ohne Knochenzerstörung (auf Paukenhöhle und Bulbus venae jugularis beschränkt),
Typ 3: Glomus-jugulare-Tumoren mit Knochendestruktion (Befall des ganzen Felsenbeinbereichs, einschließlich des Warzenfortsatzes) und
Typ 4: Glomus-jugulare-Tumoren mit intrakranieller Ausdehnung (Einwachsen in die hintere Schädelgrube.

Während Glomus-tympanicum-Tumoren durch Spiegelung des Gehörgangs entdeckt werden können, zeigen die in die hintere Schädelgrube mit Destruktion des Felsenbeins einwachsenden Tumoren sich gut im Computertomogramm nach Kontrastmittelanreicherung. Zur präoperativen Diagnostik ist immer eine ausgedehnte Angiographie einschließlich der Darstellung der venösen Abflüsse erforderlich.

Die Operation von Glomustumoren, die sich intrakraniell erstrecken, ist wegen des infiltrativen Wachstums und des Blutreichtums dieser Geschwülste außerordentlich schwierig und sollte – wegen der Notwendigkeit einer Neck dissection – zusammen mit einem operativ sehr erfahrenen HNO-Arzt durchgeführt werden. Der Erfolg von Chemotherapie oder Bestrahlungsbehandlung bei Glomustumoren ist umstritten.

9.2.11 Granulome

Unter Granulomen versteht man im wesentlichen **entzündungsbedingte,** mehr oder weniger große Zellanhäufungen innerhalb des Gehirns, die sich wie Tumoren auswirken können. Den meisten Granulomen fehlt eine tumorspezifische Wachstumstendenz, manche scheinen sich wie Tumoren zu vergrößern. Entzündlich bedingte Granulome sind die Tuberkulome und die syphilitischen Gummen, die in den hochzivilisierten Ländern sehr selten vorkommen. Mit dem Auftreten von Granulomen ist auch bei AIDS (Acquired Immune Deficiency Syndrome) zu rechnen; hier können auch multiple Hirnabszesse beobachtet werden.

Als durch Pilzinfektionen bedingte Granulome kennen wir: Aktinomykose, Aspergillose, Blastomykose, Candidiasis, Kokzidiose, Torulose, Histioplasmose, Phytomykose und die Maduromykose. Andere Granulome sind die Neurosarkoidose (Besnier-Boeck-Schaumann-Krankheit), die Histiozytosis X sowie die eosinophilen Granulome. Letztere sind häufig im Schädelknochen lokalisiert.

In Abhängigkeit von der Art ihrer Entstehung sind die Granulome im intrakraniellen Raum unterschiedlich gut behandelbar. Während Tuberkulome und die seltenen syphilitischen Gummen operativ ausgeschält werden können und die eosinophilen Granulome sich leicht aus dem Schädelknochen entfernen lassen, sind bei den meisten anderen, oft diffus im Gehirn verteilten Granulomen, nur medikamentöse Behandlungsansätze möglich. Voraussetzung dafür ist der unter Umständen außerordentlich schwierige diagnostische Nachweis.

9.2.12 Hämangioblastome

Die Hämangioblastome oder **Angioblastome** sind gutartige Tumoren, die außerordentlich gefäßreich sind und häufig Zysten enthalten. Die Hämangioblastome werden auch **Lindau-Tumoren** genannt und kommen bevorzugt im Kleinhirn vor. Ihre Häufigkeit unter den intrakraniellen Tumoren beträgt etwa 2 Prozent, Männer scheinen geringfügig bevorzugt zu sein; das Hauptalter, in dem sie sich klinisch bemerkbar machen, liegt zwischen 30 und 50 Jahren.

Hämangioblastome des Kleinhirns können mit Zysten im Pankreas und den Nieren vergesellschaftet sein, was als **Lindau-Syndrom** bezeichnet wird. Bei erblichem Vorkommen von Hämangioblastomen im Kleinhirn und in der Netzhaut des Auges spricht man von der **Hippel-Lindau-Erkrankung.**

Die hauptsächliche Lokalisation der Hämangioblastome im Kleinhirn, wo sie im wesentlichen verdrängend und *nicht* infiltrierend wachsen, hilft ihre klinische Symptomatik zu erklären. Fast alle Patienten mit Hämangioblastomen klagen über Kopfschmerzen, die durch eine Verlegung der Liquorwege bedingt sein können; daneben kann es zu Kleinhirnstörungen kommen. Schwindelerscheinungen und Erbrechen sind häufig. Infolge ihres Gefäßreichtums kann es in Angioblastome akut einbluten, wodurch eine bedrohliche, klinische Symptomatik durch Kompression des Hirnstamms und Liquoraufstau entstehen kann.

Hämangioblastome lassen sich computertomographisch mit Kontrastmittelanreicherung sehr gut darstellen. Wenn sie Zysten enthalten, hat man auch mit der Magnetresonanztomographie gute Darstellungsmöglichkeiten. Vor jedem operativen Eingriff ist eine Angiographie erforderlich, um die Gefäßbeziehung der Tumoren zu klären (Abb. 9-12). Mit mikrochirurgischen Methoden ist in der Regel die vollständige Entfernung von Hämangioblastomen möglich; mit Rezidiven ist dann nicht zu rechnen.

9.2.13 Hypophysenadenome

Hypophysenadenome sind gutartige Tumoren, deren Ausgang die verschiedenen Zellen des **Vorderlappens** der Hirnanhangsdrüse sind, wodurch diese Tumoren zum Teil hormonaktiv sein können. Selten sind Tumoren des Hinterlappens der Hirnanhangsdrüse, die als Gliome aufgefaßt werden müssen und deshalb keine Adenome, also keine Drüsenzelltumoren, sind. Entsprechend ihrem histologischen Aufbau werden bei den Hypophysenadenomen eosinophile, chromophobe und Mischtypen unterschieden.

Etwa 8 Prozent aller intrakraniellen Tumoren sind Hypophysenadenome. Ohne Geschlechtsbevorzugung sind sie am häufigsten zwischen dem 30. und 60. Lebensjahr. Bei den **chromophoben Hypophysenadenomen,** die wesentlich häufiger als die eosinophilen sind, kommt es durch Zerstörung von Hypophysengewebe zur Vorderlappeninsuffizienz der Hirnanhangsdrüse. Dadurch treten Störungen im Hormonhaushalt auf, die zur Unterfunktion der Schilddrüse, der Gonaden und der Nebennierenrinde führen. Bei den **eosinophilen Hypophysenadenomen** wuchern diejenigen Hypophysenzellen, die das Wachstumshormon Somatotropin (STH) produzieren. Treten solche eosinophilen

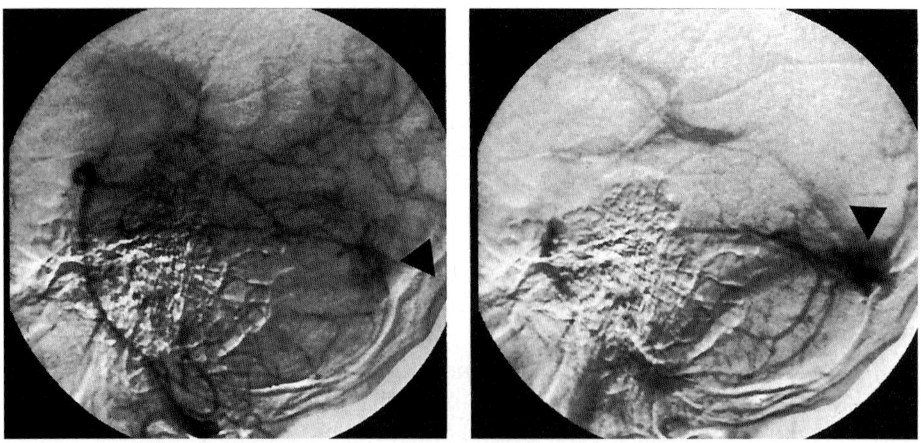

Abb. 9-12 Angiogramm bei Hämangioblastom des Kleinhirns.

Hypophysenadenome noch im Wachstumsalter auf, resultiert daraus Riesenwuchs; bei Erwachsenen kommt es zur Akromegalie, d.h. die Körperenden wie Nase, Kinn, Zunge, Finger und Zehen vergrößern sich übermäßig und vergröbern.

Im Endstadium führen alle Hypophysenadenome zu einer Hypophyseninsuffizienz, d.h. zu einer Minderproduktion der Hypophysenhormone und damit zu schweren hormonellen Störungen im gesamten Körper. Durch ihr Wachstum wird der Türkensattel, die Sella turcica, ballonförmig aufgetrieben (Abb. 9-13); durch weiteres Wachstum nach oben kommt es zu Druckerscheinungen an der Sehnervenkreuzung und damit zu Sehstörungen, die das häufigste Symptom von Hypophysenadenomen sind. Oftmals fallen die hormonellen Störungen nicht auf, sondern werden erst bei der genauen endokrinologischen Untersuchung festgestellt. Anders verhält es sich mit den sogenannten **Prolaktinomen,** den kleinen, das Hormon Prolaktin übermäßig produzierenden Hypophysenadenomen; hier kann es zur Milchabsonderung aus der Brust kommen. Sehr große Hypophysenadenome können den 3. Ventrikel komprimieren und in ihn einwachsen und damit einen Verschlußhydrozephalus produzieren.

Zur Diagnostik von Hypophysenadenomen gehört die endokrinologische Untersuchung, die auch grundsätzlicher Bestandteil der Nachsorge zu sein hat. Desgleichen gehören augenärztliche Messungen des Gesichtsfeldes zur Vor- und Nachdiagnostik bei Hypophysenadenomen. Hypophysenadenome, die die Sella turcica erweitert haben, lassen sich in Röntgenaufnahmen des Schädels indirekt nachweisen

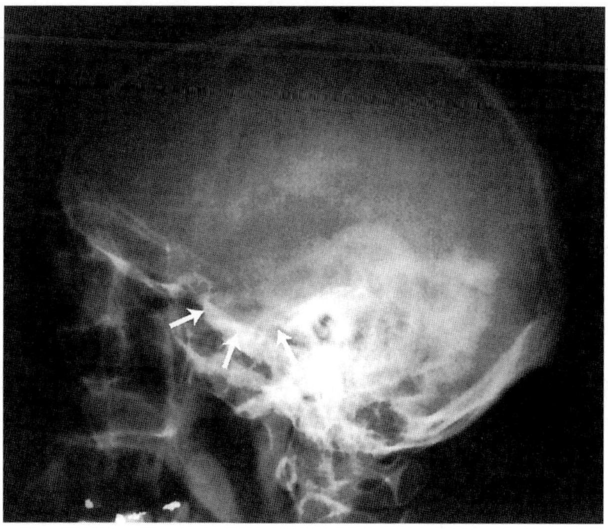

Abb. 9-13
Erweiterung der Sella turcica durch Hypophysenadenom.

(Abb. 9-13). Hypophysenadenome lassen sich in der Regel computertomographisch relativ gut erkennen, sicherer noch im koronaren Schichtgang (Abb. 9-14). Nach Gadolineum-Gabe stellen sich Hypophysenadenome sehr gut im Magnetresonanztomogramm dar (Abb. 9-15); es ist dabei sogar möglich, Vorder- und Hinterlappen der Hypophyse voneinander zu unterscheiden.

Ausgehend von der Tatsache, daß bestimmte Prolaktin sezernierende Hypophysenadenome durch das Medikament Bromocriptin (Pravidel®) in ihrem Wachstum bzw. der Ausschüttung des Hormons Prolaktin entscheidend beeinflußbar sind, kann dieses Medikament auch bei anderen Hypophysenadenomen angewandt werden, um den Tumor zu verkleinern (Abb. 9-15). An operativen Eingriffen stehen sowohl transkranielle Eingriffe über den Mittelspalt der Großhirnhemisphäre von frontal her als auch – schonender – pterionale Zugänge zur Auswahl (siehe Abb. 16-12). Die transkranielle Operation eines Hypophysenadenoms ist nur dann erforderlich, wenn der Tumor erheblich das Diaphragma sellae, also die Abgrenzung zwischen dem Türkensattel und dem übrigen intrakraniellen Raum überschritten hat. In allen anderen Fällen sollten Hypophysenadenome über den schonenderen transnasalen Zugang durch die Keilbeinhöhle operiert werden (siehe Abb. 16-15). Voraussetzung für jede Art der Hypophysenoperation ist die präoperative Angiographie, um über den Verlauf der beiden Arteriae carotides internae und der beiden vorderen Hirnarterien Gewißheit zu haben. Darüber hinaus ist die Angiographie erforderlich, um die selte-

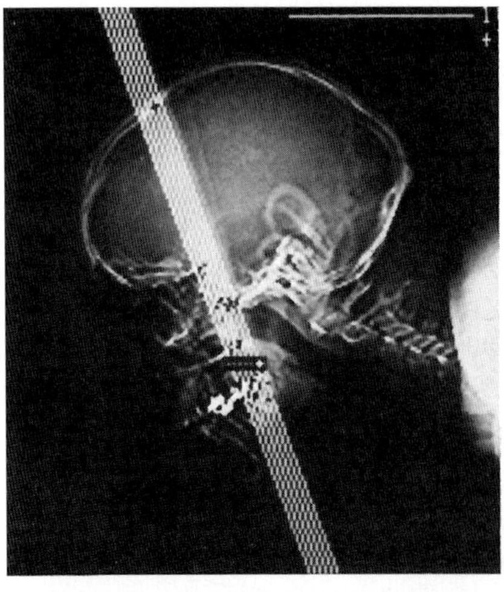

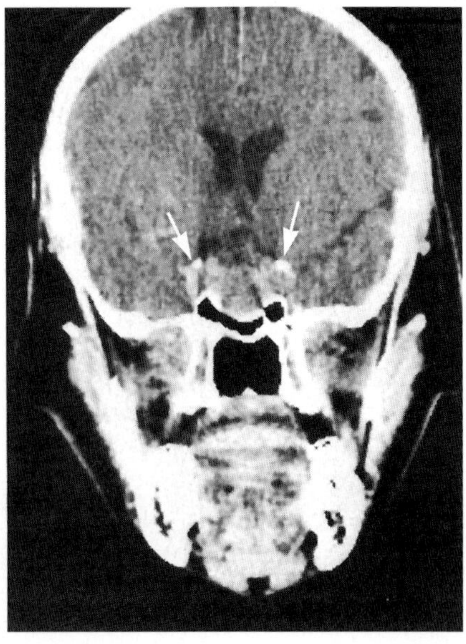

Abb. 9-14 Koronare Schichten im Computertomogramm nach Kontrastmittelgabe: Hypophysentumor (Pfeile).

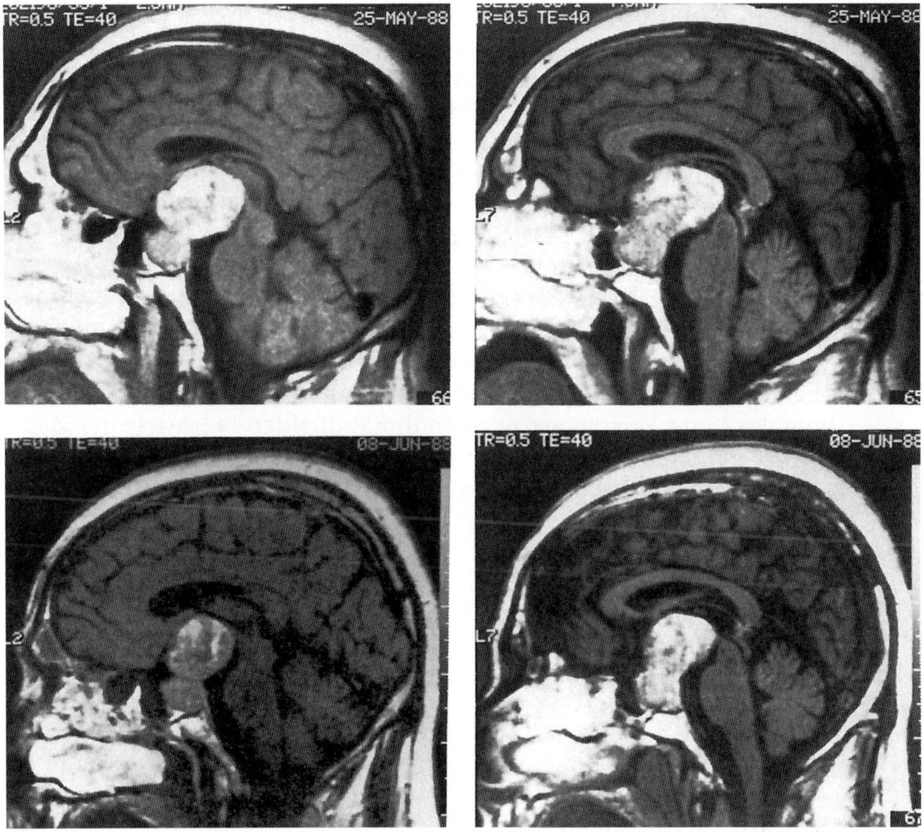

a b c d

Abb. 9-15 Magnetresonanztomogramme (T1) nach Kontrastmittelgabe bei ausgedehntem Hypophysenadenom: Deutliche Tumorverkleinerung (c/d) nach Bromocriptin-Gabe.

nen Aneurysmen in der Sella auszuschließen, die einen Hypophysentumor vortäuschen können. Die Besonderheit der Nachsorge nach Hypophysenadenom-Operation besteht in der genauesten Überwachung des Elektrolythaushalts und der evtl. Substitution von Hypophysenhinterlappenhormon (Adiuretin), wenn es zu einem Diabetes insipidus kommen sollte. Unabdingbar nach jeder Operation im Bereich der Hypophyse ist eine Substitution von Hydrocortison, anfangs 200 mg pro Tag, später meistens 50 mg pro Tag. Diese Cortison-Substitution hat neben einer meist erforderlichen Substitution mit Thyroxin unter endokrinologischer Kontrolle zu erfolgen. Hypophysenadenome sind gutartig, eine Entartung gibt es nicht. Die Problematik des operativen Vorgehens besteht darin, daß meist Reste der Kapsel zurückbleiben, aus denen sich nach Jahren Rezidive entwickeln können.

9.2.14 Kolloidzysten

Kolloidzysten sind gutartige, tumorähnliche Gebilde, die im Bereich der Foramina Monroi (vgl. Abb. 2-38) vorkommen und bis kirschgroß werden können. Die Problematik dieser tumorähnlichen Zysten liegt in ihrer Lokalisation, wodurch die Liquorwege zwischen Seitenventrikel und 3. Ventrikel blockiert werden können. Kolloidzysten sind sicher häufiger als sie klinisch diagnostiziert werden können, da sie normalerweise keine Symptome machen, sondern nur dann, wenn es zur Blokkade der Liquorwege kommt. Hierbei können jedoch akut Hirndruckzeichen bis hin zur Bewußtlosigkeit auftreten.

Die Diagnose einer Kolloidzyste kann computertomographisch oder mittels der Magnetresonanztomographie sowohl durch Aufweitung des Ventrikelsystems als auch durch direkten Nachweis der Zyste gestellt werden.

Die transventrikuläre operative Entfernung einer Kolloidzyste (siehe Abb. 16-14) ist möglich, jedoch mit dem Risiko erheblicher Gedächtnisstörungen belastet. In vielen Fällen werden deshalb bei Kolloidzysten nur liquorableitende Operationen (siehe S. 316 ff.) durchgeführt. Eine weitere operative Möglichkeit besteht in der stereotaktischen Punktion und Entleerung der Zyste. Bei der gutartigen Natur des Prozesses ist eine Bestrahlung nicht möglich.

9.2.15 Kraniopharyngeome

Etwa 3 bis 5 Prozent aller intrakraniellen Tumoren sind Kraniopharyngeome, die manchmal auch als **Erdheim-Tumoren** bezeichnet werden. Kraniopharyngeome gehören zu den Fehlbildungstumoren und beruhen auf dem Weiterwachsen von Zellen eines nur während der Embryonalzeit angelegten Verbindungsgangs zwischen Rachen und Schädelbasis (Ductus craniopharyngeus). Die gutartigen Tumoren bevorzugen gering das männliche Geschlecht und sind am häufigsten zwischen dem 10. und 25. Lebensjahr, können aber auch bis ins hohe Lebensalter vorkommen. Kraniopharyngeome wachsen teilweise solide, teilweise zystisch im Bereich der Sella turcica und können zur Kompression des Sehnerven sowie durch Kompression des 3. Ventrikels zur Hydrozephalusbildung führen. Entsprechend ihrer Lokalisation sind bei Kraniopharyngeomen Sehstörungen möglich. Wesentlich häufiger als bei den an gleicher Stelle wachsenden Hypophysenadenomen sind bei Kraniopharyngeomen Kopfschmerzen zu beobachten, seltener als bei Hypophysenadenomen Störungen des Hormonhaushalts.

Der diagnostische Nachweis von Kraniopharyngeomen ist durch Computertomographie und Magnetresonanztomographie möglich, wobei diese Tumoren z.T. Zysten enthalten, z.T. auch Verkalkungen. Die Tumoren reichern Kontrastmittel in ihren soliden Anteilen an. Zur präoperativen Diagnostik unentbehrlich ist eine Angiographie, da die Kraniopharyngeome – ebenso wie die Hypophysenadenome – die beiden Karotiden und die vorderen und mittleren Hirnarterien verdrängen, in seltenen Fällen auch einmal umwachsen können.

Kraniopharyngeome können in Ausnahmefällen transnasal (siehe Abb. 16-15), in der Regel jedoch transkraniell über einen pterionalen Zugang (siehe Abb. 16-12) operativ angegangen und entfernt werden. Bei vollständiger Entfernung ist die Prognose ausgezeichnet, in vielen Fällen gelingt aber eine radikale Exstirpation nicht, so daß mit einem langsamen Nachwachsen zu rechnen ist. Entsprechend der gutartigen Natur des Tumors ist eine Bestrahlung nicht möglich. Zur Nachbehandlung nach der Operation von Kraniopharyngeomen gehört – genauso wie bei den Hypophysenadenomen – eine endokrinologische Überwachung sowie eine Überwachung des Elektrolythaushalts.

9.2.16 Lipome

Die intrakraniellen Lipome gehören zu den Fehlbildungstumoren und sind sehr selten (unter 1 Prozent). Ihr Ausgangsgewebe ist Fettgewebe, das in den Kopf hinein versprengt wurde. Die intrakraniellen Lipome haben weder eine Alters- noch Geschlechtsbevorzugung. Bei den intrakraniellen Lipomen können bestimmte Vorzugslokalisationen erkannt werden: Balken, Infundibulum des 3. Ventrikels (vgl. Abb. 2-38), Vierhügelplatte (vgl. Abb. 2-31), Aderhautgeflechte der Seitenventrikel oder des 3. Ventrikels, Zisternen der Schädelbasis und am Rückenmark.

Die klinische Symptomatik richtet sich nach der Lokalisation, das Wachstum ist außerordentlich langsam. Im Computertomogramm imponieren Lipome als stark hypodense Zonen bereits ohne Kontrastmittel, im Magnetresonanztomogramm sind sie stark echogebend. Sofern diese Lipome nicht die Liquorwege verlegen oder eine Wachstumstendenz zeigen, ist ein operatives Vorgehen nicht notwendig.

9.2.17 Maligne Lymphome

Etwa 1 Prozent der intrakraniell auftretenden Tumoren sind der Gruppe der malignen Lymphome zuzuordnen, also Absiedlungen von Blutzellkrebsen. Dabei werden primäre Tumoren des lymphoretikulären Systems von sekundären Tumoren unterschieden, wobei letztere metastatisch und invasiv wachsen können. Als wesentliche maligne Lymphome sind zu nennen: Retikulumzellsarkome, adventitielle Sarkome, die *Hodgkin*-Erkrankung, Plasmozytome und die Histiozytosis X (siehe auch S. 235).

Maligne Lymphome können innerhalb des Gehirns als Infiltrat wachsen, wobei ihre klinische Symptomatik von der Lokalisation abhängt. Im computertomographischen Bild sind sie wechselnd dargestellt mit variabler Anreicherungstendenz auch bei verschiedenen Untersuchungen.

Da diese Tumorerscheinungen häufig an vielen Stellen des Gehirns lokalisiert sind, wird in vielen Fällen nicht primär operiert oder stereotaktisch biopsiert, sondern mit Dexamethason behandelt. Läßt sich dadurch eine klinische Besserung und computertomographisch erkennbar eine Beeinflussung erzielen, so ist an ein malignes Lymphom zu denken und die Grunderkrankung – soweit sie faßbar ist – zu behandeln. Maligne Lymphome des Gehirns verschwinden meist unter einer Behandlung mit Dexamethason ohne Operation.

9.2.18 Medulloblastome

Die Medulloblastome sind maligne Tumoren mit fast ausschließlichem Sitz im Kleinhirn, können aber auf dem Liquorweg, insbesondere in den Spinalkanal, metastasieren. Medulloblastome kommen praktisch nur bei Kindern mit einer Bevorzugung von Knaben vor, sie sind nach den bösartigen Erkrankungen der Blutzellen und des Knochenmarks die zweithäufigste bösartige Erkrankung im Kindesalter. Medulloblastome bei jüngeren Erwachsenen kommen ausnahmsweise vor, dann meist als sogenannte **desmoplastische Medulloblastome,** einer histologischen Sonderform. Etwa 5 Prozent aller intrakraniellen Tumoren sind Medulloblastome, im Kindesalter etwa 20 Prozent.

Der bevorzugte Sitz der Medulloblastome im Kleinhirn führt durch Kompression des 4. Ventrikels und damit des Liquorabflusses zur Hydrozephalusbildung, darüber hinaus durch direkte Kompression der Medulla oblongata zu Erbrechen und Übelkeit. Kopfschmerzen sind nahezu obligatorisch bei Medulloblastomen, Müdigkeit ist häufig. Die Medulloblastome gehören zu denjenigen intrakraniellen Tumoren, bei denen die Hirntumortrias, bestehend aus Kopfschmerzen, Erbrechen und Stauungspapille, am ehesten zu beobachten ist.

Medulloblastome können mit Hilfe der kranialen Computertomographie durch entsprechende Kontrastmittelanreicherung nachgewiesen werden (Abb. 9-16). In der Behandlung der Medulloblastome ist die operative Verkleinerung bzw. Entfernung grundsätzlich anzustreben. Durch eine kombinierte Bestrahlung des Operationsgebietes, des gesamten Kopfes und des gesamten Spinalkanals können Metastasen weitgehend verhindert werden. Durch gezielten Einsatz der Chemothe-

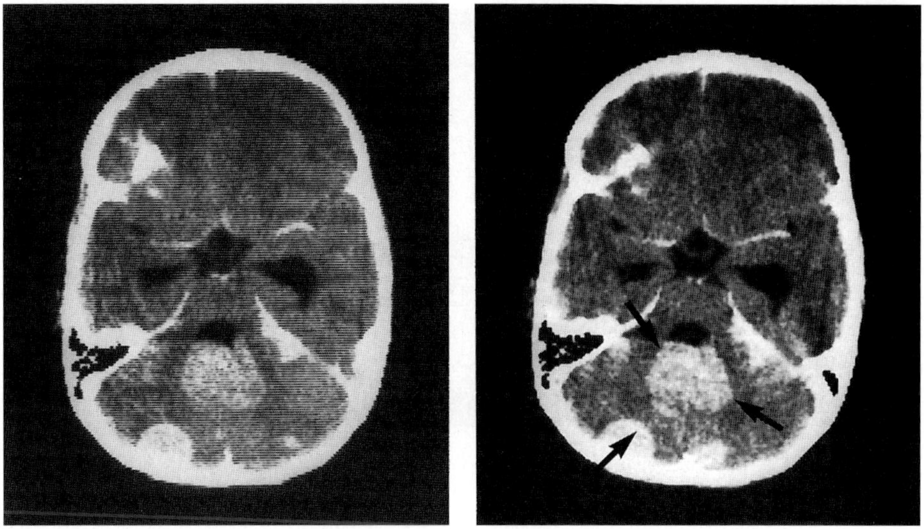

Abb. 9-16 Computertomogramm nach Kontrastmittelgabe: Mehrere Medulloblastom-Knollen (Pfeile) in der hinteren Schädelgrube.

rapie ist es möglich geworden, Medulloblastompatienten rezidivfrei zu heilen.

9.2.19 Meningeome

Etwa 20 Prozent aller intrakraniellen Tumoren sind Meningeome (Abb. 9-17); sie nehmen ihren Ausgang von den Hirnhäuten, wahrscheinlich von den *Pacchioni*-Granulationen (vgl. Abb. 2-36). Entsprechend ihrer histologischen Zusammensetzung werden nach der Klassifikation der WHO (siehe Tabelle 9-1) neun verschiedene Typen von Meningeomen unterschieden, wobei das hämangioperizytische Meningeom von verschiedenen Untersuchern als **Hämangioperizytom** histologisch eigenständig aufgefaßt und – abgesehen von den malignen Formen der Meningeome – nicht als dem Grad 1, wie die anderen Meningeome, zugehörig klassifiziert wird.

Meningeome bevorzugen eindeutig Frauen, wo sie etwa ein Viertel der intrakraniellen Tumoren ausmachen. Eine Hormonabhängigkeit wird diskutiert. Meningeome können überall im Kopf wachsen; häufig erfolgt die Bezeichnung der Meningeome nach der Stelle ihres Wachstums, wie z. B. Falxmeningeom, Keilbeinmeningeom (Abb. 9-18), Olfaktoriusmeningeom an der Siebbeinplatte oder Tentoriummeningeom.

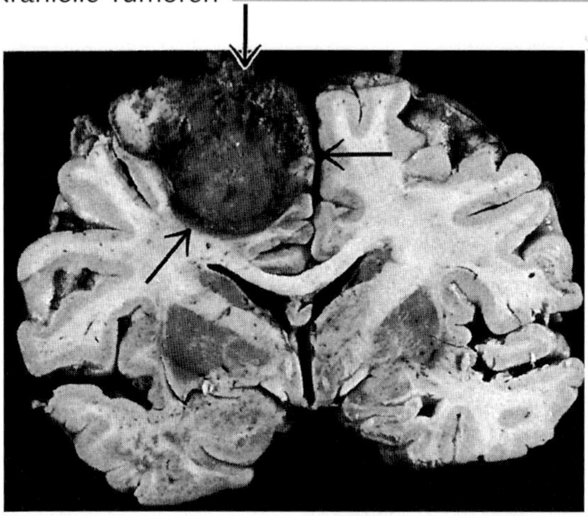

Abb. 9-17
Meningeom an der Mantelkante.

Als gutartige Tumoren wachsen die Meningeome sehr langsam, so daß in der Regel lange Anamnesen zu beobachten sind. Über dem Großhirn gelegene Meningeome führen häufig zu Krampfanfällen; unter den intrakraniellen Tumoren stehen die Meningeome an dritter Stelle in der Häufigkeit von epileptischen Anfallserscheinungen. Bei etwa der Hälfte der Meningeompatienten sind Kopfschmerzen in der Anamnese zu berichten, bei einem Drittel Sehverschlechterungen, z.B. bei suprasellärer Lokalisation (Abb. 9-19). Die Lokalisation des Tumors bestimmt die weiteren Symptome, wie z.B. Hörstörungen bei Meningeomen im Kleinhirnbrückenwinkel; dabei sind die Hörstörungen allerdings seltener als bei den Akustikusneurinomen.

In Ausnahmefällen können Meningeome bereits in der Röntgenübersichtsaufnahme des Schädels durch Verkalkungen erkannt werden. Meningeome reichern sowohl bei der Hirnszintigraphie als auch bei der Kontrastmittelgabe der Computertomographie und der Magnetresonanztomographie stark an und können deshalb relativ leicht diagnostiziert werden. In vielen Fällen empfiehlt sich vor der Operation eines Meningeoms eine Angiographie – z.T. verbunden mit einer Embolisation der extrakraniellen, das Meningeom speisenden Arterien – um intraoperativ größere Blutverluste zu vermeiden (Abb. 9-20).

An der Oberfläche des Gehirns und insbesondere über der Konvexität des Großhirns gelegene Meningeome lassen sich operativ relativ einfach entfernen; tiefliegende Meningeome an der Schädelbasis können unter Umständen – insbesondere wenn sie in die Schädelbasis eingewachsen sind – nicht vollständig entfernt werden und neigen dann zu Rezidiven. Außer dieser Rezidivgefahr durch Tumorreste oder nicht entfernbares Tumormaterial zeigen die Meningeome bei einigen Patienten offensichtlich die Tendenz, an verschiedenen Lokalisationen zu wach-

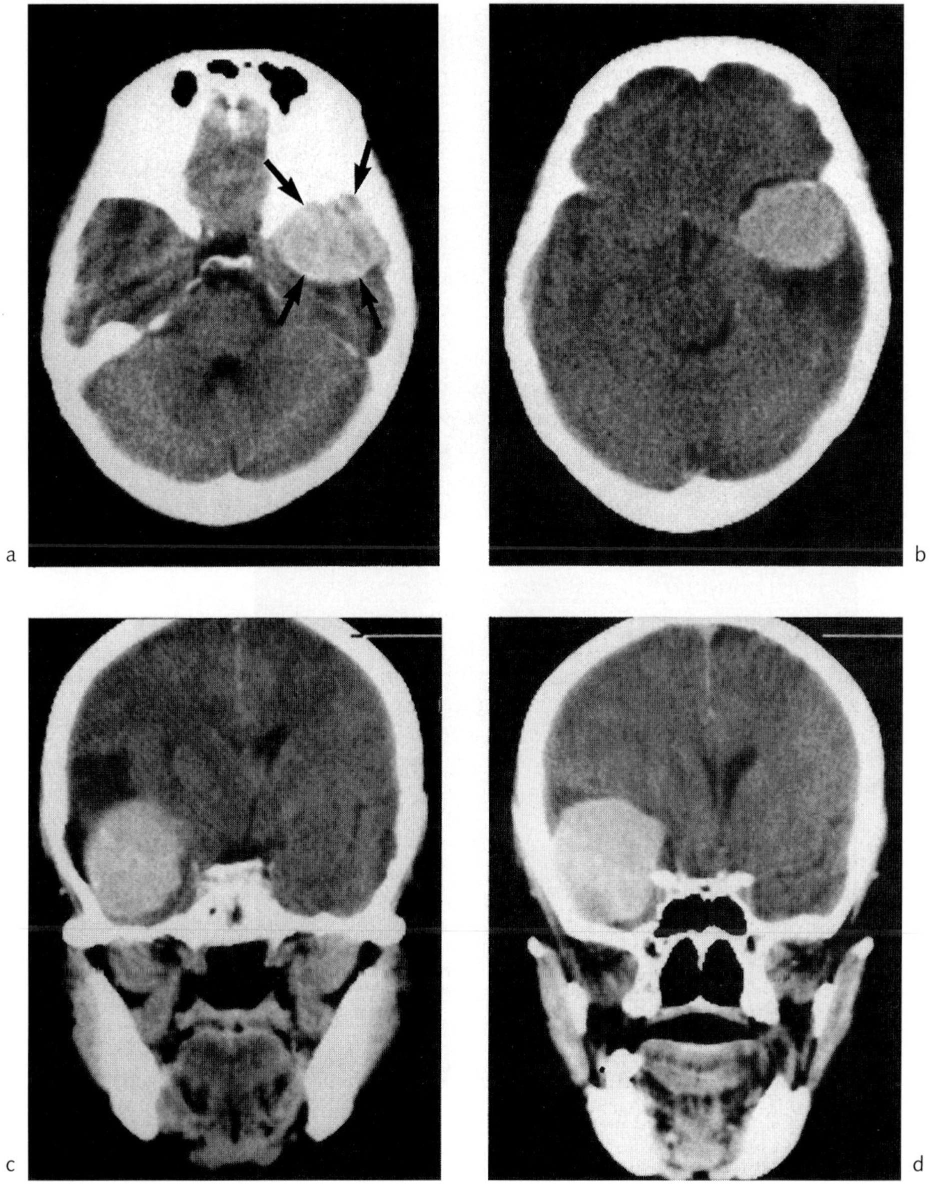

Abb. 9-18 Computertomogramm nach intravenöser Kontrastmittelgabe: Keilbeinmeningeom (Pfeile)
(a/b) transversale Schichten
(c/d) koronare Schichten

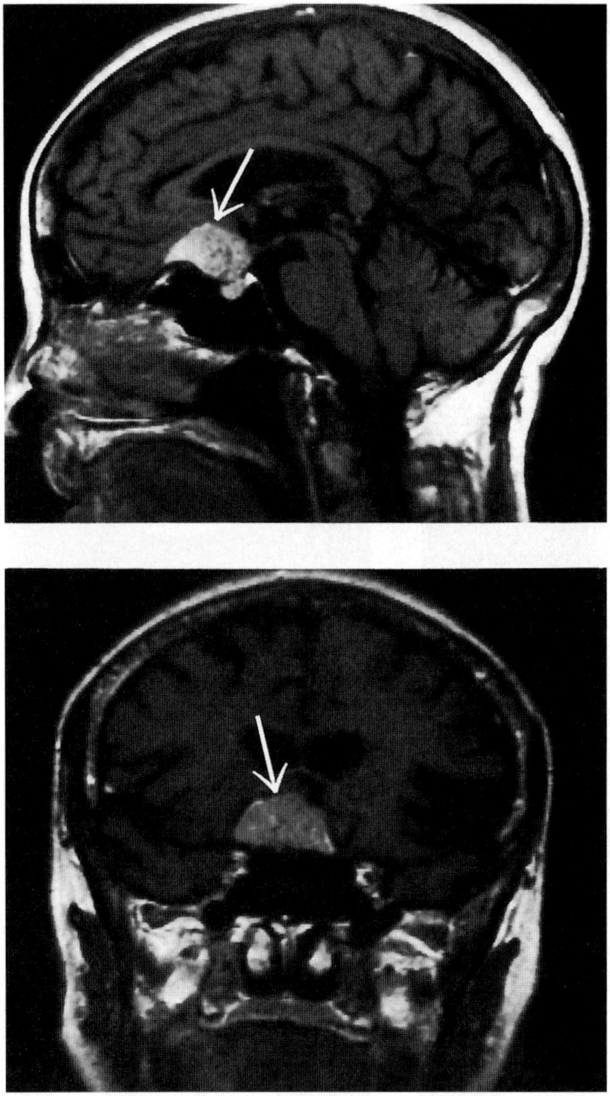

Abb. 9-19
Magnetresonanztomogramme (T1) nach Kontrastmittelgabe: Supraselläres Meningeom.

sen. Zu beachten ist, daß Meningeome und Operationen an Meningeomen zu massiven Hirnschwellungen führen können, weshalb eine ausreichende präoperative Vorbehandlung mit Dexamethason unbedingt erforderlich ist.

In Anbetracht der gutartigen Natur der Meningeome ist weder eine Bestrahlung noch eine Chemotherapie indiziert.

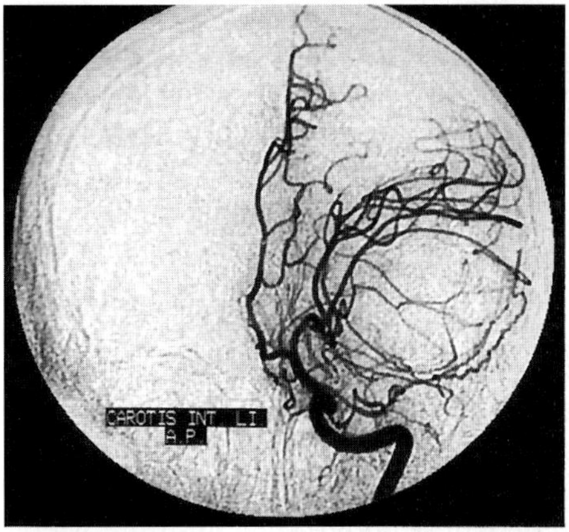

a

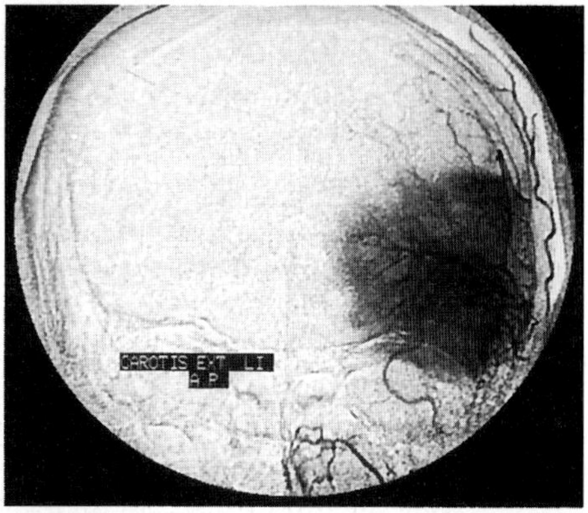

b

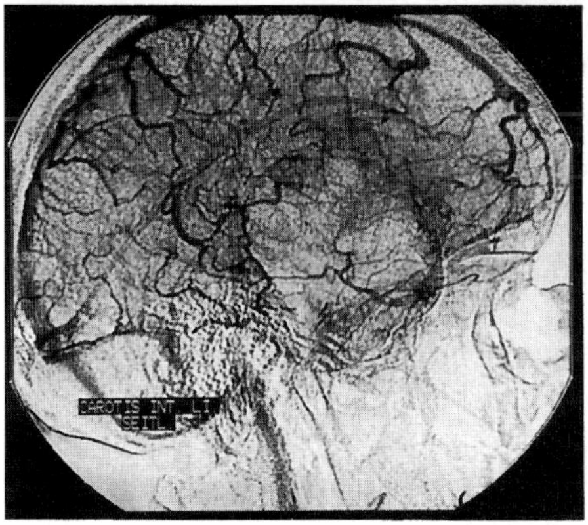

c

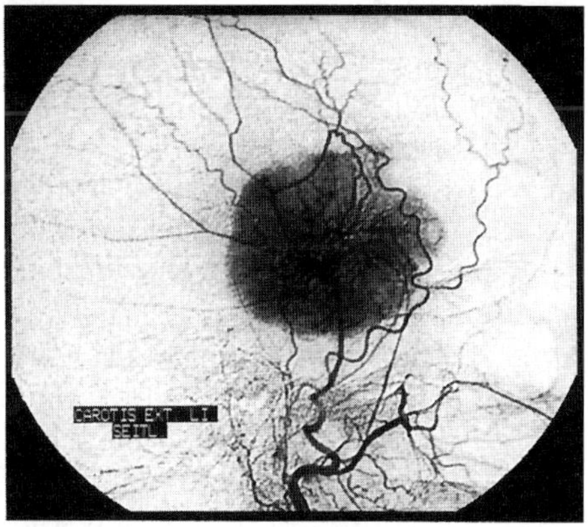

d

Abb. 9-20 Temporoparietales Meningeom links: (a/c) Kontrastmittelfreier Bezirk im Tumorbereich mit Darstellung verdrängter Gefäße nach Angiographie der A. carotis interna. (b/d) Tumoranfärbung mit Kontrastmittel bei Angiographie der A. carotis externa. (e) Koronare Schichten im Magnetresonanztomogramm (T1) nach Kontrastmittelgabe beim gleichen Meningeom; beachte die echoarme Gefäßdarstellung im Tumor, vergleichbar mit dem a.p. Angiogramm (b).

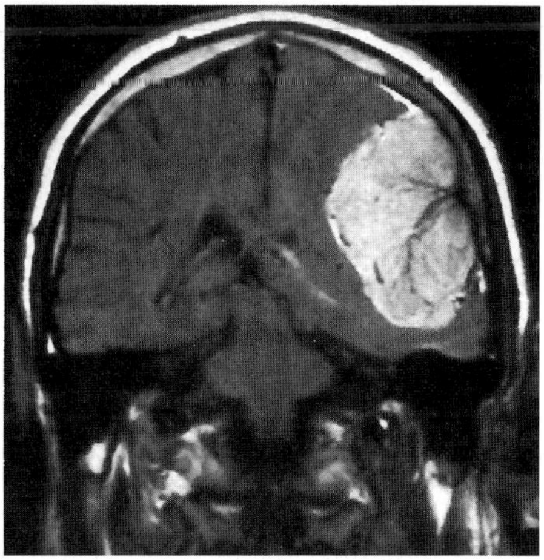
e

Haben Meningeome die Konvexität des Schädelknochens durchwachsen, kann es zu erheblichen Auftreibungen des Schädelknochens nach außen kommen, so daß diese Schädelknochen entfernt werden müssen und entweder in der gleichen Operation oder in einer zweiten Sitzung eine Schädeldachplastik angefertigt werden muß.

9.2.20 Metastasen

Etwa 10 Prozent der operierten intrakraniellen Tumoren sind Metastasen von Karzinomen aus anderen Körperregionen. Insgesamt ist eine Metastasierung von Karzinomen in den Schädel wesentlich häufiger, doch kommen viele Patienten entweder mangels Symptomatik, oder weil die Metastase nicht festgestellt wurde, oder weil multiple Metastasen bestehen, nicht zur Operation. Bevorzugt metastasiert der **Lungenkrebs** in das Gehirn; aber auch alle anderen Krebstypen können intrakranielle Metastasen absiedeln. Eine weitere häufige Metastasierung geschieht beim **malignen Melanom,** wobei die Besonderheit dieser Metastasen häufig in dem apoplektiformen Verlauf zu sehen ist, der durch Einblutung in die Metastasen bedingt ist.

Intrakranielle Metastasen finden sich etwa gleich häufig bei Männern und Frauen; das mittlere und höhere Lebensalter ist bevorzugt.

Eine echte Vorzugslokalisation gibt es nicht, doch scheinen die meisten Metastasen im Versorgungsgebiet der Arteria cerebri media (vgl. Abb. 11-1) vorzukommen. Metastasen lassen sich sowohl im Hirnszintigramm als auch im Computertomogramm (Abb. 9-21) und im Magnetresonanztomogramm nachweisen.

In der Regel können solitäre Metastasen (Einzelmetastasen) relativ gut wegen ihres kugeligen Wachstums aus dem Gehirn entfernt werden. Bei allgemeiner Metastasierung bzw. beim Auftreten von mehreren Metastasen innerhalb des Gehirns besteht keine Operationsindikation. Ob eine Chemotherapie oder Bestrahlung erfolgen soll, hat sich nach der Chemo- bzw. Radiosensitivität des der Metastase zugrundeliegenden Krebses zu richten. Allerdings können in vielen Fällen trotz ausgiebiger Suche bei Hirnmetastasen keine Primärtumoren festgestellt werden. Die Prognose nach der Operation von intrakraniellen Metastasen wird durch das Grundleiden bestimmt.

9.2.21 Neurinome

Neurinome gehen von den *Schwann*-Scheiden der Nerven aus und kommen intrakraniell an den Hirnnerven vor, bevorzugt am vestibulären Anteil des Nervus statoacusticus. Man spricht dann von

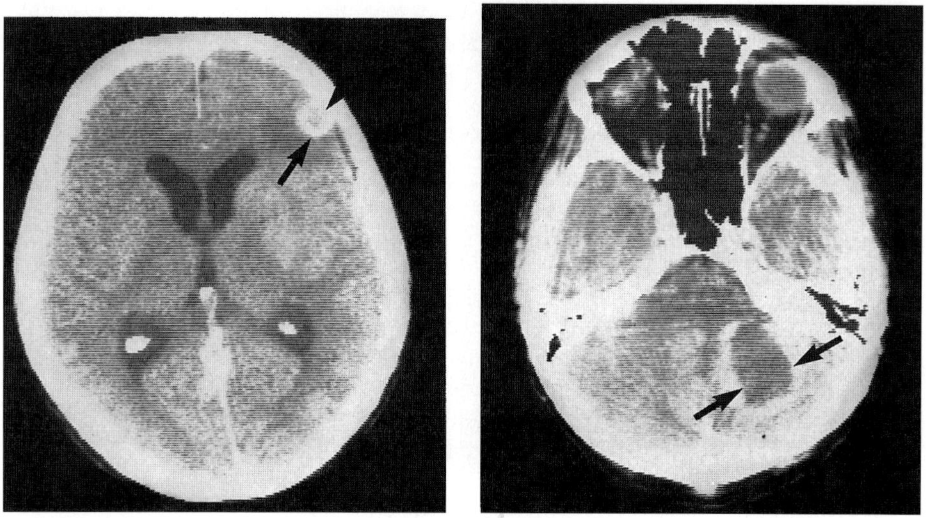

a b

Abb. 9-21 Computertomogramme nach Kontrastmittelgabe: Zwei Metastasen (Pfeile) beim gleichen Patienten; (a) rechts frontal mit umgebendem Hirnödem, (b) in der hinteren Schädelgrube mit zentraler Nekrose.

Akustikusneurinomen. Diese Neurinome sind in aller Regel gutartig, histologisch werden nach *Antoni* zwei Untergruppen unterschieden. Maligne Entartungen sind außergewöhnlich selten.

Etwa 5–8 Prozent aller intrakraniellen Tumoren sind Neurinome, wobei die Akustikusneurinome zahlenmäßig die größte Rolle spielen. Sie treten meist im mittleren Lebensalter auf, Frauen sind geringfügig häufiger betroffen.

Die klinische Symptomatik der Akustikusneurinome (Abb. 9-22) besteht in den meisten Fällen in einseitiger Ertaubung, Ohrgeräuschen und Schwindel. Später kann es durch Irritation des Kleinhirns zu Gangstörungen kommen, durch Kompression des Nervus facialis und des Nervus trigeminus zu entsprechenden Ausfalls- bzw. Reizerscheinungen an diesen Nerven. Die Diagnose des Akustikusneurinoms kann am normalen Röntgenschichtbild des Schädels bei Felsenbeinaufnahmen durch eine Erweiterung des inneren Gehörgangs gestellt werden. Im Computertomogramm kann der Nachweis eines Akustikusneurinoms, das sich nur im inneren Gehörgang befindet, wegen der Knochenüberlagerung schwierig werden, im Magnetresonanztomogramm ist jedoch eine optimale Darstellung möglich (Abb. 9-23). Es ist selbstverständlich, daß zur prä- und postoperativen Diagnostik von Akustikusneurinomen auch eine entsprechende Untersuchung durch den Hals-Nasen-Ohren-Arzt mit Audiogramm erforderlich ist.

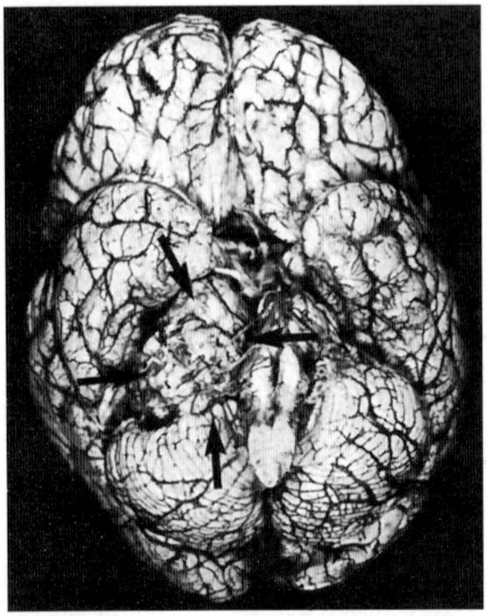

Abb. 9-22 Akustikusneurinom (Pfeile) im rechten Kleinhirnbrückenwinkel (vgl. Abb. 14-3).

Je nach ihrer Ausdehnung können Akustikusneurinome operativ unterschiedlich angegangen werden. Am häufigsten wird der subokzipitale Zugang (vgl. Abb. 16-16) gewählt, der bei größeren Tumoren auch der einzig mögliche ist. In Zusammenarbeit mit den HNO-Ärzten kann bei vollständig ausgefallenem Gehör ein translabyrinthärer Zugang durch den Warzenfortsatz und das Labyrinth des Innenohres zur Entfernung von kleineren Akustikusneurinomen benutzt werden. Eine weitere Möglichkeit bietet der subtemporale Zugang, ebenfalls meist in Zusammenarbeit mit den HNO-Ärzten.

Die Hauptproblematik der Operation von Akustikusneurinomen besteht in den engen Nachbarschaftsbeziehungen zum Nervus facialis einerseits und zur Brücke andererseits. Der sehr empfindliche Nervus facialis kann bei der Operation geschädigt werden, in manchen Fällen ist er auch vom Tumor durchwachsen. Die Patienten müssen grundsätzlich vor der Operation eines Akustikusneurinoms auf die Möglichkeit einer postoperativen Fazialislähmung aufmerksam gemacht werden. Auch die sogenannte untere Hirnnervengruppe der 9., 10. und 11. Hirnnerven ist bei der Operation größerer Akustikusneurinome gefährdet, woraus sich als wesentliche Komplikation Schluckstörungen mit der Gefahr einer Aspiration entwickeln können. Die räumliche Nähe zur Brücke mit evtl. vorhandenen Gefäßverbindungen kann zu erheblichen intraoperativen Störungen und langwierigen postoperativen Verläufen führen; bei älteren Patienten ist aus diesem Grund bei großen Akustikusneurinomen evtl. nur eine Teilresektion anzustreben, um nicht lebensbedrohliche Komplikationen zu erzeugen. Manchmal führen Akustikusneurinome auch zur Hydrozephalusausbildung, so daß im

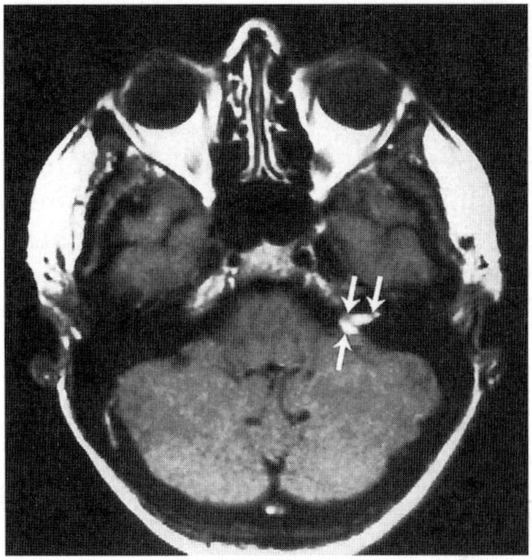

Abb. 9-23 Magnetresonanztomogramm (T1) nach Kontrastmittelgabe: Kleines, größtenteils noch im inneren Gehörgang (Doppelpfeil) gelegenes Akustikusneurinom.

Einzelfall zu entscheiden ist, ob eine Ventiloperation zur Ableitung des Liquors erforderlich ist; in den meisten Fällen normalisiert sich der Hydrozephalus nach der Operation des Akustikusneurinoms. Gehörerhaltend können nur außerordentlich wenige, kleine Akustikusneurinome entfernt werden.

9.2.22 Neurozytome

Bei den Neurozytomen handelt es sich um verhältnismäßig sehr seltene hirneigene Tumoren, vorwiegend in der Mittellinie des Großhirns (Septum pellucidum, Balken). Die besondere diagnostische Schwierigkeit dieser Tumoren besteht darin, daß sie im lichtmikroskopischen Bild den Oligodendrogliomen (siehe Kap. 9.2.23) sehr ähnlich sind, und erst unter dem Elektronenmikroskop an ihrem Gehalt an neuronalem Gewebe – wie bei sehr kleinen Nervenzellen – erkannt werden können.

9.2.23 Oligodendrogliome

Als von den Oligodendrozyten der Glia des Gehirns ausgehende Tumoren sind die Oligodendrogliome echte hirneigene Tumoren. Unter den intrakraniellen Tumoren beträgt ihr Anteil etwa 10 Prozent. Mischformen mit Übergang zu den Astrozytomen sind häufig. Oligodendrogliome kommen in allen vier Dignitätsstufen vor, bei der bösartigen Form des Grades 4 ist ein Übergang zum Glioblastom deutlich. Während bei den Oligodendrogliomen Grad 1 und 2 der Altersgipfel im 4. und 5. Lebensjahrzehnt liegt, entwickeln sich die bösartigeren Wachstumsformen erst später. Männer sind geringfügig häufiger als Frauen betroffen.

Bevorzugter Sitz der Oligodendrogliome ist das Großhirn und hier in über der Hälfte der Fälle die vorderen Anteile. Daraus erklärt sich die Symptomatik mit einer hohen Rate von Wesensveränderungen, Merkfähigkeitsstörungen und psychischen Auffälligkeiten. Letztere sind aber auch auf epileptische Anfälle zurückzuführen, die beim Oligodendrogliom am häufigsten unter allen intrakraniellen Tumoren vorkommen (vgl. Abb. 9-4 und 9.5).

In Ausnahmefällen lassen sich Oligodendrogliome auf Röntgennativaufnahmen des Schädels erkennen, wenn in ihnen Verkalkungen vorliegen. Diese Verkalkungen sind immer im Computertomogramm (Abb. 9-24) und bei der Magnetresonanztomographie sichtbar. Im Angiogramm zeigen gutartigere Oligodendrogliome meist nur eine Verdrängung von Gefäßen, bei den bösartigeren Formen kann eine Tumoranfärbung beobachtet werden.

Entsprechend ihrer Natur als hirneigene Geschwülste können Oligodendrogliome meist nicht vollständig entfernt werden und rezidivieren in Abhängigkeit von ihrer Dignität auch dann, wenn scheinbar eine vollständige Entfernung durchgeführt wurde. Bei den Wachstumsfaktoren Grad 3 und 4 ist eine postoperative Bestrahlung angezeigt, bei den Wachstumsformen Grad 3 kann eine intraarterielle Chemotherapie eine gewisse Verlängerung der Überlebenszeit bringen. Eine systemische Chemotherapie ist wegen der Nebenwirkungen und der insgesamt zu

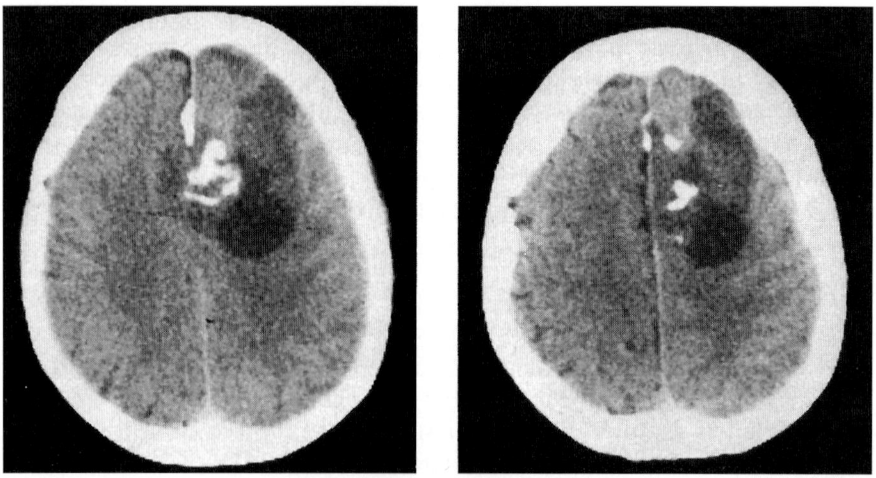

Abb. 9-24 Computertomogramm: Rechts frontaler, mittelliniennaher, hypodenser Hirntumor mit Verkalkungen (Oligodendrogliom); ohne Kontrastmittel.

erwartenden geringen Verlängerung der Überlebenszeit nicht empfehlenswert.

9.2.24 Optikusgliome

Der Sehnerv ist kein Nerv im eigentlichen Sinne, sondern ein vorgeschobener Hirnanteil, so daß sich in ihm Gliome entwickeln können. Die im Nervus opticus zu beobachtenden Gliome sind **benigne Astrozytome** und kommen bevorzugt im Kindesalter vor. Sie können ein- oder beidseitig auftreten und sind manchmal mit der Neurofibromatose (siehe S. 98 f.) vergesellschaftet.

Die seltenen Optikusgliome führen allmählich zur Erblindung; oft wachsen sie langsam entlang dem Verlauf des Nervus opticus über das Chiasma in die Sehstrahlung des Gehirns ein.

Während früher versucht wurde, durch frühzeitige Resektion der Optikusgliome das Übergreifen auf die Gegenseite zu verhindern, haben langjährige Verlaufsbeobachtungen nicht operierter Fälle gezeigt, daß die Verläufe ohne und mit Operation praktisch die gleichen sind, so daß in den meisten Fällen von einer Operation Abstand genommen werden sollte.

9.2.25 Osteome

Tumoren des Schädeldaches, seltener der Schädelbasis, können sich als gutartige **Osteome** oder bösartige **Osteosarkome** auf die intrakraniellen Strukturen auswirken, so daß sie entfernt werden müssen. Sie sind insgesamt selten; ausgesprochene Raritäten sind durch versprengte Keime innerhalb des Gehirns wachsende Osteome.

Die Diagnose ist durch einfache Röntgenaufnahmen des Schädels möglich, darüber hinaus natürlich durch kraniale Computertomographie.

9.2.26 Pinealome

Früher wurde unter dem Begriff „Pinealom“ ein Tumor verstanden, der im Bereich der Glandula pinealis (Epiphyse, Zirbeldrüse) wächst. In den neueren Einteilungen (vgl. Tabelle 9-1) werden **Pinealoblastome** und **Pinealome** unterschieden, die von den Parenchymzellen der Epiphyse ausgehen und von unterschiedlicher Dignität sind. Es handelt sich um insgesamt seltene Geschwülste (unter 1 Prozent der intrakraniellen Tumoren).

Die Symptomatik der Pinealome ist bedingt durch ihre Lage über der Vierhügelplatte, wo sie bei entsprechendem Wachstum auf den Aquaeductus *Sylvii* (vgl. Abb. 2-39) drücken und damit einen Verschlußhydrozephalus bewirken. Darüber hinaus sind klinische Zeichen von seiten der Vierhügelplatte mit Augenbewegungsstörungen zu beobachten (*Parinaud*-Ophthalmoplegie, siehe S. 407). Während früher Pinealome meist erst bei der Obduktion festgestellt wurden, ist es durch die Computertomographie und noch mehr die Magnetresonanztomographie (Abb. 9-25) möglich geworden, diese Tumoren nachzuweisen.

Bei akuter Symptomatik eines Verschlußhydrozephalus kann eine liquorableitende Operation lebensrettend sein, ansonsten ist die stereotaktische Biopsie zur Diagnosesicherung angezeigt. Größere Tumoren können auf verschiedenen Wegen operativ entfernt werden; in der letzten Zeit hat sich dabei insbesondere der suprazerebelläre, infratentorielle Zugang bewährt. Ein Teil der Pinealome ist strahlenempfindlich, so daß durch Bestrahlung Heilung möglich ist.

9.2.27 Plexuspapillome

Die Plexuspapillome sind relativ seltene intrakranielle Tumoren (unter 2 Prozent), die besonders gern im Kindesalter auftreten, aber auch bei Erwachsenen beobachtet werden können. Ihr zellulärer Ausgangspunkt ist der Plexus chorioideus des Ventrikelsystems. Plexuspapillome kommen in unterschiedlichen Dignitätsstufen vor und können maligne entarten.

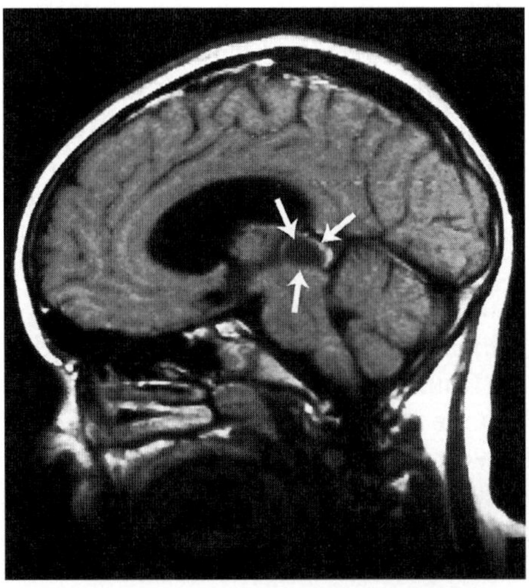

Abb. 9-25 Magnetresonanztomogramm (T1): Zystisches Pinealom.

Das Wachstum der Plexuspapillome im Ventrikelsystem bedingt frühzeitig Liquorstau und damit einen Hydrozephalus, was zu Kopfschmerzen und Erbrechen sowie zur Stauungspapille führt.

Im Computertomogramm und bei der Magnetresonanztomographie lassen sich die Plexuspapillome durch den Aufstau im Ventrikelsystem und auch direkt nachweisen, wobei die Differentialdiagnose gegenüber Ependymomen (siehe Kap. 9.2.5) schwierig sein kann.

Das gleiche gilt für das operative Vorgehen, da es sich um intraventrikuläre Tumoren handelt, die jedoch infiltrierend in das Hirngewebe einwachsen können. Eine vollständige Entfernung von Plexuspapillomen ist oft schwierig. Nur die bösartigen Formen können erfolgversprechend nachbestrahlt werden. In den meisten Fällen ist die Anlage eines liquorableitenden Ventilsystems unumgänglich.

9.2.28 Primitive neuroektodermale Tumoren (PNET)

Die primitiven neuroektodermalen Tumoren, häufiger als PNET abgekürzt, stellen keine einheitliche Tumorart dar, sondern sind bösartige Tumoren, die sowohl den Medulloblastomen als auch den Glioblastomen nahestehen. Sie sind unter den intrakraniellen Tumoren selten und kommen meistens bei Kindern vor, manchmal auch bei jüngeren Erwachsenen. Man kann davon ausgehen, daß primitive neuroektodermale Tumoren bei Säuglingen bereits angeboren sind.

Die Lokalisation der Tumoren ist meist im Bereich des Stammhirns, wo sie allerdings beträchtliche Größe erreichen können. Die Symptomatik ist je nach Lokalisation unterschiedlich. Die malignen primitiven neuroektodermalen Tumoren können operativ angegangen und anschließend bestrahlt werden. Ihre operative Gesamtentfernung dürfte nur in wenigen Fällen möglich sein. Die Prognose ist auch mit Bestrahlung ungünstig.

9.2.29 Sarkome

Die primären Sarkome des Zentralnervensystems sind bösartige Tumoren, die ihren Ausgang an den Gefäßen und Hirnhäuten haben. Sie wachsen infiltrierend, eine Metastasierung auf dem Liquorweg ist möglich. Etwa 3 Prozent aller intrakraniellen Tumoren sind Sarkome, meist sind sie bei jüngeren Erwachsenen festzustellen. Die nähere Bezeichnung der innerhalb des zentralen Nervensystems zu findenden Sarkoms richtet sich nach dem histologischen Grundaufbau, wie z. B. Fibrosarkom, Meningosarkom, Retikulosarkom oder Gliosarkom. Die Symptomatik ist abhängig von der Lokalisation, der Nachweis durch Computertomographie allerdings nicht artspezifisch zu erbringen.

Auch mit rechtzeitiger Operation und Bestrahlung ist die Prognose bei den Sarkomen in der Regel schlecht.

9.2.30 Teratome

Teratome sind Fehlbildungstumoren, d. h. sie entstehen aus versprengten Zellen anderer Keimblätter innerhalb des Gehirns. Die insgesamt sehr seltenen Tumoren sind meist bei Kindern zu beobachten mit einer deutlichen Bevorzugung der Knaben. Ihre Vorzugslokalisation scheint die Gegend der Zirbeldrüse zu sein, so daß die Symptomatik ähnlich wie bei den Germinomen (siehe Kap. 9.2.8) oder den Pinealomen (siehe Kap. 9.2.29) sein kann. Sie lassen sich durch Computertomographie nachweisen. Nachdem die Teratome in der Regel gut abgegrenzt mit einer Kapsel wachsen, sind sie – in Abhängigkeit von der Lokalisation – gut operativ entfernbar. Eine Bestrahlung ist in der Regel nicht sinnvoll, da maligne Entartungen Raritäten darstellen.

9.2.31 Zylindrome

Die Zylindrome oder **adenoidzystischen Karzinome** sind Krebsgeschwüre, die von Speicheldrüsen ausgehen und in die Schädelbasis einwachsen können, so daß sie zur Kompression des Gehirns führen. Zylindrome sind im hals-nasen-ohren-ärztlichen Bereich durch ihr langsames, aber infiltrierendes Wachstum gefürchtete Tumoren. Das Haupterkrankungsalter liegt zwischen 40 und 65 Jahren. In der Regel wachsen bei bekannten Zylindromen diese langsam in die Schädelbasis ein und führen zur Kompression des Gehirns und auf diese Weise zu Krampfanfällen und Hirnnervenstörungen. Sie können computertomographisch oder mit der Magnetresonanztomographie ohne weiteres nachgewiesen werden. Bei den infiltrierend wachsenden Tumoren ist nur eine operative Verkleinerung, selten eine vollständige Entfernung möglich. Obwohl die Tumoren als maligne anzusehen sind, bringt eine Bestrahlung kaum Erfolge. Die Prognose ist bei insgesamt langer Krankheitsdauer schlecht.

9.2.32 Orbitatumoren

Orbitatumoren stellen im Gegensatz zu den vorbeschriebenen Geschwülsten keine histologische Einheit dar, sondern es sind hier aufgrund der Tatsache, daß sie ähnliche Symptomatik machen, all diejenigen Tumoren zusammengefaßt, die in der Augenhöhle vorkommen können. Vornehmlich handelt es sich um Meningeome, aber auch Osteome der Schädelknochen, Karzinommetatasen, Optikusgliome (siehe Kap. 9.2.24) und andere, durch deren Wachstum zunächst eine Hervordrängung des Augapfels (Exophthalmus) und später eine Bewegungseinschränkung des Auges bewirkt wird. Größerwerdende Tumoren können den Nervus opticus komprimieren und zur Erblindung führen.

Die Diagnose eines Orbitatumors kann bereits bei der augenärztlichen Untersuchung gestellt werden. Computertomographische (Abb. 9-26) oder magnetresonanztomographische Untersuchungen lassen oft sogar eine gewisse Artdiagnose zu.

Für den Neurochirurgen bedeutsam sind solche Orbitatumoren, die über einen transfrontalen Zugang durch das Augenhöhlendach hindurch operativ entfernt werden können; andere Operationsmöglichkeiten sind durch die laterale Augenhöhlenwand oder von vorne her durch eine sogenannte mediane Orbitotomie, die die Augenärzte bzw. HNO-Ärzte oder Kieferchirurgen bevorzugen. Das operative Vorgehen muß im Einzelfall von der Lage des Tumors und den örtlichen Gegebenheiten bzw. der Erfahrung des einzelnen Operateurs abhängig gemacht werden.

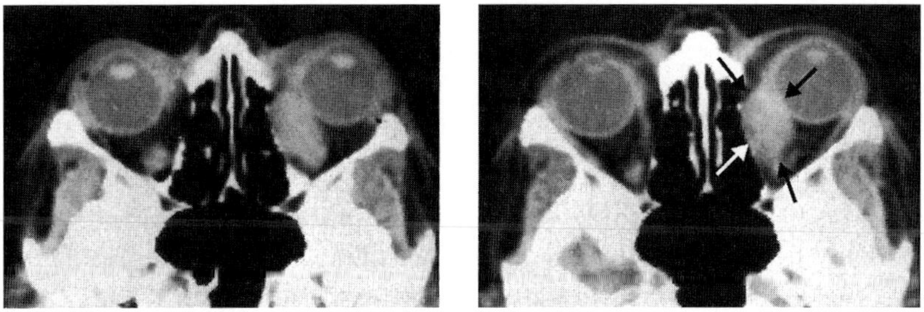

Abb. 9-26 Orbitatumor in der rechten Augenhöhle.

10
Hirnabszesse

Pathologisch-anatomisch werden drei Arten von Hirnabszessen unterschieden:
- der traumatische Hirnabszeß,
- der fortgeleitete Hirnabszeß,
- der metastatische Hirnabszeß.

Die **traumatischen Hirnabszesse** entstehen infolge offener Schädel-Hirn-Verletzungen durch Eindringen von Keimen bzw. Fremdmaterial in das Gehirn. Je nachdem, wann sie sich klinisch bemerkbar machen, unterscheidet man den **Frühabszeß** vom **Spätabszeß,** der manchmal erst Monate nach der Verletzung Symptome verursacht. **Fortgeleitete Hirnabszesse** sind durch Keimwanderung aus den Nasennebenhöhlen, dem Mittelohr oder von einer Schädeldach-Osteomyelitis bedingt. Bei den **metastatischen Hirnabszessen** handelt es sich um auf dem Blutweg ins Gehirn gelangte Keime, meist aus der Lunge.

Hirnabszesse sind häufig an der Grenze zwischen Hirnrinde und Marklager gelegen. Aus einem Keimnest entsteht – teilweise unter Einschmelzung von Hirngewebe – der Abszeß, um den sich eine mehr oder weniger feste Kapsel entwickelt. Oftmals stehen mehrere Abszesse miteinander in Verbindung, oder es finden sich – besonders bei den metastastischen Formen – mehrere Abszesse getrennt voneinander im Gehirn.

Die **klinische Symptomatik** der Gehirnabszesse ist sehr variationsreich. Im Gegensatz zu anderen entzündlichen Erkrankungen sind Vermehrung der Leukozyten im Blut und Beschleunigung der Blutsenkungsgeschwindigkeit wegen der Abkapselung beim Hirnabszeß nicht obligatorisch. Zeichen einer meningitischen Reizung oder Zellzahlvermehrung im Liquor cerebrospinalis bestehen nur, wenn der Abszeß Verbindung mit dem Liquorraum hat. Geschieht diese Verbindung plötzlich, z. B. durch einen Ventrikeleinbruch des Abszesses, resultiert

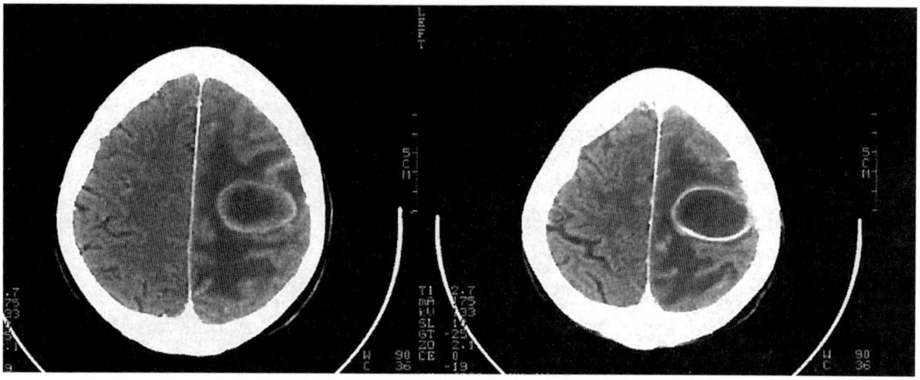

Abb. 10-1 Computertomogramm nach Kontrastmittelgabe: Rechts parietaler Hirnabszeß (typische Ringform) mit umgebendem Hirnödem.

daraus das höchst lebensbedrohliche Bild des **Pyozephalus** mit hohen Temperaturen, Meningoenzephalitis und Bewußtlosigkeit.

Ein sich langsam entwickelnder Hirnabszeß dagegen kann die typische Symptomatik eines intrakraniellen Tumors mit Hirndruckzeichen und Krampfanfällen bieten, so daß u.U. erst bei der Operation der tatsächliche Sachverhalt aufgedeckt wird.

Die **Diagnose** eines Hirnabszesses ist durch die Computertomographie vereinfacht worden; nach Kontrastmittelgabe zeigen sich in der Regel deutlich die Abszeßkapseln um den im Zentrum hypodensen Abszeß herum (Abb. 10-1). Differentialdiagnostisch ist bei diesen computertomographischen Bildern auch an Glioblastome und Metastasten zu denken.

Hirnabszesse werden entweder **durch Punktion entleert,** und später ihre Kapsel exstirpiert, oder man **entfernt** primär den gesamten Hirnabszeß. Wichtig bei jeder Art des Vorgehens ist ein hochdosierter und ausreichend langer Antibiotikaschutz sowie die bakteriologische Untersuchung des Abszeßeiters, der allerdings steril sein kann. Vom Mittelohr in den Temporallappen bzw. das Kleinhirn fortgeleitete Abszesse werden häufig vom Hals-Nasen-Ohren-Arzt punktiert. Unter bestimmten Bedingungen kann auch eine offene Abszeßbehandlung notwendig werden, wenn z.B. mehrere Abszesse miteinander in Verbindung stehen, und es dadurch immer wieder zu Abszeßrezidivien kommt. Beim metastatischen Hirnabszeß muß außerdem der primäre Bakterienstreuherd beseitigt werden.

11
Durchblutungsstörungen des Gehirns

Die zerebrovaskulären Erkrankungen stellen in Deutschland die dritthäufigste Todesursache dar. Hierbei handelt es sich nach einer kooperativen Studie in 84% der Fälle um Folgen einer **Hirn-Mangeldurchblutung** (zerebrale Ischämie, in 53% thrombotisch und in 31% embolisch bedingt) und in 16% um **hämorrhagische Schlaganfälle** (10% intrazerebral, 6% subarachnoidal).
Arteriosklerotische Wandveränderungen, die sich bevorzugt im Gebiet der **Karotisbifurkation** entwickeln, führen zur Stenose bis hin zum Verschluß der Arteria carotis interna und können embolische oder hämodynamisch bedingte Hirndurchblutungsstörungen bis hin zum **Hirninfarkt (Schlaganfall, Apoplex)** verursachen.
In Deutschland erkranken jährlich etwa 300000 Menschen neu an zerebrovaskulären Erkrankungen, viele von ihnen bleiben durch Hirnleistungsstörungen und schwere neurologische Ausfallserscheinungen behindert und pflegebedürftig. Ohne entsprechende therapeutische Maßnahmen kommt es bei 50% dieser Patienten innerhalb der folgenden Jahre zu einer weiteren Verschlechterung der Symptomatik bis hin zum tödlichen Hirninfarkt, wenn nicht rechtzeitig therapeutisch eingegriffen wird.
Nachdem 1953 erstmals eine Karotisstenose erfolgreich operiert wurde, ließ sich erst jetzt durch randomisierte Studien nachweisen, daß rekonstruktive hirngefäßchirurgische Eingriffe, insbesondere bei der Karotisstenose, einen signifikant positiven Effekt auf den Krankheitsverlauf haben.
Die über lange Zeit in Zweifel gezogenen **Operationsindikationskriterien** konnten durch zwei groß angelegte randomisierte Multi-Center-Studien geklärt werden. Die NASCET-Studie (North American Symptomatic Carotid Endarterectomy Trial) bewies im Jahre 1991, daß die **Karotisdesobliteration** die bestmögliche Behandlung für Patienten mit einer symptomatischen höhergradigen Karotisstenose (70 bis 99%) darstellt. Durch die Karotisdesobliteration ließ sich das Morbiditäts-/Mortalitätsrisiko in der operativ behandelten Gruppe um 17% senken. Die ACAS-Studie (Asymptomatic Carotid Atherosclerosis Study) kam 1995 zu dem Ergebnis, daß die Karotisdesobliteration auch bei asymptomatischen Patienten mit einer arterio-

sklerotisch bedingten Karotisstenose von 60% und höher zu einer signifikanten Reduktion des relativen Schlaganfallrisikos führt. Die absolute Risikoreduktion ist jedoch gering, da das jährliche Schlaganfallrisiko für diese Gruppe nur 2% beträgt.
Voraussetzung dafür, daß der Patient von einem operativen Eingriff profitiert, ist, daß das Operationsrisiko unter 5% bzw. 3% Prozent bei asymptomatischen Patienten liegt
Als beste **medikamentöse Behandlung** wurde bei allen Patienten die Ausschaltung von Risikofaktoren wie Arteriosklerose, Hypertonie, Diabetes mellitus, Hypercholesterinämie und Nikotinabusus gesehen.
Sowohl die konservativ als auch operativ behandelten Patienten wurden mit 300 bis 600 mg Aspirin® täglich behandelt.
Es läßt sich hieraus ableiten, daß einem Schlaganfall vorgebeugt werden kann, und daß neurochirurgische Maßnahmen während des therapeutischen Fensters die Prognose des Schlaganfalls verbessern können.

11.1 Pathophysiologie

Das Gehirn beansprucht zu seiner Durchblutung fast 20% des Herzminutenvolumens, obwohl sein Gewicht nur etwa 2% des Körpergewichts beträgt. Solange der systolische arterielle Blutdruck nicht unter 60 mmHg fällt bzw. 160 mmHg nicht überschreitet, wird die **Hirndurchblutung** durch die sogenannte Autoregulation des Gehirns in weiten Grenzen konstant gehalten und beträgt im Mittel 50–55 ml/100 g/min. Diese Autoregulation steuert die Weite der Blutgefäße im Gehirn und damit dessen Durchblutung in Abhängigkeit vom pH sowie dem Sauerstoff- und Kohlendioxidpartialdruck des Blutes.

Unterschreitet der systolische Blutdruck Werte von 60 mmHg, z.B. im Schockzustand, kann die Autoregulation des Gehirnkreislaufs nicht mehr ausgleichend wirken: Das Gehirn wird nicht mehr ausreichend mit Blut versorgt. Wird die Hirndurchblutung auf Werte unter 25 ml/100 g/min reduziert, treten die Folgen der zerebralen Ischämie auf: anaerober Hirnstoffwechsel, Laktatansammlung, Hirnödem, Erlöschen der elektrischen Hirnaktivität, Versagen der Natrium-Kalium-Pumpenfunktion, Reduzierung der Bildung energiereicher Phosphate (ATP), so daß wichtige Gehirnfunktionen ausfallen. Handelt es sich um eine kurzzeitige Durchblutungsminderung des Gesamtgehirns, kommt es zu Ohnmachtserscheinungen; längerdauernde allgemeine Minderdurchblutungen des Gehirns können zu irreversiblen Schäden des Gesamtgehirns führen. Hirnareale mit einer Durchblutung um 15 ml/100 g/min („Penumbragebiet“) zeigen eine Störung des Hirnfunktionsstoffwechsels bei erhaltenem Strukturstoffwechsel, so daß sich hier die Hirnfunktion erholen kann, wenn die Ursache der zerebralen Ischämie kurzfristig beseitigt wird. Bei vollständigem Ausfall der Blutversorgung des Gehirns tritt nach 6–10 Sekunden Bewußtlosigkeit ein.

Unter pathophysiologischen Bedingungen ist die regulierende Größe für die Hirndurchblutung der **zerebrale Perfusionsdruck,** der definiert ist als die Druckdifferenz zwischen arteriellem und intrakraniellem Druck. Zur ausreichenden Versorgung des Gehirns mit Sauerstoff und Glukose sollte dieser Wert **oberhalb von 50–60 mmHg liegen.**

Als **Risikofaktoren** für die Entstehung von Hirnarterienverengungen (Stenosen) haben sich Diabetes mellitus, Nikotinkonsum, Hypercholesterinämie, Übergewicht, Hypertonie, koronare Herzkrankheiten und absolute Arrhythmie erwiesen. Unter diesen Risikofaktoren erwies sich der Nikotinkonsum vor allem bei jüngeren Patienten als signifikantes Risiko für Hirninfarkte bei extrakraniellen Stenosen.

Die absolute Arrhythmie bei Vorhofflimmern nimmt im höheren Lebensalter zu und ist dann häufiger mit einem embolischen Hirninfarkt verknüpft. Die Hypercholesterinämie fand sich als signifikanter Risikofaktor bei Hirninfarkten arteriosklerotischer Genese bei 60–80-jährigen Patienten. Die Hypertonie fand sich als Risikofaktor gleichmäßig über alle Altersgruppen verteilt, besonders häufig bei Hirninfarkten mit zerebraler Mikroangiopathie.

Wird durch eine obstruktive Hirngefäßerkrankung das zum Versorgungsgebiet dieser Arterie gehörende Hirngebiet nicht mehr ausreichend mit Blut versorgt, resultiert eine örtlich begrenzte Störung der Gehirntätigkeit mit neurologischen bzw. psychischen Ausfallserscheinungen **(fokales neurologisches Defizit).**

Über den an der Hirnbasis gelegenen kollateralen Arterienkreislauf (Circulus arteriosus *Willisii*) besteht die Möglichkeit, die Hirndurchblutung über die gegenseitige Arteria carotis interna und die beiden Arteriae vertebrales zu kompensieren. Hierdurch kann eine vorübergehende Minderdurchblutung einer Hirnregion unter Einschaltung anderer zu dem mangelhaft durchbluteten Gebiet führenden Arterien **(Kollateralen)** wieder verbessert werden, so daß sich die Hirntätigkeit wieder normalisieren kann.

Kommt es zu einem Verschluß einer Arterie des Gehirns ohne ausreichende Kollateralisierung, so ist die Folge ein irreversibler **Hirninfarkt.** In jedem Falle einer Minderdurchblutung, aber erst recht in jedem Falle einer Infarzierung des Hirngewebes kommt es zu einem umgebenden **Hirnödem,** dessen Ausprägung abhängig ist von der Größe des minderdurchbluteten bzw. infarzierten Hirnareals. Durch ein massives Hirnödem bei größeren Hirninfarkten können schwerste Störungen der Gesamtfunktion des Gehirns und unter Umständen sogar der Tod des Patienten bewirkt werden. In der Regel jedoch treten Mangeldurchblutungen des Gehirns und Hirninfarkte relativ lokalisiert auf, so daß das umgebende Hirnödem nicht ausreicht, über den erhöhten Kopfinnendruck zu einer anhaltenden Bewußtseinsstörung des Patienten zu führen.

Prädilektionsstellen für arteriosklerotisch bedingte Stenosen oder Verschlüsse sind die Teilungsstelle der Arteria carotis im Halsbereich sowie die Arteria cerebri media.

Bei Verschlüssen im Stromgebiet der Arteria cerebri media kann es zu ausgedehnten Hirninfarkten kommen, die sich in Halbseitenlähmung äußeren. Es ist jedoch auch möglich, daß der Verschluß einer kleinen Hirnarterie, die nur ein kleines Hirngebiet versorgt, durch das aber wichtige Bahnen laufen (z. B. Capsula interna), größere neurologische Störungen erzeugt, was als **strategischer Hirninfarkt** bezeichnet wird.

Infolge der hohen Spezialisierung einzelner Hirnareale ist es nicht möglich, daß nach einem regionalen Hirninfarkt andere Hirnregionen die Funktion des untergegangenen Hirngewebes übernehmen können.

11.2 Klinik

Die Auskultation der Karotisbifurkation sollte eine Routinemaßnahme bei der Untersuchung jedes – auch asymptomatischen – Patienten sein, da eine Karotisstenose in etwa 60% der Fälle mit einem **auskultierbaren Strömungsgeräuch** verbunden ist. Aus der klinischen Symptomatik kann die sichere Diagnose eines Hirngefäßinsultes nicht gestellt werden. Immer ist die Magnetresonanztomographie oder Computertomographie des Schädels erforderlich, um die Differentialdiagnose vaskulärer Insult, Hirnblutung, Hirntumor oder Sinusthrombose zu klären.

Die Einteilung des Schlaganfalls nach der zeitlichen Entwicklung der neurologischen Symptomatik und deren Rückbildung (Tabelle 11-1) ist unvollständig. Eine Subtypisierung erfolgt nach der Pathophysiologie in: zerebrale hämodynamisch ausgelöste **Makroangiopathie, Mikroangiopathie** (Diabetes mellitus, Hypertonie), kardiogene **Embolie** und sonstige Ursachen des Insultes.

Karotisverschlußkrankheiten können zu vorübergehenden oder bleibenden Störungen der abhängigen Hirngebiete führen. Da vorwiegend das Stromgebiet der **Arteria cerebri media** betroffen ist, kommt es zu Störungen der Bewegungen der gegenüberliegenden Körperseite (Abb. 11-1). Durchblutungsstörungen der **Arteria cerebri anterior** (Frontalhirn) führen zu Störungen der Bewegungen in den Beinen sowie zu psychischen Veränderungen. Durchblutungsstörungen im Be-

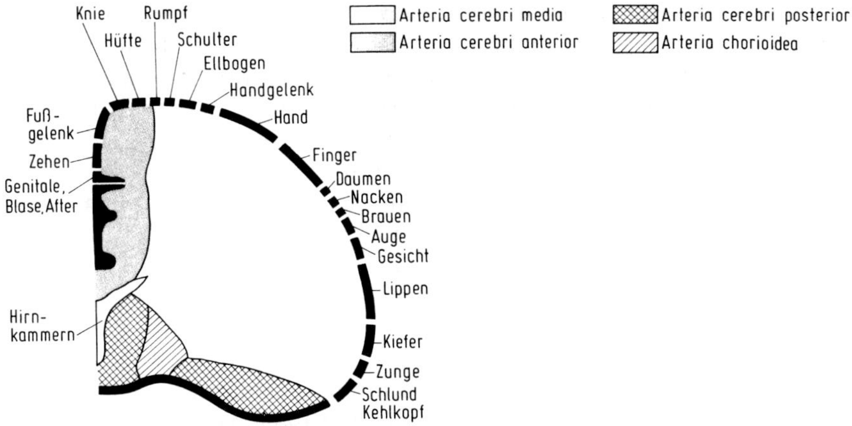

Abb. 11-1 Durchblutungsbezirke im Bereich der Präzentralregion (Willkürbewegungen).

Tabelle 11-1 Stadieneinteilung zerebraler Durchblutungsstörungen.

Stadium 1	Symptomfrei, Zufallsdiagnose einer Stenose oder eines Verschlusses der Karotiden bei gutem Kollateralkreislauf
Stadium 2	Transitorisch ischämische Attacken (TIA) – neurologische Ausfallserscheinungen von weniger als 24 Stunden Dauer mit völliger Restitution
Stadium 3 a)	RIND oder PRIND (*p*rolongierte) *r*eversible *I*schämie-bedingte *n*eurologische Ausfallserscheinungen (*d*eficits) von länger als 24 Stunden Dauer mit Restitution innerhalb von 4 Wochen
b)	Progredienter Schlaganfall (*Stroke in evolution*)
Stadium 4	Vollständiger Schlaganfall *(Completed stroke)*
a)	Teilweise rückgängige Ausfälle *(Mild stroke)*
b)	Ausgeprägte, manifeste Ausfälle

Tabelle 11-2 Häufigste Symptome bei zerebralen Durchblutungsstörungen

Karotisstromgebiet	Vertebrobasilares Gebiet
Amaurosis fugax Halbseitenparästhesien Aphasie, Dysphasie Motorische Halbseitenzeichen Hemianopsie Apraxie Akalkulie epileptische Anfälle	Schwindel Ohrgeräusche Drop attacks Gangunsicherheit Nystagmus Hörstörungen Synkopen Dysarthrie Ataxie Sehstörungen Doppelbilder Singultus Schluckstörungen
In der Regel alle Störungen auf der gleichen Seite	Häufig Störungen auf beiden Körperseiten

reich der **Arteria cerebri posterior** können sich in Sehstörungen, aber auch in Störungen beim Lesen und Schreiben sowie beim Rechnen äußern. Verschlußkrankheiten der **Arteria vertebralis bzw. basilaris** rufen ein breites Symptomenspektrum hervor, von Gleichgewichtsstörungen, uncharakteristischen bilateralen Gefühlsempfindungsstörungen, Hirnnervenlähmungen bis hin zur Tetraparese oder vegetativen Hirnstammfunktionsstörungen mit Atem- und Kreislaufstörungen, wenn eine rechtzeitige Revaskularisation nicht möglich ist.

11.3 Diagnostik

Kurzdauernde Lähmungen, Gefühlsempfindungsstörungen oder Wortfindungsstörungen (als **transitorisch-ischämische Attacken** bezeichnet) sind als Warnsymptome eines drohenden Schlaganfalls anzusehen. Aus diesem Grunde sollte eine frühmögliche Untersuchung und Behandlung erfolgen, um einem kompletten Schlaganfall vorzubeugen (Abb. 11-2).

Als erste diagnostische Maßnahme bietet sich die Doppler-Sonographie an, eine Ultraschallmethode zur Bestimmung der Durchströmung der hirnversorgenden Arterien, insbesondere im Halsbereich, oder die transkranielle Doppler-Sonographie zur Erfassung der Durchströmung der intrakraniellen Arterien. Durch diese Methode lassen sich nichtinvasiv und beliebig oft wiederholbar Stenosen, Verschlüsse und das Einsetzen einer Kollateralversorgung über die meist offengebliebene Arteria carotis externa bei hämodynamisch wirkender Stenosierung der Arteria carotis interna leicht erfassen.

Nach Injektion eines radioaktiven Isotops ermöglicht die dynamische Hirnszintigraphie durch Erfassung von Regionen mit geminderter Aktivitätsanreicherung einen Hirninfarkt nachzuweisen und die Hirndurchblutung qualitativ zu beurteilen.

Zur quantitativen Bestimmung der regionalen Hirndurchblutung, die bei gesunden Erwachsenen etwa 55 ml/100 g Hirngewebe pro Minute beträgt, sind sogenannte **Auswaschmethoden** geeignet, die die Berechnung der Gewebsdurchblutung ermöglichen. Hierbei wird radioaktives Xenon 133 inhaliert oder injiziert und durch eine Anzahl von Detektoren über dem Schädel registriert.

Abb. 11-2 Leitlinie für Diagnostik und Therapie bei Verdacht auf obstruktive Veränderungen der hirnversorgenden Arterien. CBF = cerebral blood flow, TCD = transkranielle Doppler-Sonographie. ▷

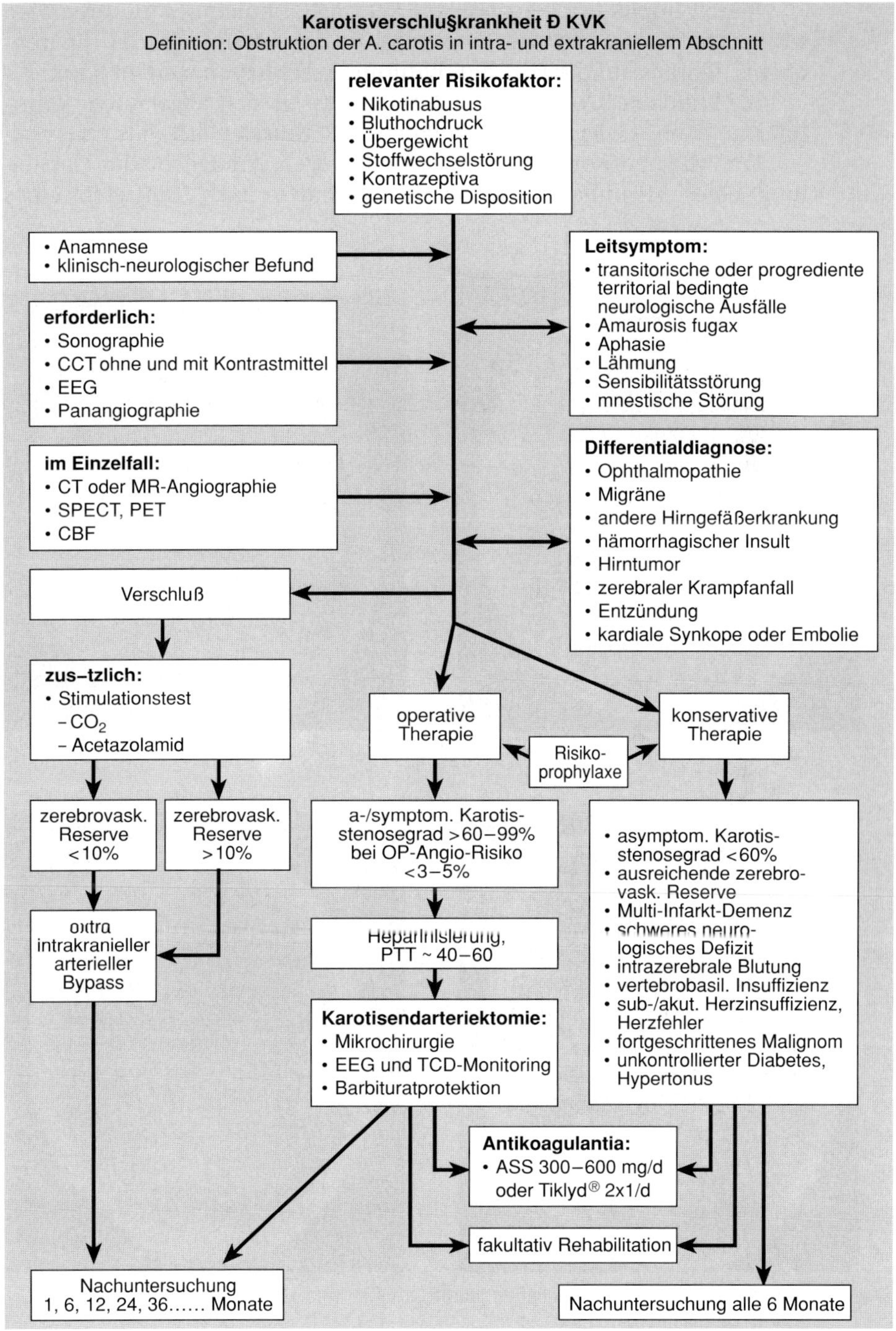
Karotisverschlu§krankheit Ð KVK
Definition: Obstruktion der A. carotis in intra- und extrakraniellem Abschnitt
relevanter Risikofaktor:
• Nikotinabusus
• Bluthochdruck
• Übergewicht
• Stoffwechselstörung
• Kontrazeptiva
• genetische Disposition
• Anamnese
• klinisch-neurologischer Befund
erforderlich:
• Sonographie
• CCT ohne und mit Kontrastmittel
• EEG
• Panangiographie
im Einzelfall:
• CT oder MR-Angiographie
• SPECT, PET
• CBF
Leitsymptom:
• transitorische oder progrediente territorial bedingte neurologische Ausfälle
• Amaurosis fugax
• Aphasie
• Lähmung
• Sensibilitätsstörung
• mnestische Störung
Differentialdiagnose:
• Ophthalmopathie
• Migräne
• andere Hirngefäßerkrankung
• hämorrhagischer Insult
• Hirntumor
• zerebraler Krampfanfall
• Entzündung
• kardiale Synkope oder Embolie
Verschluß
zus–tzlich:
• Stimulationstest
– CO_2
– Acetazolamid
zerebrovask. Reserve <10%
zerebrovask. Reserve >10%
oxtra intrakranieller arterieller Bypass
operative Therapie
Risiko-prophylaxe
konservative Therapie
a-/symptom. Karotis-stenosegrad >60–99% bei OP-Angio-Risiko <3–5%
Heparinisierung, PTT ~ 40–60
Karotisendarteriektomie:
• Mikrochirurgie
• EEG und TCD-Monitoring
• Barbituratprotektion
• asymptom. Karotis-stenosegrad <60%
• ausreichende zerebro-vask. Reserve
• Multi-Infarkt-Demenz
• schweres neuro-logisches Defizit
• intrazerebrale Blutung
• vertebrobasil. Insuffizienz
• sub-/akut. Herzinsuffizienz, Herzfehler
• fortgeschrittenes Malignom
• unkontrollierter Diabetes, Hypertonus
Antikoagulantia:
• ASS 300–600 mg/d oder Tiklyd® 2x1/d
fakultativ Rehabilitation
Nachuntersuchung 1, 6, 12, 24, 36...... Monate
Nachuntersuchung alle 6 Monate

Durch Inhalation von stabilem Xenon 133 kommt es im zerebralen Computertomogramm zu einer Kontrastanhebung des Hirnparenchyms, woraus auf die Hirndurchblutung geschlossen werden kann.

Im kranialen Computertomogramm lassen sich abgelaufene Hirninfarkte (Abb. 11-3 und 11-4) nach etwa 24 Stunden erstmals erfassen.

Die Magnetresonanztomographie dagegen ermöglicht die Darstellung eines Hirninfarkts schon 1–3 Stunden nach Auftreten eines

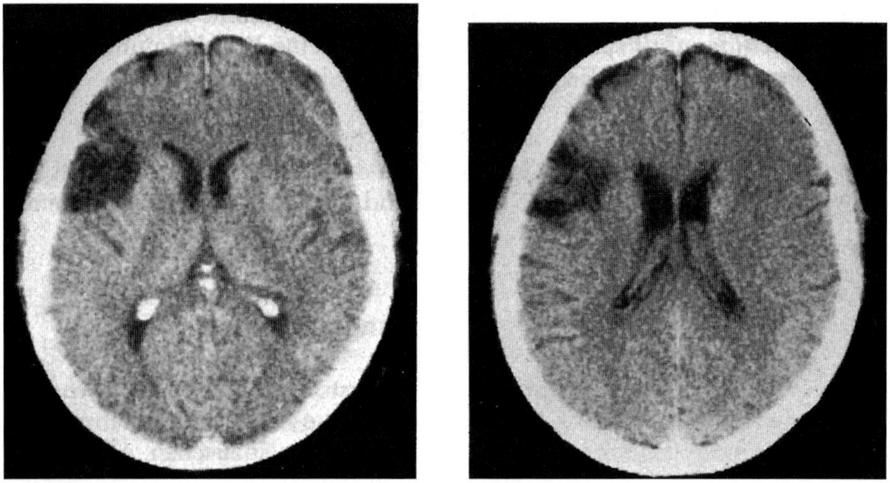

Abb. 11-3 Infarkt im vorderen Versorgungsgebiet der Arteria cerebri media links.

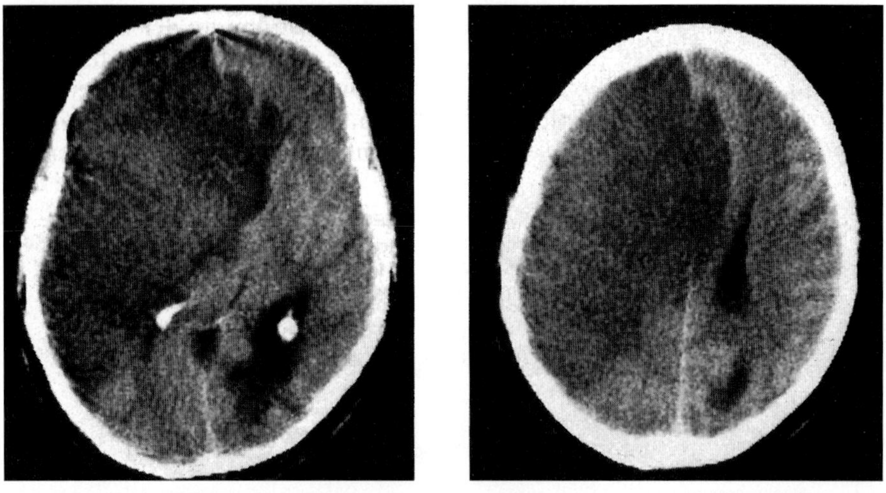

Abb. 11-4 Sogenannter maligner, raumfordernder Infarkt bei Verschluß der linken Arteria carotis interna.

vaskulären Insultes mit Hirnschrankenstörung und Beginn des Hirnödems.

Die Positronen-Emissions-Tomographie kann die regionale Hirndurchblutung in Verbindung mit dem zerebralen Stoffwechsel (Glucose-, Sauerstoffutilisation) darstellen.

Ergibt sich der Verdacht auf eine neurochirurgisch angehbare Hirngefäßerkrankung oder die Möglichkeit, frühzeitig eine Lyse eines embolisch verschlossenen Gefäßes durchführen zu können, ist derzeitig immer noch die selektive Darstellung der hirnversorgenden Gefäße (selektive digitale Subtraktionsangiographie) angezeigt. Hierbei werden über einen durch die Arteria femoralis eingebrachten Katheter mit Kontrastmittel zunächst der Aortenbogen und die abgehenden Hirngefäße dargestellt. Anschließend ist in Abhängigkeit von der klinischen Symptomatik eine selektive Angiographie der intrakraniellen Gefäße möglich und in besonderen Fällen auch die Fibrinolyse eines akut verschlossenen Gefäßes.

Auch mit der Magnetresonanztomographie oder CT-Angiographie lassen sich bereits nichtinvasiv gute Darstellungen des Hirngefäßsystems erzielen (vgl. Abb. 3-21).

11.4 Therapie

11.4.1 Allgemeine Behandlung

In der akuten Phase der schweren Hirndurchblutungsstörung ist das therapeutische Ziel die Verbesserung der lokalen Hirngewebsperfusion durch **Fibrinolyse, Antikoagulation** oder **Hämodilution.** Die Auflösung eines Thrombus in einer hirnversorgenden Arterie (Fibrinolyse) kann mit Streptokinase, Urokinase oder einem Gewebs-Plasminogen-Aktivator (TPA) innerhalb der ersten sechs Stunden nach einem Hirninfarkt versucht werden. Die Heparinisierung soll im Sinne einer Prophylaxe eine weitere Thrombusapposition verhindern. Die Senkung eines erhöhten Hämatokritwertes durch Gabe von Stärkelösungen kann im Sinne der Hämodilution zur Verbesserung der lokalen Perfusion führen.

Die Verminderung der sekundären ischämischen Zellschädigung durch sogenannte hirnprotektive Substanzen wird erprobt.

> In jedem Fall ist der Apoplex ein medizinischer Notfall, der akut einer neurochirurgisch-neurologischen Abklärung und Intensivtherapie bedarf. Die flächendeckende Einrichtung von „Stroke-Units" in Deutschland kann es ermöglichen, daß Patienten unverzüglich nach einem erlittenen Apoplex diagnostiziert, bei Thrombembolie fibrinolysiert, bei kritisch raumforderndem Hirninfarkt kraniektomiert und zerebroprotektiv in jeder Hinsicht behandelt werden können.

Nach Überstehen der akuten Schlaganfallphase und evtl. Durchführung von speziellen neurochirurgischen Behandlungsmaßnahmen wird die Erkennung und Behandlung der Risikofaktoren für die entstandene Hirngefäßerkrankung im Vordergrund stehen. Zur Vorbeugung einer erneuten Hirnembolie wird eine Langzeitbehandlung mit einem Thrombozytenaggregationshemmer erfolgen, wodurch die Plättchenaggregation gehemmt wird (z. B. mit 100 mg Azetylsalizylsäure oder 2 × 250 mg Ticlopidin [Tiklyd®]).

11.4.2 Spezielle neurochirurgische Behandlung

11.4.2.1 Karotisdesobliteration

Randomisierte kooperative Studien haben gezeigt, daß die Karotisdesobliteration das Risiko eines Patienten, einen schweren Schlaganfall zu erleiden, signifikant senken kann, wenn eine höhergradige Karotisstenose (> 60%) vorliegt und das Operationsrisiko gering ist.

Nachdem von *De Bakey* 1953 eine gefäßchirurgische Rekonstruktion der Halsschlagadern durchgeführt wurde, fand diese Operationstechnik eine zunehmende Verbreitung (Abb. 11-5 und 11-6), die eine hämodynamisch wirksame Stenosierung der Karotis oder eine Emboliequelle beseitigt.

Um das perioperative Risiko für den Patienten soweit wie möglich einschätzen zu können, empfiehlt sich die präoperative Durchführung einer Pan-Angiographie (Darstellung der Hirngefäße), um zusätzliche Hirngefäßstenosen aufzudecken und die Kollateralversorgung abzuklären (siehe Abb. 11-6). Ferner können Funktionstests zur Bestimmung der zerebrovaskulären Reservekapazität unter EEG-Kontrolle und transkranieller Doppler-Sonographie durchgeführt werden. Das internistische Narkose- und Operationsrisiko wird sorgfältig abgeklärt.

Folgende intraoperative Maßnahmen werden durchgeführt, um das Risiko eines embolischen und ischämischen Hirninfarkts so niedrig wie möglich zu halten:

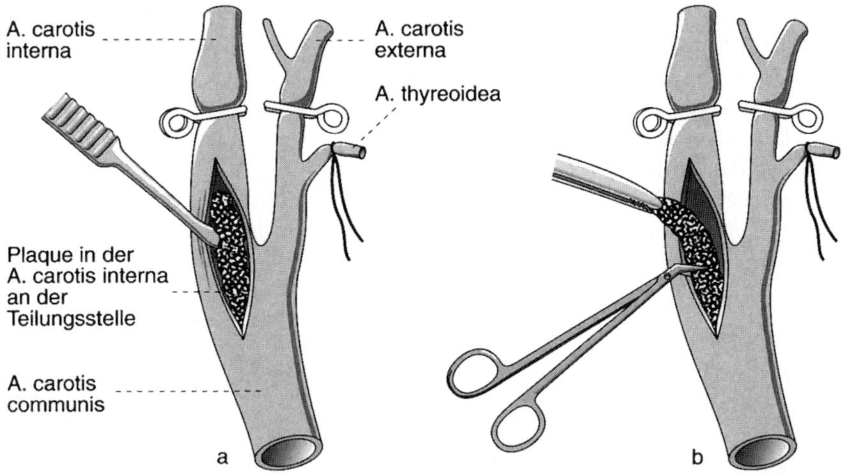

Abb. 11-5 Prinzip der Karotisdesobliteration.

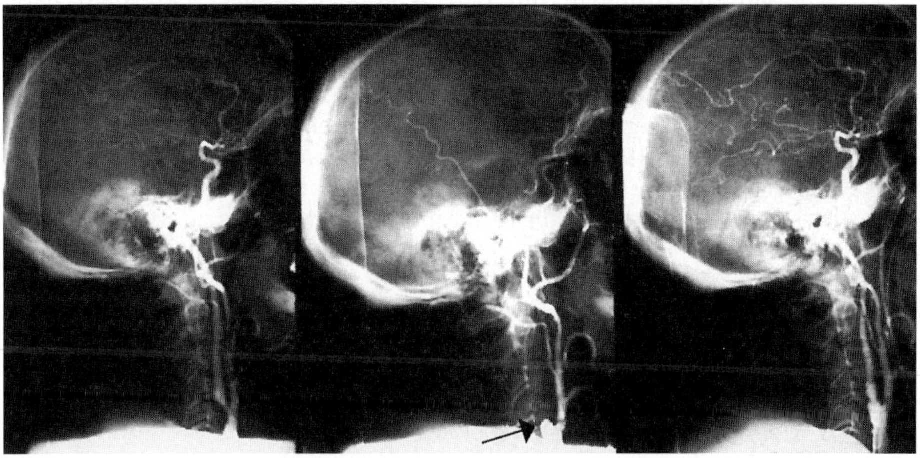

Abb. 11-6 Angiogramme eines Patienten mit rechtshirnigen ischämischen Attacken und Nachweis einer Karitosstenose rechts (linkes Bild). Unter konservativer Therapie erleidet er einen schweren Schlaganfall, wobei nun akut ein Karotisverschluß nachgewiesen wird (Bild Mitte, Pfeil). Durch eine sofort durchgeführte Karotisdesobliteration ließ sich eine Rekanalisierung erreichen (Bild rechts).

Es erfolgt eine perioperative Heparinisierung des Patienten, ein Shunt wird nach Abklemmen und Eröffnen der Karotis nur dann eingelegt, wenn Zeichen einer unzureichenden zerebrovaskulären Kollateralversorgung bestehen. Während der Abklemmung der Karotis erfolgt eine sogenannte Barbituratprotektion, wodurch der Hirnstoffwechsel vorübergehend reduziert wird. Als intraoperative Monitoringmethoden zur Erfassung einer unzureichenden zerebrovaskulären Kollateralversorgung während der Abklemmphase eignen sich die EEG-Überwachung und die transkranielle Doppler-Sonographie.

Die Desobliteration und die Gefäßnaht erfolgt in mikrochirurgischer Technik, um ein optimales Strömungsprofil des Halsgefäßes zu erreichen (siehe Abb. 11-5) und das Einnähen eines Patchs zu vermeiden. Postoperativ werden regelmäßige neurologische und dopplersonographische Kontrolluntersuchungen durchgeführt.

11.4.2.2 Extra-/intrakranielle arterielle Bypass-Operation

Findet sich bei einem Patienten mit den Zeichen einer Hirnmangeldurchblutung im Angiogramm ein Verschluß der Arteria carotis interna, so ist dieser im Regelfall nicht mehr operativ rekanalisierbar.

Yasargil und *Donaghy* nutzten 1968 die mikroneurochirurgische Technik, um eine Verbindung zwischen dem extra- und intrakraniellen Kreislauf herzustellen, um den zerebralen Kollateralkreislauf nach einem Karotisverschluß zu entlasten und neuen ischämischen Ereignissen vorzubeugen oder auch um funktionelle Störungen in einem Penumbragebiet zu verbessern (Abb. 11-7). Um den Effekt dieser extra-intrakraniellen arteriellen Bypass-Operation zu untersuchen, wurde über die Jahre 1977 bis 1982 eine kooperative randomisierte Studie durchgeführt, die einen positiven Effekt nicht nachweisen konnte. Der wesentliche Grund hierfür ist darin zu sehen, daß es zu damaliger Zeit

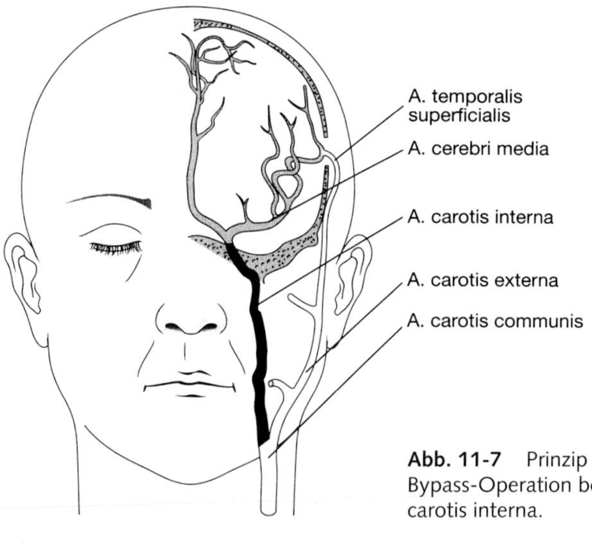

Abb. 11-7 Prinzip der extra-intrakraniellen Bypass-Operation bei Verschluß der Arteria carotis interna.

noch nicht möglich war, bei der Operationsindikationsstellung eine embolisch bedingte Insuffizienz der Hirndurchblutung von einer hämodynamisch bedingten Insuffizienz zu unterscheiden. Bei der größeren Gruppe von Patienten ist die Ursache der zerebralen Ischämie auf ein embolisches Geschehen zurückzuführen. Eine kleinere Untergruppe der Patienten mit zerebral-ischämischen Symptomen entwickelt diese durch eine grenzwertige Reduktion des arteriellen zerebralen Perfusionsdruckes als Folge eines Hirngefäßverschlusses. Hierbei ermöglicht es der Autoregulationsmechanismus der Hirndurchblutung, daß es zunächst zu einer kompensatorischen zerebralen Vasodilatation mit Erhöhung der Sauerstoffextraktionsrate und einem Anstieg des zerebralen Blutvolumens kommt. Ist dieser Kompensationsmechanismus ausgeschöpft, so führt eine weitere hämodynamische Belastung, z.B. ein Absinken des Blutdruckes, zur Entwicklung zerebral-ischämischer Symptome. Für diese Patientengruppe stellt die Durchführung eines extra-intrakraniellen arteriellen Bypasses eine Maßnahme zur Verbesserung der zerebrovaskulären Reservekapazität dar und verhindert das Eintreten eines schweren Schlaganfalls.

Der Nachweis der hämodynamisch bedingten zerebralen Ischämie ist durch die Positronen-Emissions-Tomographie (PET) möglich, da neben der Messung der Hirndurchblutung auch die Bestimmung des zerebralen Blutvolumens und des zerebralen Sauerstoffmetabolismus möglich ist. Weniger aufwendig und breiter verfügbar ist die Bestimmung der sogenannten **zerebrovaskulären Reservekapazität (CVRC)** durch **Stimulationstests** der Hirndurchblutung. Die Hirndurchblutung kann durch Inhalation eines 5%igen CO_2-Luftgemisches oder durch intravenöse Gabe eines Karboanhydrasehemmers (Diamox®) gesteigert werden, was mit der transkraniellen Doppler-Sonographie erfaßbar ist. Führt ein solcher Stimulationstest bei Patienten mit klinischen Zeichen einer Hirnmangeldurchblutung und nachgewiesenem Karotisverschluß zu keiner ausreichenden Steigerung oder gar zu einem paradoxen Abfall der Hirndurchblutung (Steal-Phänomen), so liegt bei diesem Patienten eine hämodynamisch bedingte zerebrale Ischämie vor mit erheblich erhöhtem Risiko, einen Schlaganfall zu erleiden. In einem solchen Fall ist anzunehmen, daß dieser Patient von der operativen Anlage eines extra-intrakraniellen Bypasses profitiert (Abb. 11-8). Ferner ergibt sich die Indikation zur Bypass-Operation, wenn es bei Patienten mit Hirngefäßfehlbildungen absehbar ist, daß zur operativen Versorgung ein länger dauernder Verschluß eines wichtigen hirnversorgenden Gefäßes notwendig ist.

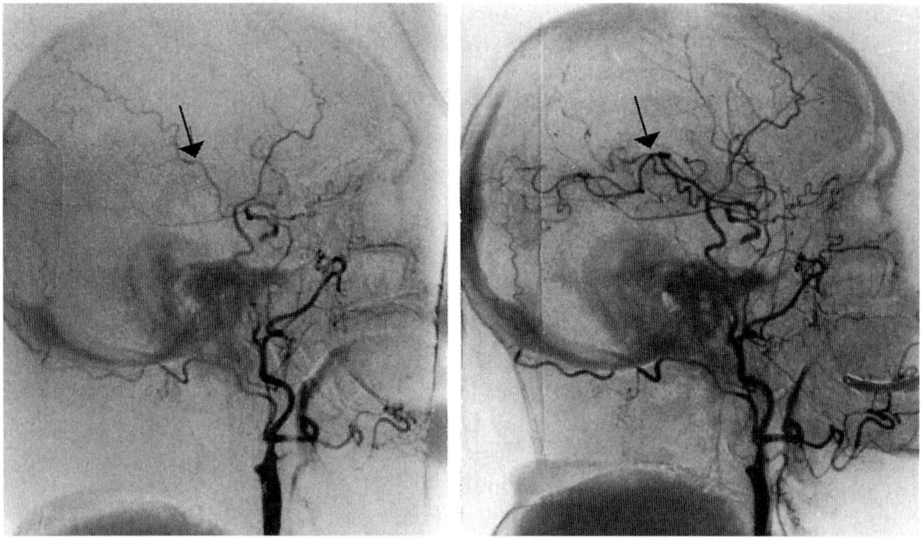

Abb. 11-8 Angiogramme eines Patienten mit nachgewiesener hämodynamisch bedingter zerebraler Ischämie infolge Verschlusses der rechten Arteria carotis interna (linkes Bild) vor und nach Durchführung (rechtes Bild) einer extra-intrakraniellen Bypass-Operation. Der Pfeil zeigt die Arteria temporalis superficialis über die die Anastomose angelegt wurde.

11.4.2.3 Dekompressive Kraniotomie beim Kleinhirn- und Hirninfarkt

Das postischämisch auftretende Hirnödem kann so erheblich sein **(malignes Hirnödem,** siehe Abb. 11-4), daß es zu einer Herniation von Hirngewebe nach kaudal mit Kompression des Hirnstamms kommt. Bei einem raumfordernden Kleinhirninfarkt erfolgt der Verschluß des 4. Ventrikels und eine direkte Kompression des Hirnstammes mit retrograder Einklemmung. Es besteht Einigkeit über neurochirurgische Maßnahmen bei **kritischen Kleinhirninfarkten.** Bestehen klinisch Zeichen des erhöhten intrakraniellen Druckes (Übelkeit, Erbrechen, **Bewußtseinsstörung),** bei Nachweis eines Hydrocephalus occlusus durch Verschluß des 4. Ventrikels, so erfolgt die Entlastung des Hydrozephalus über eine externe Ventrikeldrainage deren Überlauf 15–20 cm über das Ventrikelniveau eingerichtet wird. Wenn sich der Zustand des Patienten in der Folge nicht stabilisiert oder gar verschlechtert, ergibt sich die Indikation zur dekompressiven Kraniotomie der hinteren Schädelgrube mit Duraeröffnung und Entfernung des infarzierten Kleinhirngewebes (Abb. 11-9).

Bei **kritischen raumfordernden Großhirninfarkten,** überwiegend nach einem embolischen Verschluß der Arteria cerebri media, wird

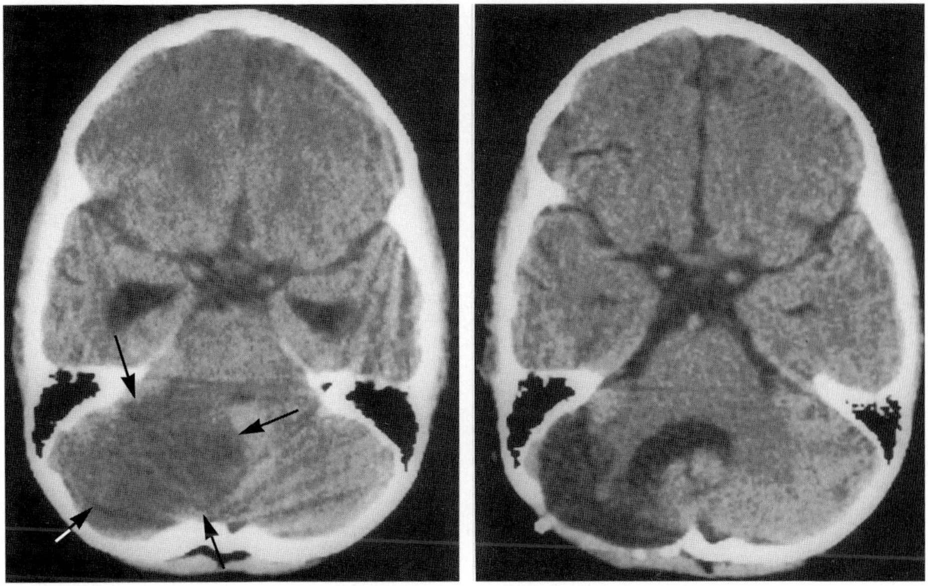

Abb. 11-9 Computertomogramm eines Patienten mit Hirnstammsymptomatik und raumforderndem Kleinhirninfarkt rechts, Verlagerung und Kompression des 4. Ventrikels, Liquoraufstau (linkes Bild). Nach der dekompressiven Kraniotomie über der rechten hinteren Schädelgrube und Abtragen von infarziertem Kleinhirngewebe ist der 4. Ventrikel weit, mittelständig bei Rückbildung des Liquoraufstaus (rechtes Bild).

nach Ausschöpfung von konservativen Maßnahmen zur Reduzierung des erhöhten intrakraniellen Druckes (Hyperventilation, Osmotherapeutika, Barbiturattherapie, Hypothermie) als Ultima ratio eine dekompressive Kraniektomie erprobt. Hierbei erfolgt die Kraniotomie mit Entnahme eines großen Kalottenfragmentes (> 12 × 12 cm) mit Duraplastik, wodurch der Druck auf basale Zisternen und den Hirnstamm reduziert werden kann.

12 Spontane intrakranielle Blutungen

> Nicht verletzungsbedingte, sondern spontane Blutungen im Kopf werden zu den sogenannten **Schlaganfällen** gerechnet, an denen sie einen Anteil von etwa 20% haben; die meisten Schlaganfälle sind ischämischer Natur (siehe Kap. 11). Zur Unterscheidung wurde **früher** auch vom **blutigen** und **unblutigen** Schlaganfall gesprochen. Gemeinsamkeit beider Schlaganfallsformen ist ihr plötzlicher Beginn mit zerebralen Störungen; pathophysiologisch unterscheiden sie sich jedoch grundsätzlich.

12.1 Pathophysiologie

Vor Einführung der Computertomographie wurde bei den spontanen intrakraniellen Blutungen recht strikt zwischen der häufigeren spontanen intrazerebralen Blutung und der Subarachnoidalblutung unterschieden. Definitionsgemäß handelt es sich bei der **spontanen intrazerebralen Blutung** um eine **nicht verletzungsbedingte,** mehr oder weniger raumfordernde Einblutung in das Hirngewebe. Bei der **Subarachnoidalblutung** findet eine nicht raumfordernde Blutbeimengung zum Liquor cerebrospinalis statt.

Die Ursachen beider Blutungsformen sind prinzipiell die gleichen – lediglich in anderer Häufigkeitsverteilung (Tabelle 12-1); eine strenge klinische Unterscheidung zwischen beiden Blutungsformen erscheint nicht mehr gerechtfertigt, da oft beide nebeneinander festgestellt werden.

Häufigste Ursache **spontaner intrazerebraler Blutungen** sind Rupturen arteriosklerotisch veränderter Hirngefäße bei Hypertonikern.

Tabelle 12-1 Mögliche Ursachen spontaner intrakranieller Blutungen

Hypertonie	Angiomblutung
Mikroangiom	Tumorblutung
Aneurysmaruptur	entzündliche Gefäßerkrankungen
Antikoagulanzienbehandlung	Venenthrombosen
Blutgerinnungsstörungen	spinale Angiome

Diese Rupturen ereignen sich besonders häufig an den Ästen der Arteria cerberi media (Abb. 12-1) im Bereich der Capsula interna und sind auf mikroskopisch kleine Gefäßwandläsionen **(Mikroaneurysmen)** infolge arteriosklerotischer Veränderungen zurückzuführen. Entsprechend ihrer Lokalisation führen derartige intrazerebrale Blutungen immer zu massiven neurologischen Ausfällen durch Schädigung der Pyramidenbahn und in der Regel auch zu Bewußtseinsstörungen.

Die meisten **spontanen Subarachnoidalblutungen** sind Folge der Ruptur eines angeborenen **Aneurysmas.** Aneurysmen sind Gefäßaussackungen unterschiedlicher Form und Größe. Die an intrakraniellen Gefäßen zu beobachtenden Aneurysmen haben meist sack- oder beerenförmige Gestalt und schwanken in ihrer Größe zwischen Stecknadelkopf und Pflaume. Ursache für die Entstehung eines Aneurysmas ist eine Gefäßwandschwäche: Durch Störungen im Aufbau der Gefäßwand kommt es unter dem Einfluß des Blutdrucks zur aneurysmatischen Ausstülpung bzw. Erweiterung eines Blutgefäßes. Derartige Aufbaustörungen im Bereich der Arterienmuskelschicht sind am häufigsten an Gabelungen oder an Stellen, wo während des Embryonallebens noch zusätzliche Gefäße entsprossen. Intrakranielle Aneurysmen können aber auch aufgrund arteriosklerotischer Gefäßveränderungen entstehen; die Ruptur von makroskopisch nicht erkennbaren Mikroaneurysmen (s.o.) an den sog. Schlaganfallsarterien (siehe Abb. 12-1) führt zur sogenannten **hypertonischen Massenblutung.**

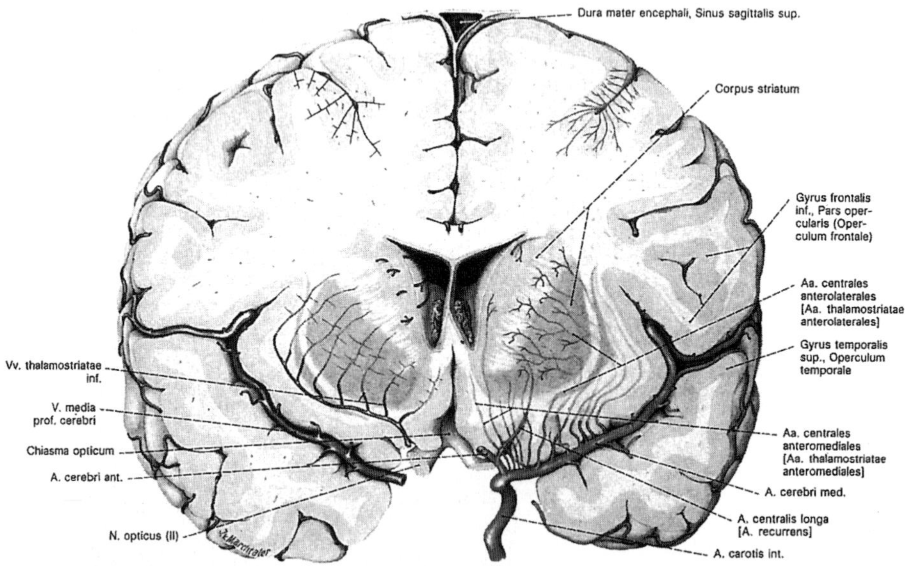

Abb. 12-1 Gefäßversorgung der Stammganglien durch die Äste der Arteria cerebri media.

Sehr selten entstehen intrakranielle Aneurysmen infolge entzündlicher Gefäßveränderungen.

Intrakranielle Aneurysmen kommen bei etwa 2% der Bevölkerung vor und sind meistens am Circulus arteriosus *Willisii,* manchmal auch an den größeren Hirnarterien gelegen. Die häufigste Aneurysma-Lokalisation stellt die kurze Arteria communicans anterior dar, selten sind Aneurysmen im Bereich der Arteria basilaris.

Aneurysmen bleiben klinisch stumm, d.h. sie machen keine Symptome, solange sie

- nicht platzen (Aneurysmaruptur),
- nicht durch ihre Größe angrenzende Hirnstrukturen, Hirnhäute oder Hirnnerven irritieren.

Eine **Aneurysmaruptur** (Abb. 12-2) geschieht aufgrund der Wandschwäche jedes Aneurysmas; sie kann in völliger Ruhe auftreten, wird aber meist durch mit Blutdruckanstieg im Kopf einhergehenden Tätigkeiten (Bücken, Pressen, Husten, Orgasmus) ausgelöst.

Aneurysmarupturen können sowohl zur Subarachnoidalblutung als auch zur intrazerebralen Blutung und unter Umständen ebenso wie die hypertonische Massenblutung zum Einbruch der Blutung in das Ventrikelsystem führen (Abb. 12-3).

Weitere Ursachen spontaner intrakranieller Blutungen sind Blutungen aus Angiomgefäßen. **Angiome** (sog. Gefäßgeschwülste) beruhen auf

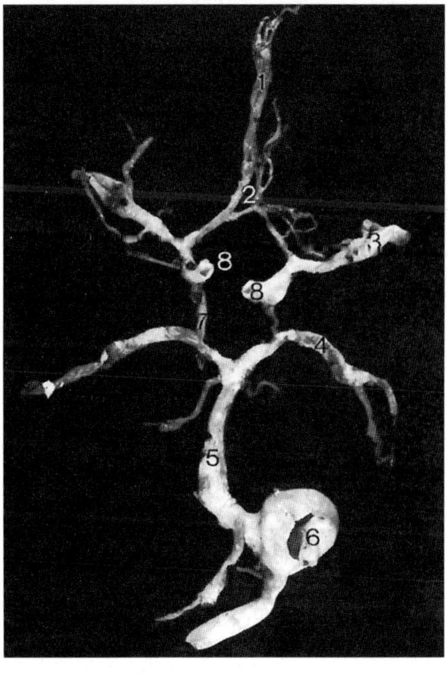

Abb. 12-2 Ruptur eines Aneurysmas der Arteria basilaris.
1 Aa. pericallosae
2 A. communicans anterior
3 A. cerebri media
4 A. cerebri posterior
5 A. basilaris
6 Rupturstelle
7 A. communicans posterior
8 A. carotis interna

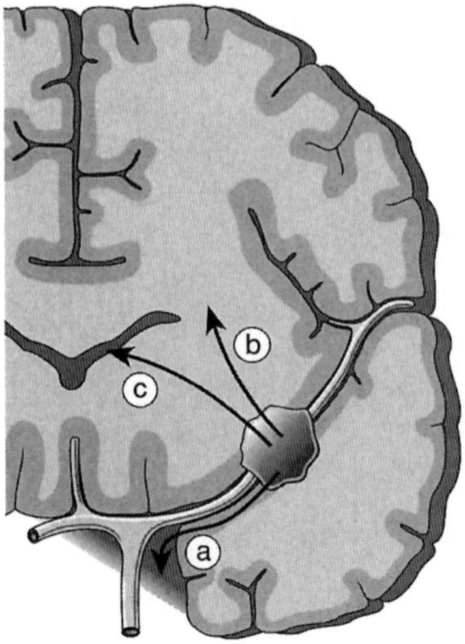

Abb. 12-3 Möglichkeiten der Blutungsausbreitung bei einer Aneurysmaruptur.
(a) Subarachnoidalblutung
(b) intrazerebrale Blutung
(c) intraventrikuläre Blutung.

einer angeborenen Fehlentwicklung von Hirngefäßen. Je nachdem, ob sie nur aus Venen oder aus Arterien und Venen aufgebaut sind, werden venöse und arteriovenöse Angiome unterschieden; früher und im angloamerikanischen Schrifttum war noch die Bezeichnung arteriovenöses Aneurysma für ein Angiom üblich.

Es handelt sich bei den Angiomen um eine Vielzahl erheblich erweiterter Gefäße innerhalb normalen Gewebes. In den arteriovenösen Angiomen besteht unter Umgehung der Kapillaren eine Art Kurzschluß zwischen arteriellem Zufluß und venösem Abfluß, so daß die Venen zum Teil mit arteriellem Blut gefüllt sind: sogenannte arterialisierte Venen. Alle Angiome wachsen innerhalb normalen Körpergewebes, wie das am augenscheinlichsten beim sogenannten Feuermal ist. Am Gehirn wachsen die erweiterten Gefäße – von der weichen Hirnhaut ausgehend – in das Hirngewebe ein (Abb. 12-4).

Angiome nehmen von Geburt an durch verschiedene Faktoren an Größe zu; die wichtigsten sind das allgemeine Körperwachstum und die Druckbeanspruchung der Blutzirkulation. Sie wirken verdrängend und irritierend auf das umgebende Hirngewebe, was sich klinisch in Krampfanfällen äußern kann. Größere Angiome können durch den Kurzschluß zwischen arterieller Blutzufuhr und venösem Abfluß sowie durch die Weite ihrer Gefäße die Blutversorgung des Gehirns beeinträchtigen und unter Umständen zur Herzinsuffizienz führen.

Wahrscheinlich häufiger als histologisch nachweisbar sind angiographisch nicht erkennbare sogenannte **Mikroangiome** Ursache spontaner intrakranieller Blutungen.

Auch Blutgerinnungsstörungen, z.B. nach Antikoagulanzienbe-

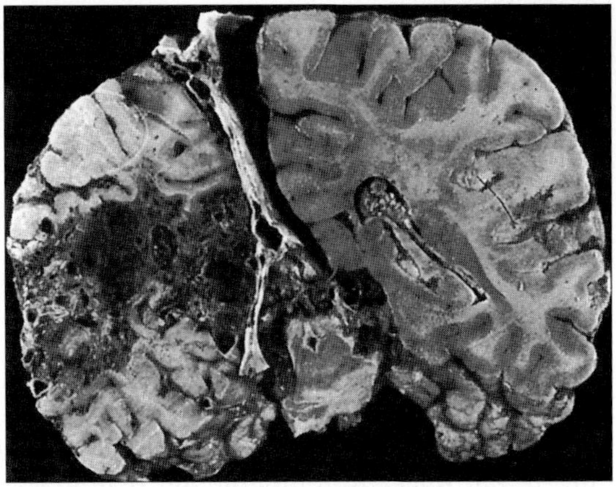

Abb. 12-4
Ausgedehntes Angiom in der linken Großhirnhemisphäre.

handlung, selten einmal entzündliche Gefäßveränderungen und manchmal Einblutungen in Tumoren, z.B. bei Melanommetastasen, können Ursache spontaner intrakranieller Blutungen sein. In Einzelfällen bleibt die Ursache der Blutung unklar. Gutachterliche Beurteilungsschwierigkeiten ergeben sich, wenn nicht geklärt werden kann, ob sich z.B. ein Verkehrsunfall ereignet hat, weil ein Autofahrer plötzlich eine Blutung erlitt, oder ob die Blutung Folge des beim Unfall erfolgten Schädelanpralls ist.

Eine spontane Blutung im Kopf kann als intrazerebrales Hämatom raumfordernd wirken und über die Erhöhung des intrakraniellen Drucks zusätzliche neurologische Ausfälle und Einklemmungen des Hirnstamms bedingen. Ein Einbruch der **Blutung in das Ventrikelsystem** (Abb. 12-3c) wurde früher immer als prognostisch höchst ungünstig gewertet, was nur für die *totale* Blockade aller Hirnkammern zutrifft; durch die Blutbeimengung zum Ventrikelliquor kann reaktiv eine Verlegung des Aquaeductus *Sylvii* (siehe Abb. 2-39) erfolgen, die zum Liquoraufstau in den Seiten- und im dritten Ventrikel und damit zur Hirndrucksteigerung führt.

Zusätzlich kompliziert werden intrazerebrale Blutungen durch das sich um das Hämatom herum entwickelnde Hirnödem (vgl. Kap. 18.2.2), wodurch ebenfalls der intrakranielle Druck steigt.

Ein Anstieg des intrakraniellen Drucks führt reaktiv zur Erhöhung des Systemblutdrucks, um eine Durchblutung des Gehirns auch unter den veränderten Bedingungen zu gewährleisten (siehe Kap. 18.2.1). So ist bei Patienten mit intrazerebralen Blutungen bei nicht bekannter Vorgeschichte im Einzelfall nicht feststellbar, ob der Patient Hypertoniker oder der gemessene erhöhte Blutdruckwert Ausdruck einer intrakraniellen Drucksteigerung ist.

Insbesondere, aber nicht nur nach Aneurysmarupturen, kann an den in der Nähe der Blutungsstelle gelegenen Arterien ein Vasospasmus (= Gefäßkrampf) beobachtet werden, z. B. im Angiogramm (siehe Abb. 12-12) oder bei der Operation (siehe Kap. 12.4.3). Der Mechanismus, der einen Vasospasmus auslöst, ist noch nicht sicher geklärt. Vasospasmen können Durchblutungsstörungen in den nachgeschalteten Arterien bedingen und damit eine Verschlechterung des Zustandsbildes auslösen, die unter Umständen als Nachblutung fehlgedeutet wird.

12.2 Klinik

Die Entstehung spontaner intrakranieller Blutungen durch Gefäßruptur führt in der Regel zum plötzlichen Beginn der Symptomatik: **Schlaganfall,** Apoplex. Nach Ausmaß und Ort der Blutung richtet sich die Dramatik der klinischen Erscheinungen, die vom leichten Kopfschmerz bis zur tiefen Bewußtlosigkeit reichen. Neurologische Ausfallserscheinungen können einen Hinweis auf die **Lokalisation** der Blutung geben. So führen die meisten sogenannten hypertonischen Massenblutungen im Bereich der inneren Kapsel zu einer Hemiparese der Gegenseite. Blutungen aus Aneurysmen der Arteria carotis interna oder der Arteria communicans posterior bedingen oft eine Mydriasis (siehe Abb. 8-13) durch Irritation des Nervus oculomotorius. Dieser Nerv kann aber auch bei massiver intrazerebraler Blutung infolge Hirndrucks an der Kliviskante komprimiert werden und so die resultierende Mydriasis ebenfalls einen Seitenhinweis auf die Blutung geben. Blutungen in die Brücke (Pons) führen zu Bewußtlosigkeit und beidseitig **engen** Pupillen. Hämatome im Kleinhirn, die ebenso wie die Ponsblutungen je 10% der spontanen intrazerebralen Blutungen ausmachen, werden selten durch Kleinhirnataxie, sondern meist durch Kompression der Medulla oblongata (Abb. 2-15, Nr. 6) und damit des Atemzentrums imponieren.

Vereinfachend darf festgestellt werden:

- Je näher eine Blutung sich am Hirnstamm befindet, desto eher ist der Patient bewußtlos.
- Hirnstammferne Blutungen führen entsprechend ihrer Lokalisation und Ausdehnung zu neurologischen Ausfallserscheinungen (vgl. Abb. 2-27); fehlende oder mäßige Bewußtseinsstörungen müssen differentialdiagnostisch an Durchblutungsstörungen denken lassen (siehe Kap. 11).
- Blutungen im Bereich der Capsula interna sind am häufigsten bei Hypertonikern, andere Lokalisationen im supratentoriellen Bereich müssen prinzipiell eine Aneurysmaruptur vermuten lassen.

Eine Verschlechterung der Symptomatik nach stattgehabter Blutung kann bedingt sein durch

- Nachblutung,
- Hirnödem,
- Vasospasmus,
- Ventrikeltamponade bzw. Hydrozephalus-Entwicklung.

Die in Tabelle 12-2 aufgeführte Einstufung der klinischen Befunde bei der Subarachnoidalblutung nach der *Cooperative Study of Intracranial Aneuryms and Subarachnoid Hemorrhage* stammt aus der Zeit vor Einführung der Computertomographie, wo noch eine Abgrenzung der Subarachnoidalblutung von der intrazerebralen Blutung erfolgte. Dennoch hat das Einteilungsschema seinen Wert für die Beurteilung und Verlaufsbeobachtung von Patienten mit spontanen intrakraniellen Blutungen behalten; ähnliche Einteilungsschemata stammen von *Botterell, Lougheed, Scott* und *Vandewater* (1956) sowie von *Hunt* und *Hess* (1968).

Tabelle 12-2 Einteilung der klinischen Befunde bei der Subarachnoidalblutung nach der *Cooperative Study of Intracranial Aneurysms and Subarachnoid Hemorrhage* (USA).

Grad 1	Symptomfrei
Grad 2	Kopfschmerzen und/oder Nackensteife
Grad 3	Leichtere neurologische Ausfälle bei voll erhaltenem Bewußtsein
Grad 4	Bewußtseinstrübung mit mäßigen bis schweren neurologischen Ausfällen
Grad 5	Bewußtlosigkeit mit erhaltener Reaktion auf Schmerzreize und stabilen Herz-Kreislauf- und Atemverhältnissen
Grad 6	Tiefe Bewußtlosigkeit mit zentralen Regulationsstörungen

12.3 Diagnostik

Plötzlich nach Anstrengung einsetzende Kopfschmerzen mit Nackensteifigkeit (Meningismus) müssen an eine Subarachnoidalblutung denken lassen. Akute Bewußtlosigkeit und Halbseitenlähmung bei bekanntem Bluthochdruck machen die Diagnose einer intrazerebralen Massenblutung wahrscheinlich.

Nicht immer sind die klinischen Zeichen lehrbuchmäßig, so daß Zusatzuntersuchungen erforderlich sind, die gezielt eingesetzt werden sollten. Insbesondere ist die differentialdiagnostische Abgrenzung zum ischämischen Insult (siehe Kap. 11) und bei Bewußtlosen auch zu Stoffwechselkomata und Vergiftungen bei unbekannter Vorgeschichte zuweilen schwierig.

Seit Einführung der Computertomographie ist die Diagnostik spontaner intrazerebraler Blutungen wesentlich einfacher und für den Patienten in mancher Hinsicht leichter geworden. Eine intrazerebrale Blutung ist im Computertomogramm (Abb. 12-5, 12-6, 12-7) nicht zu verkennen, Subarachnoidalblutungen lassen sich ebenfalls in vielen Fällen nachweisen (Abb. 12-8). Die Darstellung eines Aneurymas im Computertomogramm gelingt nur ausnahmsweise, oft gibt aber die örtliche Verdichtung einer Subarachnoidalblutung einen Hinweis auf die Blutungsquelle (Abb. 12-9). Angiome stellen sich erst nach Kontrastmittelgabe im Computertomogramm dar. Im Magnetresonanztomogramm kann man größere Gefäße als echofreie Bezirke erkennen (Abb. 12-10).

Sofern eine Computertomographie möglich ist, sollte diese immer als erste Zusatzdiagnostik durchgeführt werden. In den meisten Fällen ist dadurch die früher übliche Lumbal- oder Subokzipitalpunktion zum Blutnachweis im Liquor überflüssig geworden.

> In jedem Fall ist **Vorsicht mit einer Lumbalpunktion** geboten **bei bewußtlosen Patienten,** die – selbst wenn sie keine Stauungspapille aufweisen – infolge einer zerebralen Blutung erhöhten Hirndruck haben können (siehe Kap. 18.2.3). Nicht die Entnahme von 1 ml Liquor cerebrospinalis führt zur Einklemmung des Hirnstamms, sondern das Nachlaufen von Liquor aus dem Dura-Punktionsloch in den Spinalkanal kann **nach der Punktion** noch zur Einklemmung führen. Darüber hinaus sei darauf hingewiesen, daß nicht bei jeder zerebralen Blutung eine Blutbeimengung zum Liquor erfolgt.

Spontane intrazerebrale Blutungen an typischer Stelle (Capsula interna) mit typischer Anamnese (Hypertonus) können sowohl klinisch als

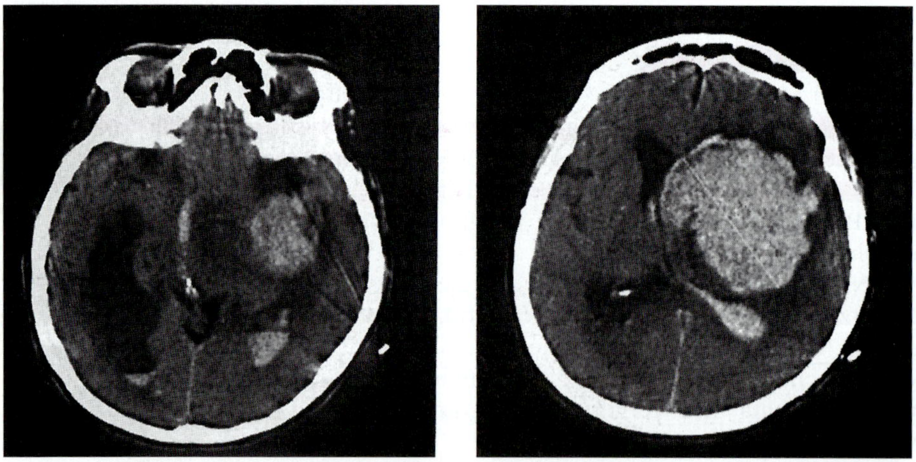

Abb. 12-5 Computertomogramm: Intrazerebrale Massenblutung rechts mit Ventrikeleinbruch (ohne Kontrastmittel).

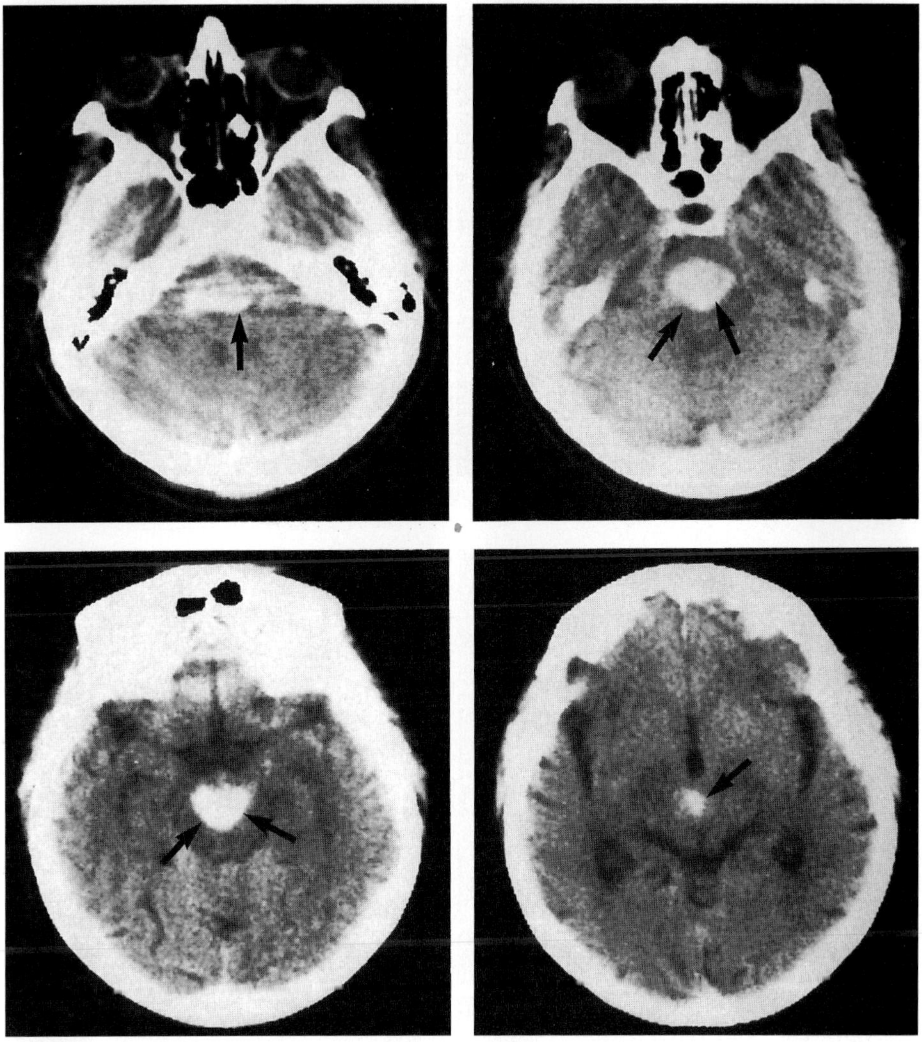

Abb. 12-6 Ponsblutung (Pfeile) im Computertomogramm.

auch computertomographisch recht sicher als hypertonische Massenblutung diagnostiziert werden. In allen anderen Fällen spontaner intrakranieller Blutungen empfiehlt sich eine Angiographie (Abb. 12-11) der Hirngefäße zur Feststellung der Blutungsquelle.

Bei klinisch oder computertomographisch vermuteter Lokalisation der Blutungsquelle sollte bei der Angiographie mit der zuführenden Arterie begonnen werden. Dennoch sollten auch in diesen Fällen und erst recht bei unbekannter Lokalisation der Blutungsquelle immer *alle* zum

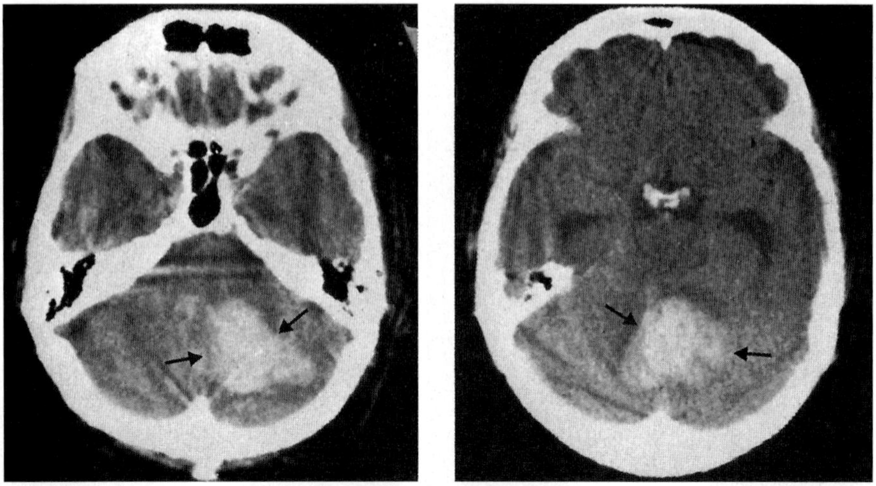

Abb. 12-7 Kleinhirnblutung im Computertomogramm.

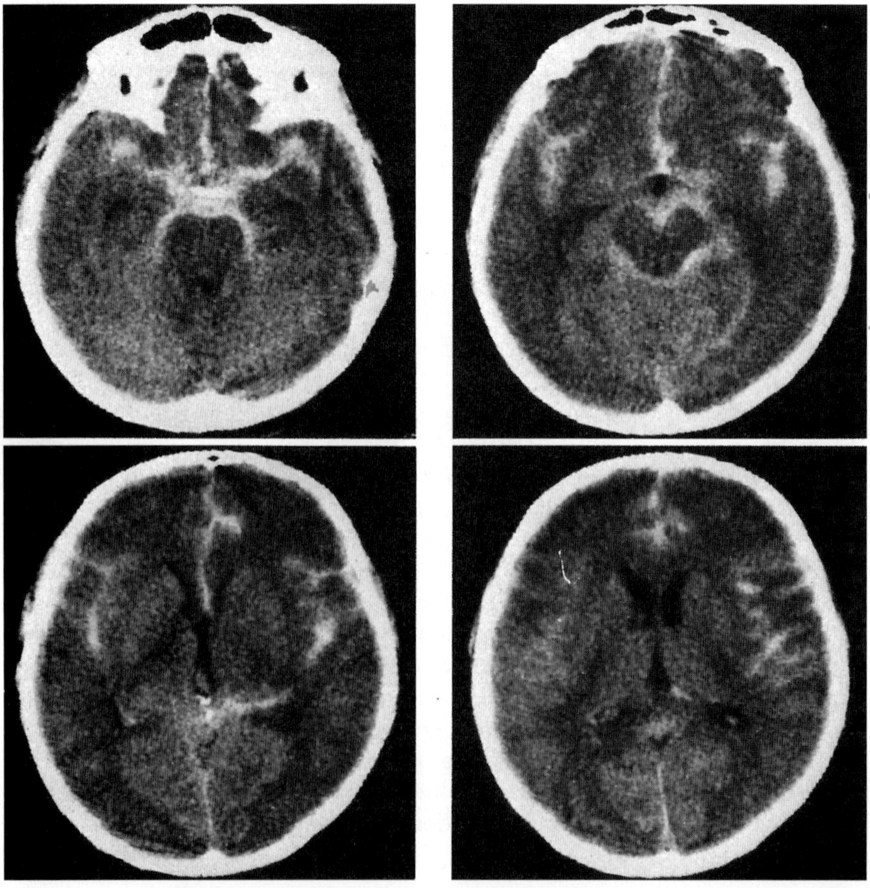

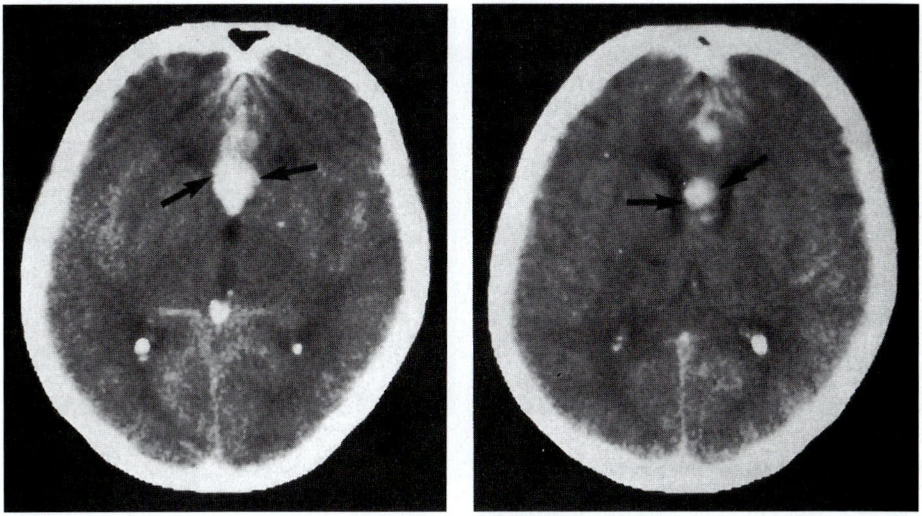

Abb. 12-9 Computertomogramm bei massiver Subarachnoidalblutung (Pfeile) mit deutlicher Verdichtung im Bereich der Blutungsquelle (Aneurysma der A. communicans anterior), ohne Kontrastmittel.

Hirn führenden Arterien über die Arteria femoralis (siehe Kap. 3.5.3.2) dargestellt werden, da 10% aller Aneurysmaträger zwei und mehr Aneurysmen aufweisen. Allerdings läßt sich bei der Hälfte der für eine Aneurysmaruptur typischen Subarachnoidalblutungen angiographisch kein Aneurysma nachweisen; bei etwa 1% dieser Fälle gelingt bei einer Kontrollangiographie nach etwa 6 Wochen dann doch ein Aneurysmanachweis, wenn z. B. im Erstangiogramm das Aneurysma sich wegen eines Vasospasmus (Abb. 12-12) oder Thrombosierung des Aneurysmas nicht darstellte. Selten sind spinale Angiome Ursache einer Subarachnoidalblutung.

Sowohl für den angiographischen Nachweis von Aneurysmen (Abb. 12-11 und 12-12) als auch von Angiomen (Abb. 12-13 und 12-14) sind technisch einwandfreie Serienangiogramme (Abb. 12-15) (mindestens 2 Bilder/Sek.) und oft auch Spezialeinstellungen erforderlich, so daß die Angiographie nach einer intrakraniellen Blutung nie unter technisch insuffizienten Notfallbedingungen vorgenommen werden darf. Der Zeitpunkt der Angiographie nach einer Blutung richtet sich nach dem Zustand des Patienten und einer eventuell sich daraus ergebenden Operation (s. u.); im allgemeinen sollte frühzeitig angiographiert werden, um die weitere Therapie besser planen zu können.

Abb. 12-8 Computertomogramm einer Subarachnoidalblutung.

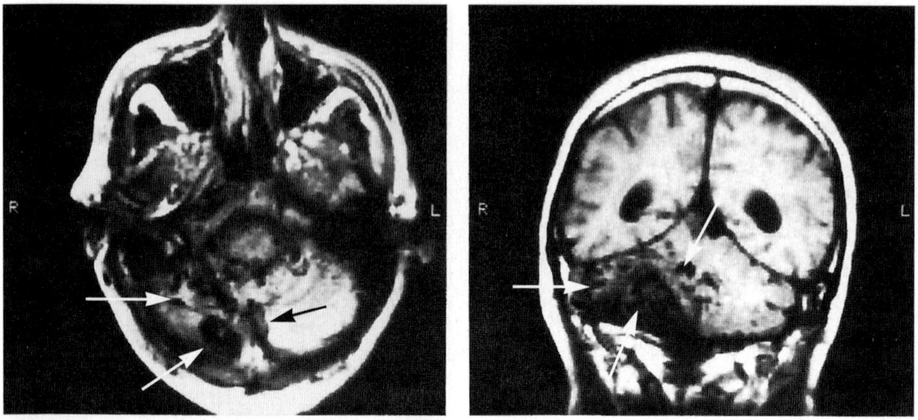

a

b

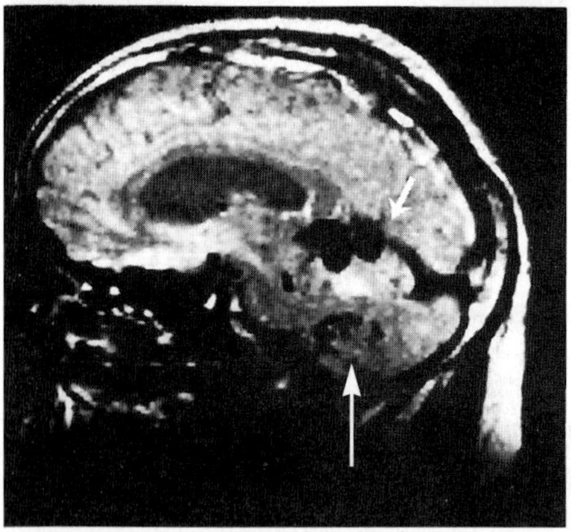

c

Abb. 12-10 a–c Magnetresonanztomogramm (T1) bei Kleinhirnangiom mit deutlicher Erweiterung des Sinus rectus (Pfeil).

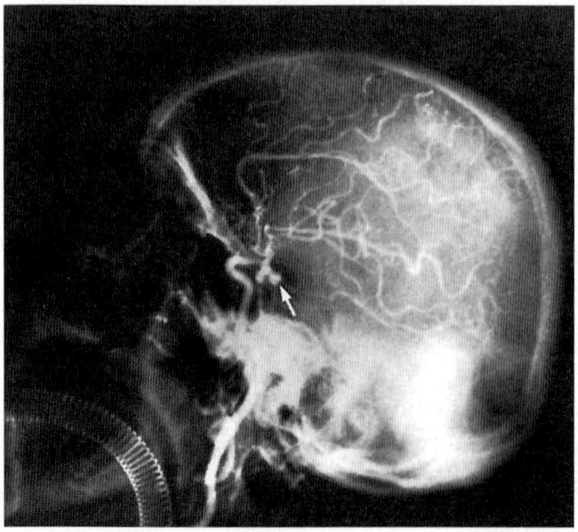

Abb. 12-11 Aneurysma an der Arteria communicans posterior (Pfeil).

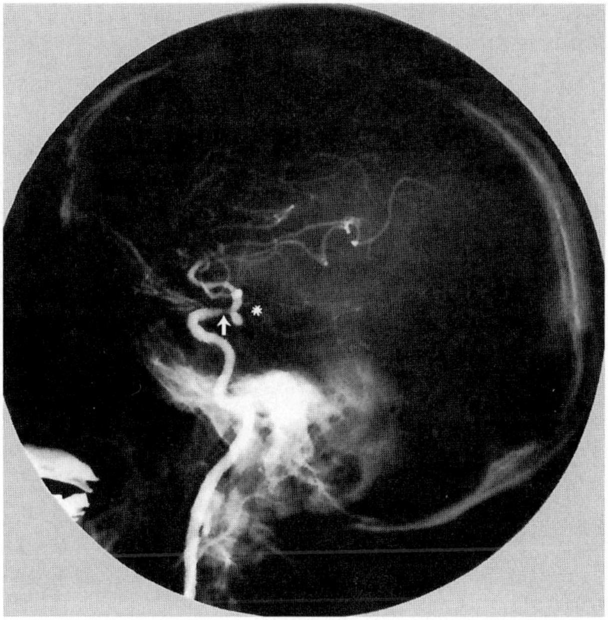

Abb. 12-12
Aneurysma der A. carotis interna (*) mit deutlichem Vasospasmus der Arterie (Pfeil).

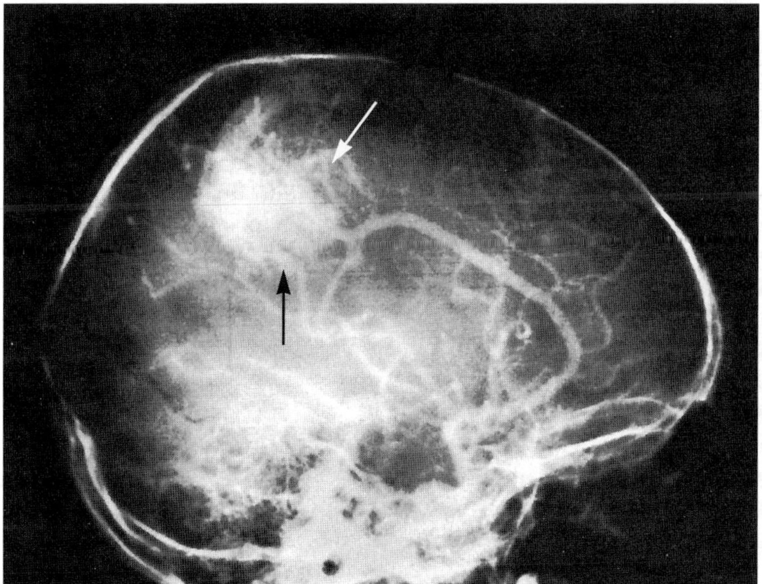

Abb. 12-13 Parietal gelegenes arteriovenöses Angiom.

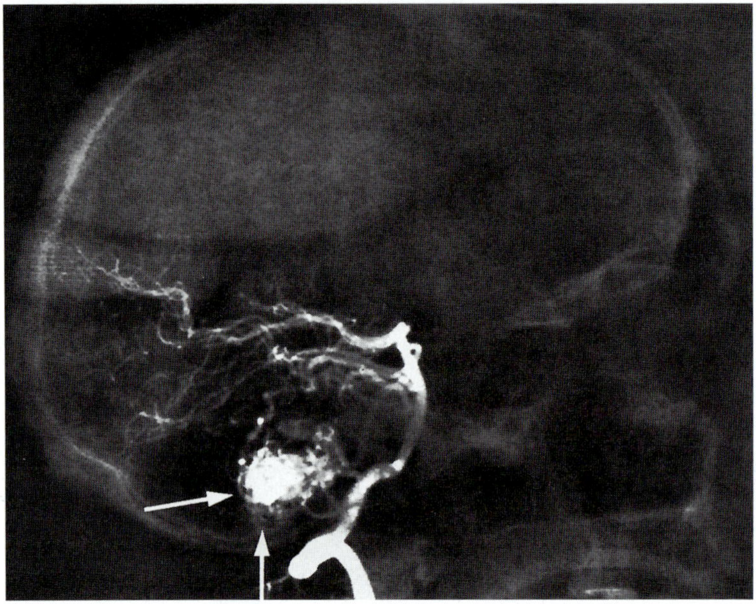

Abb. 12-14 Kleinhirn-Angiom.

12.4 Behandlung

12.4.1 Allgemeine Therapie

In Abhängigkeit vom Gesamtzustand sowie der Bewußtseinslage des Patienten und den örtlich-organisatorischen Gegebenheiten kann die Behandlung von Patienten mit spontanen intrakraniellen Blutungen auf Normal- oder Intensivstationen erfolgen; bewußtlose und bewußtseinsgetrübte Patienten müssen immer auf einer Intensivstation überwacht werden.

In jedem Fall steht die Stabilisierung bzw. auch Normalisierung der Kreislaufverhältnisse im Vordergrund, wobei – besonders bei vorbestehendem Bluthochdruck – keine allzu extreme Blutdrucksenkung angestrebt werden soll, um nicht dadurch eine Verminderung der Hirndurchblutung auszulösen. Patienten mit hypertonischen Massenblutungen im Bereich der Capsula interna, bei denen eine operative Hämatomentlastung nicht möglich ist, werden wegen der zusätzlichen kardialen Risikofaktoren zweckmäßigerweise auf internistischen Intensivstationen behandelt. Unabhängig von der Indikation zu einer Operation gelten für die Behandlung von Patienten mit spontanen intrazerebralen Blutungen die Regeln der neurochirurgischen Intensivmedizin (siehe Kap. 18).

Patienten mit Subarachnoidalblutungen bzw. nach Aneurysmaruptur, die nicht bewußtlos sind, bedürfen einer ständigen Kontrolle der Vitalfunktionen und des neurologischen Befundes. Die Blutdruckwerte sollten bei Normotonikern systolisch 130 mmHg, bei Hypertonikern 160 mmHg nicht überschreiten. Eine Schmerzbekämpfung ist angezeigt, eine gewisse Sedierung wird ebenso empfohlen wie eine geregelte Stuhlentleerung (kein Durchfall!). In verschiedenen Kliniken werden zur Hemmung der Fibrinolyse in einem ein Aneurysma verschließenden Thrombus Antifibrinolytika (Ugurol®, Cyclokapron®, Anvitoff®) verabreicht, die jedoch wegen ihrer Nebenwirkungen (Übelkeit, Durchfälle, Thrombosen, Blutdruckanstieg) nicht unbedenklich empfohlen werden können. Eine sehr gute Beeinflussung des Vasospasmus ist mit Nimodipin (Nimotop®), einem Kalzium-Antagonisten, möglich.

12.4.2 Operation intrazerebraler Hämatome

Wie bereits oben ausgeführt, können hypertonisch bedingte Blutungen im Bereich der Capsula interna in den meisten Fällen nicht operativ angegangen werden, da der operative Zugang unter Umständen weitere Schädigungen setzen würde, und die Patienten häufig in einem nichtoperationsfähigen Zustand sind. Ähnliches gilt für Blutungen im Pons (siehe Abb. 12-6), bei denen die Prognose infaust ist.

Allgemein gilt, daß Hämatome im Großhirn desto eher operativ angegangen werden sollten, je weiter sie vom Hirnstamm entfernt gelegen und je raumfordernder sie sind. Bei diffusen, nicht kugeligen und bei wenig raumfordernden Blutungen sollte man abwarten, um nicht durch den Eingriff eine zusätzliche Hirnschädigung und Belastung des Patienten auszulösen. Eine meist akute Operationsindikation besteht bei den selteneren Kleinhirnblutungen.

In bestimmten Fällen wird es möglich und zweckmäßig sein, Blutungen etwa 10 Tage nach ihrem Auftreten (stereotaktisch) abzupunktieren, um die Ödemneigung des Gehirns um die Blutung herum herabzusetzen. Über die Möglichkeit, frische Hämatome mit über eine Bohrlochtrepanation direkt eingebrachter Urokinase zu verflüssigen und dann abzulassen, liegen noch keine allgemeingültigen Erkenntnisse vor. Bei Ventrikeleinbruchsblutungen kann als letzter Versuch eine externe Ventrikeldrainage angelegt werden.

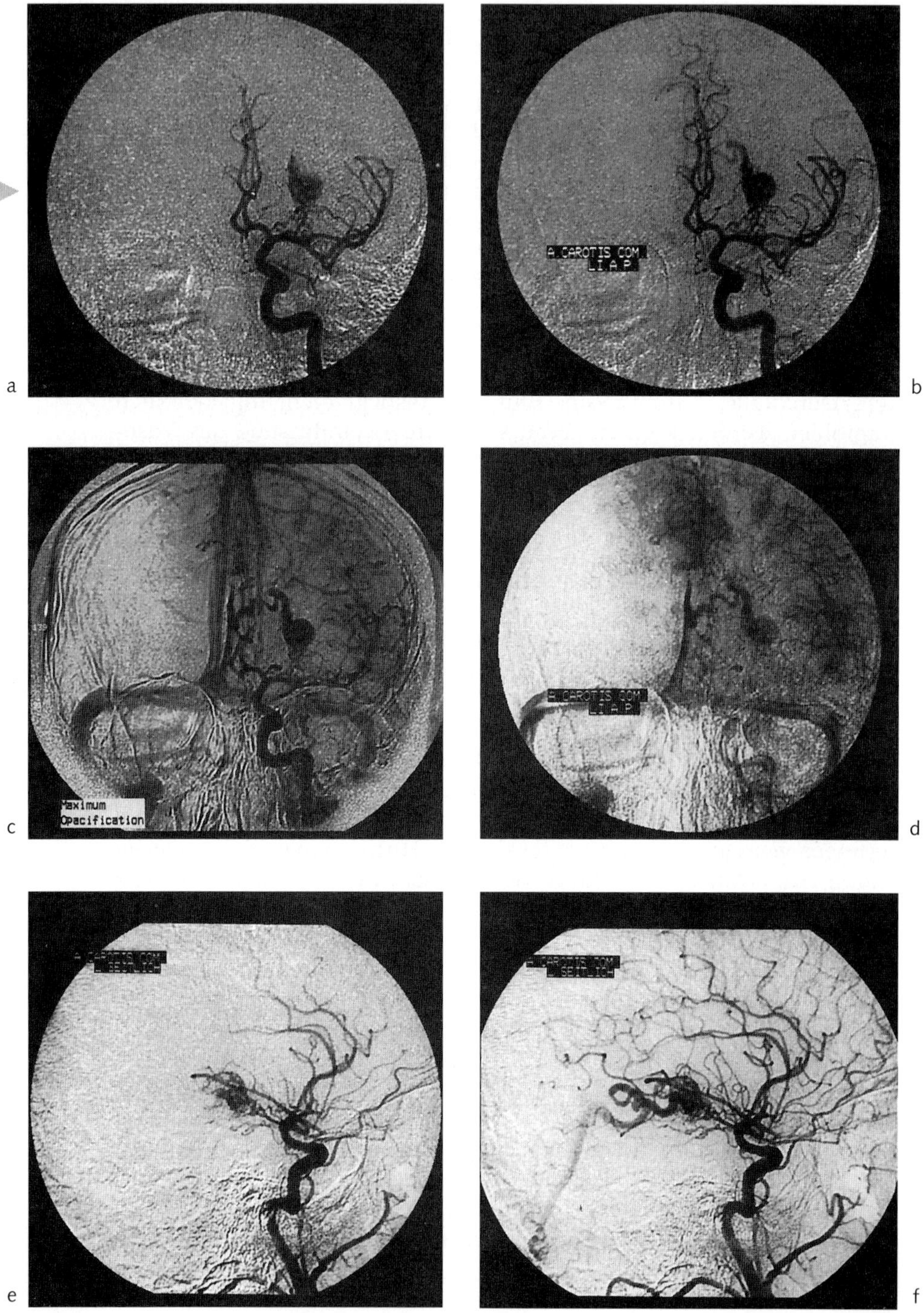
a
A.CAROTIS COM.
LI A.P.
b
Maximum
Opacification
c
A.CAROTIS COM.
LI A.P.
d
e
f

Abb. 12-15

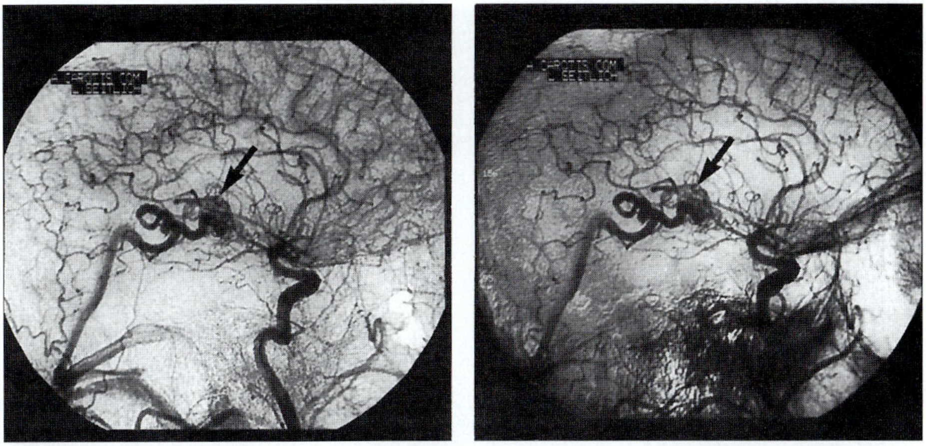

g h

Abb. 12-15 Digitale Subtraktionsangiographie bei arteriovenösem Angiom (Pfeile) im Thalamus.

12.4.3 Aneurysma-Operation

Dank der Einführung des Operationsmikroskops können praktisch alle intrakraniellen Aneurysmen direkt operativ angegangen und mittels verschiedenartiger Clips aus dem Kreislauf ausgeschaltet werden (Abb. 12-16 bis 12-18). Bei breitbasig aufsitzenden Aneurysmen ohne eigentlichen „Hals" würde in Einzelfällen das Aufsetzen eines Clips zum Gefäßverschluß führen, weshalb solche Aneurysmen mit Muskulatur oder Kunststoffen umscheidet werden, um durch die entstehende Narbe einen Rupturschutz zu erreichen.

Da die meisten Nachblutungen etwa zwei Wochen nach der Aneurysmaruptur zu erwarten sind, muß bis dahin die Operation erfolgt

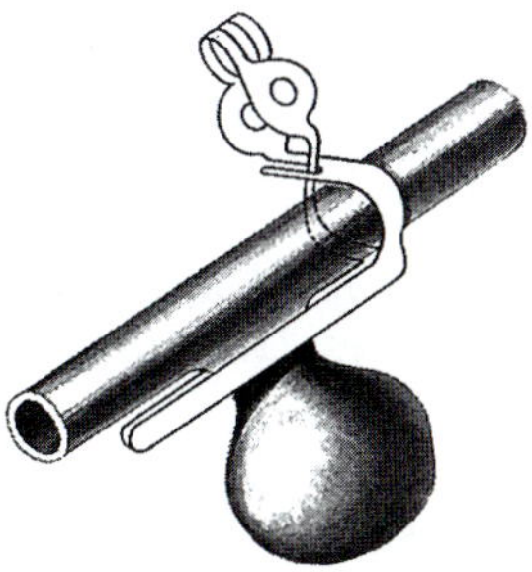

Abb. 12-16
Gefäßumgreifender *McFadden*-Clip auf dem Hals eines Aneurysmas.

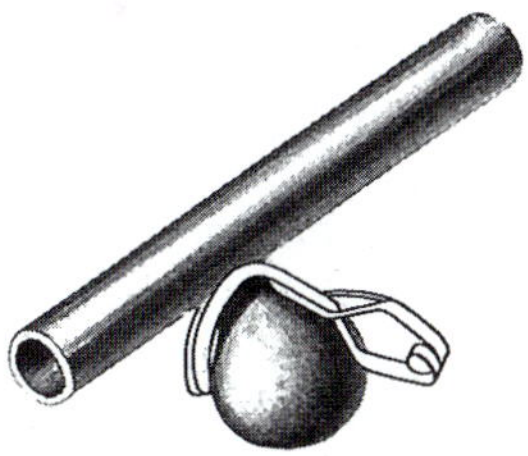

Abb. 12-17
Aneurysmaausschaltung durch gebogenen *Sugita*-Clip.

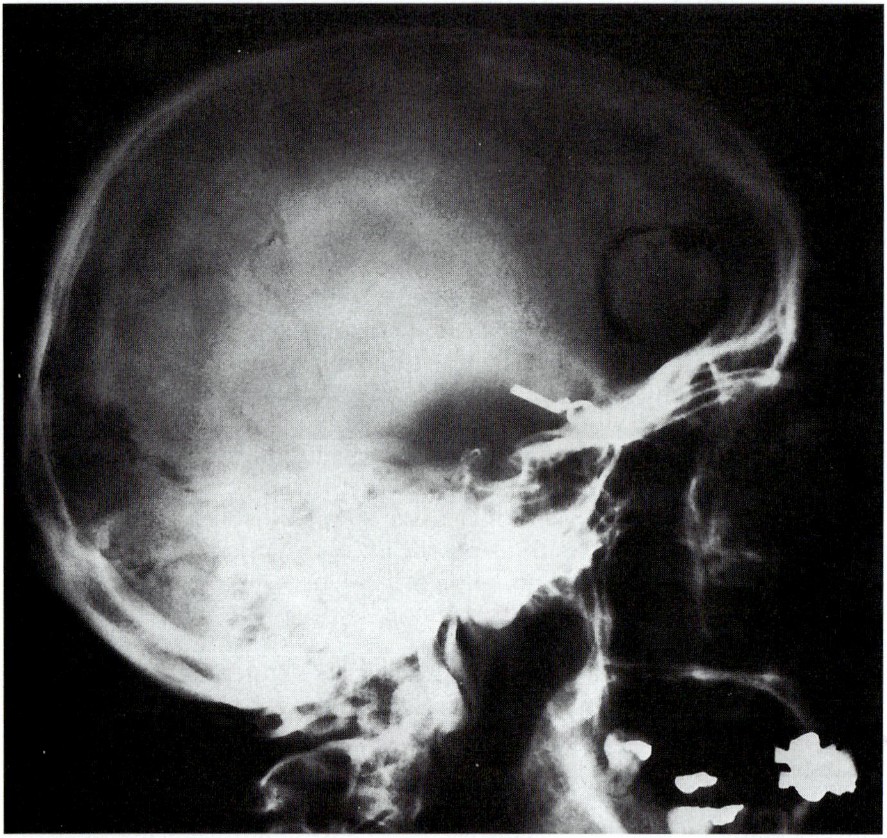

Abb. 12-18 Röntgenaufnahme nach Operation eines Aneurysmas der Arteria communicans anterior mit *Sugita*-Clip.

sein, wenn es der Zustand des Patienten zuläßt. Während der günstigste Operationszeitpunkt etwa 7 bis 12 Tage nach der Ruptur liegt, wenn Hirnödem und Vasospasmus abgeklungen sind, wird heute bei Patienten in gutem Zustand (Grade 1–3 der Tabelle 12-2) schon in den ersten 48 Stunden operiert: Die Präparation ist schwieriger.

Bei Patienten mit schwereren Ausfällen und anhaltender Bewußtlosigkeit muß mit dem Eingriff auf die Stabilisierung des Zustands gewartet werden.

Aneurysmen, deren Ruptur zu massiv raumfordernden intrazerebralen Hämatomen geführt hat, können bei der frühzeitigen Blutungsausräumung „geklippt" werden.

In den letzten Jahren hat sich auch eine endovaskuläre Therapiemethode für bestimmte Aneurysmen entwickelt, nämlich das Einbringen von Platinspiralen in den Aneurysmensack unter Erhaltung der Durchgängigkeit des Gefäßes **(Coiling).** Die Erfolgsentwicklung muß abgewartet werden.

12.4.4 Angiom-Operation

Angiome, die zu einer Blutung geführt haben, sollten nach Möglichkeit operativ ausgeschaltet werden, da sich die Blutung jederzeit wiederholen und den Patienten entsprechend mehr gefährden kann. Symptomlose, zufällig entdeckte Angiome in funktionell wichtigen Hirnregionen, sollten beobachtet werden. Für Angiome in tiefliegenden Hirnstrukturen oder in funktionell bedeutsamen Hirnarealen besteht in begrenztem Umfang die Möglichkeit der Embolisation durch Kunststoff- oder Metallkügelchen bzw. durch Embolisationssubstanzen; bei kleineren tiefliegenden inoperablen Angiomen kann eine stereotaktische Bestrahlung (Linneac, Gamma-Knife, siehe S. 223) versucht werden.

13 Schmerz

> Akute und chronische Schmerzen erfordern unterschiedliche Behandlungskonzepte. Während akuter Schmerz als Warnsignal Reaktionen auf schädigende Einflüsse ermöglicht, um Dauerschäden zu vermeiden, ist der chronische Schmerz schädlich für den Organismus; er entwickelt sich zur eigenständigen Schmerzkrankheit mit allen komplizierenden psychosozialen Begleiterscheinungen.

13.1 Pathophysiologie

Schädliche Reize werden von Nozizeptoren aufgenommen, die histologisch aus Endaufzweigungen sensorischer Nerven bestehen. In der Haut haben etwa 50% der afferenten Fasern nozizeptive Eigenschaften. Sie geben die schmerzhafte Information über dünn-myelinisierte **A-Delta-Nervenfasern** zum Rückenmark weiter. Diese Bahnen vermitteln den **hellen, spitzen Schmerz,** während der **dumpfe und schlecht lokalisierbare Schmerz** den nozizeptiven, nicht-myelinisierten **C-Fasern** zugeordnet wird. Nozizeptoren können sowohl durch physikalische Reize wie auch durch körpereigene Schmerzstoffe, wie Bradykinin, Serotonin, Prostaglandine und Kalium erregt werden. Periphere Mechanismen der Nozizeptoren sind nicht nur in der Haut, sondern auch in Muskeln, Gelenken und in den Viszera aktiv. Auf spinaler Ebene enden die A-Delta- und C-Fasern in den Laminae I, II und V. An diesen Synapsen findet zum ersten Mal über deszendierende Bahnen eine Modulation des afferenten nozizeptiven Einstroms statt. Über aufsteigende Bahnen, insbesondere über den **Tractus spinothalamicus,** werden die nozizeptiven Reize über eine neuronale Verarbeitung in Thalamus und Kortex bewußt wahrgenommen.

Für die Schmerztherapie sind die physiologischen Mechanismen der **Schmerzhemmung** von besonderer Bedeutung. Nozizeptive Neutrone werden nicht nur durch afferente segmentale Stimulation moduliert, sondern auch über körpereigene Hemmsysteme aus Hirnstammstrukturen über deszendierende Bahnen beeinflußt. Dabei spielen Neurotransmitter und Neuromodulatoren eine Rolle, z.B. das biogene Amin Serotonin und die endogenen Opioide Enkephalin und Endorphin. Morphin bewirkt über Opiatrezeptoren im Rückenmark und im limbischen System eine pharmakologische Aktivierung des endogenen Hemmsystems.

Nervenschmerzen können durch pathophysiologische Einflüsse peripher, radikulär oder zentral ausgelöst werden. Eine Sonderform der neurogenen Schmerzentstehung ist der **Deafferenzierungsschmerz,** der zentripetal auf spinaler und subkortikaler Ebene durch eine neuronale Enthemmung verursacht wird. Die **sympathische Reflexdystrophie** ist auf eine traumatische Nervenschädigung mit vaso- und sudomotorischen Störungen in den sympathisch versorgten Erfolgsorganen zurückzuführen. Im Gegensatz zum Nervenschmerz wird der **Rezeptorschmerz** durch schädigende Reize der Nozizeptoren hervorgerufen.

13

Für den klinischen Gebrauch empfiehlt sich folgende Einteilung der Schmerzformen:

- **Nozizeptiver Schmerz**
- **Neurogener Schmerz**
  - peripher
  - radikulär
  - zentral
  - deafferentiv
- **Übertragener Schmerz**
- sympathische Reflexdystrophie
- psychogen

13.2 Behandlungsmöglichkeiten

Der Patient hat ein uneingeschränktes Recht auf Schmerzbehandlung; dabei ist der Arzt zu Sorgfalt und Ausschöpfung des verfügbaren Wissens über Schmerztherapie verpflichtet. Nicht die Frage, ob der Schmerz auf eine Krebserkrankung oder auf eine nicht-tumorbedingte Erkrankung zurückzuführen ist, beeinflußt die Behandlungsstrategie, sondern allein das Phänomen „Schmerz" und seine Intensität. Chronische Schmerzen entwickeln sich dann zu einer eigenständigen Krankheit, wenn durch kausale therapeutische Maßnahmen keine Besserung erzielt werden kann. Aufgrund der komplexen klinischen Erscheinungsform (somatogene, psychische und soziale Komponenten) muß auch die Schmerztherapie auf verschiedenen Wirkungsebenen ansetzen. Dazu gehören die Anleitung zu aktiven Bewegungsübungen, Entspannungstherapie, Schmerzbewältigung mit Stärkung der Gesundheitsressourcen, Einbeziehung des sozialen Umfelds, physikalische Therapie, Nervenblockaden, medikamentöse Therapie und invasive Verfahren. In diesem Zusammenhang ist eine „gezielte Polypragmasie" gerechtfertigt.

13.2.1 Medikamentöse Therapie

Schmerzmedikamente müssen in ausreichend hoher Dosierung nach einem festen Zeitplan verabreicht werden. Retardpräparate mit langer Wirkdauer sind zu bevorzugen. Zentrale und periphere Analgetika können kombiniert werden, um die Wirksamkeit zu steigern. Bei besonders starken Schmerzen ist nach dem WHO-Stufenplan auch der Einsatz von Opioiden gerechtfertigt. Zur Wirkungssteigerung können zusätzlich adjuvante Medikamente, wie Antidepressiva oder Neuroleptika gegeben werden.

13.2.2 Nervenblockaden, Neurolysen

Blockaden peripherer Nerven mit Lokalanästhetika **dienen der Diagnostik.** Die temporäre Ausschaltung gestattet die Zuordnung des Schmerzes zum Innervationsgebiet eines speziellen peripheren Nervs. Üblich sind Blockaden im Versorgungsbereich der peripheren Trigeminusäste, des Nervus occipitalis, des Plexus brachialis, der Interkostalnerven, der Inguinalnerven und des Nervus saphenus. Ist der diagnostische Test positiv im Sinne einer temporären Schmerzunterbrechung verlaufen, so kann die **Indikation zu einem partiell destruierenden Eingriff,** wie z. B. der perkutanen und kontrollierten Thermo- bzw. Kryoläsion, mit größerer Sicherheit gestellt werden. Triggerpunktinfiltrationen sind speziell bei pseudoradikulären Schmerzen wirksam. Sympathikusblokkaden betreffen efferente Nervenfasern und geben Aufschluß über die vom Nervus sympathicus unterhaltenen Schmerzsyndrome (sympathische Reflexdystrophie, ischämische Schmerzen bei der arteriellen Verschlußkrankheit).

Im Anschluß an die diagnostischen Blockaden können durch Serien zwischen sechs und zwölf Einzelblockaden Schmerzphänomene auch langfristig gebessert werden, wie z. B. bei der Trigeminusneuralgie, bei Einklemmungsneuropathien oder bei posttraumatischen Schmerzen. Chemische Neurolysen mit Alkohol oder Phenol sollten nur in Ausnahmefällen durchgeführt werden, da Komplikationen im Sinne von Gewebsnekrosen oder sekundären Deafferenzierungsphänomenen auftreten können.

13.2.3 Operative Verfahren

- **Ablative Eingriffe** haben zum Ziel, die Nozizeption in der Peripherie, in den schmerzleitenden Bahnen des Rückenmarks und in den subkortikalen Relaiskernen des Thalamus zu unterbrechen. Die Hauptindikation destruierender Eingriffe beschränkt sich auf Krebsschmerzen bei kurzer Lebenserwartung des Patienten, da reparative Vorgänge und Neuorganisation afferenter neuronaler Bahnen eine hohe Schmerzrezidivrate bewirken.
- Die **elektrische periphere, rückenmarksnahe** oder **zentrale Neurostimulation** vermag eine Schmerzreduktion durch Aktivierung schmerzhemmender Strukturen in Rückenmark und Hirnstamm zu erzeugen.
- Die **intraventrikuläre** oder **intraspinale Opioidapplikation** über implantierbare Medikamentenpumpen nutzt die pharmakologische Blockierung nozizeptiver Afferenzen über die Opiatrezeptoren im Rückenmark und im Hirnstamm aus.

13.2.3.1 Spinale Rhizotomie

Bei der kompletten Durchtrennung der Hinterwurzel werden Schmerz-, Temperatur- und Berührungsreize aus der Peripherie des versorgenden Segments zum Hinterhorn des Rückenmarks unterbrochen. Selektiver ist die hintere Rhizotomie nach *Sindou,* bei der **ausschließlich die kleinkalibrigen nozizeptiven Fasern,** die sich hauptsächlich an der ventralen Hinterwurzeleintrittszone befinden, unterbrochen werden. Auf diese Weise bleibt die taktile Sensibilität erhalten. Alternativ zur offenen Rhizotomie können die Hinterwurzeln auch mit einer Thermo- bzw. Kryosonde unter Bildwandlerkontrolle im Foramen intervertebrale angezielt und kontrolliert zerstört werden.

Indikationen für die hintere Rhizotomie sind Schmerzen der Thorax- oder Bauchwand bei malignen Geschwülsten. Die perkutane Thermorhizotomie der Wurzeln L1 und L2 ist auch bei inguinalen Schmerzsyndromen, wie sie häufig nach mehrfachen Herniotomien auftreten, wirksam.

13.2.3.2 Thermische Denervation der Wirbelgelenke (Facettendenervation)

Bewegungs- und lageabhängige Schmerzen der Lumbalregion mit pseudoradikulärer Ausstrahlung in die Leiste oder diffus in beide Beine sind häufig auf degenerative Veränderungen der kleinen Wirbelgelenke mit Spondylarthrose und vertikalen Verschiebungen der Gelenkflächen (Subluxation) zurückzuführen. Die Wirbelgelenke werden über den medialen Ast des Ramus dorsalis aus der spinalen Nervenwurzel sensibel versorgt (Abb. 13-1). Dessen thermische Ausschaltung unter Bildwand-

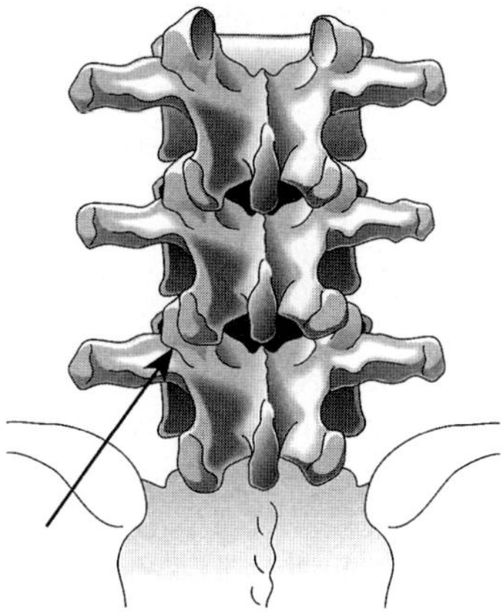

Abb. 13-1 Thermische Denervation der Wirbelgelenke (Facettenrhizotomie): Zielpunkt ist der mediale Ast des Ramus dorsalis der Spinalnervenwurzel am medialen Rand des Querfortsatzes (Pfeil).

lerkontrolle kann die bewegungs- und lageabhängigen Schmerzen in den betroffenen Bewegungssegmenten mindern. Gelingt es, durch eine Testblockade der kleinen Wirbelgelenke mit Lokalanästhestika, die Schmerzen für einen begrenzten Zeitraum zu unterbrechen, so hat die thermische Ausschaltung Aussichten auf einen längerfristigen Therapieerfolg.

13.2.3.3 Chordotomie

Die Aufhebung der kontralateralen Schmerz- und Temperaturempfindung bei erhaltener Sensibilität ist das Ergebnis einer **Läsion des Tractus spinothalamicus** im vorderen Quadranten des Rückenmarks. Für die klassische Methode der **offenen anterolateralen Chordotomie nach Förster** muß der Wirbelkanal mittels Hemilaminektomie oder Laminektomie eröffnet werden. Die Eindringtiefe der Inzision in den Vorderseitenstrang des Rückenmarks richtet sich nach der Schmerzlokalisation und der entsprechenden somatotopischen Gliederung (Abb. 13-2). Die Läsionshöhe soll in aller Regel vier Segmente über dem Schmerzniveau geplant werden: Zur Beseitigung von Schmerzen in der unteren Körperhälfte ist die Chordotomie in Höhe des 3.–5. Brustwirbels üblich, für Schmerzzustände im Bereich der oberen Extremitäten wird der hochzervikale Zugang in Höhe des 1. und 2. Halswirbels gewählt. Bei Schmerzen in der Mittellinie oder im Bereich beider Extremitäten ist die Chordotomie bilateral erforderlich. Zur Vermeidung einer funktionellen Beeinträchtigung des Rückenmarks durch ein Ödem werden die Inzisionen im Vorderseitenstrang in einem unterschiedlichen Niveau angelegt.

Komplikationen der offenen Chordotomie sind ipsilaterale Paresen oder Blasen-Mastdarm-Störungen.

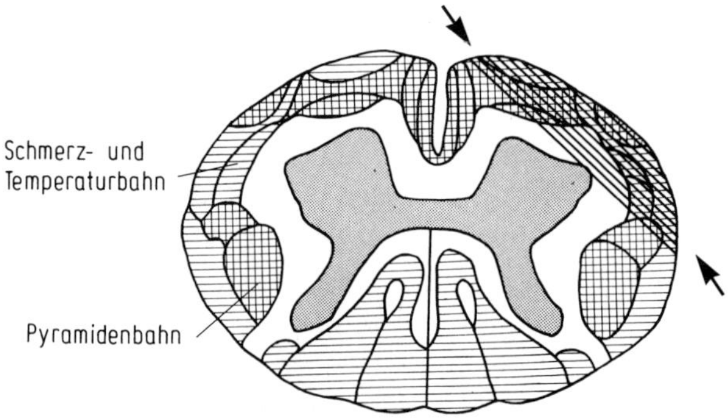

Abb. 13-2 Schnittführung bei der offenen Chordotomie (Pfeile).

Wesentlich eleganter als die offene Methode ist die **perkutane zervikale Chordotomie:** Sie bietet gegenüber der offenen Methode folgende Vorteile: Der Eingriff wird beim wachen Patienten in Lokalanästhesie durchgeführt, so daß unerwünschte Nebenwirkungen, wie ipsilaterale Paresen, unter laufender Prüfung der Motorik während des Eingriffs auf ein Mindestmaß reduziert werden können. Unter Bildwandlerkontrolle wird der Spinalkanal lateral zwischen dem 1. und 2. Halswirbel punktiert. Durch Injektion von Kontrastmittel über die liegende Kanüle wird die vordere Rückenmarksbegrenzung und das Ligamentum denticulatum als Halteband des Rückenmarks markiert. Durch die Hohlnadel wird unter laufender Messung des Gewebswiderstands eine Elektrode in das Rückenmark ventral vom Ligamentum denticulatum in den Vorderseitenstrang eingeführt (Abb. 13-3). Eine Teststimulation erzeugt bei korrekter Elektrodenlage Reizparästhesien bzw. ein Wärmegefühl in der kontralateralen Körperhälfte. Hat man sich von der korrekten Elektrodenanlage überzeugt, schließt sich eine Hochfrequenzläsion an mit einer Temperatur zwischen 60 und 70 °C an der Elektrodenspitze. Bereits nach ein bis zwei Läsionen ist die Schmerz- und Temperaturempfindung in der kontralateralen Körperhälfte aufgehoben, während Berührungs- und Lageempfinden erhalten bleiben.

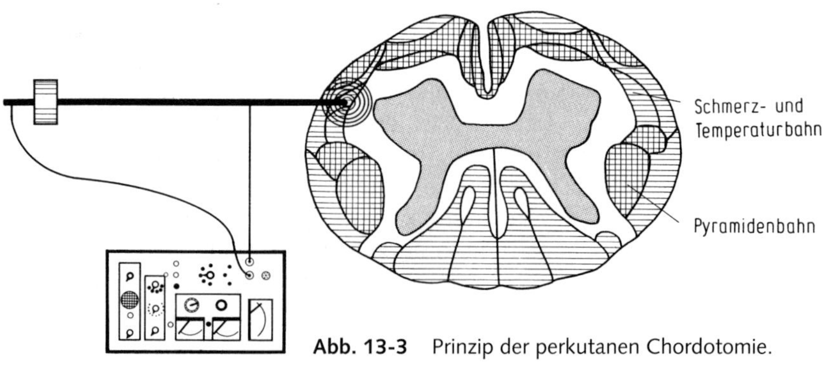

Abb. 13-3 Prinzip der perkutanen Chordotomie.

Indikation: Schwerste opiatresistente Schmerzzustände als Folge von Geschwulstbildungen oder Metastasen. Dabei sollte das Schmerzniveau unterhalb des Dermatoms C6 liegen.

13.2.3.4 Läsion der Hinterwurzeleintrittszone nach Nashold (DREZ-Läsion: Dorsal-root-entry-zone-lesion)

Die DREZ-Läsion wurde 1976 von *Nashold* als neues Therapiekonzept zur Behandlung von Deafferenzierungsschmerzen entwickelt. Der mikrochirurgische Eingriff am offenen Rückenmark zielt darauf ab, die durch periphere Deafferenzierung **enthemmten Neurone im Hinterhorn des Rückenmarks mittels mehrerer Hochfrequenzläsionen zu zerstören.** Nach Laminektomie oder Hemilaminektomie wird die Dura paramedian eröffnet und die Hinterwurzeleintrittszone unter Kontrolle des Operationsmikroskops dargestellt. Im Abstand von 2 mm werden in rostro-kaudaler Richtung Hochfrequenzläsionen mit einer Koagulationstemperatur von 75–80 ° Celsius gesetzt (Abb. 13-4).

Indikation: Deafferenzierungsschmerzen nach zervikalem Wurzelausriß, Deafferenzierungsschmerzen nach kompletter sensomotorischer Querschnittlähmung.

Komplikationen können sein: ipsilaterale Paresen, Sensibilitäts- oder Miktionsstörungen.

13.2.3.5 Elektrostimulation

Die Elektrostimulation ist für nicht-tumorbedingte Schmerzen ein risikoarmes Behandlungsverfahren. Im einzelnen kann diese Methode an der Körperoberfläche auf der Rezeptorseite **transkutan (TENS),** über den **Hintersträngen des Rückenmarks (SCS)** oder zentral in den **Relais-**

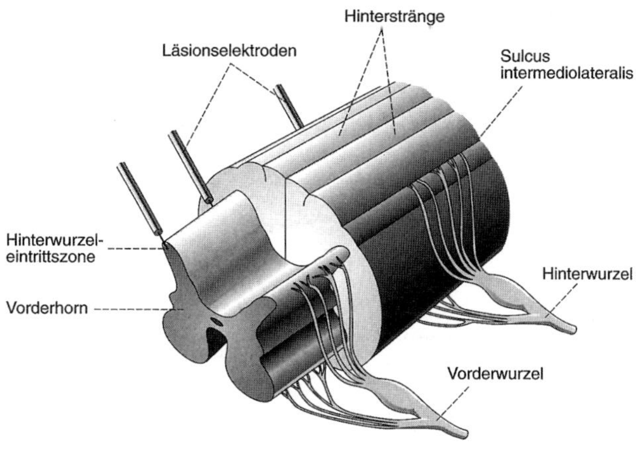

Abb. 13-4 DREZ (Dorsal-root-entry-zone-lesion) nach *Nashold*: Hochfrequenzläsion im Verlauf des Sulcus intermediolateralis an der Eintrittszone der Hinterwurzeln.

kernen des Thalamus bzw. im zentralen Höhlengrau (DBS) angewendet werden. Bis heute ist der Mechanismus der Schmerzdämpfung durch die elektrische Stimulation der Hinterstränge des Rückenmarks über implantierte Elektroden nicht sicher geklärt. Als theoretische Basis dient die sogenannte **Gate-Control-Theorie,** die von *Melzack* und *Wall* 1965 entwickelt wurde. Danach wird die Aktivität schmerzleitender Neurone im Hinterhorn des Rückenmarks durch die elektrische nichtschmerzhafte Reizung von schnelleitenden Aβ-Fasern über Interneurone in der Substantia gelatinosa des Rückenmarks gehemmt.

In Lokalanästhesie wird unter Bildwandlerkontrolle eine vierpolige Elektrode über eine Spezialkanüle in den Epiduralraum des Wirbelkanals vorgeschoben (Abb. 13-5). Bei Schmerzen in den Beinen wird eine Plazierung der Elektrode in Höhe des unteren Thorakalmarks in Höhe des 12. Brustwirbels angestrebt. Wenn die Reizparästhesien die schmerzbetroffenen Körperareale überdecken, wird das Elektrodenkabel seitlich aus der Haut herausgeleitet, damit der Patient im Laufe mehrerer Tage zunächst eine Probestimulation durchführt. Wird eine reproduzierbare und zufriedenstellende Schmerzreduktion erzielt, entschließt man sich zur Implantation eines Empfängersystems, das mit der liegenden Elektrode unter der Haut verbunden wird. Das implantierte Elektroden-Empfängersystem wird über einen extern regelbaren Radiofrequenzsender angesteuert. Alternativ können auch Vollimplantate eingesetzt werden, die aus einer Elektrode, einem Verbindungskabel und einer implantierbaren Stimulationseinheit bestehen. Das Implantat kann von außen programmiert und mit einem Magneten ein- und ausgeschaltet werden.

Indikation: Die besten Langzeiterfolge hat die Methode der Rückenmarkstimulation bei Nervenschmerzen nach mehrfachen Bandscheibenoperationen, nach Verletzungen des Rückenmarks, von peripheren Nerven und Nervengeflechten, bei Phantom- und Stumpf-

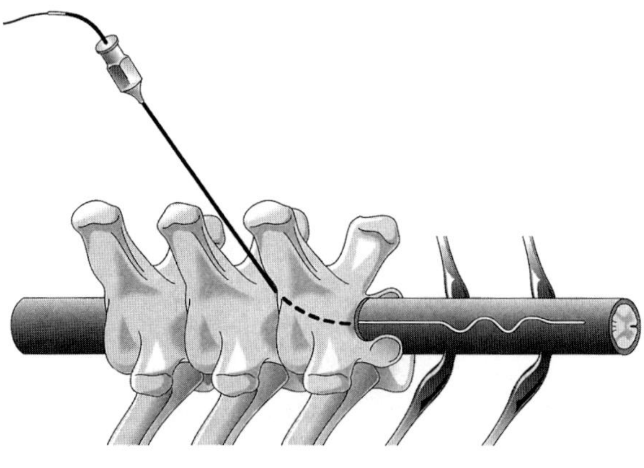

Abb. 13-5 Technik der Rückenmarkstimulation: Epidurales Vorschieben der Elektrode über eine Spezialkanüle.

schmerzen oder beim Ruheschmerz bei der arteriellen Verschlußkrankheit.

13.2.3.6 Rückenmarksnahe Opioidapplikation

Opioide (Morphin, Buprenorphin, Fetanyl), die spinal in den Periduraloder in den Liquorraum abgegeben werden, **besetzen Opiatrezeptoren im Hinterhorn des Rückenmarks** und bewirken auf diese Weise bereits mit geringen Dosierungen eine starke und anhaltende Analgesie. Dabei hat sich herausgestellt, daß der therapeutische Effekt mit den geringsten Nebenwirkungen am besten ist, wenn das Opioid kontinuierlich in den Liquorraum abgegeben wird. Technisch ist dazu die Implantation eines Spinalkatheters erforderlich, der mit einem subkutan plazierten Port verbunden und perkutan mit einer externen Pumpe konnektiert wird.

Diese Methode hat sich bei Patienten bewährt, die unter unerträglichen Krebsschmerzen leiden und deren Lebenserwartung begrenzt ist. Für die Langzeitanwendung der kontinuierlichen intrathekalen Opioidinfusion sind implantierbare Medikamentenpumpen geeignet. Aktuell stehen zwei verschiedene Pumpentypen zur Verfügung: Einmal die mit Flüssiggas getriebene Pumpe mit unbegrenzter Lebensdauer, und die von außen programmierbare elektronisch gesteuerte Medikamentenpumpe. Die Pumpen müssen je nach eingestellter Flußrate und dem in der Pumpenkammer verfügbaren Volumen in Abständen von 4–12 Wochen perkutan wieder aufgefüllt werden. Inzwischen wird der Vorteil dieser effektiven und reversiblen Therapieform nicht nur für Krebsschmerzen sondern auch für chronische, nicht-tumorbedingte Schmerzzustände ausgenutzt. So hat sich die intrathekale Opioidapplikation über implantierbare Medikamentenpumpen bei „Postdiskektomiesyndromen“ mit überwiegend vertebralen Schmerzen, bei Stumpf- und Phantomschmerzen nach Amputationen und bei Schmerzzuständen nach Querschnittlähmungen auch langfristig als wirksam erwiesen. Voraussetzung für die definitive Implantation einer Medikamentenpumpe ist die Ausschöpfung kausaler Behandlungsformen und der oralen, medikamentösen Schmerztherapie. Ferner sollte die Wirksamkeit durch eine intrathekale Testapplikation von Opioiden und ihre Verträglichkeit gesichert sein.

13.3 Trigeminusneuralgie

Die Trigeminusneuralgie ist bei sorgfältiger Schmerzanalyse nicht mit anderen Gesichtsschmerzen zu verwechseln. Charakteristisch sind **triggerbare Schmerzattacken (Tic douloureux),** die überwiegend im Versorgungsgebiet des II. und III. Trigeminusastes auftreten (Abb. 13-6). Nach

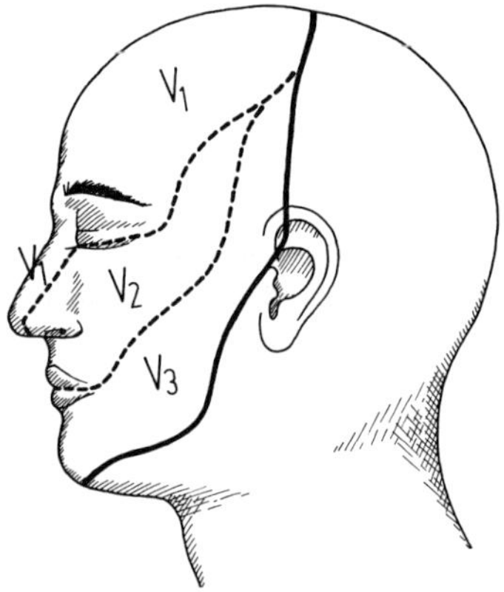

Abb. 13-6 Hauptversorgungsgebiet der drei Trigeminusäste:
V_1 = N. ophthalmicus bzw. supraorbitalis
V_2 = N. maxillaris
V_3 = N. mandibularis

Janettas systematischer Exploration der hinteren Schädelgrube (1976) hat sich zunehmend bestätigt, daß der Tic douloureux in den meisten Fällen durch eine arterielle Gefäßkompression im Bereich der Trigeminuswurzel parapontin ausgelöst wird. Insofern ist die Unterscheidung zwischen der „idiopathischen“ Trigeminusneuralgie von der „symptomatischen“ Trigeminusneuralgie nicht mehr aktuell. Sinnvoller ist es, die typische Trigeminusneuralgie mit ihren mindestens vier Kriterien: anfallsartig (kürzer als zwei Minuten), Verteilung im Bereich der Trigeminusäste, kein neurologisches Defizit, Stereotypie (asymptomatisch zwischen den Attacken, plötzlich, scharf, oberflächlich) von dem Dauerschmerz bei der Trigeminusneuropathie infolge Verletzung peripherer Trigeminusäste zu unterscheiden.

13.3.1 Diagnostik

Nicht immer ist die Ursache einer typischen Trigeminusneuralgie eine Gefäßkompression der Trigeminuswurzel am Hirnstamm, sondern in etwa 5–10% der Fälle können Tumoren im Kleinhirnbrückenwinkel, arteriovenöse Malformationen oder auch entzündliche Prozesse (Herpes zoster, Borreliose oder Multiple Sklerose) Ursache für die Trigeminusneuralgie sein.

Unerläßlich sind aus diesem Grund Röntgennativaufnahmen des Schädels, Computertomographie oder noch besser eine Kernspintomographie des Schädels. Häufig werden Gesichtsschmerzen anderer Ätiologie, wie z.B. die Myoarthropathie, als Funktionsstörung des Kiefergelenks mit Muskelspasmen, die Glossopharyngeusneuralgie und der Clusterkopfschmerz mit der Trigeminusneuralgie verwechselt.

13.3.2 Medikamentöse Therapie

Im Beginn der Trigeminusneuralgie ist Carbamazepin das Mittel der Wahl. Die Therapie beginnt einschleichend, wobei der Blutspiegel höher als bei der Epilepsietherapie sein sollte. Bei Therapieresistenz kann zusätzlich Baclofen oder auch ein anderes Antiepileptikum gegeben werden. Bei Nebenwirkungen oder Therapieresistenz der medikamentösen Behandlung sind operative Verfahren indiziert.

13.3.3 Kontrollierte Thermokoagulation des Ganglion Gasseri

Bei dieser sehr wirksamen Methode, die bei typischer Trigeminusneuralgie mit anfallsartigen Schmerzen in über 90% der Fälle erfolgreich ist, wird in Kurznarkose eine Elektrode unter Bildwandlerkontrolle durch die Haut neben dem Mundwinkel durch das Foramen ovale an der Schädelbasis in das Ganglion *Gasseri* eingeführt (Abb. 13-7).

Mit Hilfe einer elektrischen Reizung wird geprüft, in welchem der drei Äste die Elektrodenspitze liegt. Die Lage der Elektrode wird so lange korrigiert, bis der schmerzbetroffene Trigeminusast mit reizbedingten Kribbelparästhesien reagiert. Zur Ausschaltung der schmerzleitenden Fasern im Ganglion *Gasseri* schließt sich eine Hochfrequenzläsion mit Temperaturen um 70 °C für die Dauer von 50 bis 60 Sekunden an. Dadurch werden in aller Regel der Schmerz und die Triggerzone beseitigt. Als Folge des Eingriffs entsteht eine Sensibilitätsstörung in dem ausgeschalteten Ast, die allerdings vom Patienten gern in Kauf genommen wird. Durch die Temperaturkontrolle an der Elektrodenspitze tritt heu-

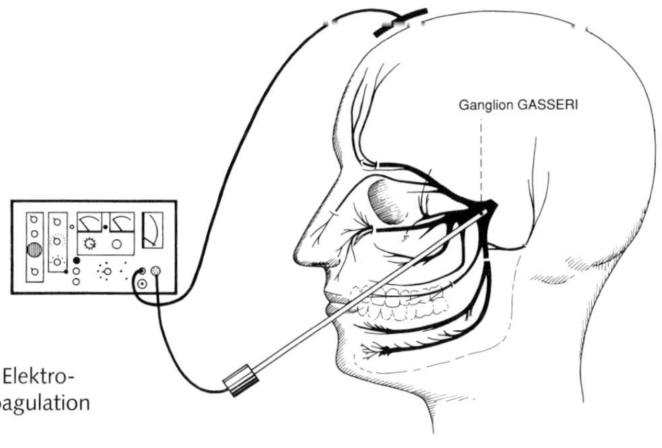

Abb. 13-7 Lage der Elektroden bei der Thermokoagulation des Ganglion *Gasseri*.

te kaum mehr die gefürchtete Komplikation der Anaesthesia dolorosa auf. Dieser therapeutisch nicht mehr zu beeinflussende Brennschmerz, der nach kompletter Schädigung des Trigeminusnervs eintreten kann, ist Grund für die Einsicht, daß heute offene Durchtrennungen des sensiblen Trigeminusanteils in der mittleren und hinteren Schädelgrube (Operationsmethoden nach *Spiller-Frazier* und *Dandy*) nicht mehr vorgenommen werden. Alternativ zur perkutanen Thermokoagulation des Ganglion *Gasseri* werden mit gutem Erfolg über den gleichen perkutanen Zugang Chemoneurolysen mit Glycerin oder eine Mikrokompression des Ganglion *Gasseri* mit einem Ballonkatheter durchgeführt.

13.3.4 Mikrovaskuläre Dekompression der Trigeminuswurzel (nach Janetta)

Der Zusammenhang einer arteriellen Kompression der Trigeminuswurzel am Hirnstamm mit einer Trigeminusneuralgie wurde eingangs beschrieben und geht bereits auf intraoperative Beobachtungen von *Gardner* 1959 zurück. Die Dekompression der Trigeminuswurzel in der hinteren Schädelgrube hat gegenüber allen anderen destruierenden Methoden den Vorteil, daß die Integrität der Trigeminusafferenz intakt bleibt. Das bedeutet für den Patienten, daß er im Regelfall nach dem operativen Eingriff keine neurologischen Störungen in Kauf nehmen muß. Die Operation wird in Vollnarkose durchgeführt. Über eine kleine osteoklastische Trepanation hinter dem Warzenfortsatz wird unter Zuhilfenahme des Operationsmikroskops die Trigeminuswurzel im Kleinhirnbrückenwinkel dargestellt. Das komprimierende Gefäß wird von der Nervenwurzel gelöst, mobilisiert und durch Interposition von Muskelstückchen oder alloplastischem Material in Richtung Tentorium verlagert (Abb. 13-8). Besonders bei kreislaufgesunden jüngeren Patienten würde man diese Operation einer destruierenden Methode vorziehen.

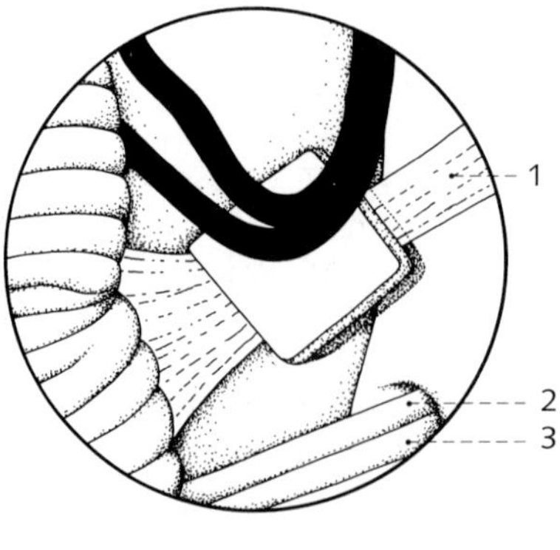

Abb. 13-8 Prinzip der Dekompression der Trigeminuswurzel (1) im Kleinhirnbrückenwinkel rechts durch Unterfütterung einer Arterienschlinge, z. B. mit einem Muskelstückchen.
2 = N. facialis, 3 = N. statoacusticus.

14 Hydrozephalus

Hinter dem Begriff Hydrozephalus, „Wasserkopf", verbergen sich eine Reihe von Krankheitsbildern unterschiedlicher Ätiologie und Klinik, die alle mit einem Mehr an Liquor und einer Erweiterung der Hirnkammern auf Kosten der Hirnsubstanz einhergehen.
Eingeschlossen in die oben aufgeführte Definition ist der sog. **Hydrocephalus e vacuo,** bei dem es auf Grund einer Hirnatrophie zu einer Erweiterung der Liquorräume kommt. Im Gegensatz dazu stehen alle übrigen Hydrozephalus-Formen, bei denen eine Störung der Produktion, Zirkulation und/oder Resorption des Liquor cerebrospinalis vorliegt.

14.1 Physiologie

80–90% des Liquors werden als Ultrafiltrat aus den Kapillaren des Plexus chorioideus abgepreßt und dann aktiv über das Plexusepithel in die Ventrikel sezerniert. Die restliche Menge wird wahrscheinlich über die Hirnparenchymkapillaren bzw. im intrakraniellen und spinalen Subarachnoidalraum gebildet. Ingesamt werden sowohl von Erwachsenen als auch von Kindern und älteren Kleinkindern etwa 20 ml Liquor pro Stunde produziert. Die Gesamtliquormenge beträgt beim Neugeborenen ca. 5 ml, beim Säugling etwa 40–60 ml und steigert sich dann mit zunehmendem Alter – der Zehnjährige erreicht ungefähr 120–140 ml – bis auf 200 ml beim Erwachsenen.

Von dem Hauptbildungsort der Plexus chorioidei der Seitenventrikel gelangt das Hirnwasser in das Foramen *Monroi* in den dritten Ventrikel und von dort über den Aquädukt in die vierte Hirnkammer. Hier und am Dach des dritten Ventrikels finden sich weitere Plexus chorioidei. Der Liquor erreicht dann über die Foramina *Magendii* und *Luschkae* die spinalen und intrakraniellen Subarachnoidalräume, von wo aus er zu den Resorptionsstellen, den *Pacchioni*-Granulationen, gelangt. Der exakte Mechanismus der Absorption ist bis heute noch unklar. Unbestritten ist aber seine Druckabhängigkeit. Als weiterer Resorptionsweg, der wohl insbesondere im Rahmen eines Hydrozephalus zum Tragen kommt, wird die Prälymphe der Hirn- und Spinalnerven, als auch der zerebralen Gefäße diskutiert.

Zusätzlich besteht wohl noch die Möglichkeit, daß der Liquor entlang eines Druckgradienten transependymal druch den Extrazellulärraum des Hirngewebes von den Seitenventrikeln in den Subarachnoidalraum und damit zu den Resorptionsstellen gelangt.

14.2 Epidemiologie

Da der Hydrozephalus häufig nur als Folgeerkrankung auftritt, ist seine alleinige Inzidenz in der Bevölkerung unbekannt. Als einzelne angeborene Störung wird in der Literatur eine Inzidenz von 0,9–1,5 pro 1000 Geburten angegeben. In der Kombination mit anderen ätiologischen Faktoren wird die Inzidenz auf 3–4 pro 1000 Lebendgeburten geschätzt, wobei man hier wohl von höheren Zahlen ausgehen sollte.

In Abhängigkeit von der Zeit des Auftretens bzw. des Bestehens der Liquorzirkulationsstörung und deren Folgen kann das Krankheitsbild des Hydrozephalus weiter unterteilt werden. Man unterscheidet in diesem Zusammenhang den **akuten Hydrozephalus,** mit einem Eintreten der Symptomatik innerhalb von Stunden bis Tagen, von dem des **subakuten** und **chronischen Verlaufs,** bei denen sich die Symptome über Wochen bzw. Monate einstellen.

Als sog. **arrested hydrocephalus** bezeichnet man einen fixierten Folgezustand eines chronisch bestehenden Hydrozephalus, bei dem der Hirndruck auf Normalwerte zurückgekehrt ist und keine progrediente neurologische Symptomatik mehr besteht. Vom klinischen Aspekt her unterscheidet man den Hydrozephalus des Säuglings- und Kindesalters von dem des Erwachsenen, die deshalb getrennt dargestellt werden sollen.

14.3 Hydrozephalus des Säuglings- und Kindesalters

14.3.1 Pathophysiologie

Wie schon oben erwähnt, entsteht ein Hydrozephalus auf Grund einer Störung des Gleichgewichts der Bildung, Zirkulation und Resorption von Hirnwasser, wobei eine Überproduktion, z.B. im Rahmen eines Plexuspapilloms, und eine isolierte Störung der Rückresorption die selteneren Ursachen eines Hydrozephalus sind. Bei den kindlichen

Hydrocephali liegt meistens eine Störung der Zirkulation, also eine Verlegung des Liquorwegs, vor, z. B. in der Folge eines *Arnold-Chiari-Syndroms* bzw. bei einer angeborenen Nichtanlage des Aquaeductus *Sylvii* oder durch Tumoren, die den Aquädukt komprimieren und dadurch eine Passage des Liquors verhindern. Häufiger sind jedoch Verklebungen durch Entzündungen während bzw. nach der Schwangerschaft oder nach Ventrikelblutungen unter der Geburt Ursache für eine Verlegung des Zirkulationswegs. Liegt ein solcher Verschluß vor, spricht man von einem **Hydrocephalus occlusus,** wogegen man bei einer Störung der Rückresorption, aber ungestörter Liquorpassage, von einem **Hydrocephalus communicans** spricht.

Durch den resultierenden Aufstau von Hirnwasser kommt es zu einer Änderung der intrakraniellen Druckverhältnisse. Dies führt nach dem Aufbrauchen von Reservekapazitäten, z. B. Steigerung der Resorption, wahrscheinlich über eine Zunahme der Hirnelastizität zu einer Erweiterung der Ventrikel. Beim kindlichen Schädel kann es dann wegen der noch nicht verschlossenen Schädelnähte als Druckausgleich zu einer enormen Aufweitung des Schädels kommen.

Trotz dieser relativen Druckentlastung kommt es im Hirngewebe zu strukturellen Veränderungen bzw. zu Störungen der Entwicklung des reifenden Organs. Verursacht werden diese Schäden zum einen durch den Druck, der das Gewebe direkt angreift, zum anderen durch die Folgen der allgemeinen intrakraniellen Drucksteigerung im Sinne von hypoxischen oder ischämischen Schädigungen. Reaktiv kommt es dann zu einer Proliferation der subependymalen Gliazellen und bei einer Schädigung der Axone des Marklagers zu einer Astrozytose. Von diesen histologischen Veränderungen ist hauptsächlich die weiße Substanz betroffen.

14.3.2 Symptomatik

Das Vollbild des Hydrozephalus mit ballonartig aufgetriebenem Schädel, blasser, dünner Kopfschwarte mit gestauten Venen, sowie typischerweise mit einer gespannten, vergrößerten Fontanelle und einem „Sonnenuntergangsphänomen“, d. h., Verschwinden der Kornea unter dem Unterlid, als Ausdruck einer vertikalen Blickparese, wird heute nur noch selten angetroffen. Meist fällt das Kind mit einem Hydrozephalus schon frühzeitig bei der Vorsorgeuntersuchung durch ein progredientes Kopfwachstum oder durch Gedeihstörungen, motorische Unruhe und schrilles Schreien auf. Die klassischen Zeichen der Hirndrucksteigerung treten erst bei älteren Kindern, wenn die Schädelnähte geschlossen sind, auf. Zu nennen wären Kopfschmerzen, Übelkeit, Erbrechen und Bewußtseinsstörungen. Weiterhin können eine ein- oder beidseitige Abduzensparese, Stauungspapillen und bei älteren Kindern eine Spastik der Beine beobachtet werden. Bei einem länger bestehenden Hydrozephalus kann es zu geistigen Entwicklungsstörungen kommen.

14.3.3 Diagnostik

Als ergänzende Untersuchungsmethode neben der evtl. eindeutigen Klinik, steht als einfachste Methode, bei noch offener Fontanelle, die Echoenzephalographie (Abb. 14-1) als Ultraschallverfahren zur Verfügung. Mit diesem Verfahren können rasch und nebenwirkungsfrei die Ventrikelweite und die Dicke des Hirnmantels bestimmt werden. Am aussagekräftigsten ist hierbei aber die Computertomographie (Abb. 14-2) und die Magnetresonanztomographie, wobei bei diesen Methoden evtl. gleich eine Ursache für den Hydrozephalus dargestellt werden kann. Neben der Ventrikelweite weisen bei der Computertomographie auch periventrikuläre Hypodensitäten, sog. Druckkäppchen (vgl. Abb. 14-4), auf einen erhöhten Liquorgehalt des Hirnparenchyms und damit auf das Vorhandensein eines aktiven Hydrozephalus hin. Bei der Magnetresonanztomographie entspricht dies den periventrikulären erhöhten Signalintensitäten in den T1- und T2-gewichteten Aufnahmen. Trotz dieser modernen Verfahren sollte nicht eine konventionelle Röntgenübersichtsaufnahme des Schädels fehlen, um die knöchernen Verhältnisse beurteilen zu können. Als indirekte Hinweise auf eine intrakranielle Drucksteigerung würden sich hierbei Nahtsprengungen bzw. das Bild eines „Wolkenschädels“ (siehe Abb. 9-6) ergeben.

Eine direkte Aussage über den Schädelinnendruck kann mit den oben aufgeführten diagnostischen Maßnahmen natürlich nicht gemacht werden. Hierzu muß eine Hirndruckmessung durchgeführt werden.

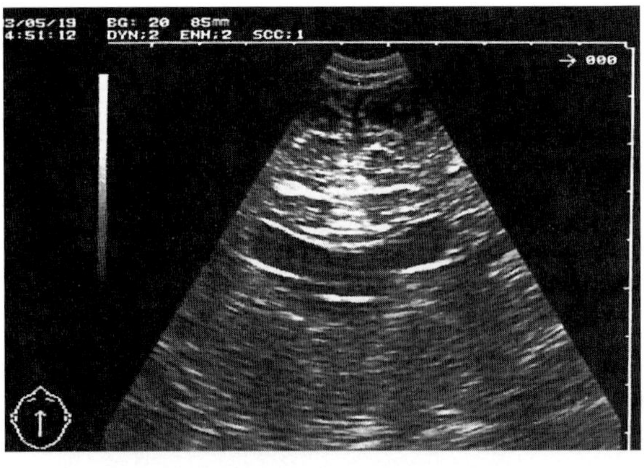

Abb. 14-1
Ultraschallbild des Gehirns von der großen Fontanelle aus: normal weite Seitenventrikel.

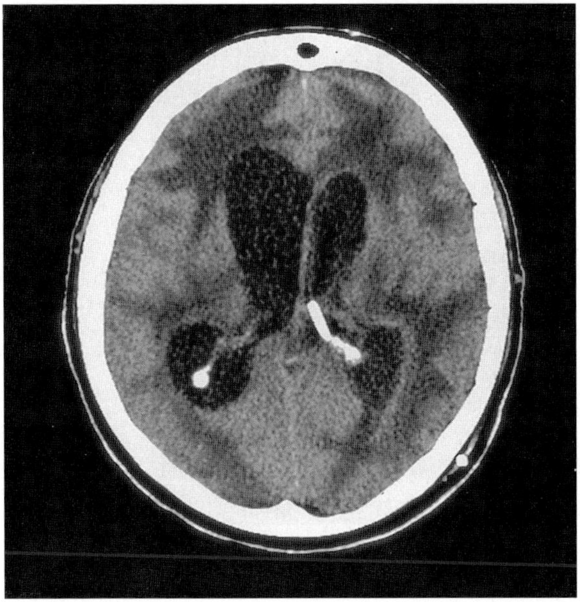

Abb. 14-2
Computertomogramm: Hydrozephalus eines Erwachsenen bei Zustand nach Subarachnoidalblutung; es liegt eine Shunt-Insuffizienz und eine Foramen-*Monroi*-Blockade vor. Beachte die unterschiedliche Größe der Seitenventrikel und die periventrikulären Hypodensitäten.

Wobei man zum einen invasive Verfahren, z.B. eine Ventrikeldruckmessung oder eine epidurale Druckmessung, anwenden kann, zum anderen steht bei Kindern mit noch offener Fontanelle die Fontanometrie als nichtinvasives Meßverfahren zur Verfügung.

14.4 Hydrozephalus des Erwachsenen

14.4.1 Pathophysiologie

Pathophysiologisch unterscheidet sich der Hydrozephalus des Erwachsenen von dem des Kindes eigentlich nur in dem Punkt, daß die Schädelnähte des Erwachsenen geschlossen sind und sich damit der Hydrozephalus äußerlich nicht durch eine Zunahme des Schädelumfangs bemerkbar macht, sondern frühzeitig die Symptomatik der Hirndrucksteigerung zeigt. Auch hier wird der Hydrozephalus auf Grund einer Störung des Liquorhaushalts hervorgerufen. Beim Erwachsenen können Schädel-Hirn-Traumen oder Subarachnoidalblutungen die Ursache für eine Liquorüberproduktion sein. Verlegungen bzw. Verklebungen der Liquorwege können ebenfalls nach Blutungen, Entzündungen, im Rahmen von Tumorerkrankungen (Abb. 14-3) oder bei Infarkten, z.B. bei raumfordernden Kleinhirninfarkten, auftreten.

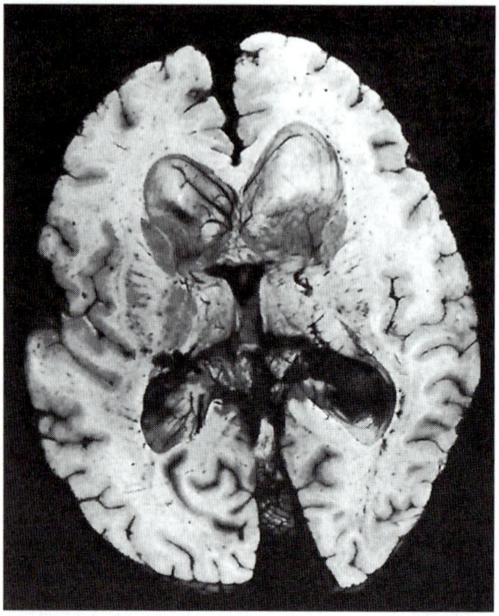

Abb. 14-3
Erwachsenenhydrozephalus bei Akustikusneurinom (gleicher Fall wie Abb. 9-22).

Eine Sonderform des Erwachsenenhydrozephalus ist der Normaldruckhydrozephalus, bei dem zwar keine dauerhafte Erhöhung des Schädelinnendrucks vorliegt, dem aber trotzdem eine Störung der Liquordynamik zugrunde liegt, die sich dadurch äußert, daß man bei einer kontinuierlichen Hirndruckmessung über 2 bis 3 Tage sog. B-Wellen (siehe S. 314) messen kann. Hierbei handelt es sich um relativ steile, nur kurzdauernde Erhöhungen des Schädelinnendrucks auf 20–30 mmHg. Macht der Anteil dieser Wellen mehr als 25% im gemessenen Zeitraum aus, kann von einem Normaldruckhydrozephalus ausgegangen werden.

14.4.2 Symptomatik

Eine Liquorzirkulationsstörung beim Erwachsenen führt meistens rasch zu den klinischen Zeichen der Hirndrucksteigerung mit Kopfschmerzen, Übelkeit und Erbrechen. Auf Grund der geringeren Liquorrückresorption im Liegen sind die Kopfschmerzen häufig morgens am stärksten ausgeprägt und bessern sich nach dem Aufstehen. Die neurologischen Symptome wie Sehstörungen, Gangstörungen, Spastik der Beine, Abduzensparesen und eine vertikale Blickparese sind uneinheitlich und nicht pathognomonisch.

Für den Normaldruckhydrozephalus wird zwar eine klassische Trias mit Demenz, Gangstörungen und Harninkontinenz beschrieben, trotzdem kann die differentialdiagnostische Abgrenzung zum *Parkinson*-Syndrom und zur *Alzheimer*-Erkrankung große Schwierigkeiten bereiten.

14.4.3 Diagnostik

Führende diagnostische Verfahren beim Erwachsenen sind die Computertomographie (Abb. 14-4) und Magnetresonanztomographie (MRT). Bei der MRT können noch zusätzlich Flußphänomene des Liquors aufgezeichnet werden, wodurch Aussagen über die Liquorzirkulation möglich sind. Als invasive diagnostische Maßnahmen stehen die intraventrikulären, parenchymalen, subarachnoidalen und epiduralen Drucksonden zur Verfügung, wobei bei einer kontinuierlichen Messung neben den Absolutwerten (Normwerte: 0–15 mmHg) auch Druckkurvenverläufe aufgezeichnet werden können. Anhand dieser können beim Auftreten von z.B. Plateau- oder Rampenwellen Aussagen über die Liquordynamik gemacht werden und zur Indikation einer Liquorableitung, z.B. beim Normaldruckhydrozephalus, herangezogen werden.

Mit Hilfe von lumbalen Infusionstests können Erkenntnisse über die Elastizität des Hirngewebes bzw. über den Resorptionswiderstand gewonnen werden.

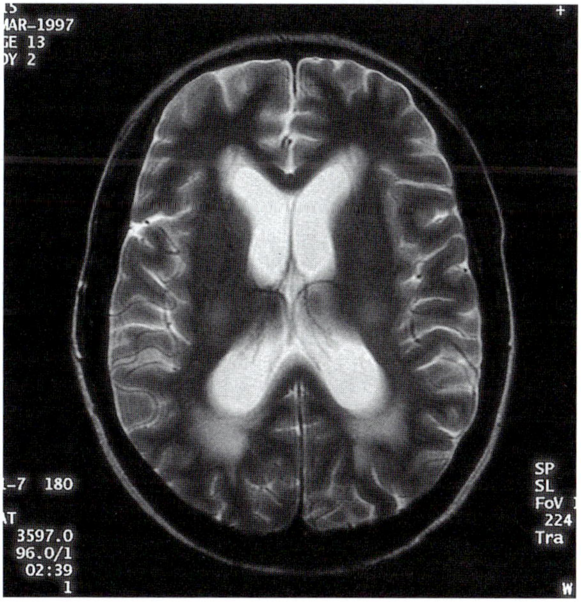

Abb. 14-4
Hydrozephalus eines Erwachsenen in der Kernspintomographie: Neben der Erweiterung und Abrundung der Seitenventrikel fallen periventrikuläre Hypodensitäten, die „Druckkäppchen" (periventricular lucency), im Bereich der Vorder- und Hinterhörner auf.

14.5 Therapie

Etwa 50% der unbehandelten Patienten mit nachgewiesenem Hydrozephalus versterben an dessen Folgen. Die übrigen Patienten überleben in einem Stadium des „arrested hydrocephalus“, von denen bei Nachuntersuchungen nur 11–18% normale kognitive Fähigkeiten und keine neurologischen Ausfälle besitzen. Diese Zahlen verdeutlichen die Behandlungsbedürftigkeit des Hydrozephalus. Bei einem rasch progredienten Hydrozephalus mit Hirndruckzeichen ist, falls die Ursache nicht direkt ausgeschaltet werden kann, die **Shunt-Operation** die Therapie der Wahl. Hierbei wird entweder vorübergehend als externe Drainage oder auf Dauer ein künstlicher Abfluß des Hirnwassers in ein anderes Körperkompartiment geschaffen. Am gebräuchlichsten sind die **ventrikuloperitonealen** und **ventrikuloatrialen Ableitungen** (Abb. 14-5), die durch verschiedene Ventilsysteme geschaffen werden können. Die in ein Schlauchsystem eingefügten, teils regelbaren Ventile sorgen dafür, daß erst ab einem bestimmten Öffnungsdruck Liquor weitergeleitet wird (Abb. 14-6 und 14-7). Zusätzlich verfügen die Systeme noch über eine Kammer, die es erlaubt, zu Untersuchungen Liquor aus dem

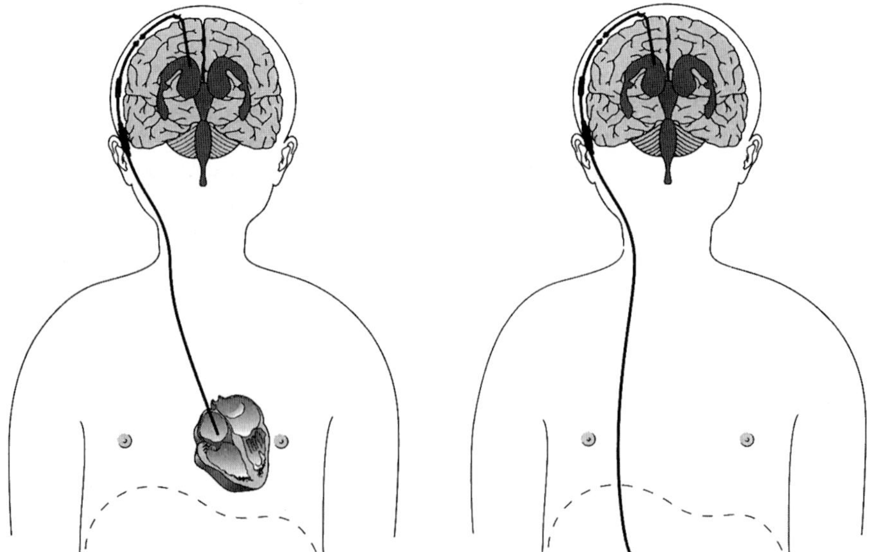

Abb. 14-5 Prinzip liquorableitender Shunt-Operationen:
(a) ventrikuloatriale Ableitung
(b) ventrikuloperitoneale Ableitung.

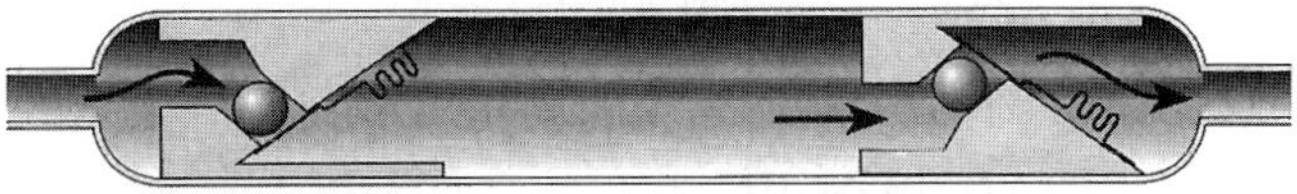

Abb. 14-6 Aufbau eines nicht programmierbaren Codman-Medos-Ventils.

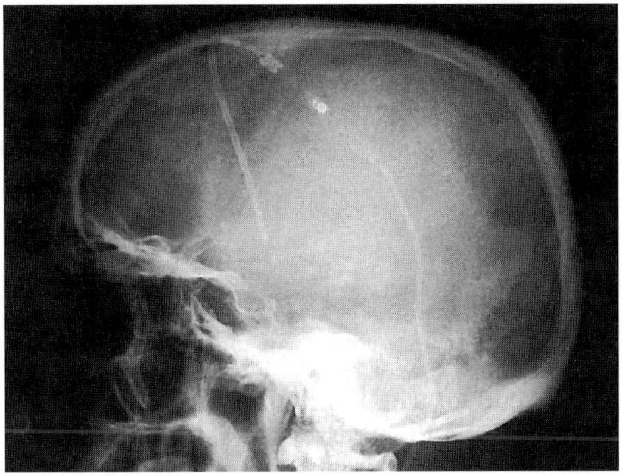

Abb. 14-7 Seitliche Schädel-Röntgenaufnahme nach Implantation eines programmierbaren CODMAN-MEDOS-Ventilsystems.

Shunt abzupunktieren bzw. durch Kompression die Durchgängigkeit der Katheter zu überprüfen. Als weiterer Zusatz werden teilweise sogenannte Antisiphoneinrichtungen verwendet, die beim Wechsel in die aufrechte Position einen zu großen Abfluß von Liquor verhindern sollen (Tabelle 14-1).

Neben diesem Shunt-Verfahren werden noch weitere Spezialverfahren angewandt, z. B. die **Zisternostomie.** Hierbei kann bei einem Hydrocephalus occlusus stereotaktisch oder über eine stereotaktische Führung endoskopisch der Boden des dritten Ventrikels eröffnet und damit ein Liquorabfluß in die Cisterna interpeduncularis geschaffen werden. Dieses Verfahren wird neuerdings auch bei aresorptiven Hydrozephalusformen verwandt und scheint in zwei Dritteln der Fälle erfolgreich zu sein.

Eine medikamentöse Therapie des Hydrozephalus auf Dauer ist nicht möglich, es besteht aber die Möglichkeit kurzfristig die Liquorpunktion durch den **Carboanhydrasehemmer Acetazolamid** (Diamox®) zu senken. Der Erfolg dieser Behandlung wird sehr unterschiedlich beurteilt, zusätzlich kann die Therapie von erheblichen Nebenwirkungen begleitet sein, so daß diese Möglichkeit nur in Einzelfällen angewandt werden kann.

„Die sicherste Methode um Komplikationen im Zusammenhang mit einem Shunt zu vermeiden ist die, keinen zu verwenden.“ So lautet der abschließende Kommentar in einem Artikel zu Shunt-Komplikatio-

Tabelle 14-1 Eine Auswahl gebräuchlicher Ventilsysteme

Name	Typ	Ventilsysteme Widerstand/Flußrate	Regelbarkeit	Druckstufen
Chabra	Schlitz-Feder	high flow, standard flow, low flow		
Codman ACCU-FLO (Burr Hole) Valve	Membran	high, medium, low	nein	
Codman Denver Shunt	Schlitz	high, standard, low	nein	
Codman Holter	Schlitz	high, medium, low, extra low	nein	
Codman Unishunt	Schlitz	Adult/Pediatric; low, medium, high	nein	
Cordis Orbis Sigma:				
Low Differential Pressure	Membran	low resistance 40–120 mmH_2O	selbstregelnd	flußkontrolliert
Flow Regulation	Membran	Variable Resistence 120–130 mmH_2O	selbstregelnd	flußkontrolliert
Safty Valve/ High Differential Pressure	Membran	low Resistance 320–540 mmH_2O	selbstregelnd	flußkontrolliert
Hakim-Cordis	Kugel-Feder	very high, high, medium, low, very low	nein	
Heyer-Schulte/LP-Shunt	Schlitz	Flußrate 5 ml/h = 50–150 mmH_2O	nein	
Holter-Hausner, Phoenix	Kreuzschlitz	very high, high, normal, medium, low, very low	nein	
Holter-Hausner Paediatric	Kreuzschlitz	?		
Neurone	Schlitz	high, medium, low	nein	
Medos-Hakim Nonprogrammable	Kugel-Feder	very high, high, medium, low, very low	nein	
Medos-Hakim Programmable	Kugel-Feder	80–140 mmHg	ja	18
Mishler	Membran	high, medium, low	nein	
PS medical (PS m)	Membran	high, medium, low	nein	
PS m, Delta Valve Performance Level 1	Membran	mit Antisyphon-Device	selbstregelnd	flußkontrolliert
PS m, Delta Valve Performance Level 1.5	Membran	mit Antisyphon-Device	selbstregelnd	flußkontrolliert
PS m, Delta Valve Performance Level 2	Membran	mit Antisyphon-Device	selbstregelnd	flußkontrolliert
Pudenz-Heyer (Burr Hole Valve)	Membran	?	nein	
Radionics Standard Shunt Valve	Schlitz	high, medium, low		
Sophy-SU-3	Kugel-Feder	50–170 mmH_2O	ja	3
Sophy-SU-8	Kugel-Feder	50–170 mmH_2O	ja	8
Spitz-Holter	?	high, medium, normal, low	nein	

nen. Die Implantation einer solchen Umgehung ist also sehr anfallsträchtig. Zum einen kann es zu Verstopfungen des Drainagesystems, z. B. durch Eiweiße oder Blut, kommen, zum anderen können Wundinfektionen oder alleinige Shunt-Infektionen auftreten. Die Therapie einer Shunt-Infektion, mit der man in etwa 7–10% der Fälle rechnen muß, ist bis heute umstritten. Die Empfehlungen reichen von einer alleinigen Antibiotikatherapie über die Explantation des Shunts unter Antibiotikaschutz mit der Anlage einer vorübergehenden externen Drainage als Übergangslösung bis zur Reimplantation einer neuen Umgehung bis zur direkten Einlage eines neuen Shunts.

Als weitere Komplikationen, die unter anderem von der Art des Shunts abhängen, wären z. B. Darmperforationen, Fehllagen der Katheterspitze, Überdrainierungen durch einen zu geringen Ventilwiderstand oder subdurale Hämatome bei einer zu raschen Entlastung zu nennen. In etwa 5% der Shunt-abhängigen Kinder muß mit dem sog. **Schlitzventrikelsyndrom** gerechnet werden. Die Symptomatik dieses Syndroms ist durch intermittierende Zeichen der intrakraniellen Drucksteigerung bei computertomographisch nachgewiesenen schlitzförmigen Ventrikeln gekennzeichnet. Verursacht wird dieses Syndrom in seltenen Fällen durch eine Überdrainage und meistens durch eine proximale Shunt-Verlegung bei extrem niedriger Ventrikel-Compliance.

Eine einheitliche Beurteilung der Erfolge der Shunt-Chirurgie ist sehr schwierig, zumal die Ergebnisse sehr stark von den individuellen Voraussetzungen der erkrankten Patienten abhängen.

15
Fehlbildungen

15.1 Spaltbildungen am Schädel

Aufgrund anlagebedingter Fehlentwicklung oder durch Entwicklungshemmung in der Embryonalzeit kann es zur Ausstülpung von Teilen des Schädelinhalts durch bestehenbleibende Spalten und Lücken der Schädelknochen kommen. Möglichkeiten zum Auftreten solcher sogenannter **Zephalozelen** bestehen praktisch überall da, wo Schädelknochen miteinander verwachsen. Am häufigsten sind Zephalozelen am Hinterhaupt gelegen. Zephalozelen, die durch die Schädelbasis durchtreten, sind im Gegensatz zu den schon äußerlich sichtbaren des Schädeldaches manchmal sehr schwer zu diagnostizieren.

Neben der Einteilung nach der Lokalisation der Zephalozelen ist die Klassifikation nach dem Inhalt von praktisch klinischer Bedeutung. Im wesentlichen werden zwei Formen unterschieden:

- die **Meningozele,** die nur Hirnhäute und Liquor enthält (Abb. 15-1), und
- die **Enzephalozele,** bei der Hirnanteile ausgestülpt sind.

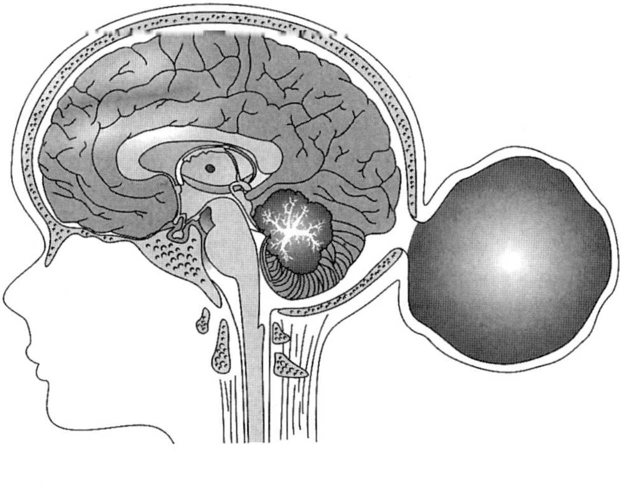

Abb. 15-1
Okzipitale Meningozele. (Nach *Bushe-Glees:* Chirurgie des Gehirns und Rückenmarkes im Kindes- und Jugendalter.)

Daneben sind noch weitere Unterformen bekannt, die je nach der Art des Zeleninhalts entsprechende Bezeichnungen erhalten, z. B. die **Enzephalozystozele** mit Ausstülpung von Hirnhäuten und Hirnteilen bei gleichzeitiger Zystenbildung infolge Verbindung mit dem Hirnkammersystem.

Während die Meningozele – sofern sie nicht noch mit anderen zerebralen Fehlbildungen kombiniert ist – eine relativ günstige Prognose hat, führt die Ausstülpung von Hirnanteilen in der Regel zu schwerwiegenden neurologischen und psychischen Störungen, die je nach Art und Lokalisation variieren.

Die **Diagnose** einer nicht an der Schädelbasis gelegenen Zephalozele läßt sich relativ leicht stellen; zur Bestimmung des Zeleninhalts kann die Durchleuchtung mit einer Lampe hilfreich sein. Zephalozelen, die in die Augenhöhle vorgestülpt sind, bewirken Bewegungseinschränkung des Augapfels, evtl. Exophthalmus und Erblindung. Zephalozelen im Nasen-Rachen-Raum können die Nasenatmung behindern und werden u.U. unter der Diagnose eines „Polypen" abgetragen; dadurch kann es zur Liquorfistel und aufsteigenden Meningitis kommen.

Die **Therapie** der Zephalozelen ist operativ: Ziel ist der Verschluß der Duralücke und die eventuell mögliche Reposition von Hirngewebe. Die Operationen stellen für die ohnehin sehr anfälligen Kinder ein hohes Risiko dar, sind aber die einzige Therapiemöglichkeit. Eine Rückbildung neurologischer und psychischer Störungen ist nicht zu erwarten.

15.2 Kraniostenosen

Die Verknöcherung der Schädelnähte findet im 4.–6. Lebensjahr statt. Das Schädelwachstum selbst ist direkt abhängig von der Größenzunahme des Gehirns; so entsteht der **Mikrozephalus** („Kleinschädel") auf dem Boden einer Unterentwicklung des Gehirns. Im Gegensatz dazu behindert eine zu frühe Verknöcherung der Schädelnähte die Gehirnentwicklung, es kommt zur **Kraniostenose** („Schädelenge"). Je nachdem, welche Schädelnaht zu früh – d.h. meist schon bei der Geburt – verknöchert ist, wird der Schädel über die noch offenen Nähte kompensatorisch ausgeweitet. Daraus resultieren z. B. bei zu früher Verknöcherung der

- Kranznaht der **Brachyzephalus** („Kurzschädel"),
- Pfeilnaht der **Dolichozephalus** („Langschädel"),
- Lambda- und Kranznaht der **Oxyzephalus** („Spitzschädel").

Vorzeitige Verknöcherung aller Schädelnähte (prämature Kraniosynostosen) ergibt den sogenannten **Turrizephalus,** den „Turmschädel", sofern keine Gesichtsdeformitäten mit vorliegen. Vorzeitige Verknöcherung aller Schädelnähte liegt auch bei der *Apert*-Akrozephalosyndaktylie und der Dysostosis cleidocranialis *Crouzon* vor; bei diesen beiden Krankheiten bestehen weitere Skelettfehlbildungen.

Die vorzeitige Schädelnahtverknöcherung kann nicht nur zur Behinderung der Hirnentwicklung führen, sondern bedingt bei vorzeitiger Verknöcherung einer Einzelnaht neben der kosmetisch ungünstigen Schädelform auch Veränderungen an der Schädelbasis. Dadurch können Hirnnervenirritationen, Stauungspapille und Sehstörungen hervorgerufen werden.

Es ist deshalb neurochirurgisches Eingreifen notwendig, wobei eine Reihe von Operationsverfahren bekannt ist. Grundlage aller Operationen ist das Heraussägen von Knochenstreifen entweder parallel (insbesondere bei der Pfeilnaht wegen des daruntergelegenen Sinus sagittalis) oder über den zu früh verknöcherten Schädelnähten.

15.3 Basiläre Impression und Platybasie

Bei der **Platybasie** (Abb. 15-2) liegt eine Abflachung der Schädelbasis vor, die auf einer Entwicklungsstörung im Bereich des Hinterhauptsbeins beruht. Bei Erwachsenen kann die Platybasie als Folge einer Ostitis deformans *Paget* entstehen. Die reine Platybasie ohne weitere Fehlbildungen hat selten Krankheitswert.

Eine ähnliche Deformierung der Schädelbasis wie bei der Platybasie läßt sich bei der **basilären Impression** im Röntgenbild feststellen, wobei die oberen Halswirbel trichterförmig durch das eingestülpte Hinterhauptsloch in die hintere Schädelgrube hineinragen. Dadurch wird der Schädelinnenraum, insbesondere aber die hintere Schädelgrube, verkleinert, und es können Hirndruckzeichen und Liquorzirkulationsstörungen auftreten.

Bei Vorliegen derartiger Symptome ist eine operative Entfernung eines Teils der Hinterhauptsschuppe zur Entlastung angezeigt. Bei Liquorzirkulationsstörungen kann eine liquorableitende Operation mittels eines Ventilsystems notwendig werden.

15.4 Atlasassimilation

Bei der Atlasassimilation (Abb. 15-3) besteht eine teilweise oder vollständige Verschmelzung des ersten Halswirbels mit dem Hinterhauptsknochen. Es kann dadurch zu Liquorzirkulationsstörungen kommen, wobei praktisch dieselben Operationsverfahren wie bei der basilären Impression (s. o.) anwendbar sind.

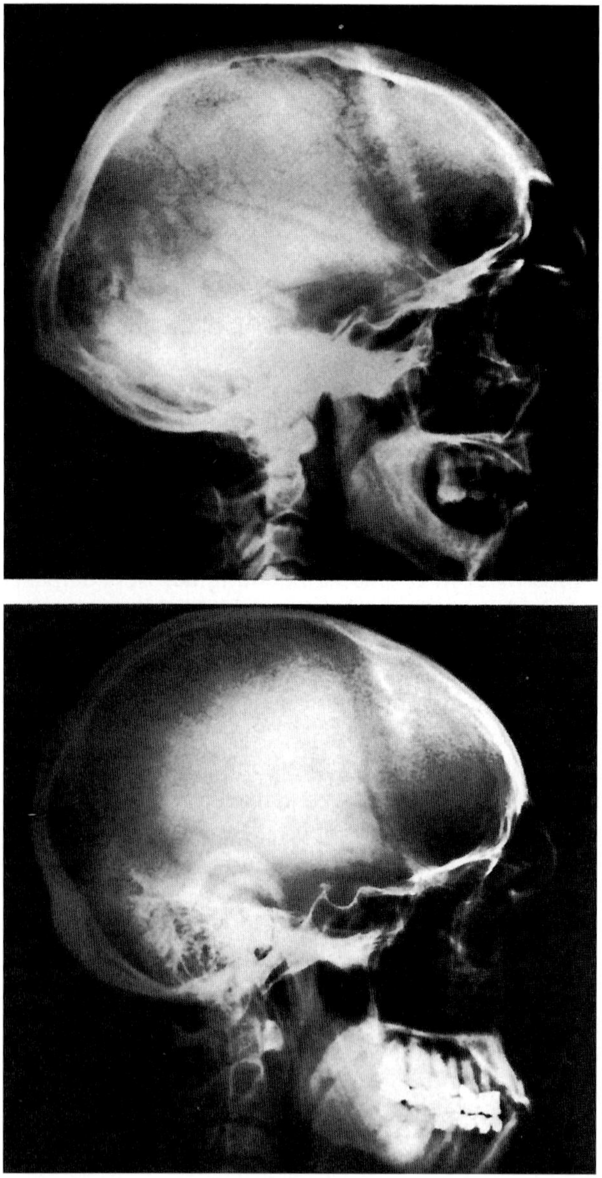

a

b

Abb. 15-2
(a) Platybasie,
(b) normaler Schädel im Vergleich.

15.5 Arnold-Chiari-Syndrom

Bei den von *Arnold* und *Chiari* beschriebenen Fehlbildungen liegt entweder eine Verlängerung der Kleinhirntonsillen oder eine Ausziehung der Medulla oblongata nach unten oder beides vor. Häufig ist die Kom-

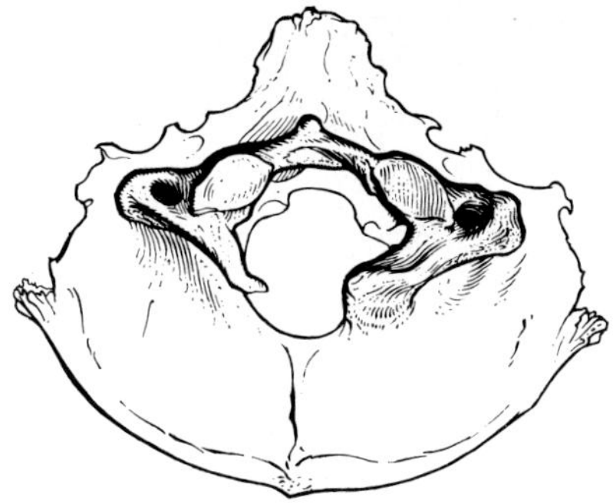

Abb. 15-3 Atlasassimilation.

bination mit einem Hydrocephalus internus oder der Spina bifida (siehe S. 326 f.). Die klinische Bedeutung des *Arnold-Chiari*-Syndroms liegt in Kleinhirnstörungen, Irritation der zervikalen Spinalnervenwurzeln und Liquorpassagebehinderung.

Die Diagnose kann u.U. durch Magnetresonanztomographie gestellt werden. Die Therapie besteht in operativer Entfernung der Bögen der oberen Halswirbel und evtl. einer liquorableitenden Drainage.

15.6 Spaltbildungen an der Wirbelsäule

Die Spaltbildungen an der Wirbelsäule gehören zu den häufigsten Fehlbildungen des Menschen. Sie sind meistenteils durch sogenannte Bogenschlußstörungen an den Wirbelbögen bedingt. Durch die entstehende Spalte können Anteile des Rückenmarks und der Rückenmarkshäute aus dem Spinalkanal ausgestülpt werden. Spaltbildungen können in jeder Höhe der Wirbelsäule gelegen sein, jedoch wird der lumbosakrale Übergangsbereich stark bevorzugt.

15.6.1 Spina bifida occulta

Bei der Spina bifida occulta handelt es sich um eine meist im Lendenwirbelsäulenbereich gelegene Spaltbildung der Wirbelbögen, bei der praktisch keine Beteiligung von Rückenmarkshäuten oder Cauda-equina-Fasern vorliegt. Insofern kommt dieser „verborgenen" Spaltbildung nicht unbedingt Krankheitswert zu. Manchmal findet sich bei der Spina bifida occulta eine verstärkte Behaarung über der lumbosakralen Übergangsgegend; auch wird die Enuresis (Bettnässen) bei Spina bifida occulta häufiger beobachtet. Bogenschlußstörungen an den unteren Lendenwirbeln finden sich bei etwa 15% aller Menschen, doch sollten nur

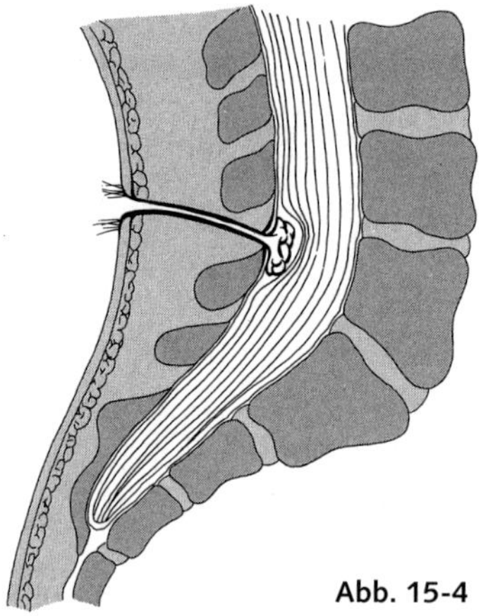

Abb. 15-4 Dermalsinus.

stärker ausgeprägte Formen als Spina bifida occulta bezeichnet werden. Eine Sonderform der Spina bifida occulta ist der **Dermalsinus** (Abb. 15-4), bei dem eine schlauchförmige Verbindung zwischen intraduralem Raum und Hautoberfläche besteht; zusätzlich kann ein Lipom im Spinalkanal liegen. Wegen des Nässens des Dermalsinus und der potentiellen Gefahr einer Meningitis muß er operativ vollständig entfernt werden.

15.6.2 Spina bifida

Bei der Spina bifida kommt es infolge Hemmungsfehlbildung an den Wirbelbögen, seltener auch an den Wirbelkörpern, zur Ausstülpung der Rückenmarkshäute und/oder von Teilen des Rückenmarks aus dem Wirbelkanal. Bei der Ausstülpung nach dorsal entstehen unter der Haut gelegene „Bruchsäcke“ (Zelen), die je nach ihrem Inhalt verschieden bezeichnet werden (Abb. 15-5 bis 15-8).

Die Symptome bei der Spina bifida sind in Abhängigkeit von der Art der Zelenbildung und der Segmenthöhe sehr unterschiedlich. Häufig sind Blasen- und Mastdarmstörungen; bei ausgeprägter Beteiligung des Rückenmarks ist das Bild einer teilweisen oder auch vollständigen Querschnittlähmung möglich. Reine Meningozelen (siehe Abb. 15-5) ohne Rückenmarksbeteiligung können – wie die Spina bifida occulta – neurologisch symptomlos bleiben.

Die Diagnose einer Spina bifida wird aus dem typischen Befund gestellt. Die Therapie ist operativ, wobei der Zeleninhalt nach Möglichkeit in den Wirbelkanal reponiert und ein Verschluß der Spaltbildung mit einer Faszienplastik herbeigeführt wird. Bei großen Zelen können aus-

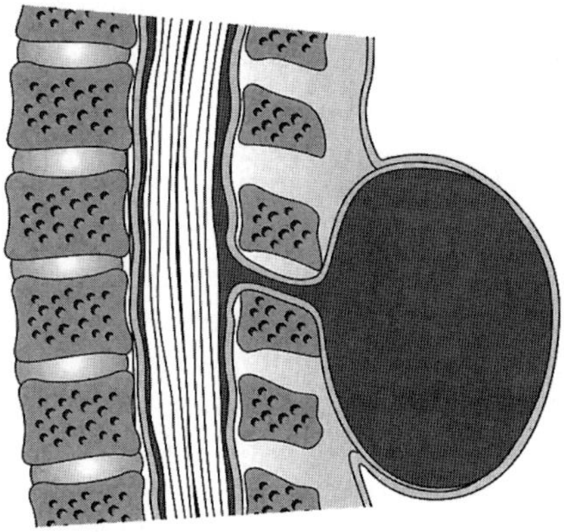

Abb. 15-5 Spinale Meningozele.

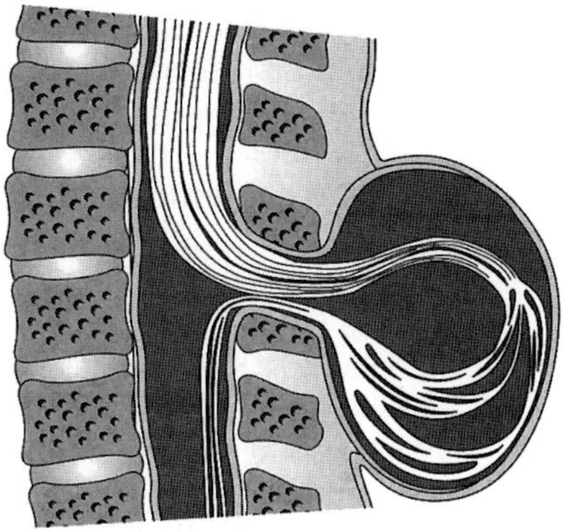

Abb. 15-6 Lumbosakrale Meningomyelozele.

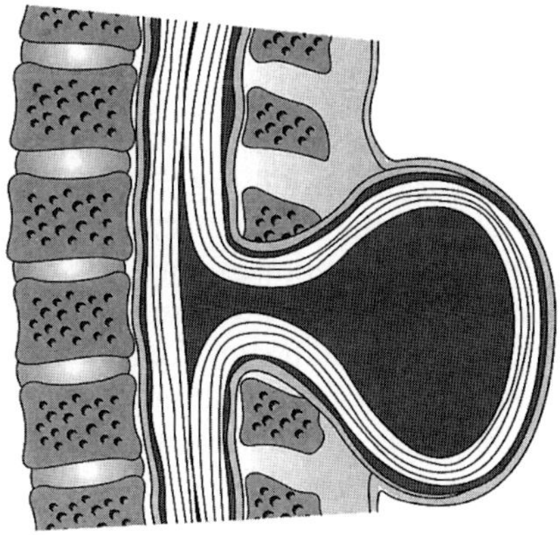

Abb. 15-7 Myelozystozele.

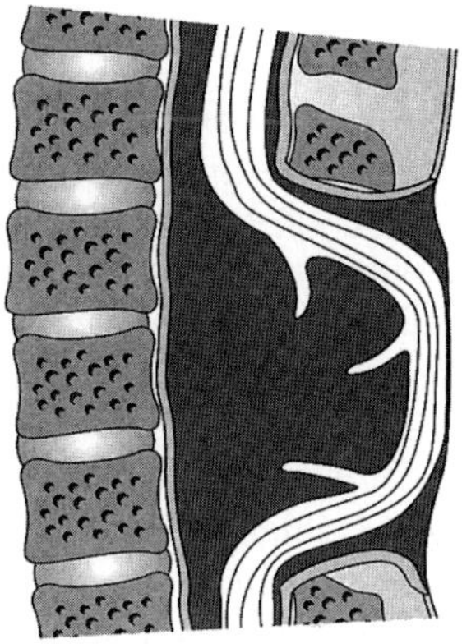

Abb. 15-8 Myelozele.

gedehnte Verschiebeplastiken der Haut zum Verschluß des Hautdefekts erforderlich werden. Durch eine Operation können die neurologischen Ausfälle praktisch nicht behoben werden; die Operationsindikation ist in der Verhinderung einer Meningitis, ausgehend von den vielfach mangelhaft überhäuteten Zelen, zu sehen; auch kommt es fast bei allen Zelen über kurz oder lang zu Dekubitalgeschwüren, die einer Meningitis Vorschub leisten.

15.6.3 Rhachischisis totalis

Bei der Rhachischisis totalis liegt eine Spaltbildung über die gesamte Wirbelsäule vor. Daneben kann das Rückenmark fehlgebildet sein oder vollständig fehlen **(Amyelie).** Kinder mit einer derartigen Fehlbildung sind auf die Dauer nicht lebensfähig.

15.6.4 Diastematomyelie

Die Diastematomyelie (Spaltrückenmark, Myeloschisis) ist eine angeborene Fehlbildung des Rückenmarks, bei der ein bindegewebiges oder knöchernes Septum das Rückenmark in der Längsachse spaltet. Die Fehlbildung kann sowohl klinisch stumm bleiben als auch zur Skoliose (Wirbelsäulenverkrümmung) und zu spastischen Gangstörungen führen. Die Diagnose kann durch Computer- oder Magnetresonanztomographie gestellt werden. Eine operative Entfernung des bindegewebigen oder knöchernen Septums ist prinzipiell möglich um weiteren neurologischen Ausfallserscheinungen vorzubeugen.

15.7 Tethered-cord-Syndrom

Das Tethered-cord-Syndrom wird verursacht durch die sog. Konusfixation: Während bei der normalen Entwicklung durch das unterschiedliche Längenwachstum von Wirbelsäule und Rückenmark das Rückenmarkende, der Conus medullaris, beim Erwachsenen etwa in Höhe des 1. bis 2. Lendenwirbels (vgl. Abb. 2-43 und 2-44) zu liegen kommt, wird diese Entwicklung beim Tethered-cord-Syndrom gehemmt; ein zu kräftig ausgebildetes Filum terminale fixiert das Rückenmarkende am Kreuzbein. Klinische Folgeerscheinungen sind bei Kindern Fehlentwicklungen der Füße sowie Gang- und Blasen-Mastdarm-Störungen infolge Durchblutungsstörungen des Rückenmarks. In leichteren Fällen kann sich ein Tethered-cord-Syndrom auch erst im Erwachsenenalter bemerkbar machen. Die Diagnosestellung erfolgt durch Magnetresonanztomographie. Eine neurochirurgische Therapie besteht in der Durchtrennung des Filum terminale.

16 Grundzüge neurochirurgischer Operationen

16.1 Grundlagen

Die Grundlage jedes operativen Eingriffs ist eine ausreichende **Diagnostik** und die richtige **Indikation;** die Indikationsstellung kann der schwierigste Teil der Vorbereitung eines operativen Eingriffs sein. Zur Vorbereitung des Patienten gehört ferner das **Aufklärungsgespräch,** das in verständlicher Form die Notwendigkeit des operativen Eingriffs und die dabei möglichen wesentlichen Komplikationen dem Patienten darlegen soll, ohne daß dieser durch eine von manchen Juristen geforderte übertriebene Aufklärung völlig verunsichert wird.

Zu den unmittelbaren Operationsvorbereitungen des Patienten gehört die **Rasur** bei Eingriffen am Kopf oder anderen behaarten Körperregionen. Ob eine Ganzrasur des Schädels oder nur eine Teilrasur erfolgt, wird von der Art des Eingriffs abhängig sein und von Klinik zu Klinik unterschiedlich gehandhabt; im Zweifelsfall sollten wegen des besseren Nachwachsens alle Kopfhaare entfernt werden. Die Rasur sollte nach Möglichkeit am Tag vor der Operation stattfinden, keinesfalls im Operationssaal (extrem dringliche Notoperationen ausgenommen). Bei Kindern sollte überlegt werden, ob nicht auch die Rasur des Kopfes in Narkose durchgeführt wird. Zur Vorbereitung jeder Operation gehört ferner, daß der Patient **abgeführt** und nach Möglichkeit **gebadet** hat, da meist in den ersten Tagen nach einem Eingriff beide Verrichtungen mit Schwierigkeiten verbunden sind. Bei längerdauernden Eingriffen (über drei Stunden Operationszeit) sollten die Patienten einen **Blasendauerkatheter** erhalten; auch hier ist zu überlegen, ob der Katheter nicht erst in Narkose eingeführt wird.

Bevor mit dem Operieren begonnen werden kann, muß der **Anästhesist** entsprechende Vorbereitungen treffen, um auch bedrohliche Situationen während der Operation beherrschen zu können.

Sind die Vorbereitungen zur Narkose und zur intraoperativen Überwachung durch den Anästhesisten abgeschlossen, kann der Patient **gelagert** werden. Bei Rückenlagerung gibt es erfahrungsgemäß keine größeren Probleme, gefährdete Stellen müssen unterpolstert werden. Alle anderen Lagerungen können Schwierigkeiten bereiten, insbesondere die Seiten- oder Bauchlage oder die sitzende Stellung. Bei diesen Lagerungen muß darauf geachtet werden, daß es nicht zu Stauungen an den Extremitäten oder am Kopf kommt, keine extremen Gelenkstellungen resultieren oder druckgefährdete Stellen ungepolstert bleiben. Bei Eingriffen am Kopf, bei denen mikrochirurgisches Vorgehen nicht erforderlich ist, reicht die normale Lagerung des Kopfes in einem Schaumstoffring, um ausreichende Stabilität zu erzielen. Bei mikrochirurgischen Eingriffen, insbesondere in Seiten-, Bauch- oder in sitzender Lagerung, ist die feste Fixierung des Kopfes in einer entsprechenden Halteapparatur (*Mayfield*-Klemme) dringend zu empfehlen. Erfordert das operative Vorgehen eine intraoperative Durchleuchtung, so muß nach der Lagerung des Patienten das Durchleuchtungsgerät entsprechend vorbereitet und der Patient nach Möglichkeit vor der Streustrahlung mit einer Bleischürze geschützt werden. Bei Eingriffen mit Durchleuchtung ist das Tragen von Bleischürzen für alle im Operationssaal beschäftigten Personen Pflicht.

Weil von der Lagerung Erfolg und Mißerfolg einer Operation abhängen können, sollte der Operateur sie selbst überwachen. Der Operateur sollte auch anzeichnen, welche **Schnittführung** er vorzunehmen gedenkt, da nach Abdecken des Patienten mit sterilen Tüchern eine sichere Orientierung für die Schnittführung nicht mehr gewährleistet ist.

Nach kontrollierter Lagerung kann das Operationsgebiet und seine weitere Umgebung desinfiziert, die Anzeichnung des Hautschnittes wiederholt und nach Trocknen des Desinfektionsmittels der Patient mit sterilen Tüchern **abgedeckt** werden. Bewährt haben sich Operationsfolien, die entweder das gesamte Operationsgebiet luftdicht abdecken, oder um das Operationsfeld herumgeklebt werden. Bei Verwendung von Klebefolien kann das Annähen der Tücher größtenteils entfallen. Tuchklemmen sollten als *Tuch*klemmen benutzt und nicht in die Haut geklemmt werden, wo sie postoperativ Schmerzen, manchmal auch unschöne Narben erzeugen.

Nach erfolgtem Abdecken des Patienten und entsprechender Vorbereitung der Instrumententische kann der operative Eingriff begonnen werden, der um so besser verlaufen wird, je geplanter operiert wird und je besser die Zusammenarbeit zwischen Instrumentierenden und Operierenden funktioniert. Die **Operationsplanung** ist ein wesentlicher Bestandteil des operativen Vorgehens und sollte bei allen schwierigeren Eingriffen oder bei zu erwartenden Komplikationen äußerst sorgfältig erfolgen.

> Obgleich sich die moderne Neurochirurgie zahlreicher technischer Hilfsmittel bedient, kann der apparative Aufwand handwerkliches Geschick, Operationsplanung und Vorbereitung nicht ersetzen. Die Menge der verwendeten Instrumente ist nicht der Gradmesser für einen guten Operateur.

Die vielfältigen Funktionsstörungen, die sich bei operativen Eingriffen am zentralen Nervensystem einstellen können, machen eine exakte **Überwachung** des Patienten erforderlich, wozu auch das intraoperative Monitoring gehört, das über die Überwachung der Kreislaufparameter hinaus auch evozierte Potentiale, intraoperative EEG-Ableitung, Ultraschalluntersuchungen während der Operation und – bei bestimmten Eingriffen an der Hypophyse – auch intraoperative Hormonbestimmungen erfordern kann. Auch für diese Monotoringmaßnahmen muß entsprechend Raum und Zeit bleiben, so daß sie in die Operationsplanung und die Organisation des Operationsablaufs einbezogen werden müssen.

Der Einsatz von Laser-Geräten erfordert z.T. **Schutzmaßnahmen** für die Beteiligten, was insbesondere beim **Neodym-YAG-Laser** notwendig ist, dessen Eindringtiefe in das Gewebe in Abhängigkeit von der gewählten Stromintensität unterschiedlich stark ist. Bei versehentlicher Bestrahlung der Netzhaut des Auges mit dem Neodym-YAG-Laser kann es zu irreparablen Netzhautschäden kommen, weshalb Schutzbrillen getragen werden müssen. Bei der Anwendung dieses Lasers am Menschen ist die Eindringtiefe nicht sicher vorhersehbar, so daß z.B. Koagulationen an der Dura mater zu Schäden am darunterliegenden Hirngewebe führen. Demgegenüber ist beim **CO_2-Laser** die Eindringtiefe auf etwa 0,5 mm begrenzt, so daß mit Schäden an tieferliegenden Strukturen bei Einsatz dieses Lasers nicht zu rechnen ist. Auch brauchen beim CO_2-Laser die im Operationssaal Anwesenden keine Brillen zu tragen. Neodym YAG-Laser eignen sich vorzüglich zur Schrumpfung und Verdampfung von Tumoren, werden teilweise auch zur perkutanen Nukleotomie (siehe S. 138) eingesetzt, während der CO_2-Laser sich besser zum Schneiden und insbesondere zum Koagulieren von Blutgefäßen eignet.

Eine weitere technische Neuerung hat sich durch Einsatz des **Ultraschall-Aspirators** ergeben, dessen Namensgebung irreführend ist. Bei diesem Gerät wird die Spitze eines Metallsaugers in Schwingungen versetzt, die von der Frequenz her im Ultraschallbereich liegen. Durch diese Schwingungen der Metallspitze wird das von dieser Spitze berührte Tumorgewebe fragmentiert, durch die gleichzeitige Spülung emulgiert und kann durch die ebenfalls gleichzeitige Saugvorrichtung abgesaugt werden. Der Ultraschall-Aspirator ermöglicht das Präparieren von nicht zu festen Tumoren unter Erhalt der Blutgefäße.

Während Laser und Ultraschall-Aspirator nicht unbedingte Voraussetzungen für neurochirurgisches Operieren sind – aber manche Eingriffe deutlich erleichtern können –, stellt die **Elektrokoagulation** eine schon klassische neurochirurgische Behandlungsmöglichkeit sowohl zur Blutstillung als auch zum Präparieren mancher Tumoren dar. Die bipolare Koagulation ermöglicht darüber hinaus ein schonendes Koagulieren ohne wesentliche Umgebungsreaktionen.

Viele neurochirurgische Eingriffe sind nur möglich geworden, weil das **Operationsmikroskop** in die Neurochirurgie Eingang gefunden hat. In der Regel gehört es zur Operationsplanung, ob ein Eingriff ohne oder mit Mikroskop erfolgen soll. Gegebenenfalls sollte ein Mikroskop benutzt werden können, falls es die Übersicht erfordert. Es hat sich bewährt, die Operationsmikroskope *vor* dem operativen Eingriff bereits mit der entsprechenden sterilen Folie zu überziehen, da dieses Vorgehen während der Operation nicht nur den Eingriff aufhält, sondern auch leicht dazu führt, daß das beteiligte Personal sich unsteril macht.

Neurochirurgische Eingriffe haben unter **höchsten sterilen Bedingungen** zu erfolgen: Infektionen am zentralen Nervensystem sind grundsätzlich lebensbedrohlich. Während in der allgemeinen Chirurgie eine Quote von etwa 5 Prozent Wundheilungsstörungen als vertretbar angesehen wird, darf in der Neurochirurgie ein so hoher Prozentsatz an Wundheilungsstörungen nicht vorkommen. Oberflächliche Wundheilungsstörungen sind in der Regel auf unsachgemäße Behandlung der Haut entweder durch Sperrer, Koagulation oder bei der Hautnaht zurückzuführen; tiefe Wundheilungsstörungen oder spätere Abszedierungen sind durch Keimbesiedlung während der Operation bedingt.

Das Aussehen der Wundnaht wird von vielen Patienten als Gradmesser für die Exaktheit der im Körper durchgeführten Operation angesehen.

16.2 Eingriffe am Kopf

Die Eingriffe zur Eröffnung der Schädelhöhle heißen **Kraniotomien** oder **Trepanationen.** Die Bezeichnung stammt von dem griechischen Wort τρέπειν = drehen bzw. von dem griechischen Wort τρύπανον = Drillbohrer. Die laienhafte, landläufige Vorstellung, daß die Schädelhöhle mit Hammer und Meißel eröffnet werde, verliert allein schon durch diese Bezeichnung ihre Bedeutung. Grundlage der Trepanation ist die entsprechende **Schnittführung,** die grundsätzlich so gewählt werden sollte, daß sie innerhalb der behaarten Kopfhaut liegt und nach dem Nachwachsen der Haare nicht mehr zu sehen ist. Für die Bildung von Hautlappen werden in der Regel bogenförmige Schnitte gelegt, deren Basis basal liegt, um die Durchblutung der Kopfschwarte zu gewährleisten. Für kleine Trepanationsöffnungen können kleine Bogenschnitte oder gerade Schnitte verwendet werden, die in den folgenden Abbildungen jeweils angegeben sind. Je nach Größe der Knochenlücke spricht man von Bohrlochtrepanationen, erweiterten Bohrlöchern oder von Trepanationen an sich. Wird bei der Trepanation ein Knochendeckel herausgesägt und nach Beendigung des Eingriffs am Gehirn und Verschluß der Dura mater wieder eingesetzt, ist das eine **osteoplastische Trepanation,** während bei Fortlassen des Knochendeckels der Eingriff als **osteoklastische Trepanation** bezeichnet wird.

Die einfache **Bohrlochtrepanation** (Abb. 16-1), bei der lediglich mit einem nach Durchdringen des Schädeldaches die Rotation selbsttätig beendenden Bohrer der Schädelknochen eröffnet wird, dient einer ganzen Reihe von diagnostischen und therapeutischen Maßnahmen. Ohne Eröffnung der Dura mater können z. B. von einem Bohrloch aus kleinere epidurale Hämatome ausgespült oder eine Druckmeßsonde zur Messung des intrakraniellen Druckes epidural eingelegt werden. Nach Eröffnung der Dura mater (Abb. 16-2) ist es von einem in Höhe der Kranznaht gelegenen Bohrloch (siehe Abb. 16-1) z. B. möglich, eine Ventrikelpunktion mit entsprechender Ableitung nach außen durchzu-

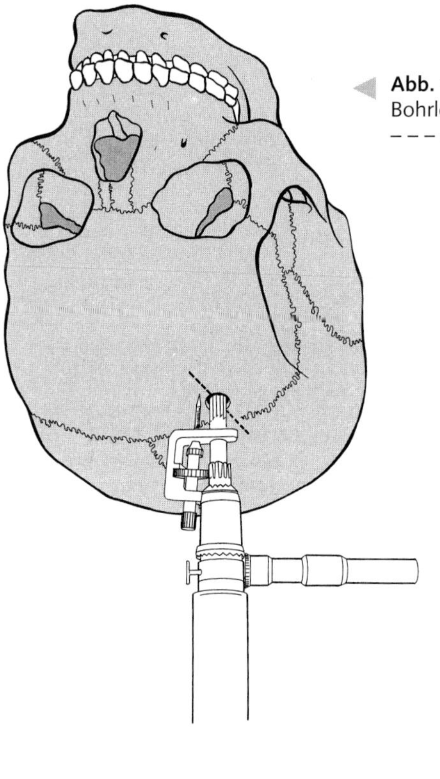

Abb. 16-1 Anlegen eines rechtsfrontalen Schädel-Bohrloches mit dem *De-Martel*-Bohrer.
– – – = Hautschnitt

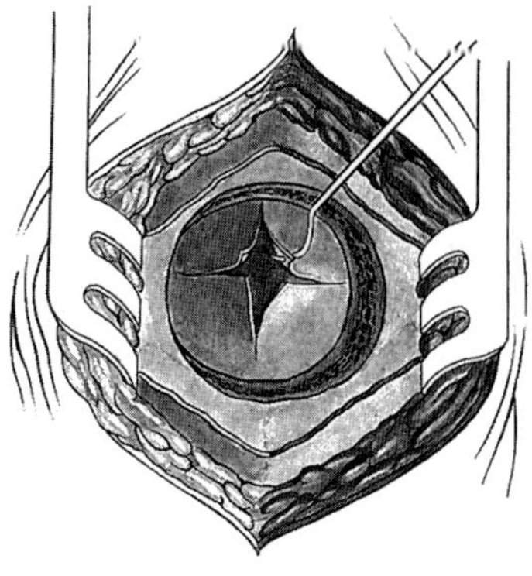

Abb. 16-2
Eröffnung der Dura mater.

führen oder ein liquorableitendes Ventilsystem in einen Seitenventrikel einzulegen. Dieser Zugang kann auch für endoskopische Untersuchungen im Ventrikelsystem benutzt werden. Bohrlochtrepanationen an anderen Stellen werden durchgeführt zur Ermöglichung von stereotaktischen Eingriffen (siehe S. 342 f.) oder zur Punktion von Hirnabszessen bzw. zum Ablassen älterer intrazerebraler Blutungen. Auch zum Ablassen chronisch subduraler Hämatome eignen sich Bohrlochtrepanationen, die ggf. **osteoklastisch erweitert** werden müssen (Abb. 16-3). Das in Abbildung 16-4 gezeigte Instrumentarium ermöglicht eine vollstän-

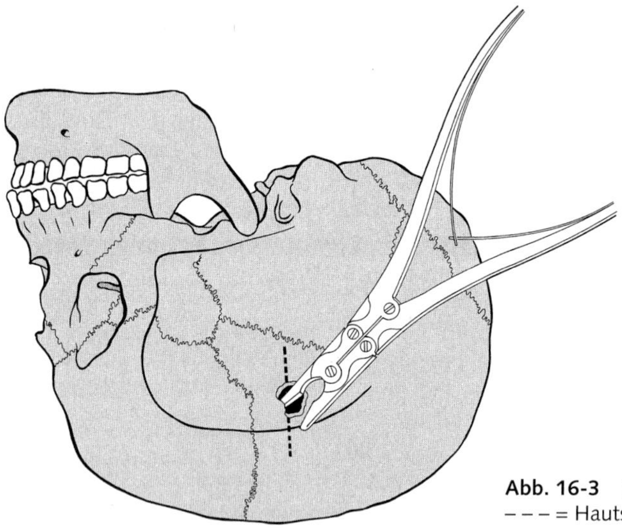

Abb. 16-3 Bohrlocherweiterung. – – – = Hautschnitt.

Abb. 16-4 Instrumentarium zur Kraniotomie:

1 = bajonettförmige anatomische Pinzette
2 = großes Skalpell (Hautschnitt)
3 = chirurgische Pinzette
4 = kleines Skalpell (Duraeröffnung)
5 = feine chirurgische Pinzette (Dura)
6 = Dura-Schere
7 = Faßzange
8 = Clip-Bänkchen
9 = Clip-Setzer
10 = Kopfschwartenklemmen
11 = sog. Kölner-Sparklemmen
12 = Hirnspatel
13 = Dissektor
14 = selbsthaltender Sperrer
15 = „schwere" Klemmen
16 = Pean-Klemmen
17 = Elevatorium
18 = Raspatorium
19 = kleines Raspatorium
20 = scharfe Haken
21 = Tuchklemmen
22 = Nierenschale
23 = Spülspritze
24 = Mensur
25 = Knochenfräse (Kraniotom)
26 = kleiner Bohrer
27 = Antriebswelle für 25/26/28
28 = Bohrer
29 = Pinzette für bipolare Koagulation
30 = elektrisches Messer
31 = Knochenstanze
32 = Redon-Spieß
33 = Lühr-Stille-Knochenzange
34 = Dura-Schutzzange (für 26)
35 = Nahtmaterial
36 = Nadelhalter
37 = Fadenschere
38 = Hirnwatte
39 = Saugeransätze

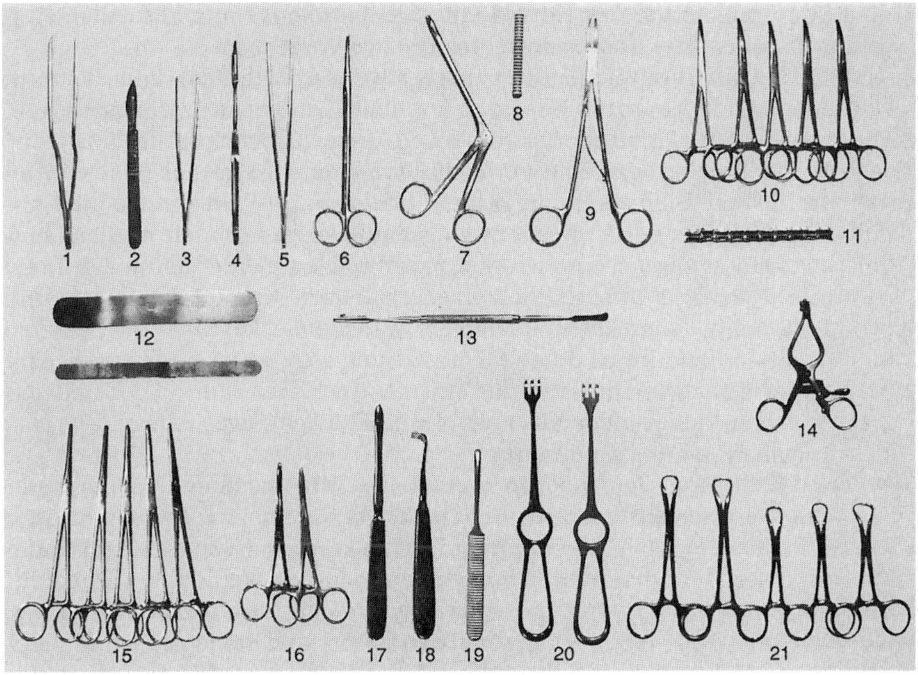
1
2
3
4
5
6
7
8
9
10
11
12
13
14
15
16
17
18
19
20
21

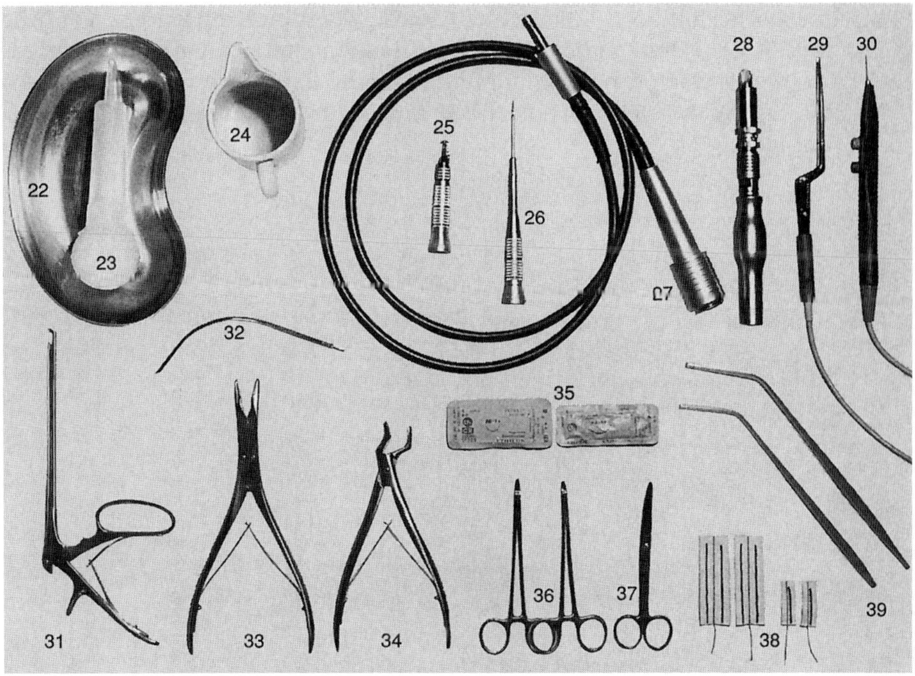
22
23
24
25
26
28
29
30
31
32
33
34
35
36
37
38
39

dige Trepanation des Kopfes einschließlich eines intrakraniellen Eingriffs, allerdings ohne mikrochirurgisches Vorgehen.

Bei der eigentlichen Trepanation ist es erforderlich, von einem in den Schädel gesetzten Bohrloch aus einen Knochendeckel auszusägen, wobei Wert darauf zu legen ist, daß diese Knochendeckel über eine Muskelbrücke oder eine Periostbrücke möglichst gestielt bleiben, um ihre spätere Blutversorgung zu gewährleisten. Deshalb können die Knochendeckel in der Regel nicht vollständig ausgeschnitten werden, sondern müssen unter dem Muskel umgebrochen werden (gezackte Linie in Abb. 16-5). Während heutzutage großenteils **Kraniotome** (siehe Abb. 16-4, Nr. 25) zum Ausschneiden der Knochendeckel verwendet werden (Abb. 16-6), kann es durchaus notwendig sein, unter bestimmten Umständen auch noch durch das Anlegen mehrerer Bohrlöcher und das Aussägen des Knochendeckels mit einer **Gigli-Säge** (Abb. 16-7) eine Trepanation durchzuführen.

Nach Beendigung des intrakraniellen Eingriffs muß die Dura mater nach Möglichkeit wasserdicht verschlossen werden; außerdem müssen bei allen Eingriffen im supratentoriellen Bereich **Hochnähte** zur Fixierung der Dura mater am Knochenrand angelegt werden, um Nachblutungen zu verhindern (Abb. 16-8). Es hat sich nach unserer Erfahrung bewährt, diese Hochnähte bereits anzulegen, während die Dura mater noch eröffnet ist, um sicher zu sein, daß beim Legen dieser Nähte nicht die Hirnoberfläche angestochen wird. Allerdings dürfen die vor Abschluß der Dura mater angelegten Hochnähte noch nicht verknotet werden, da sich sonst die Dura mater nicht verschließen läßt. Das Knoten der zuvor gelegten Hochnähte kann nach Verschluß der Dura mater erfolgen.

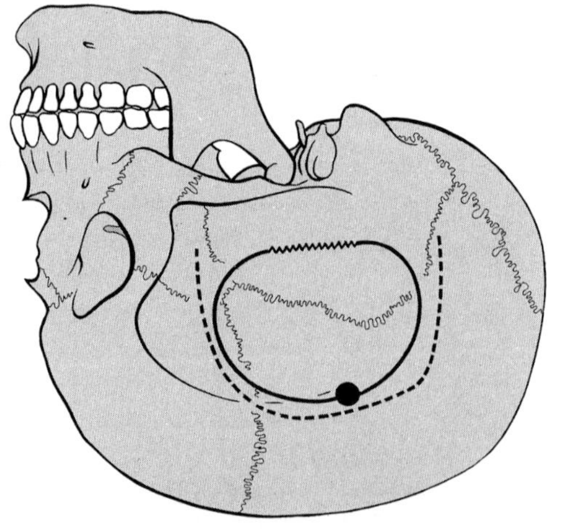

Abb. 16-5 Prinzip der temporoparietalen osteoplastischen Trepanation. – – – = Hautschnitt.

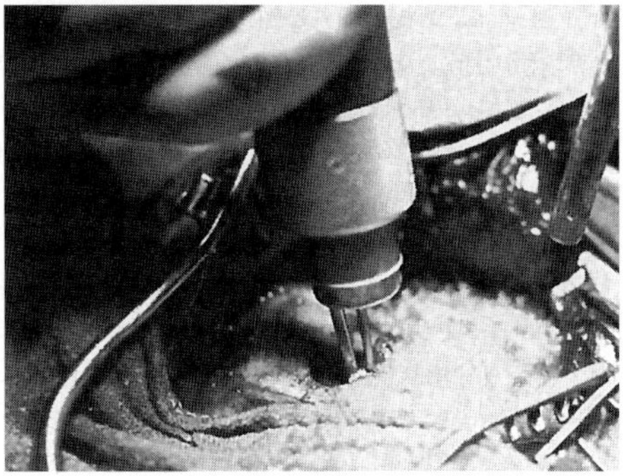

Abb. 16-6 Ausschneiden eines Knochendeckels mit dem Kraniotom.

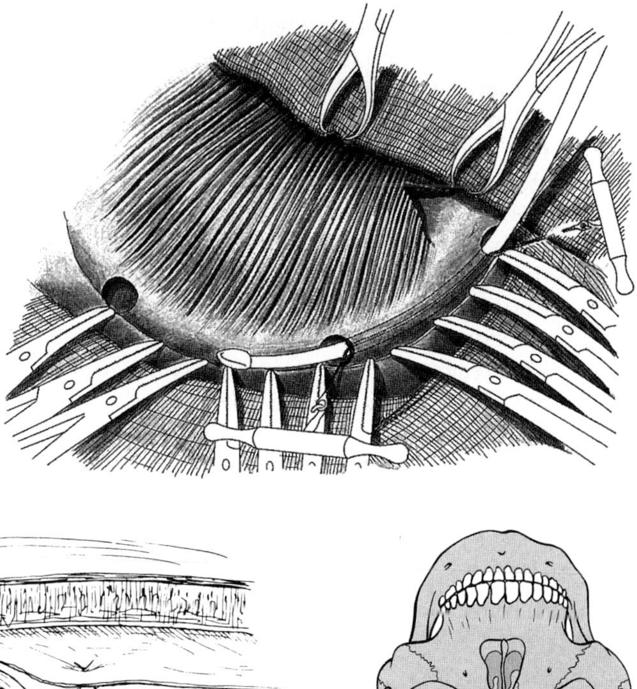

Abb. 16-7 Prinzip der Knocheneröffnung über mehrere Bohrlöcher unter Benutzung der *Gigli*-Säge.

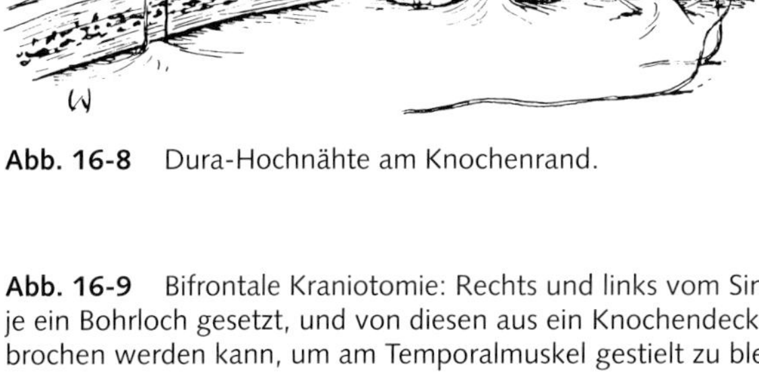

Abb. 16-8 Dura-Hochnähte am Knochenrand.

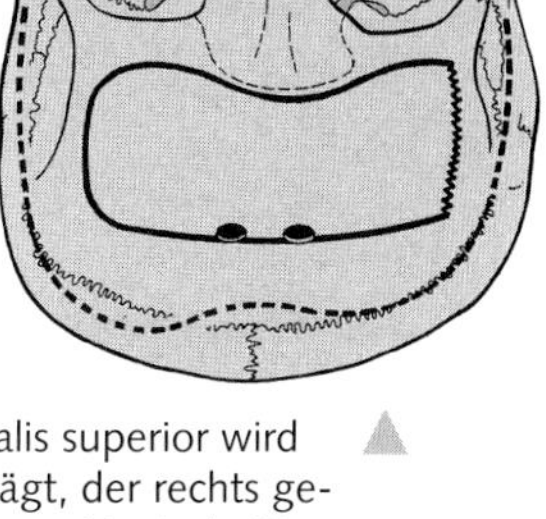

Abb. 16-9 Bifrontale Kraniotomie: Rechts und links vom Sinus sagittalis superior wird je ein Bohrloch gesetzt, und von diesen aus ein Knochendeckel ausgesägt, der rechts gebrochen werden kann, um am Temporalmuskel gestielt zu bleiben. – – – = Hautschnitt.

Die in Abbildung 16-5 gezeigte Standardtrepanation rechts temporal ist nur *ein* möglicher Zugang zu intrakraniellen Prozessen. Je nach Lage des erkrankten Gebietes oder der Verletzung sind andere Zugänge zu wählen, wie z.B. eine **bifrontale Trepanation** (Abb. 16-9) bei Versorgung von Verletzten an der Stirnhirnbasis bzw. zur Operation beispielsweise von großen bifrontalen Meningeomen. Bei dieser Art von Trepanationen ist darauf zu achten, daß die Stirnhöhlen als potentielle Keimträger nicht eröffnet werden dürfen, wozu man sich intraoperativ der Hilfe eines Ultraschallgeräts bedienen kann. Andererseits wird gerade an diesem Eingriff deutlich, wie wichtig vor jeder neurochirurgischen Operation die Anfertigung von Röntgenbildern des Schädels ist.

Einseitige, frontal gelegene Prozesse lassen sich durch einen **einseitig gelegten Knochendeckel** freilegen; allerdings sollte der Hautschnitt bifrontal in den Stirnhaaren erfolgen, um nicht kosmetisch störend zu wirken (Abb. 16-10). Aus dem gleichen Grund sind Bohrlöcher möglichst nicht innerhalb der Stirn anzulegen, da sie später zu entsprechenden Einziehungen der Stirnhaut und damit zu kosmetisch äußerst störenden Effekten führen. In Abbildung 16-9 ist durch das Legen zweier Bohrlöcher rechts und links vom Sinus sagittalis superior das Problem angedeutet, das sich beim Aussägen von Knochendeckeln über dem Sinus ergibt. In diesen Fällen sollten immer auf beiden Seiten des Sinus Bohrlöcher angelegt werden, um die über dem Sinus zu sägende Strecke möglichst kleinzuhalten. Darüber hinaus empfiehlt es sich, diese Strecken zuletzt zu sägen, damit es nicht allzu lange blutet, falls es zu einer Eröffnung des Sinus kommt.

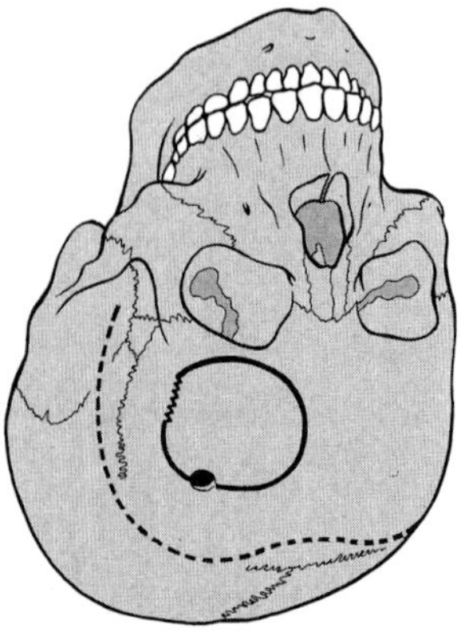

Abb. 16-10 Einseitige frontale Trepanation. Aus kosmetischen Gründen sollte der Hautschnitt (– – –) bifrontal hinter die Stirn-Haar-Grenze gelegt werden.

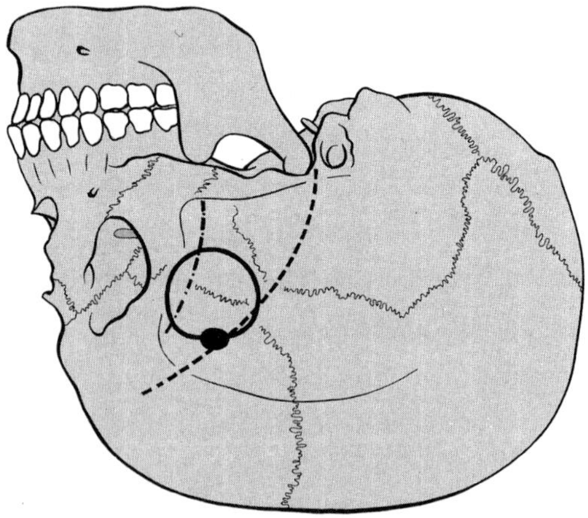

Abb. 16-11 Fronto-temporo-basale (pterionale) Trepanation. – – – = Hautschnitt, –.–.–.– Hautschnittvariante (Vorsicht: Stirnast des N. facialis).

Für viele Eingriffe an der Schädelbasis, wie z. B. bei Hypophysentumoren, Kraniopharyngeomen, insbesondere aber bei den Aneurysmen der Arterien des Circulus arteriosus *Willisii* ist der **frontolaterale** oder **pterionale Zugang** zur Schädelbasis zum Standard geworden (Abb. 16-11). Mit diesem im Bereich des kleinen Keilbeinflügels gelegenen Zugang (aus dem Griechischen: Πτέριον = Flügel) ist es möglich, am Keilbeinflügel entlang nach medial unter Zuhilfenahme des Operationsmikroskops zu präparieren und die dort gelegenen Prozesse operativ anzugehen, die von der Oberfläche gemessen in einer Tiefe von etwa 7 bis 8 cm liegen (Abb. 16-12).

Für Operationen im Ventrikelsystem eignet sich ein mikrochirurgischer Zugang von einer Trepanationsöffnung über oder vor der Kranznaht aus (Abb. 16-13), von wo in das Ventrikelsystem eingegangen und dann dort gelegene Prozesse unter Sicht des Operationsmikroskops entfernt werden können (Abb. 16-14). Auf diese Weise kann es auch möglich sein, sehr große Hypophysenadenome, die bis in den 3. Ventrikel hineingewachsen sind, operativ zu entfernen, während kleinere Hypophysenadenome, die jedoch das Diaphragma sellae deutlich überschritten haben, vom pterionalen Zugang angegangen werden können. Verschiedentlich werden Hypophysenadenome auch noch über eine bifrontale Trepanation operiert, wenn sie beträchtliche Größe erreicht haben.

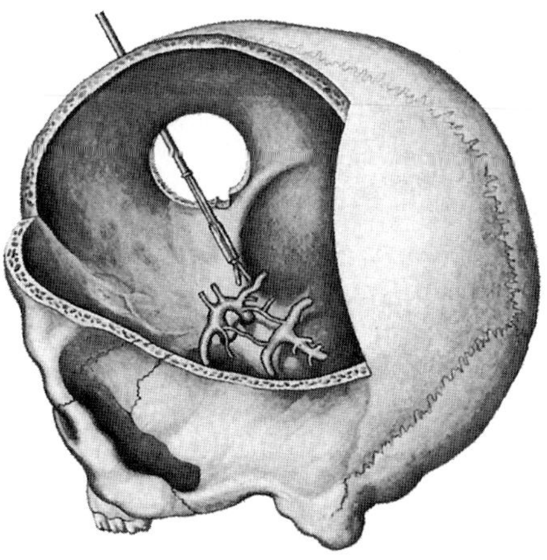

Abb. 16-12 Pterionaler oder frontolateraler Zugang zu Tumoren und den Arterien in der Schädelmitte.

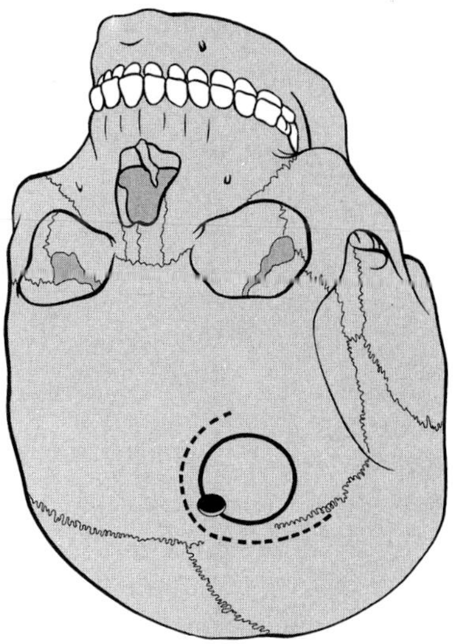

Abb. 16-13 Rechts hochfrontale kleine Trepanation, z. B. für Zugänge zum Ventrikelsystem (siehe Abb. 16-14).

16

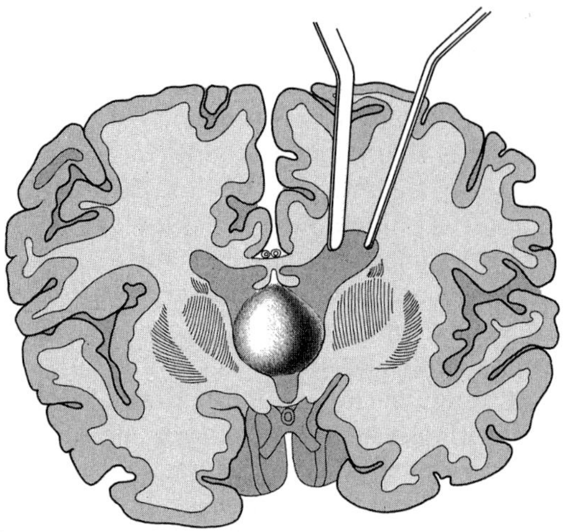

Abb. 16-14 Operativer Zugang zu einer Kolloidzyste am Foramen *Monroi* über eine rechts hochfrontale Trepanation (siehe Abb. 16-13).

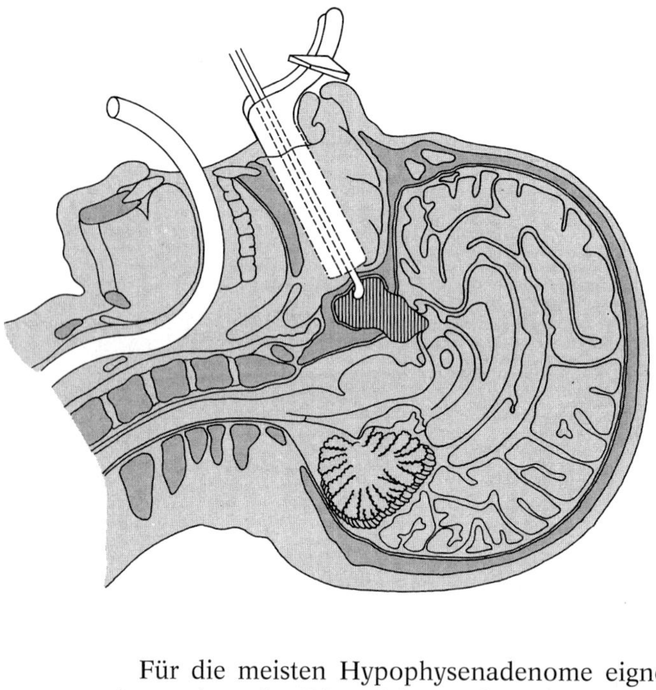

Abb. 16-15 Transnasaler, transsphenoidaler Zugang zu einem in die Keilbeinhöhle eingewachsenen Hypophysentumor.

Für die meisten Hypophysenadenome eignet sich der wesentlich schonendere, das Hirn nicht tangierende **Zugang durch die Nase** (Abb. 16-15), bei dem nach Eröffnung der Nasenschleimhaut die Nasenscheidewand nach einer Seite weggeklappt und schließlich die Keilbeinhöhlenvorderwand und auch deren Hinterwand eröffnet werden, wonach dann das Hypophysenadenom auskürettiert werden kann. Die Durchführung des Eingriffs erfordert Kenntnisse der Operation an der

Nasenscheidewand und an der Nasenschleimhaut und sollte nach Möglichkeit zusammen mit den HNO-Ärzten erfolgen.

Der **subokzipitale Zugang** (Abb. 16-16) ist geeignet zur Darstellung des Kleinhirnbrückenwinkels, z.B. zur Operation von Akustikusneurinomen oder anderen Tumoren im Kleinhirnbrückenwinkel. Von diesem Zugang aus kann auch die mikrovaskuläre Dekompression des Nervus trigeminus (vgl. S. 308) erfolgen. Vielfach werden Operationen an der hinteren Schädelgrube einschließlich des subokzipitalen Zugangs osteoklastisch durchgeführt. Der Knochendeckel wird dann nicht wieder eingesetzt. Die osteoplastische Trepanation mit Wiedereinfügen des Knochendeckels erscheint uns physiologischer und vermindert die Gefahr von Liquorfisteln.

Zur Freilegung des Kleinhirns und zur Operation von Tumoren in der Mittellinie des Kleinhirns bzw. in und am 4. Ventrikel ist die **Trepanation der Hinterhauptsschuppe bis zum Foramen magnum** notwendig (Abb. 16-17). Die früher geforderte, grundsätzliche Wegnahme des hinteren Atlasbogens bringt keinen Vorteil. Problematisch kann bei der Eröffnung der Muskulatur über der hinteren Schädelgrube sein, daß in den tiefen Muskelschichten sich die Arteria vertebralis bei irregulärem Verlauf verbergen und geschädigt werden kann. Diese Gefahr ist bei **einseitigem Zugang zur hinteren Schädelgrube** noch größer; die Schichten der Muskulatur sollten aus diesem Grunde sehr vorsichtig durchtrennt werden (Abb. 16-18).

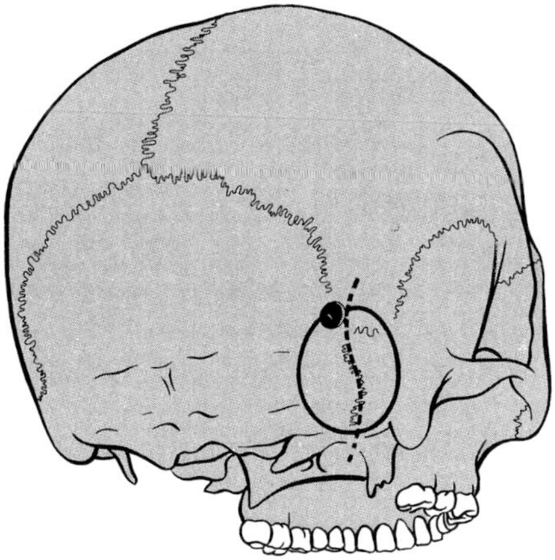

Abb. 16-16 Rechts subokzipitale Trepanation für Eingriffe im Kleinhirnbrückenwinkel. – – – = Hautschnitt.

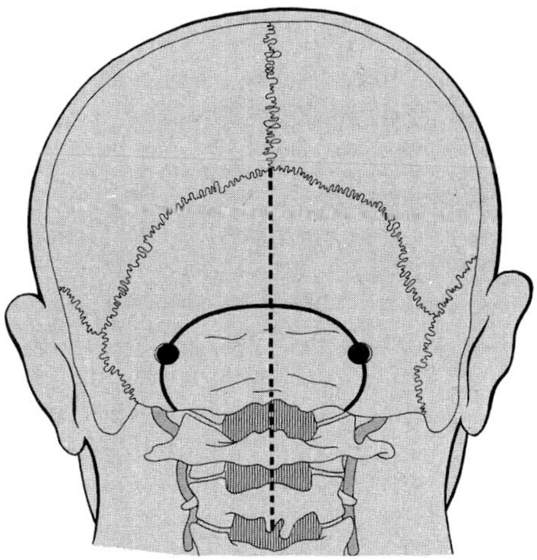

Abb. 16-17 Eröffnung der hinteren Schädelgrube (Kleinhirntrepanation), die früher durchgeführte gleichzeitige Wegnahme des hinteren Atlasbogens ist nur selten erforderlich.

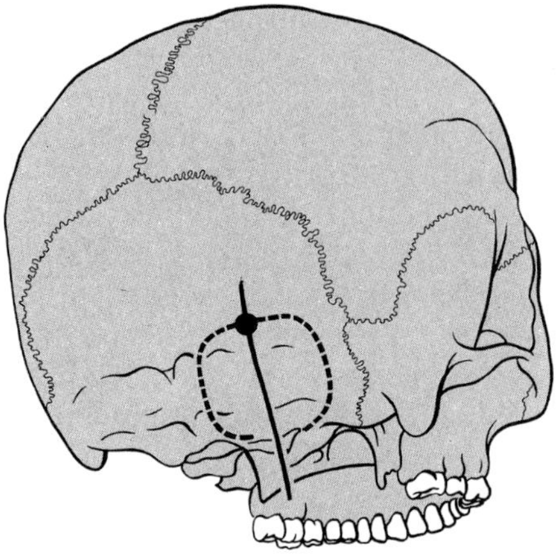

Abb. 16-18
Einseitige Kleinhirntrepanation.

Es versteht sich von selbst, daß in den Fällen, in denen eine osteoplastische Trepanation durchgeführt wird, der Knochendeckel nicht nur wieder eingesetzt, sondern auch entsprechend **fixiert** wird. Bei nicht ausreichender Fixation kann der Knochendeckel wackeln und so nicht einheilen. Die Einheilung geschieht durch bindegewebiges Vernarben entsprechend den Trepanationsrändern und erfolgt sehr schnell. Allerdings bedarf es sehr langer Zeit, bis diese bindegewebigen Narben knöchern durchbaut sind, was jedoch für die Festigkeit der Narbe in den ersten Wochen keine Rolle spielt. Wird aus irgendeinem Grund der Knochendeckel vom Körper nicht wieder angenommen, so entsteht eine aseptische Osteomyelitis, die sekundär infizieren kann. In diesen Fällen müssen die Knochendeckel entfernt und nach einigen Monaten eine Schädeldachplastik angefertigt werden (siehe S. 202 ff.).

16.3 Stereotaktische Operationen

Das Prinzip stereotaktischer Eingriffe beruht darauf, an einen innerhalb des Kopfes gelegenen Zielpunkt eine **Sonde** von außen kontrolliert einzuführen. Stereotaktische Eingriffe werden durchgeführt zur Ausschaltung bestimmter kleiner Hirnareale durch Thermo- oder Kältekoagulation bei bestimmten Bewegungsstörungen (Parkinsonismus) oder Schmerzzuständen. Darüber hinaus können durch stereotaktische Biopsie tiefsitzende intrakranielle Tumoren oder sonst operativ nicht angehbare Geschwülste in funktionell wichtigen Hirnregionen punktiert und von diesen mehrere Proben entnommen werden. Auf dem gleichen Weg ist es möglich, in maligne Tumoren radioaktive Strahler (Seeds) einzubringen, um den Tumor von innen heraus zu bestrahlen.

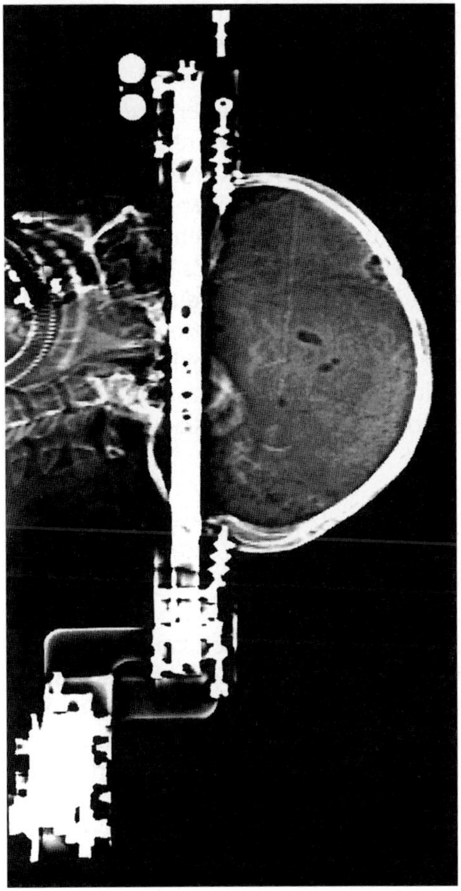

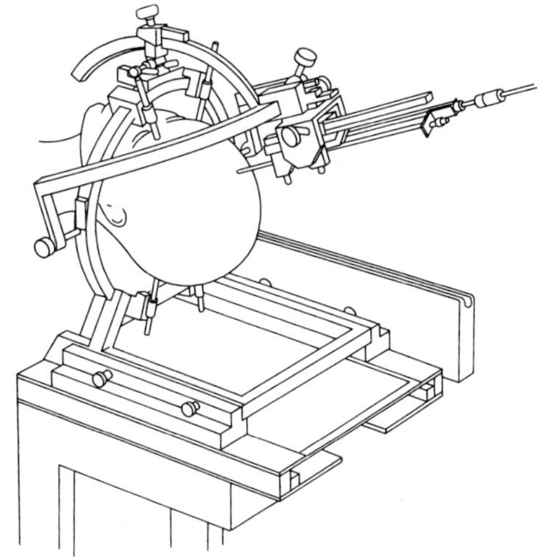

Abb. 16-20 Prinzip der stereotaktischen Operation.

Abb. 16-19 Vorbereitung zur Bestimmung des stereotaktischen Zielpunkts mit dem Computertomographen.

Früher wurde die **Zielpunktbestimmung** der Stereotaxie mit Hilfe von Hirnatlanten und Pneumenzephalographie durchgeführt. Heute bedient man sich der Computertomographie oder der Magnetresonanztomographie, wobei der Patient mit dem bereits am Kopf befestigten stereotaktischen Ring computer- oder magnetresonanztomographisch untersucht wird (Abb. 16-19). Mit Hilfe eines Koordinatensystems und einer Computereinheit können dann stereotaktischer Ring und Zielpunkt miteinander rechnerisch in Verbindung gebracht werden, so daß ein auf den Kopfring aufgesetzter zweiter Ring (Abb. 16-20) so befestigt werden kann, daß auf diesem das Zielgerät des stereotaktischen Apparates von einer vorgegebenen Trepanationsöffnung (Bohrloch) zum Zielpunkt vorgeschoben werden kann. Es ist natürlich erforderlich, auch die Trepanationsöffnung bei der Computertomographie entsprechend zu berücksichtigen und in das Rechenprogramm einzubeziehen. Stereotaktische Eingriffe werden in vielen Fällen in Lokalanästhesie durchgeführt.

Stereotaktische Operationen zur Ausschaltung oder Beeinflussung von Hirnfunktionen bleiben nur einigen wenigen Zentren vorbehalten. Demgegenüber wird an vielen neurochirurgischen Kliniken die **stereotaktische Tumorbiopsie** durchgeführt, sofern dafür entsprechend in der Neuropathologie geschultes Personal zur Verfügung steht, da die Beurteilung der kleinen Proben schwierig sein kann. Es müssen auch grundsätzlich mehrere Proben entnommen werden. Neue Einsatzmöglichkeiten der stereotaktischen Biopsie bzw. Punktion zeichnen sich in der Behandlung von intrazerebralen Blutungen und bei der Punktion von Hirnabszessen ab. Weiterentwicklungen sind die Kombination von Stereotaxie und intrazerebraler Endoskopie sowie die Kombination von Stereotaxie und Laser.

16.4 Neuro-Navigation

Durch stereotaktische Eingriffe ist es möglich, auch an tiefliegende Hirnstrukturen heranzugelangen, ohne anderes Hirngewebe zu schädigen. Viele Prozesse an der Schädelbasis, aber auch im Gehirn, die nicht nur einer stereotaktischen Biopsie, sondern einer tatsächlichen Entfernung bedürfen, sind oftmals schlecht erreichbar, da die anatomischen Gegebenheiten durch Tumorwachstum verändert sind. Hier hat sich die Neuro-Navigation bewährt, deren Grundlage die dreidimensionale Auswertung vorhandener Computertomogramme oder Magnetresonanztomogramme ist.

Durch Festlegen von Fixpunkten am Kopf, die eine eindeutige Identifikation bei der Computertomographie oder Magnetresonanztomographie erlauben („Röntgenmarken"), können diese außen befestigten Fixpunkte über ein Computer-Rechenprogramm mit dem Zielpunkt im Tumor korreliert werden, so daß es nach entsprechender Ausrichtung eines Operationsmikroskops möglich ist, auch in anatomisch schwer einzusehenden Gebieten einen Tumor darzustellen. Am Gehirn selbst ergibt sich das Problem, daß nach Eröffnen des Schädels eine Verlagerung des Gehirns stattfinden kann (Shift), so daß sich hier Probleme bei der Neuro-Navigation auftun können, die durch entsprechende Veränderungen in den Rechenprogrammen zur Zeit eine Lösung erfahren.

Vorteile von der Neuro-Navigation sind zu erwarten, wenn Rechenprogramme ausgearbeitet sind, die es ermöglichen, bei Wirbelsäuleneingriffen die zur Stabilisierung notwendigen Schrauben ohne aufwendige intraoperative Röntgenaufnahmen zu positionieren.

16.5 Eingriffe an Wirbelsäule und Rückenmark

Zur Freilegung des Rückenmarks bzw. der spinalen Dura mater von dorsal ist eine Wegnahme der Wirbelbögen erforderlich. Dazu muß zunächst nach Durchtrennung der Rückenhaut und der Faszie die Rückenmuskulatur von beiden Seiten der Dornfortsatzreihe abgeschoben werden, die **Laminektomie** ist damit erfolgt (Abb. 16-21). Bei der Laminektomie sollten die Wirbelgelenke geschont werden, da deren Zerstörung zu erheblichen Beschwerden und postoperativen Instabilitäten beitragen kann. Das Ausmaß einer Laminektomie ist so gering wie möglich zu halten, andererseits muß natürlich entsprechende Übersicht im Operationsgebiet hergestellt werden.

Laminektomien bei Kindern und Jugendlichen führen zu späteren Wirbelsäulenverkrümmungen nicht unerheblichen Ausmaßes. Man ist deshalb dazu übergegangen, sofern das operative Vorgehen am Rückenmark es erlaubt, nicht den vollständigen Wirbelbogen zu entfernen, sondern nur eine **Hemilaminektomie** (Abb. 16-22) durchzuführen, bei der nur einseitig die Wirbelbögen entfernt und auch die für die lange Rückenstreckmuskulatur wichtigen Dornfortsätze stehengelassen werden. Laminektomien sind immer dann erforderlich, wenn Prozesse um das Rückenmark herumreichen, oder das Rückenmark selbst mikrochirurgisch angegangen werden muß. Bei einseitig gelegenen kleinen

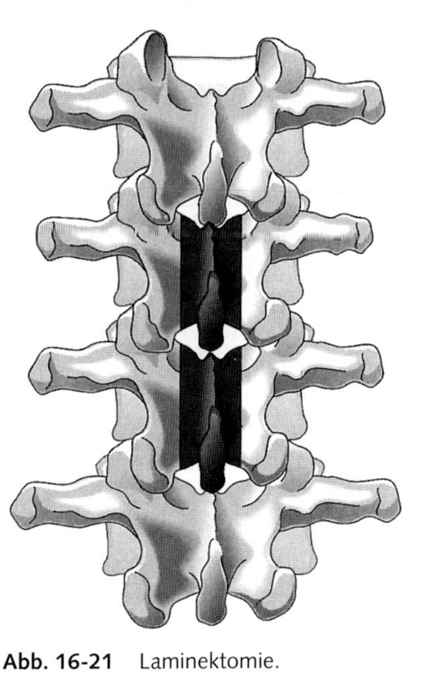

Abb. 16-21 Laminektomie.

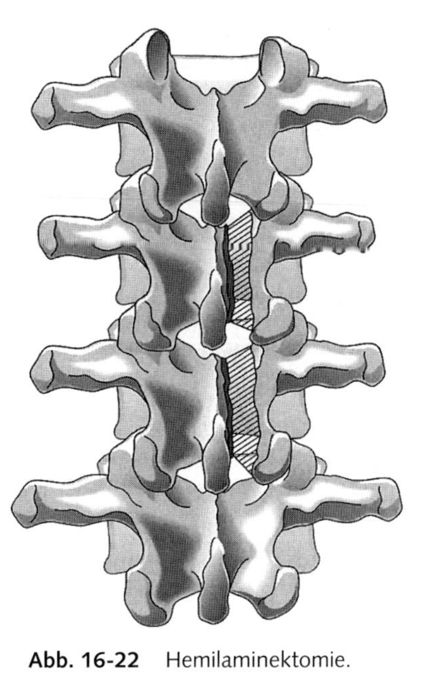

Abb. 16-22 Hemilaminektomie.

Tumoren am Rückenmark oder den Nervenwurzeln und insbesondere zur Darstellung der Nervenwurzeln reichen Hemilaminektomien aus. Auch eine Chordotomie oder Rhizotomie (vgl. Kap. 13.2.3.1 und 13.2.3.3) kann durch eine Hemilaminektomie erfolgen. Hemilaminektomien sind in manchen Fällen notwendig, um Bandscheibenvorfälle beseitigen zu können.

Eine Sonderform der Hemilaminektomie ohne tatsächliche Entfernung der Lamina, des Wirbelbogens, stellt z. B. die **Frykholm-Operation** zur Dekompression zervikaler Nervenwurzeln bei Bandscheibenvorfällen dar. Bei diesem Eingriff wird lediglich ein Teil der Lamina entfernt, was zweckmäßigerweise mit einer Diamantfräse geschieht, die nur Knochengewebe abfräst, nicht aber an Weichteilen angreifen kann. Trotz dieser technischen Vorgabe ist bei Anwendung von Fräsen und Bohrern grundsätzlich damit zu rechnen, daß Wärme entsteht und Gewebefetzen in die rotierenden Geräte geraten können, wodurch größere Schädigungen möglich sind. Die Anwendung von Fräsen kann die erhebliche Muskelarbeit erfordernde Entfernung der Wirbelbögen mit einer Knochenstanze deutlich erleichtern helfen, wenn die vorbeschriebenen Kautelen beachtet werden. Es ist auf diese Weise z. B. möglich, einen Wirbelbogen dünnzufräsen, und dann mit einer feinen Stanze ohne wesentlichen Kraftaufwand und ohne wesentliche Hebelwirkung, die das Rückenmark schädigen könnte, wegzunehmen.

Einer der am häufigsten durchgeführten neurochirurgischen Eingriffe ist die Operation zur **Dekompression lumbaler Nervenwurzeln bei Bandscheibenvorfällen.** Voraussetzung des Eingriffs ist eine Lagerung, die eine möglichst gute Übersicht im Operationsgebiet ermöglicht, indem die Dornfortsätze bzw. die Zwischenbogenräume der lumbalen Wirbel aufgespreizt werden. Dazu gibt es verschiedene Lagerungsmethoden, die unterschiedliche, oft klinikeigene Bezeichnungen haben: „Häschenstellung", „Knie-Hock-Lagerung", „Mekkalagerung" und u.v.a.m. Eine günstige Lagerung zur Bandscheibenoperation zeigt die Abb. 16-23. Zur Darstellung des lumbalen Bandscheibenvorfalls wird nach einem Schnitt in der Mitte des Rückens über dem betroffenen Segment, das in Zweifelsfällen vorher durch Durchleuchtungskontrolle festgestellt werden sollte, die Faszie auf der Seite des Vorfalls durchtrennt und dann die Muskulatur abgeschoben. Danach kann im Zwischenbogenraum das dort befindliche Ligamentum interarcuatum eröffnet werden, das wegen seiner Farbe in Neurochirurgenkreisen als Ligamentum flavum (gelbes Band) bezeichnet wird. In vielen Fällen ist eine geringfügige Erweiterung dieses interlaminären Fensters in den Knochen hinein erforderlich, was als erweiterte interlaminäre Fensterung (Abb. 16-24) bezeichnet wird, ohne daß dadurch die Stabilität der Wirbelsäule leidet. Nach Darstellung der Nervenwurzeln und des Bandscheibenvorfalls kann der Bandscheibenraum ausgeräumt wer-

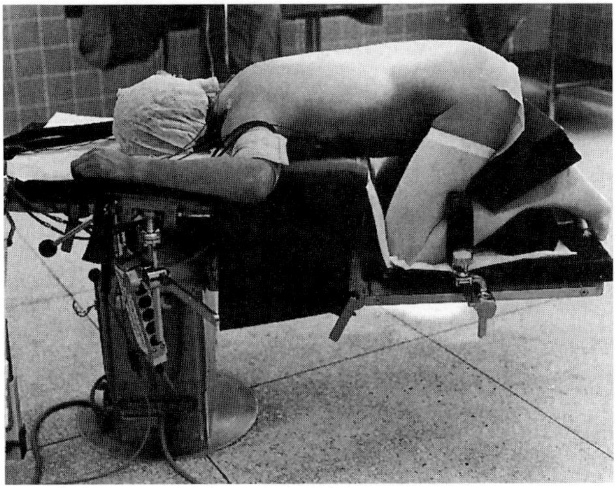

Abb. 16-23 Lagerung zur lumbalen Bandscheibenoperation.

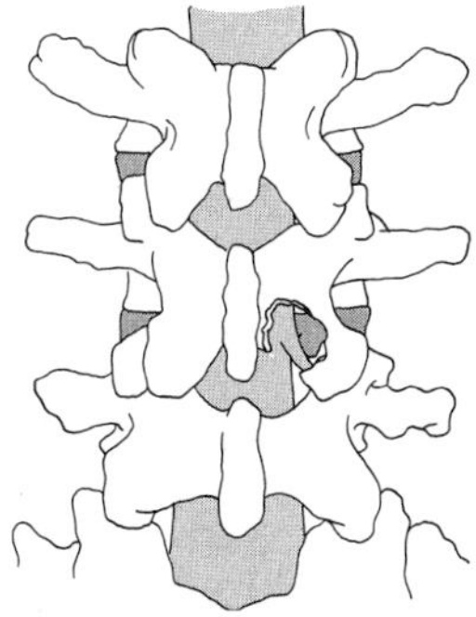

Abb. 16-24 Interlaminäre Fensterung zur lumbalen Bandscheibenoperation.

den, wozu verschiedene Faßzangen gebraucht werden (Abb. 16-25 und 16-26). Die Ausräumung des Bandscheibenraums ist der gefährlichste Teil des Eingriffs, da bei Verwendung zu langer Faßzangen der Bandscheibenraum nach vorne perforiert und die davor befindlichen Venen bzw. Arterien aufgerissen werden können (vgl. Abb. 16-25), was lebensbedrohliche retroperitoneale Blutungen zur Folge hat.

Die lumbale Bandscheibenoperation kann sowohl ohne als auch mit dem Operationsmikroskop durchgeführt werden; die Heilungsergebnisse sind bei beiden operativen Vorgehensweisen gleich. Das Vorgehen mit dem Operationsmikroskop bietet unseres Erachtens den Vorteil der besseren Ausleuchtung des Operationsgebiets und die Möglichkeit, daß auch der Assistent vollständig das Operationsgebiet überblicken kann.

Bandscheibenvorfälle an der Halswirbelsäule können in ähnlicher Weise wie lumbale Bandscheibenvorfälle von dorsal operiert werden (siehe oben). Da es aber nicht möglich ist, vom dorsalen Zugang aus ventral des Rückenmarks bzw. der Dura mater gelegene knöcherne Randkanten zu erreichen und zu entfernen, haben sich zunehmend vordere Zugänge zur Halswirbelsäule bewährt. Diese Eingriffe müssen unter Durchleuchtungskontrolle erfolgen. *Cloward* hat als erster eine Zugangsmöglichkeit zur Halswirbelsäule von vorn angegeben, wobei er den Bandscheibenraum mit einem Bohrer aufgebohrt hat (Abb. 16-27) und das entstandene Loch schließlich durch einen passenden Knochendübel aus dem Beckenkamm aufgefüllt hat, so daß es zu einer Verblockung des Wirbels kommt (siehe Abb. 5-12). Das *Cloward*-Original-

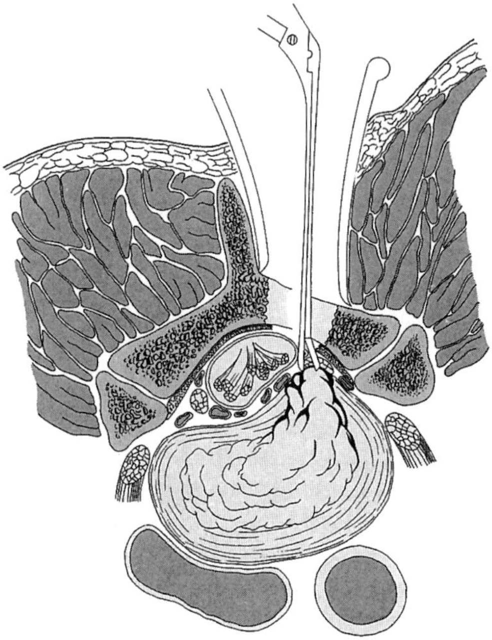

Abb. 16-25 Prinzip der Ausräumung eines lumbalen Zwischenwirbelraums mittels Faßzange bei der Bandscheibenoperation.

Abb. 16-26 Instrumentarium zur lumbalen Bandscheibenoperation:

1 = bajonettförmige anatomische Pinzette
2 = Skalpell (Haut)
3 = chirurgische Pinzette
4 = Präparierschere
5 = feine chirurgische Pinzette
6 = kleines Skalpell (interlaminäre Fensterung)
7 = feine Präparierschere
8 = verschiedene Faßzangen
9 = kleine Tuchklemmen
10 = verschiedene Knochenstanzen
11 = Saugeransätze
12 = Dissektoren
13 = Spülspritze
14 = *Langenbeck*-Haken
15 = selbsthaltender Hautsperrer
16 = *Williams*-Retraktoren
17 = feine Klemmen
18 = *Lühr-Stille*-Knochenzange
19 = *Love*-Haken
20 = Schielhäkchen
21 = kleines Raspatorium
22 = Nadelhalter
23 = Nahtmaterial
24 = Hirnwatten
25 = *Redon*-Spieß
26 = Pinzette für bipolare Koagulation

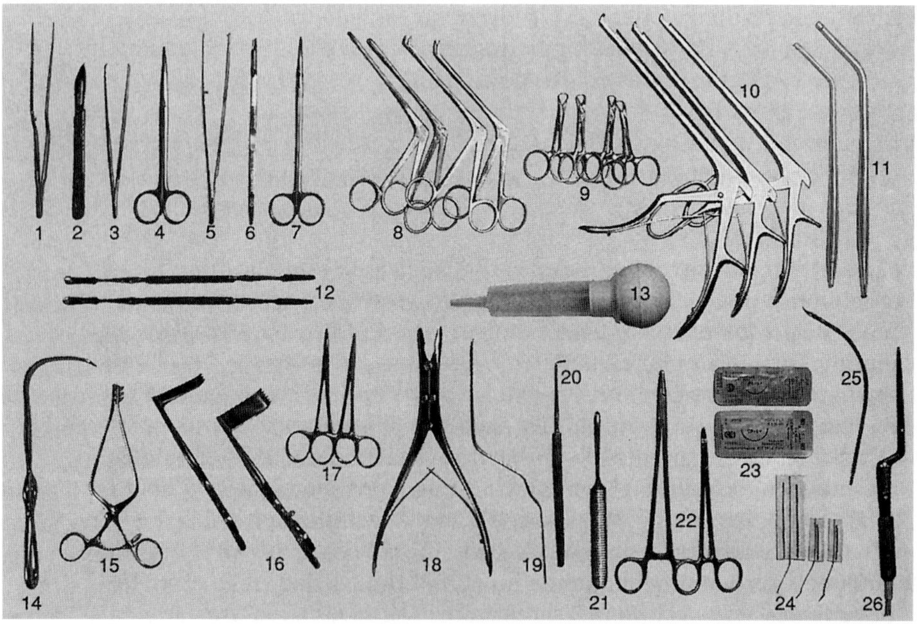

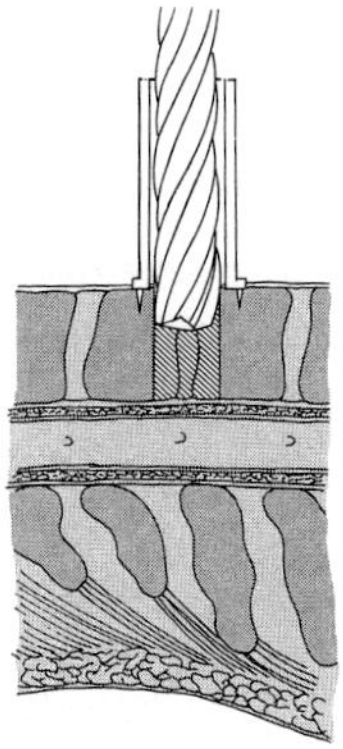

Abb. 16-27 Prinzip der *Cloward*-Operation an den Halsbandscheiben: Der Bandscheibenraum wird ausgebohrt und dann ein Knochendübel eingesetzt.

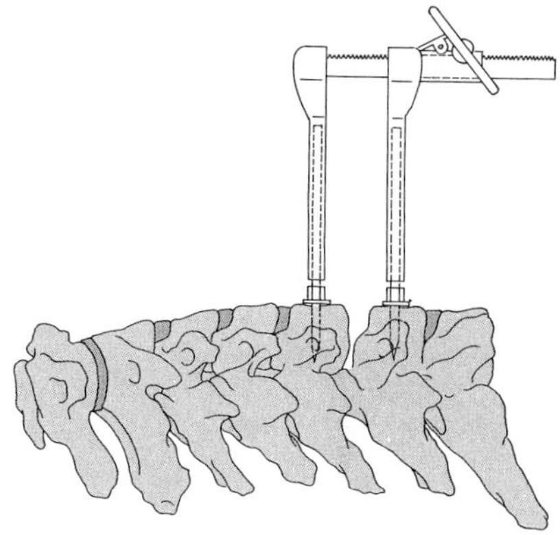

Abb. 16-28 Bandscheibenoperation an der Halswirbelsäule: Nach Ausräumung der Bandscheibe wird der Zwischenwirbelraum aufgespreizt; so können dorsale Randkanten abgetragen und danach ein Knochen- oder Knochenzementdübel eingegeben werden, die durch Entspannen der Spreizer fest zwischen den beiden Wirbeln verankert werden.

verfahren ist vielfach modifiziert worden, insbesondere wurde auf das Aufbohren des Zwischenwirbelraums verzichtet und dieser lediglich ausgeräumt, wobei allerdings mit einer Diamantfräse dorsale Randkanten abgeschliffen bzw. mit einer entsprechenden feinen Stanze weggenommen werden können und auch müssen. Um den Bandscheibenraum nach erfolgter Entnahme der Bandscheibe in seiner Höhe zu erhalten, können die Bandscheiben durch aus dem Beckenkamm entnommene Knochenplatten oder auch durch Knochenzement (Palacos®, Sulfix®) ersetzt werden. Für dieses Vorgehen ist es notwendig, daß die Wirbel vorübergehend etwas stärker auseinandergespreizt werden, wofür sich ein entsprechendes Instrumentarium, das in Abbildung 16-28 gezeigt ist, sehr bewährt hat.

Bei **Frakturen an der Halswirbelsäule** ist nur ein operatives Vorgehen zur Stabilisierung mit Knochen möglich, darüber hinaus müssen die Wirbel durch entsprechende AO-Platten fixiert werden (Abb. 16-29). Ähnliche Verfahren sind auch möglich an der Brust- und Lendenwirbelsäule, oft in Zusammenarbeit mit Thorax- oder Allgemeinchirurgen.

Für die dorsale Stabilisierung bei **Frakturen im Bereich der Lendenwirbelsäule** oder des thorakolumbalen Übergangs eignet sich insbesondere der Fixateur interne, mit dem auch die Aufrichtung geborstener Wirbel möglich ist (vgl. Abb. 7-7); allerdings muß in diesen Fällen von dorsal her auch eine Auffütterung des entstehenden Hohlraums mit Knochenmaterial aus dem Beckenkamm erfolgen.

(Über Eingriffe an peripheren Nerven siehe Kap. 4.7).

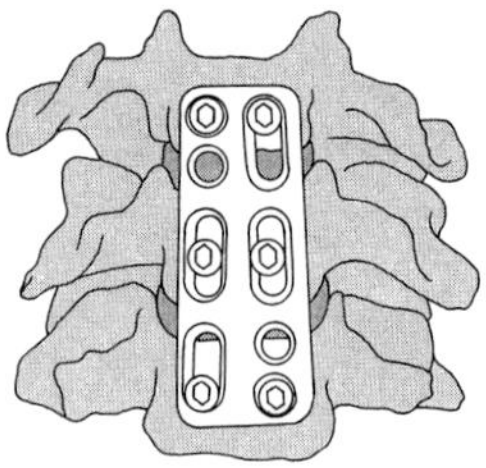

Abb. 16-29 Prinzip der Verplattung dreier Halswirbel nach Ausräumen der Zwischenwirbelräume und Bandscheibenersatz durch Knochen (vgl. Abb. 7-5).

17 Epilepsiechirurgie

Der Anfang der Epilepsiechirurgie in Europa läßt sich auf das Jahr 1886 zurückführen. Am 25. Mai 1886 resezierte *Victor Horsley* (1857–1916) einem 22jährigen Patienten mit fokal-motorischen Anfällen eine Narbe im Bereich des motorischen Kortex, die durch eine 15 Jahre zurückliegende Impressionsfraktur verursacht worden war. Der Berliner Neurochirurg *Fedor Krause* (1857–1937) propagierte zu Anfang des 20. Jahrhunderts eine operative Indikationsstellung bei *Jackson*-Anfällen jeglicher Ätiologie. Ziel der operativen Behandlung sollte die Exzision eines „primären krampfenden Zentrums" sein.

Eine ähnliche Entwicklung nahm die nordamerikanische Epilepsiechirurgie, die maßgeblich von *Wilder Penfield* (1891–1976) geprägt wurde. Zusammen mit *Otfried Foerster* (1873–1941) verwandte *Penfield* zunächst EEG-Ableitungen extra- und intraoperativ, später auch Elektrostimulation, um motorische und sensorische Areale zur schonenden Resektion definieren zu können. In den folgenden Jahren gelang die exakte, extra- und intraoperative Bestimmung von eloquenten Kortexarealen (also Kortexarealen mit definierter Funktion, die nicht zerstört werden dürfen) wie Sprach-, Hör-, Sehregion und die Lokalisation von Gedächtnisarealen.

17.1 Fokale Epilepsie

Die internationale Klassifikation der epileptischen Anfälle differenziert zwischen generalisierten und fokalen Epilepsien, abhängig von dem jeweiligen EEG-Befund. Bei fokalen Epilepsien ist die elektrophysiologische Aktivität auf einen **umschriebenen Herd** zurückzuführen, eine sekundäre Generalisierung ist möglich. Hauptsächlich kommen Anfallsleiden fokalen Ursprungs für ein epilepsiechirurgisches Vorgehen in Betracht. Nach Einschätzungen qualifizieren sich in Deutschland etwa 1000–2000 Patienten jährlich für eine präoperative Diagnostik.

17.1.1 Therapieresistenz

Bei potentiell epilepsiechirurgischen Patienten ist die Forderung nach medikamentöser Therapieresistenz allgemein anerkannt. Die Pharmakoresistenz bezieht sich auf die Antiepileptika der 1. Wahl (Carbamazepin, Phenytoin, Phenobarbital). Die Medikation sollte über einen gewissen Zeitraum in Monotherapie bis zur Nebenwirkungsgrenze getestet worden sein, ohne eine befriedigende Anfallsreduktion erreicht zu haben.

17.1.2 Aspekte zur Auswahl epilepsiechirurgischer Patienten

Als essentielle **Voraussetzung** für die Epilepsiechirurgie gilt, daß die zu behandelnden Anfälle des Patienten als epileptische Anfälle (nicht z.B. psychogen) einzuordnen sind. Die Pharmakoresistenz der Epilepsie sollte gesichert sein, wobei einzelne Epilepsiezentren unterschiedliche Gewichtungen bezüglich der anzuwendenden Medikamente und der Nebenwirkungsgrenze vornehmen. Der Patient muß nicht nur bereit sein, einem epilepsiechirurgischen Eingriff zuzustimmen, sondern auch die Geduld und Motivation zeigen, sich einer umfangreichen prächirurgischen Evaluation und Testung zu unterziehen. Von Wichtigkeit ist auch die Beurteilung des Patienten in Hinblick auf seine Lebensumstände, der Arbeitssituation sowie der Anfallstypen und der einhergehenden sozialen Belastung.

Als **Ausschlußkriterien** gelten medizinische Erkrankungen, die bei einem neurochirurgischen Eingriff zu einer Gefährdung des Patienten führen. Patienten ohne fokal neurologische Defizite sind keine Kandidaten für Resektionen in funktionellen Arealen. Umstritten ist die Frage, inwieweit geistig Behinderte als epilepsiechirurgische Kandidaten in Betracht kommen. Chronische Psychosen, die anfallsunabhängig bestehen, gelten hingegen allgemein als Kontraindikation zur operativen Behandlung. Patienten mit weniger als einem Anfall pro Jahr sind keine Operationskandidaten, außer bei Nachweis einer strukturellen Läsion. Patienten, die unter antikonvulsiver Medikation anfallsfrei sind und einen operativen Eingriff wünschen, um die Medikation abzusetzen, kommen als epilepsiechirurgische Patienten nur bei toxischen Nebenwirkungen in Betracht.

17.2 Diagnostik

Ziel der prächirurgischen Diagnostik ist die **Definition der epileptogenen Zone,** der Zone des Gehirns, die für die Anfallsgeneration ausreichend aktiv ist. Bei Ausschaltung bzw. Diskonnektion dieser epileptogenen Zone wird Anfallsfreiheit mit hoher Wahrscheinlichkeit erzielt. Elektroenzephalographie (EEG), kombiniert mit struktureller (MRT) und funktioneller Bildgebung (PET, SPECT, funktionelles MRT), sowie die ergänzende neuropsychologische Testung sind die wichtigsten Bestandteile der prächirurgischen Diagnostik. Der Einsatz der diagnostischen Mittel und ihre Wertung unterliegen einer vom jeweiligen Epilepsiezentrum abhängigen Variabilität.

17.2.1 Phase-1-Diagnostik

Die Phase 1 der prächirurgischen Diagnostik besteht aus einem **nichtinvasiven 24stündigen EEG-Video-Monitoring** mit Oberflächen- und ggf. Sphenoidalelektroden. Meist wird die Monitoringphase unter Medikamentenentzug durchgeführt, um auch auf iktale EEG-Daten – also Daten während der Anfallsphase – zurückgreifen zu können. Die Lokalisation von iktalen Spikes sind als guter Hinweis für den Anfallsursprung zu werten. Auch wird dem Vorhandensein von interiktalen Spikes ein hoher Stellenwert als Kriterium für die Diagnose Epilepsie eingeräumt. Mit Hilfe der Videoaufzeichnung lassen sich klinische Anfallssymptome dokumentieren, der Anfall wird klassifizierbar und zeitliche Beziehungen zwischen Anfall und EEG-Veränderungen werden benennbar.

Für einen großen Teil der prächirurgischen Patienten reicht die Phase 1 in bezug auf die Aussagefähigkeit der elektrophysiologischen Daten diagnostisch aus.

17.2.2 Phase-2-Diagnostik

Das Problem einer bloßen Oberflächenableitung besteht in der geringen Sensitivität, verursacht durch Dämpfungsphänomene von Knochen und Schädelhaut. Epileptische Aktivität wird erst registriert, wenn die Synchronisation der Aktivität eine bestimmte Kortexoberfläche erfaßt hat. Lokalisation und Abgrenzung sind erschwert. Die **invasiven EEG-Ableitungen** leiten die EEG-Aktivität innerhalb des knöchernen Schädels ohne Dämpfungsphänomene direkt von der Hirnoberfläche ab und sind dadurch sensitiver bezüglich synchronisierter Aktivität. Nachteil der invasiven Methodik ist die Möglichkeit chirurgischer Komplikationen und die Restriktion auf ein bestimmtes zu untersuchendes Kortexareal. Das setzt eine gezielte Planung voraus, auch weil sich während der Monitoringphase eine weitere Ergänzung von Elektroden verbietet. Diese Phase 2 mit der Möglichkeit der Epidural-, der Subdural- und Tiefenableitung sowie der Ableitung über Foramen-ovale-Elektroden ist eine elektrophysiologische Ergänzung zur bereits erfolgten Phase 1.

17.2.2.1 Epidurale PEG- und Foramen-ovale-Elektroden

Falls die Oberflächenableitung keinen ausreichenden Hinweis für den Anfallsursprung gibt, können **epidurale Streifen-** oder **PEG-Elektroden** weitere diagnostische Aufschlüsse geben. PEG-Elektroden lassen sich ohne großen Aufwand, minimal traumatisierend und mit einer großen Variabilität plazieren. Sie ermöglichen ein direktes Abgreifen und den Vergleich von EEG-Daten großer Kortexareale. Technisch wird eine Elektrode, die in einer pilzförmigen Silikonmasse eingebettet ist (sog. PEG-Elektrode), über eine kleinkalibriges Bohrloch direkt auf der Dura mater plaziert.

Foramen-ovale-Elektroden stellen in bitemporaler Lokalisation eine weniger invasive Alternative als Tiefenelektroden (siehe unten) dar. Über eine kutane Inzision in der Wange wird eine Elektrode über das Foramen ovale bis in die Cisterna ambiens, in den Subarachnoidalraum unter Röntgenkontrolle vorgeschoben. Bei den Foramen-ovale-Elektroden werden bei 1–3% Infektionskomplikationen beschrieben.

17.2.2.2 Tiefenelektroden

Tiefenelektroden können an unterschiedlichen Lokalisationen angewandt werden; ihre primäre Domäne sind die mesialen temporalen Strukturen (Amygdalum, Hippokampus) sowie Frontal- und Okzipitallappen. Es besteht weitestgehender Standard über die stereotaktische Plazierung der Elektroden mit Hilfe kernspin- oder computertomographischer Zielbestimmung. Die Plazierung erfolgt intrazerebral. Indikation ist eine anzunehmende epileptogene Zone, die durch Ausbreitungsphänomene nicht sicher definiert werden kann. Auch bei der Frage nach der Lateralisation können Tiefenelektroden entscheidende diagnostische Hinweise geben, bei im Oberflächen-EEG bitemporalen Befunden. Nachteile der Tiefenelektroden sind das geringe Ableitungsareal und mögliche Komplikationen (Komplikationsrate 1% intrazerebrale Einblutungen).

Die zunehmende Erfassung pathologischer Veränderungen durch die fortschreitende funktionelle und strukturelle Bildgebung hat zu einer besseren Selektion der Kandidaten, die sich für eine Tiefenableitung qualifizieren, geführt.

17.2.2.3 Subdurale Plattenelektroden

Subdurale Plattenelektroden ermöglichen eine direkte Aufzeichnung elektrophysiologischer Potentiale sowie Stimulation von Kortexarealen. Als **Grids** werden flächige Kontaktanordnungen in Form von Platten bezeichnet, z.B. jeweils aus 6 × 8 oder 8 × 8 Kontakten, während **Strips** jeweils nur aus einer Kontaktreihe bestehen (1×8, 1×4). Plattenelektroden werden über eine Kraniotomie kortikal plaziert (Abb. 17-1a, b), wobei das zu analysierende Areal der potentiellen Resektion voll exponiert sein sollte. Strips lassen sich auch weniger invasiv über ein Bohrloch positionieren. Ein sicherer Duraverschluß und Ausleitung der Kabel über separate Stichinzisionen senken das Infektionsrisiko.

Vor der Evaluation mit Platten- oder Streifenelektroden sollte eine suspekte epileptogene Zone mit Hilfe von Oberflächenableitung und evtl. PEG-Elektroden eingegrenzt sein sowie ergänzend mit struktureller und evtl. funktioneller Bildgebung nach Läsionen gesucht worden sein.

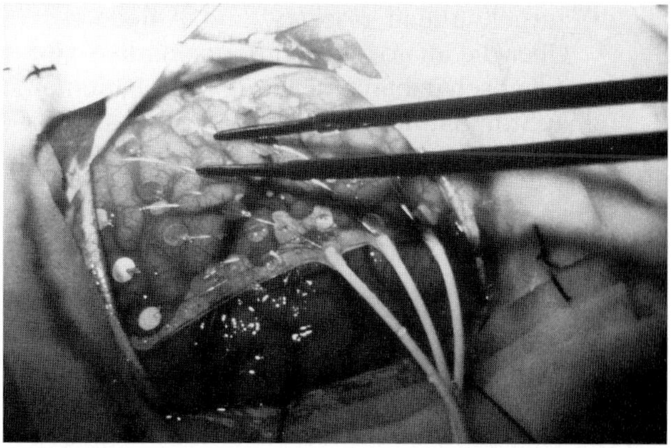

Abb. 17-1a Subdurale Plattenelektrode links parietal intraoperativ zur Abgrenzung der Zentralregion. Bildmitte zentrale Vene.

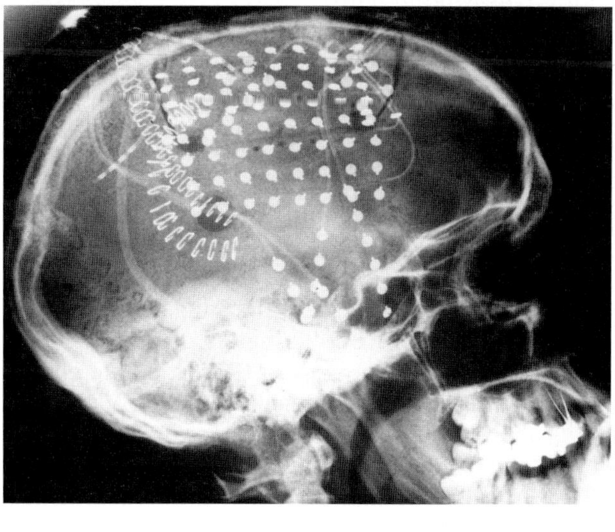

Abb. 17-1b Postoperative Nativkontrolle nach Implantation. Subdurale Plattenelektrode links parietal, subdurale Streifenelektroden temporal, temporobasal und in der Fissura longitudinalis cerebri.

Die häufigsten Komplikationen bei der Anwendung von Platten- und Streifenelektroden sind Infektionen, Hämatome und Hirnschwellungen, wobei Streifenelektroden mit einer niedrigeren Komplikationsrate behaftet sind als Plattenelektroden. Evaluationen mit Platten- oder Streifenelektroden bieten diagnostische Möglichkeiten bei einer unklaren Lateralisation oder bei Patienten mit klarer Lateralisation aber Unklarheit über die genaue Lokalisation der epileptogenen Zone.

Präoperative Evaluation eines epilepsiechirurgischen Patienten bedeutet nicht nur Identifikation der epileptogenen Zone, sondern auch Identifikation von eloquenten Kortexarealen, deren Resektion neurologische Ausfälle wie z. B. Sprachdefizite oder motorische Funktionseinbußen für den Patienten bedeuten. Bei Resektionen, die sich lediglich an anatomischen Erfahrungen orientieren, ist es möglich, daß man zu zurückhaltend reseziert und Anteile der epileptogenen Zone beläßt. Über die anatomischen Grenzmarken zu resezieren, bedeutet ein nicht gut abschätzbares Risiko für den Patienten. Die extraoperative kortikale Stimulation durch Plattenelektroden ist eine wertvolle Technik zur Resektionsplanung, da mit ihrer Hilfe funktionell bedeutsame Areale, z. B. wie jene für Sprache, identifiziert werden können, insbesondere auch im Hinblick auf die mögliche Variabilität der Funktionslokalisation bei Patienten. Die extraoperative Evaluation und Stimulation kann ohne Zeitdruck am wachen Patienten erfolgen.

17.2.2.4 Wada-Test

Das Auftreten von aphasischen Störungen stellt eine der gefürchtetsten epilepsiechirurgischen Komplikationen dar. Die Bestimmung der sprachdominanten Hemisphäre und der Gedächtnisleistung durch den *Wada*-Test gehört daher zum präoperativen Standard der meisten Epilepsiezentren.

17.2.3 Strukturelle und funktionelle Bildgebung

Bildgebende Verfahren hatten schon sehr früh Anteil an den diagnostischen Strategien bei Epilepsiepatienten. Die Lokalisierungshinweise der Pneumenzephalographie und der Computertomographie waren jedoch so gering, daß die Bildgebung allenfalls als ergänzendes, im Vergleich zum EEG limitiertes diagnostisches Verfahren eingestuft wurde. Die Entwicklung des MRT bedeutete eine entscheidende Verbesserung in der Erfassung morphologischer Veränderungen. Bildgebende Verfahren, die funktionelle Aspekte berücksichtigen, wie die Stoffwechselleistung beim PET und die Hirndurchblutung beim SPECT, stellen eine wichtige Ergänzung zur strukturellen Bildgebung dar.

17.2.3.1 Magnetresonanztomographie (MRT)

Das operative Ergebnis wird durch die **Identifikation einer strukturellen Läsion** verbessert. Die MRT zeigt eine eindeutig höhere Sensitivität als die computertomographische Bildgebung.

Die Mehrheit der epilepsiechirurgischen Patienten leidet unter einer Temporallappenepilepsie. Zur Identifizierung der mesialen Strukturen (Amygdalum, Hippokampus) eignen sich besonders koronare Schichtungen, mit einer 90°-Ausrichtung zu einer längsverlaufenden Hippokampusachse. Die häufigste pathomorphologische Veränderung ist die **mesiale Hippokampussklerose,** die sich als Signalveränderung in T2-gewichteten Bildern zeigt und in den T1-gewichteten Bildern als Atrophie zu sehen ist. Die Inzidenz von Läsionen wie Tumoren, Gefäßmalformationen und Narbengewebe liegt bei Epilepsiepatienten zwischen 15–20%. **Tumoren** und **vaskuläre Malformationen** zeigen sich häufiger im Temporallappen, während **Narbengewebe** bevorzugt im Frontallappen und posttraumatisch frontotemporal lokalisiert ist. Die Sensitivität des MRT liegt in diesem Bereich bei 100%. Magnetresonanztomographisch können Aussagen zur Ätiologie der Epilepsie gemacht sowie wichtige Hinweise zur Lokalisation der epileptogenen Zone gegeben werden.

17.2.3.2 Positronen-Emissions-Tomographie (PET)

Die Positronen-Emissions-Tomographie ist ein neueres bildgebendes Verfahren auf der Basis von Messungen des regionalen Glucosemetabolismus mittels Fluoro-2-deoxyglucose.

Iktal zeigt sich ein Hypermetabolismus, während die interiktale Untersuchung hypometabole Areale zeigt.

PET-Befunde zeigen eine hohe Konkordanz mit intrakraniell diagnostizierten elektrophysiologischen iktalen Befunden und haben sich im Rahmen der nichtinvasiven präoperativen Diagnostik etabliert.

17.2.3.3 Single-Photon-Emissions-Tomographie (SPECT)

Die SPECT gibt Informationen über die regionale zerebrale Blutperfusion. Interiktal ist die Sensitivität und damit die Wertigkeit des PET als höher einzustufen. Periiktale Untersuchungen (iktal bzw. früh-/postiktal) zeigen, daß es bei fokalen Anfällen zu einer Erhöhung der regionalen Blutperfusion kommt und dem SPECT in der prächirurgischen Diagnostik als additive Untersuchung eine Bedeutung beizumessen ist.

17.3 Chirurgische Behandlung

Die epilepsiechirurgische Behandlung ist ein elektives Verfahren mit dem Ziel der Anfallsfreiheit. Für elektiv chirurgische Verfahren ist eine Risikominimierung und die Einschätzbarkeit zu erwartender neurologischer Defizite von übergeordneter Bedeutung. Die umfangreiche präoperative Evaluation trägt diesem Umstand Rechnung.

Drei chirurgische Mechanismen werden zur Erreichung von Anfallsfreiheit diskutiert:

- die **Exstirpation einer strukturellen Veränderung,**
- die **Reduktion von epileptogenen Neuronen,**
- die **Deafferenzierung kortikalen Gewebes.**

17.3.1 Temporallappenresektionen

Die meisten Temporallappenresektionen folgen einem bestimmten Standard, die an den einzelnen Epilepsiezentren unterschiedlich entwickelt wurden. Die Temporallappenresektion ist der am häufigsten durchgeführte epilepsiechirurgische Eingriff. Die anatomische Nähe von funktionstragenden Arealen prägt die Durchführung der Operation, ebenso die Erfahrung, daß die strukturell pathologischen, oder die elektrophysiologischen Veränderungen meist die mesiotemporalen Strukturen (Amygdalum, Hippokampus) betreffen.

Die **Standard-Temporallappenresektion** unterscheidet sich in den einzelnen Epilepsiezentren, wobei aufgrund des latero-dorsalen Abstands zu differenzieren ist. In der Regel wird dem Umstand Rechnung getragen, ob die zu resezierende Seite sprach-/gedächtnisdominant ist. Ein weiterer mitentscheidender Bestandteil der Operation ist das Ausmaß des neokortikalen Anteils der Resektion nach superior und posterior. Zu weit posteriore Resektionen können zu Hemianopsie, superiore Überschreitungen der Fissura *Sylvii* oder Resektionen in der Insula-Region zu Hemiparesen führen. Variabel ist auch das Ausmaß der Resektion von Amygdalum und Hippokampus. Eine elektrophysiologische Quantifizierung, wieviel Hippokampus reseziert werden muß, ist schwierig, da eine Messung im Hippokampus zwar mit Hilfe von Tiefenelektroden erfolgen kann, die Plazierung jedoch axial vorgenommen wird und jeweils eine Messung an etwa drei Punkten erfolgt. Erfahrungen zeigen, daß, sofern die pathomorphologischen Veränderungen der Hippokampussklerose bis an den posterioren Rand des histologisch untersuchten Resektats reichen, die Quote der Anfallsfreiheit sinkt.

Ein weiteres operatives Vorgehen ist die **selektive Amygdalohippokampektomie** über einen transsylvischen Zugang. *Wieser* und *Yasargil* sind die Begründer dieser Technik. Bei diesem operativen Verfahren werden ohne lateralen Kortex nur die mesialen Anteile reseziert. Die Quote der Anfallsfreiheit ist bei der Standardtemporallappenresektion und der selektiven Amygdalohippokampektomie gleich. Bei Gedächtnisdominanz auf der zu operierenden Seite ist nach selektiver Amygdalohippokampektomie im Vergleich zur Standardtemporallappenresektion mit weniger Gedächtniseinbußen zu rechnen.

Die **isolierte neokortikale Resektion** – ein heute kaum praktiziertes Verfahren – besteht aus einer En-bloc-Resektion von temporalem Neokortex. Ihr Vorteil ist eine geringe neurologische Morbiditätsrate, bei einer im Vergleich zu anderen Verfahren höheren Quote von Patienten mit persistierenden Anfällen. **Läsionektomien** sind ein anerkanntes, breit durchgeführtes Verfahren, wobei die Resektionsgrenze stark von der Erfahrung und subjektiven Beurteilung des Operateurs abhängt. Intraoperatives Monitoring mit **Elektrokortikographie** (ECoG) findet in vielen Epilepsiezentren Anwendung. Bei der Exstirpation von arteriovenösen Malformationen (AVM) verbessern sich die postoperativen Resultate erheblich unter Einsatz von ECoG (Abb. 17-2).

17.3.2 Extratemporale Resektionen

Extratemporale fokale Epilepsien sind elektrophysiologisch problematischer lokal zu sichern. In einigen Fällen vermögen extratemporale An-

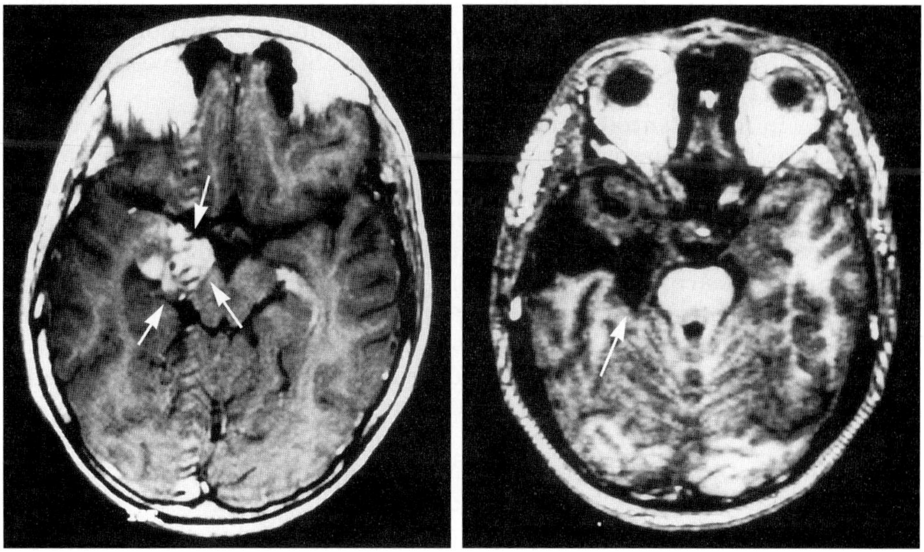

Abb. 17-2 Gangliogliom prä- und postoperativ rechts temporal. Resektion nach ECoG und intraoperativer Nachresektion.

fälle in limbische Strukturen zu propagieren und sind klinisch von psychomotorischen Temporallappenanfällen nicht zu unterscheiden. Präoperativ bleibt zu klären, wo der Anfallsursprung liegt und wieviel Gewebe als resektionswürdig angesehen werden muß, um ein gutes postoperatives Resultat zu erhalten. Die anatomischen Grenzen des epileptogenen Areals und die Resektionsgrenzen werden festgelegt, sei es, daß eine Läsion vorbesteht oder auch nicht.

Ein hochauflösendes MRT wird präoperativ standardmäßig durchgeführt; an einigen Zentren wird die Diagnostik durch eine digitale Subtraktionsangiographie (DSA) zur Bestimmung von Gefäßanomalien komplettiert. Für Resektionen frontal, parietal und zentral ist die Identifikation des Sulcus centralis essentiell. Elektrophysiologisch kann eine Evaluation mit epiduralen PEG-Elektroden und/oder subduralen Streifen-/Plattenelektroden durchgeführt werden. Für die Durchführung der Elektrokortikographie ist eine ausreichend große Kraniotomie Voraussetzung. Die jeweilige Montage ist individuell unterschiedlich.

Basierend auf der Klinik, der Bildgebung und den elektrophysiologischen Untersuchungen kommen unterschiedliche Formen der Resektion im Frontallappenbereich in Betracht: **totale frontale Lobektomie** in Form einer En-bloc-Resektion unter Berücksichtigung des *Broca*-Areals auf der dominanten Hemisphärenseite, **frontopolare Resektion** oft bei posttraumatischen Epilepsieformen, **paramediane Resektion** unter Einschluß des Gyrus cinguli und **laterale Konvexitätsresektion.**

Resektionen der **unteren Zentralregion,** prä- und postzentral, können bis zu 3 cm oberhalb der *Sylvi*-Fissur ohne Defizite durchgeführt werden, wenn präoperativ eine Identifikation von funktionstragenden Arealen (Zunge, Lippe, Daumen) unter Stimulation vorgenommen wurde.

In der **Zentral**- und der **Parietalregion** ist Rücksicht auf die Gefäßversorgung geboten. Koagulation von aszendierenden Venen zum Sinus sagittalis superior, vom zentralen oder postzentralen Sulcus kommend, muß vermieden werden. Resektionen im Parietalbereich sind selten. Auf der nicht dominanten Hemisphäre kann hinter dem Sulcus postcentralis ohne Setzung von sensomotorischen Defiziten reseziert werden, während auf der dominanten Hemisphärenseite Resektionen auf den Lobus parietalis superior beschränkt werden müssen.

Okzipitale Resektionen sind unausweichlich mit Gesichtsfeldeinschränkungen verbunden, die jedoch von den Patienten gut kompensiert werden, und werden erst nach invasiver elektrophysiologischer Diagnostik durchgeführt. Die Anfallspropagation von okzipital folgt meist nach temporal oder parietozentral.

Mehrlappenresektionen kommen bei ausgedehnten Läsionen und elektrophysiologischem Nachweis von epileptogenen Zonen entsprechender Ausdehnung in Betracht.

17.3.3 Läsionschirurgie

Bei einem nicht unerheblichen Teil der Patienten mit fokaler Epilepsie können anhand der MRT **Raumforderungen** gesichert werden. Viele der Läsionen zeigen außer Anfällen keine klinischen Leitsymptome. Distribution und histologische Entität zeigen ein weites Spektrum: gliöse Tumoren unterschiedlicher Dignität, Hamartome, kortikale Dysplasien und vaskuläre Malformationen (Abb. 17-3a, b).

Therapeutisches Ziel ist nicht die bloße Anfallsfreiheit, sondern auch die Versorgung der Läsion, die ein Malignitätsrisiko oder Blutungsrisiko für den Patienten bergen kann.

Die operative Strategie der Läsionschirurgie ist unterschiedlich. Eine Möglichkeit ist die **Läsionektomie.** Eine weitere Form ist die **Läsionektomie mit Grenzareal,** wobei die Grenzen radiologisch, chirurgisch, histologisch und elektrokortikographisch definiert werden können. Resektionen von Läsionen mit entfernt liegender epileptogener Zone finden auch therapeutische Anwendung, wobei nicht klar ist,

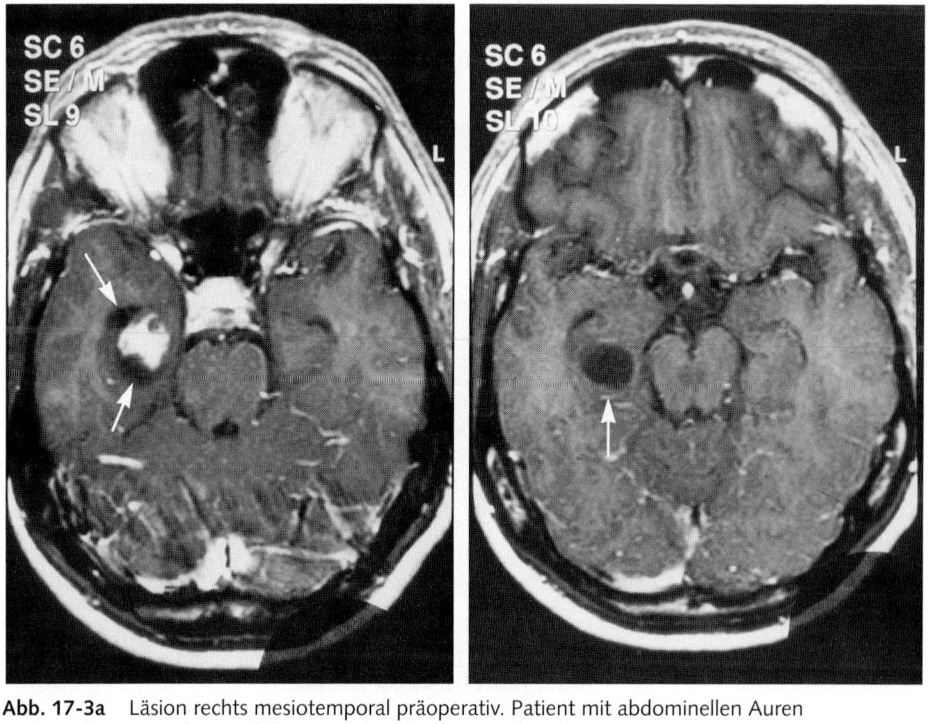

a b

Abb. 17-3a Läsion rechts mesiotemporal präoperativ. Patient mit abdominellen Auren und psychomotorischen Anfällen mit sekundärer Generalisation.
Abb. 17-3b Z. n. Totalexstirpation der Läsion (vgl. Abb. 17-4). Histologisch Gangliozytom. Postoperativ anfallsfrei.

inwieweit die Resektion der epileptogenen Zone zur postoperativen Anfallsfreiheit beiträgt. In seltenen Fällen kann die Resektion einer epileptogenen Zone erfolgen, ohne die Läsion, die in diesen Fällen inoperabel war, zu resezieren. Meist erfolgt zumindest eine Probebiopsie zur Klärung der Dignität der Läsion.

Die operative Versorgung von Läsionen sollte ohne große Zeitverluste angestrebt werden.

17.3.4 Hemisphärektomien

Der Begriff der Hemisphärektomie trifft auf alle Eingriffe mit ausgedehnter Resektion von kortikalem Gewebe einschließlich der Gyri prae- und postcentralis zu. Das Patientenkollektiv für Hemisphärektomien sind Kinder jeglichen Alters, die in ihrer Entwicklung schwer beeinträchtigt sind und unter therapieresistenten fokalen Anfällen von einer Hemisphärenseite sowie unter Hemiparese leiden. In der Bildgebung zeigen sich als pathomorphologisches Korrelat Läsionen unterschiedlicher Ätiologie. Differenziert wird zwischen erworbenen, z.B. Hirninfarkte, Z.n. Enzephalitis, und kongenitalen strukturellen Läsionen, z.B. *Sturge-Weber*-Syndrom, Hemimegalenzephalie (Abb. 17-4).

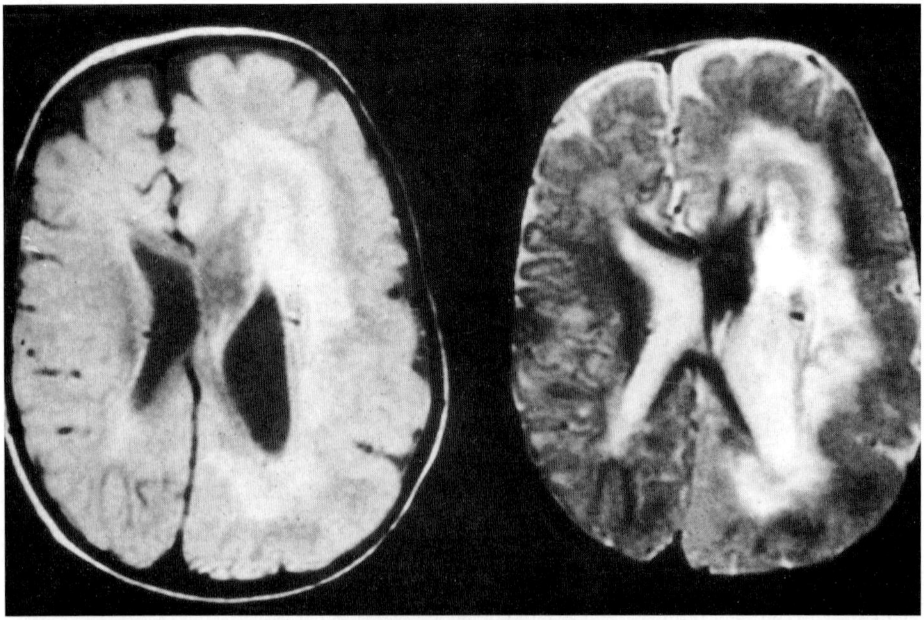

Abb. 17-4 MRT, T1- und T2-gewichtet. Hemimegalenzephalie. Entwicklungsbedingte Störung mit Makrogyrie und diffusen Störungen im Marklager.

Die ersten Hemisphärektomien waren anatomische Hemisphärektomien bei Malignomen, durchgeführt von *Walter Dandy* (1886–1946). Die erste Hemisphärektomie als epilepsiechirurgischer Eingriff wurde 1938 operiert. Es folgten mehrere Modifikationen, zunächst der **anatomischen Hemisphärektomie,** hinsichtlich der verbleibenden Substanz der Basalganglien und des Inselkortex. Die Beschreibung der Spätkomplikation: **superfiziale zerebrale Hämosiderose (SCH),** hervorgerufen durch postoperative Blutungen mit z.T. letalem Ausgang, führte zu weiteren Modifikationen, die die SCH minimieren sollten. 1974 propagierte *Rasmussen* die **funktionelle Hemisphärektomie,** eine anatomische subtotale Hemisphärektomie. Hierbei erfolgt eine zwei-Drittel-anteriore temporale Lobektomie mit der Entfernung eines zentralen kortikalen Blocks von der Mittellinie bis nach basal zur Fissura *Sylvii,* sowie eine Deafferenzierung des Frontal- und Okzipitallappens (Abb. 17-5). Physiologisch wird das gleiche Ergebnis wie bei der anatomischen Hemisphärektomie erzielt, unter Verwendung von SCH.

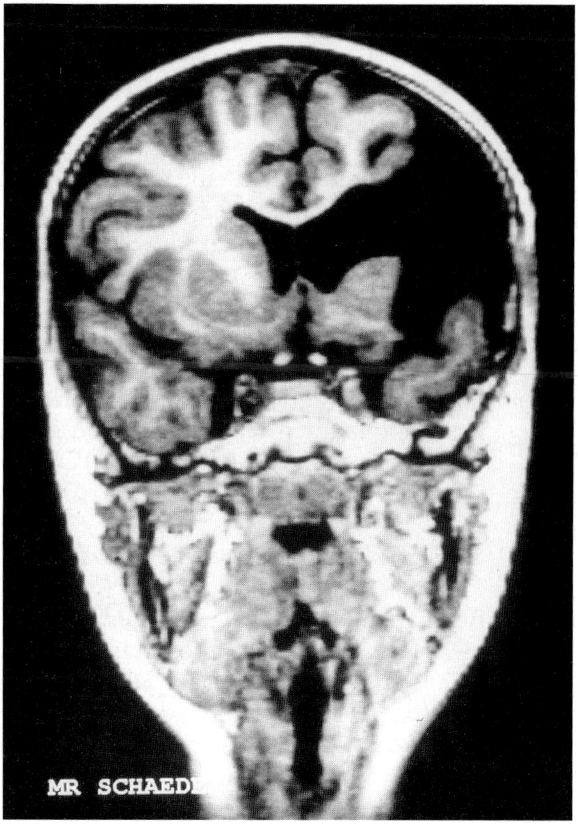

Abb. 17-5 Funktionelle Hemisphärektomie postoperativ. Koronare Schichtung. Deutlich sichtbar ist die Resektion des zentralen kortikalen Blocks und die temporale Lobektomie.

Ein neues operatives Verfahren wurde 1995 von *Schramm* entwickelt, die **Hemisphärotomie.** Bezüglich der Anfallsfreiheit zeigt die Hemisphärotomie die gleiche Erfolgsquote wie die funktionelle Hemisphärektomie, jedoch unter Durchführung einer kleineren Trepanation, einer geringeren Operationsdauer, geringeren intraoperativen Blutungen. Die Hemisphärotomie beginnt mit einer Hippokampektomie mit oder ohne anteriorer temporaler Lobektomie, gefolgt von der Deafferenzierung des Temporal-, Okzipital-, Parietal- und Frontallappens. Die technische Durchführung beinhaltet eine transventrikuläre Kallosotomie und Resektion des insulären Kortex.

17.3.5 Kallosotomie

Die hohe Erfolgsrate der resektiven Epilepsiechirurgie hat zu der Einschätzung geführt, daß Patienten mit einem resektablen Fokus sich eher einer Resektion unterziehen sollten als einer Kallosotomie. Von den Patienten, die die Kriterien zu einer Resektion nicht erfüllen, scheinen bestimmte Charakteristika für eine Kallosotomie zu sprechen. Hierzu gehören sekundär generalisierte Anfälle, Sturzanfälle, atonische, tonische und tonisch-klonische Anfälle. Die Diskonnektion unterscheidet sich an den einzelnen Epilepsiezentren, jedoch wird eine Durchtrennung von mindestens **zwei Dritteln anterioren Anteils des Corpus callosum** gefordert. Über eine rechtsseitige Kaniotomie, bis über den Sinus sagittalis reichend, unter sorgfältiger Präparation der Brückenvenen, erfolgt der Eingang in den Mittelspalt. Die rechte Hemisphäre wird hierbei retrahiert. Zu den Komplikationen gehören ein vorübergehender Neglect der linken Körperseite sowie apraktische Störungen, Acute Disconnection Syndrome (ADS). Eine Langzeitkomplikation ist das Split Brain Syndrome bei kompletter motorischer und sensibler Diskonnektion, mit Reduktion des Sprachantriebs, Antagonismus der Hand der nicht dominanten Hemisphäre und einem Aufmerksamkeitsdefizit mit Gedächtniseinbuße, jedoch ohne Persönlichkeitsveränderung.

17.3.6 Multiple subpiale Transsektion (MST)

Bei Patienten mit Lokalisation der epileptogenen Zone im Bereich nicht resezierbarer funktionstragender Areale kann eine vertikale kortikale Transsektion erfolgen. Das Prinzip dieses Eingriffs ist die Belassung der ins Mark ziehenden Fasern, jedoch **Diskonnektion der horizontalen Fasern,** unter der Vorstellung, die Anfallspropagation in der horizontalen Richtung zu reduzieren. Der Gyrus wird punktiform eröffnet und ein abgewinkeltes Häkchen tangential zur Kortexoberfläche unter der Pia vorgeschoben, so daß eine oberflächige Durchtrennung erfolgt. Mehrere parallele Durchtrennungen im Abstand von etwa 5 mm werden durchgeführt. Funktionell führt die MST nur zu geringfügigen Einbußen, während bei sonst inoperablen Patienten mit betroffenem *Broca*- oder *Wernicke*-Areal gute Ergebnisse bezüglich der postoperativen Anfallssituation zu registrieren waren.

17.4 Postoperative Aspekte

Die postoperativen epilepsiechirurgischen Ergebnisse werden allgemein nach einer von *Engel* entworfenen Klassifikation beurteilt. Der Vorteil der Klassifikation ist die Möglichkeit, Patienten mit weiterbestehenden postoperativen Anfällen auch in bezug auf ihre Lebensqualität zu evaluieren (Tabelle 17-1).

17.4.1 Ergebnisse

Eine Datenerhebung aus mehreren internationalen Epilepsiezentren von epilepsiechirurgischen Patienten in der Zeit von 1986–1990 zeigt, daß bei anteriorer temporaler Lobektomie etwa 67,9% der Patienten anfallsfrei wurden, bei 24% die Anfälle gebessert werden konnten, während 8,1% keine Verbesserung ihrer Anfallssituation erreichten. Bei Läsionektomien zeigte sich eine Anfallsfreiheit von 66,6%, bei extratemporalen Resektionen von 45,1%. Die Hemisphärektomien in der

Tabelle 17-1 Postoperative Ergebnisklassifikation nach *Engel*

Klasse I		*anfallsfrei*
	A	komplett anfallsfrei
	B	Auren
	C	Anfälle postoperativ, danach mindestens 2 Jahre anfallsfrei
	D	Anfälle nach Absetzung der antikonvulsiven Medikamente
Klasse II		*seltene Anfälle*
	A	anfänglich anfallsfrei, danach seltene Anfälle
	B	seltene Anfälle
	C	seltene Anfälle über 2 Jahre, danach etwas mehr
	D	nur nächtliche Anfälle
Klasse III		*deutliche Verbesserung*
	A	deutliche Verbesserung
	B	anfallsfreie Intervalle addiert, mehr als die Hälfte der Zeit des Follow-up
Klasse IV		*keine Verbesserung*
	A	Anfallsreduktion
	B	keine Veränderung
	C	Verschlechterung

Zeit zwischen 1986–1990 konnten in 67,4% zu Anfallsfreiheit und in 21,1% zur Verbesserung der Anfallssituation führen. Kallosotomien führten lediglich bei 7,6% der Patienten zu Anfallsfreiheit, jedoch zu Verbesserung bei 60,9%.

17.4.2 Resümee

Epilepsiechirurgische Verfahren als elektive Behandlungsmethode der fokalen Epilepsie stellen sich heute als fest etablierte Therapieform dar, die Epilepsiepatienten mit fokalen Epilepsien nicht vorenthalten werden sollten. Mittels einer aufwendigen präoperativen Evaluation lassen sich Erfolg und Risiko einer Operation rational beurteilen. Vom kurativen Aspekt rechtfertigt sich die Intensität von Diagnostik und Therapie. Mit Hilfe der sich weiter verbessernden funktionellen und strukturellen Bildgebung werden zunehmend pathomorphologische Veränderungen als Korrelat zu den elektrophysiologischen Ergebnissen erfaßbar sein und zu noch selektiverem operativem Vorgehen zwingen.

18 Besonderheiten neurochirurgischer Intensivmedizin

Abgesehen von der relativ kurzzeitigen postoperativen Überwachung von Patienten, bei denen Eingriffe an der Wirbelsäule, dem Rückenmark oder unkomplizierte intrakranielle Eingriffe vorgenommen wurden, liegt der Schwerpunkt neurochirurgischer Intensivmedizin in der Überwachung, Behandlung und Pflege bewußtseinsgestörter und bewußtloser, in den zentralen Regulationen beeinträchtiger Patienten. Der Rahmen dieser Einführung in die Neurochirurgie würde gesprengt, wenn allgemein geltende intensivmedizinische Grundsätze in der dazu erforderlichen Breite abgehandelt würden, dafür stehen zahlreiche gute Veröffentlichungen zur Verfügung. Im folgenden soll daher lediglich eine Übersicht über spezielle Probleme der neurochirurgischen Intensivmedizin gegeben werden.

18.1 Bewußtseinsstörungen und Bewußtlosigkeit

18.1.1 Pathophysiologie und Klinik

Das Bewußtsein oder der Wachheitszustand sowie auch der Schlaf-Wach-Rhythmus hängen von der Aktivierung des Großhirns durch Gruppen von Neuronen ab, die sich in der Formatio reticularis (Abb. 18-1) des Hirnstamms befinden. Für die „Bewußtseinsklarheit" müssen sowohl die beiden Großhirnhemisphären als auch die Formatio reticularis und die sie verbindenden neuronalen Strukturen intakt sein. Formatio reticularis und Großhirnrinde sind durch cholinerge (Überträgerstoff: Acetylcholin) Nervenfasern verbunden, was den klinischen und elektroenzephalographischen Weckeffekt von Physostigmin (Anticholium®) nach anticholinerger Medikation oder Intoxikation (z.B. Sedativa oder Narkotika) erklärt.

Störungen des Bewußtseins bis hin zur Bewußtlosigkeit (Koma) sind klinische Phänomene, bei denen der Wachzustand – die Vigilanz – eingeschränkt oder aufgehoben ist. Wesentliche Ursachen von Bewußt-

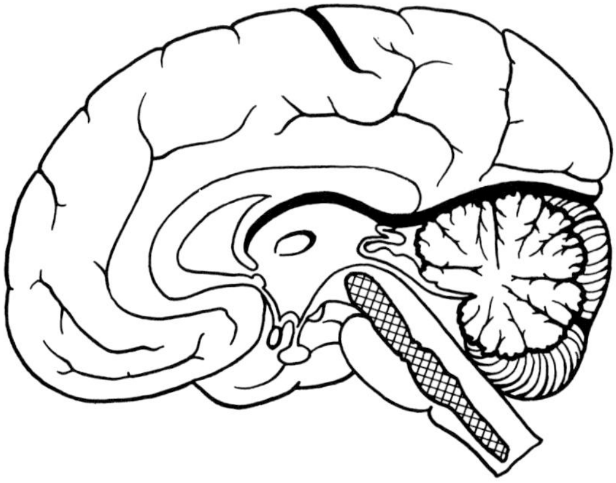

Abb. 18-1 Lage der Formatio reticularis im Stammhirn (schraffiert).

seinsstörungen und Bewußtlosigkeit sind mechanische Alteration und Destruktion definierter Areale in Hirnstamm und Großhirn durch Verletzungen und Operationen, aber auch Störungen oder Unterbrechung des Gehirnstoffwechsels durch Hypoxie, Ischämie und Intoxikationen.

Bei der Beschreibung der Bewußtseinslage sind zu unterscheiden:

- **Bewußtseinsklarheit:** ungestörte Wahrnehmung der Umgebung und der eigenen Person (Benommenheit)
- **Bewußtseinstrübung:** Zustand verminderter Wahrnehmung, Augen werden spontan und/oder auf Anruf oder Schmerzreize geöffnet. Auf Aufforderung gezielte Bewegungen (Apathie bis Somnolenz)
- **Bewußtlosigkeit:** unerweckbarer Patient, Augen konstant geschlossen, keine Spontanbewegungen, auf Schmerzreize teils reflektorische, teils gezielte Abwehrbewegungen (Sopor bis Koma) (Einteilung der Komastadien siehe Tabelle 18-1)
- **Hirntod:** Bulbärhirnsyndrom und fehlende Spontanatmung, Ausfall sämtlicher Hirnnerven- und Hirnstammreflexe, Hypothermie, Blutdruckabfall. Fehlende bioelektrische Aktivität im EEG und zerebraler Kreislaufstillstand.

Für die neurologische und neurochirurgische Befundbeschreibung ist eine klare Einteilung der Tiefe einer Bewußtseinsstörung erforderlich. Leider sind die zum Teil dafür gebräuchlichen Begriffe **Somnolenz,**

Tabelle 18-1 Gradeinteilung der Bewußtlosigkeit (Komastadien) ohne Rücksicht auf die Dauer der Bewußtseinsstörung

Grad 1:	Bewußtlosigkeit ohne sonstige neurologische Störungen
Grad 2:	Bewußtlosigkeit mit neurologischen Störungen wie Lähmungen, Anfällen, Anisokorie und/oder Augenbewegungsstörungen
Grad 3:	Bewußtlosigkeit mit zusätzlichem Auftreten von Streckphänomenen spontan oder auf Schmerzreiz
Grad 4:	Bewußtlosigkeit verbunden mit Tonusverlust der Extremitäten und vor allem beiderseits lichtstarren weiten Pupillen, aber noch erhaltener Spontanatmung

Sopor, Stupor und **Koma** sprachlich ungenau und in ihren Definitionen überlappend. Da von der Beurteilung der Bewußtseinslage im Krankheitsverlauf eines Patienten unter Umständen prognostische Aussagen und in jedem Fall Art und Ausmaß therapeutischer Maßnahmen abhängen, erscheint es sinnvoll, die verschiedenen Stadien der Bewußtseinsstörung nicht mit den o.g. abstrakten Begriffen zu bezeichnen, sondern klar zu **beschreiben, wie der Patient auf welche Außenreize reagiert.** Solange ein Patient auf Anruf, Schütteln oder Schmerzreiz mit Augenöffnen reagiert und eine gezielte motorische Reaktion zeigt, ist er nicht bewußtlos. Bei dieser Art von Reaktion liegt ein Zustand der Bewußtseinstrübung vor, der beschrieben werden sollte mit Begriffen wie ansprechbar, leicht verlangsamt oder anrufbar, stark verlangsamt oder noch erweckbar. Daneben sollte im Untersuchungsprotokoll bei einem noch ansprechbaren Patienten festgehalten werden, ob er zur Person, zur Zeit und zur Lage orientiert ist oder eine Desorientiertheit aufweist.

Ein bewußtloser Patient ist durch Außenreize nicht erweckbar und hält die Augen konstant geschlossen, kann aber auf Schmerzreize prompt reagieren, wobei bei weniger tiefer Bewußtlosigkeit die Abwehr durchaus gezielt erfolgen kann, während bei zunehmender Tiefe der Bewußtlosigkeit nur ungezielte Abwehr und träge Reaktion und bei weiterer Vertiefung der Bewußtlosigkeit dann keinerlei Reaktion auf Schmerzreize mehr erfolgt. Alle Stadien der Bewußtseinsstörung und der Bewußtlosigkeit können mit **Hirnnervenfunktionsstörungen** und anderen **neurologischen Ausfällen,** wie z. B. peripheren Paresen sowie mit Störungen des Vegetativums vergesellschaftet sein, die in Art und Ausmaß bei jeder Untersuchung protokolliert werden müssen. Hält man sich an eine derartige Befundbeschreibung, sind Irrtümer durch Fehlinterpretationen der verschiedenen Begriffe und auch interdisziplinäre Mißverständnisse weitgehend ausgeschlossen.

Die **Ersteinschätzung** akut bewußtseinsgestörter und bewußtloser Patienten wird häufig von neurologisch und neurochirurgisch nicht speziell ausgebildeten Ärzten vorgenommen. Darum sollte vor allem das Erstuntersuchungsschema möglichst einfach, praktikabel und in der Aussage eindeutig sein.

Die wichtigsten Bestandteile einer neurologischen Kurzuntersuchung sind:

- Beschreibung der Bewußtseinslage und der motorischen Reaktion
- Inspektion der Pupillen sowie Überprüfung der Lichtreaktion und der Kornealreflexe
- Beschreibung der Augenbewegungen (Blickdeviation, Bulbuspendeln usw.)
- nicht zuletzt die Untersuchung und Dokumentation der Vitalfunktionen, Atmung und Kreislauf.

Eine Hilfe bei der Erstbefundbeschreibung und bei der Verlaufsbeobachtung bewußtseinsgestörter und bewußtloser Patienten bieten die seit ca. 20 Jahren eingeführten **Coma-Scales.** Hierbei werden die Untersuchungsergebnisse in einem Punktebewertungsschema registriert und tragen so zur Beurteilung der Schwere einer Hirnschädigung und des neurologischen Defizits einer neurochirurgischen oder neurologischen Erkrankung bei. Änderungen der Untersuchungsergebnisse im Verlauf lassen zusätzlich Rückschlüsse auf die Prognose der Erkrankung zu. Aus der Vielzahl von Komabewertungsschemata, genannt seien die im deutschsprachigen Raum häufig benutzte Münchener Coma-Scale (MSC, 1976) und Innsbrucker Coma-Scale (ICS, 1983), hat sich weltweit die von *Teasdale* und *Jennett* 1974 vorgeschlagene **Glasgow-Coma-Scale (GCS)** durchgesetzt, die das Augenöffnen (eye opening), die motorische Reaktion (motor response) und die sprachliche Reaktion (verbal response) nach Punkten bewertet (vgl. Tabelle 8-2).

Wie die recht große Zahl vorhandener Untersuchungsbewertungsschemata zeigt, gibt es nach wie vor kein ideales Untersuchungsprotokoll, das allen Anforderungen, nämlich der einfachen Handhabung der exakten Einschätzung der Schwere einer Schädigung und der Beurteilung der Spätprognose des Patienten, genügt. Von entscheidender Bedeutung bleibt daher die jeweils aktuelle genaue Befundbeschreibung während des Verlaufs einer neurochirurgischen oder neurologischen Erkrankung.

18.1.2 Bewußtseinsstörungen und Begleitsymptomatik im Verlauf einer schweren Hirnschädigung

Die **Prognose** eines Patienten mit schwerer Hirnschädigung, vor allem des Schädel-Hirn-traumatisierten Patienten, hängt nicht nur von der momentanen Tiefe der Bewußtseinsstörung, sondern auch von deren Dauer und dem Alter des Patienten wesentlich ab. Allgemein besteht eine gute Korrelation zwischen zunehmendem Alter und Verschlechterung der Prognose, unabhängig von Ausmaß und Dauer der bestehenden klinischen Symptomatik. Allgemein können die verschiedenen Störungen des Bewußtseins und die Bewußtlosigkeit im Verlauf sowohl in der vollständigen Wiederherstellung als auch in einer Defektheilung sowie schlimmstenfalls mit dem Hirntod enden.

Tiefe Bewußtlosigkeit bei einem frischen schweren Schädel-Hirn-Trauma, einem schweren Hirnödem oder bei ausgedehnten intrakraniellen Blutungen kann sowohl durch ein akutes Mittelhirn- als auch durch ein Bulbärhirnsyndrom bedingt sein. Kommt es infolge akuter Druckerhöhung innerhalb des Schädels zur Einklemmung von Mittelhirnstrukturen im Tentoriumschlitz, so führt dies in der Regel zu tiefer

Bewußtlosigkeit. Typisch für das **akute Mittelhirnsyndrom** sind neben der tiefen Bewußtlosigkeit Strecksynergismen der Extremitäten, die spontan auftreten, aber auch durch Schmerzreize, Lagerung usw. ausgelöst oder verstärkt werden können. Die Augen stehen häufig in Divergenzstellung oder zeigen Bulbuspendeln (nicht zu verwechseln mit Nystagmus); die Pupillen sind mittelweit bis eng, die Lichtreaktion ist deutlich verlangsamt, der Kornealreflex jedoch auslösbar. In der Regel kommt es zu vegetativen Funktionsstörungen, die gekennzeichnet sind durch Tachypnoe und Hyperventilation ($paCO_2$ erniedrigt), Tachykardie und Blutdruckanstieg sowie Hyperthermie mit gesteigerter Schweißsekretion im Sinne einer sympathikoadrenergen Stimulation. Nicht selten tritt beim schweren akuten Mittelhirnsyndrom ein Diabetes insipidus auf.

Kommt es infolge akuter Hirndruckerhöhung bei den gleichen ursächlichen Erkrankungen im Verlauf zunehmender Einklemmung zur Kompression der Medulla oblongata im Foramen magnum, so entsteht das **akute Bulbärhirnsyndrom,** das gleichfalls zu tiefer Bewußtlosigkeit führt, in der bei schlaffem Muskeltonus keinerlei motorische Reaktion auf Außenreize mehr erfolgt. Beim Bulbärhirnsyndrom sind die Pupillen maximal weit, häufig entrundet, die Lichtreaktion ist ausgefallen, der Kornealreflex ist beidseits nicht auslösbar. Beim (noch) spontan atmenden Patienten kommt es sehr bald zur Schnappatmung, bei zunehmender Einklemmung zum Atemstillstand. Blutdruck und Pulsfrequenz sinken, die Körpertemperatur fällt in der Regel ab, bleibt zunächst aber oft auch leicht erhöht.

Das Auftreten einer Bulbärhirnsymptomatik kennzeichnet eine schlechte, aber nicht grundsätzlich infauste Prognose. Ein Bulbärhirnsyndrom kann unbehandelt jedoch nicht länger als ca. 20 Minuten bestehen, ohne daß der Hirntod folgt. Akute Mittelhirnsyndrome sind demgegenüber prognostisch günstiger einzuschätzen, aber ebenfalls als Ausdruck höchster Lebensgefahr anzusehen.

Bildet sich das Vollbild des akuten Mittelhirnsyndroms nicht innerhalb von Tagen zurück, kommt es in der Regel zur Ausbildung eines **apallischen Syndroms,** synonym gebrauchte Bezeichnungen sind Coma vigile und akinetischer Mutismus. Das apallische Syndrom ist durch ausgeprägte Bewegungsarmut gekennzeichnet, ohne daß echte Paresen vorliegen müssen. Im Gegensatz zur tiefen Bewußtlosigkeit beim akuten Mittelhirnsyndrom können Patienten mit apallischem Syndrom scheinbar Kontakt mit ihrer Umgebung aufnehmen. Dies äußert sich in eher ungezieltem Augenöffnen und Verziehen des Gesichts sowie ungerichteten Drehbewegungen des Körpers auf Außenreize. Ein Schlaf-Wach-Rhythmus ist beim apallischen Syndrom häufig erhalten und zeigt sich in tageszeitunabhängigen Wachperioden mit zeitweise auftretender erheblicher motorischer Unruhe und durch fehlende Erweckbarkeit, selbst durch starke Reize während der Schlafperioden. Meistens besteht eine recht spezifische Beuge- und teilweise auch Streckstellung der Extremitäten bei massiv erhöhtem Muskeltonus der Skelettmuskulatur. Atmung und Kreislauf sind beim apallischen Syndrom nicht direkt beeinträchtigt, jedoch wie die Temperaturregulation sehr labil gegenüber äußeren Einflüssen, was sich durch Kollapsneigung bei leichtester Belastung und Neigung zu Tachykardien und Kreislaufzentralisation mit kühlen, zyanotischen Extremitäten äußert.

Apallische Syndrome sind in der Regel das Endstadium einer Defektheilung nach schwersten Hirnschädigungen aller Art; bei Kindern allerdings können apallische Syndrome auch Durchgangsstadien zur Heilung mit Defekten sein.

Als **Durchgangssyndrom** werden im klinischen Sprachgebrauch alle Stadien von Desorientiertheit – häufig kombiniert mit motorischer Unruhe – bezeichnet, die beim Erwachsenen aus einer längerdauernden Bewußtlosigkeit unterschiedlichster Genese durchlaufen werden.

Dem Bulbärhirnsyndrom sehr ähnlich und in der Regel auch den gleichen pathophysiologischen Mechanismen, nämlich der fortschreitenden kraniokaudalen Einklemmung folgend, sind die Zeichen, die beim Zusammenbruch sämtlicher Hirnfunktionen auftreten. Beim **irreversiblen Zusammenbruch aller Hirnfunktionen** sind die Patienten tief bewußtlos, die Pupillen sind weit, häufig entrundet, Lichtreaktion und Kornealreflexe fehlen. Der Muskeltonus ist schlaff bei völliger Areflexie; manchmal können aber noch sog. spinale Reflexe bestehen. Ein Atemstillstand besteht immer, der Hustenreflex ist erloschen. Die Herzaktionen und der Kreislauf können bei fortbestehender Beatmung durch den kardialen Automatismus aufrechterhalten sein. Augenfälligstes Zeichen des Zusammenbruchs sämtlicher Hirnfunktionen ist die Poikilothermie, d.h., infolge des Ausfalls der zentralen Temperaturregulation paßt sich die Körpertemperatur des Patienten der Umgebungstemperatur an. Die Hypothermie ist nur mit physikalischen Maßnahmen (Wärmedecken, erwärmte Infusionen u.a.) zu beeinflussen. Der Zusammenbruch sämtlicher Hirnfunktionen ist gleichbedeutend mit dem **Hirntod,** der im EEG als Nullinie (erloschene elektrische Hirnaktivität) und in der zerebralen Angiopathie als intrakranieller Kreislaufstillstand nachweisbar ist. Der sichere Nachweis des Hirntodes infolge schwerster primärer Hirnschädigung bei erhaltener Kreislauffunktion unter fortbestehender Beatmung ermöglicht die Organspende von Nieren, Leber, Herz und anderen Organen.

Da jede Form der akuten Bewußtseinsstörung, insbesondere die akute Bewußtlosigkeit, sich durch Störungen vitaler Funktionen (Atmung und Kreislauf) und durch zunehmende Beeinträchtigung der Schutzreflexe (Husten- und Schluckreflexe) als lebensbedrohlich manifestieren kann, müssen alle akut bewußtseinsgestörten und bewußtlosen Patienten intensivstationär überwacht werden, damit frühestmöglich die – falls bei der Erstversorgung noch nicht zwingend erforderlich – vital bedrohlichen Störungen behandelt werden können und eine spezifische Diagnostik und Therapie eingeleitet werden kann.

18.2 Intrakranieller Druck (ICP) und intrakranielle Drucksteigerung

18.2.1 Pathophysiologie und Klinik der intrakraniellen Drucksteigerung

In der knöchernen Schädelkapsel des Erwachsenen befinden sich als wesentliche Bestandteile neben dem Gehirn im Normalfall noch ca. 120–180 ml Liquor cerebrospinalis sowie ca. 100 ml des zur Gehirndurchblutung gerade erforderlichen Blutes. Die Schädelkapsel ist nach Verschluß der Schädelnähte in den ersten Lebensjahren starr und ermöglicht keinen elastischen Druckausgleich bei intrakranieller Volumenzunahme. Um eine Druckkonstanz innerhalb des Schädels aufrechtzuerhalten, muß deshalb das Gesamtvolumen der drei Komponenten, **Gehirnsubstanz, Liquor** und **Blut** zu jedem Zeitpunkt weitgehend gleich bleiben **(Monro-Kellie-Doktrin).** Vergrößert sich eine Volumenkomponente erheblich, so müssen zwangsläufig die anderen Komponenten abnehmen, damit der Druck in der Schädelkapsel nicht wesentlich ansteigt. Der intrakranielle Druck ist eine dynamische Größe und jederzeit eine Resultante aus Hirnvolumen, Liquorproduktion und -resorption und momentaner Gehirndurchblutung. Das intrakranielle Liquorvolumen und das **zerebrale Blutvolumen (CBV)** stehen normalerweise in offener Verbindung mit extrakraniellen Kompartimenten und ermöglichen dann als variable Größen in engen Grenzen einen gewissen Druckausgleich. Da im Normalfall der zerebrale und spinale Liquorraum in freier Kommunikation miteinander stehen, kann z. B. bei geringer Volumenzunahme (ca. 5–10 ml) des zerebralen Blutvolumens (gesteigerte Perfusion oder Hämatom) oder des Gehirnparenchyms (langsames Tumorwachstum) Liquor in den spinalen Liquorraum abfließen und dadurch einen intrakraniellen Druckanstieg zunächst verhindern. Bei langsamer Volumenzunahme des Gehirnparenchyms kann zusätzlich das normalerweise gleichbleibende Verhältnis von Liquorproduktion und Liquorrückresorption zugunsten des letzteren verschoben werden.

Das zerebrale Blutvolumen (CBV) ist abhängig vom **zerebralen Blutfluß (CBF),** der physiologischerweise ca. 15% des Herzzeitvolumens, d. h. ca. 700–900 ml/min beträgt. Der zerebrale Blutfluß wird außerdem normalerweise beeinflußt vom **mittleren arteriellen Blutdruck (MAP)**, dem **mittleren intrakraniellen Druck (MICP)** und dem **zerebralen Gefäßwiderstand (CVR).** Folgende Formel gibt die Zusammenhänge zwischen zerebralem Blutfluß, mittlerem arteriellem Blutdruck und mittlerem intrakraniellem Druck (MICP) sowie dem zerebralen Gefäßwiderstand (CVR) wieder:

$$\mathrm{CBF} = \frac{\mathrm{MAP} - \mathrm{MICP}}{\mathrm{CVR}}$$

Die Differenz zwischen arteriellem Mitteldruck und mittlerem intrakraniellem Druck wird als **zerebraler Perfusionsdruck (CPP)** bezeichnet. Bei intakter Autoregulation der Gehirndurchblutung ist der zerebrale Blutfluß bei konstantem mittlerem intrakraniellem Druck in physiologischen Blutdruckgrenzen zwischen 50–150 mmHg vom mittleren arteriellen Blutdruck unabhängig. Intakte Autoregulation heißt, daß die Gehirndurchblutung zu jedem Zeitpunkt durch Veränderung des zerebralen Gefäßwiderstandes mit der Änderung des mittleren arteriellen Druckes weitgehend konstantgehalten wird. Das bedeutet: Steigt der mittlere arterielle Blutdruck, so steigt auch der zerebrale Gefäßwiderstand, die Gehirndurchblutung bleibt gleich bei unverändertem Hirndruck. Sinkt der mittlere arterielle Blutdruck, so sinkt auch der zerebrale Gefäßwiderstand, die Gehirndurchblutung bleibt gleich bei unverändertem Hirndruck.

Ventilatorische Werte wie der **arterielle Kohlensäuredruck ($paCO_2$)** und der **arterielle Sauerstoffdruck (paO_2)** beeinflussen allerdings auch bei intakter Autoregulation der Gehirndurchblutung den Gefäßwiderstand der Gehirngefäße in folgender Weise: Ein Anstieg des Kohlensäuredruckes (Hypoventilation) im arteriellen Blut führt bei sonst unveränderten Werten – MAP und MICP konstant – zur Senkung des zerebralen Gefäßwiderstandes; infolgedessen steigt die Gehirndurchblutung an. Umgekehrt kommt es beim Abfall des arteriellen Kohlensäuredruckes (Hyperventilation) zum Anstieg des zerebralen Gefäßwiderstandes; die Gehirndurchblutung sinkt. Erst beim Abfall des arteriellen Sauerstoffdruckes (paO_2) unter ca. 50 mmHg kommt es in der Regel bei intakter Gefäßautoregulation zum Abfall des Gefäßwiderstandes und somit zur Durchblutungssteigerung des Gehirns.

Der Verlust der normalen Autoregulation der Gehirngefäße, der je nach Ausmaß der Schädigung – regional oder generalisiert – auftreten kann, bedeutet, daß jede Änderung des zerebralen Perfusionsdruckes auch zu einer regionalen oder generalisierten Änderung der zerebralen Durchblutung führt. Das heißt: Sinkt der arterielle Blutdruck, so sinkt auch die Gehirndurchblutung; steigt der arterielle Blutdruck, dann steigt auch die Gehirndurchblutung. Es erfolgt keine Regulation durch Gefäßwiderstandsänderungen in den geschädigten Gehirnarealen.

Der **normale intrakranielle Druck** wird als Liquordruck in liegender Position gemessen und beträgt beim Erwachsenen ca. **5–15 mmHg (= 5–20 cmH_2O).** Bezugspunkt ist dabei die Höhe des Foramen *Monroi.* Bei Kindern sind intrakranielle Druckwerte von 0–10 mmHg normal. Sicher pathologische und damit therapiebedürftige Hirndruckwerte liegen bei längerdauernden Druckerhöhungen über 20 mmHg vor. Eine andauernde Erhöhung des mittleren intrakraniellen Druckes über 20 mmHg führt erfahrungsgemäß immer zu bleibenden Schäden. Dennoch ist nicht gesagt, daß eine erfolgreiche Hirndrucksenkung durch operative oder konservative Maßnahmen in jedem Fall als Indiz für einen günstigen Ausgang gesehen werden kann.

Synchron mit Atmung und Herztätigkeit kommt es zu physiologischen rhythmischen Schwankungen des Hirndruckes. Diese Rhythmik wird auch als **Hirnpuls** bezeichnet. Husten und Pressen erhöhen vorübergehend physiologischerweise den Hirndruck, da aufgrund der intrathorakalen Druckerhöhung das intrakranielle Blutvolumen durch Behinderung des venösen Blutabflusses aus dem Schädelinneren ansteigt.

Sind die geringen Kompensationsmöglichkeiten (Liquor- und Blutvolumenverschiebungen) des intrakraniellen Druckausgleichs aufgebraucht, kommt es schon bei kleinsten Veränderungen der drei Volumenkomponenten in der Schädelkapsel zu steilen **Anstiegen des intrakraniellen Druckes.** Die klinischen Zeichen der beginnenden Dekompensation sind häufig zunächst diskret und äußern sich in Kopfschmerz, Unruhe sowie Übelkeit und Erbrechen; bei umschriebener Hirnschädigung auch in einer zunehmenden Herdsymptomatik. Bei weiterem Druckanstieg kommt es dann allerdings rapide zu Bewußtseinsstörungen bis hin zur Bewußtlosigkeit im Sinne einer zunehmenden Einklemmungssymptomatik. Ein zunehmender Anstieg des intrakraniellen Druckes führt wegen des o.g. Zusammenhangs zwischen arteriellem Mitteldruck und intrakraniellem Druck (CPP = MAP – ICP) immer zu einer Abnahme des zerebralen Durchblutungsdruckes. Um diese Abnahme des Perfusionsdruckes auszugleichen, kommt es erfahrungsgemäß bei Anstiegen des intrakraniellen Druckes zu einer Erhöhung des Systemblutdruckes. Man nennt dieses Phänomen des Blutdruckanstieges bei steigendem intrakraniellem Druck, wobei es gelegentlich auch zur Herzfrequenzabnahme kommt, **(Hirn-) Druckpuls,** oder nach dem Erstbeschreiber des pathophysiologischen Mechanismus auch **Cushing-Reflex.**

Eine Zunahme des intrakraniellen Druckes, vornehmlich durch Prozesse im Großhirnbereich (Tumoren, Abszesse, Blutungen), führt zur Einklemmung von balkennahen Strukturen unter der Falx cerebri. Klinisch bedeutsamer und erkennbarer ist die Einklemmung des Mittelhirns durch die Temporallappen im Tentoriumschlitz, die das oben beschriebene Mittelhirnsyndrom in unterschiedlichster Ausprägung zur Folge hat. Daneben kommt es durch den gleichen Mechanismus zu einer Kompression des Nervus oculomotorius im Bereich des hinter der Hypophyse gelegenen Klivus. Dieses Phänomen wird als **Klivuskanten-Syndrom** bezeichnet. Neben der Lähmung der vom betroffenen Nervus oculomotorius versorgten Augenmuskeln führt dies durch den Ausfall der im Nervus oculomotorius verlaufenden parasympathischen Fasern zur Pupillenerweiterung zunächst auf der Seite der Schädigung (Abb. 18-2). Die in der Regel zunächst auf der Seite der Schädigung auftretende **Pupillenerweiterung** ist ein wesentliches klinisches Symptom bei einseitigen Raumforderungen mit Anstieg des intrakraniellen Druckes insbesondere im Bereich des Großhirns.

Weitere Zunahme des intrakraniellen Druckes, bei der dann in der Regel auch die freie Liquorzirkulation gestört ist, führt neben der Einklemmung des Mittelhirns im Tentoriumschlitz zur Abklemmung der Medulla oblongata durch die Kleinhirntonsillen im Foramen occipitale magnum mit der im Vorhergehenden beschriebenen lebensbedrohlichen klinischen Symptomatik des Bulbärhirnsyndroms. Der Beginn des

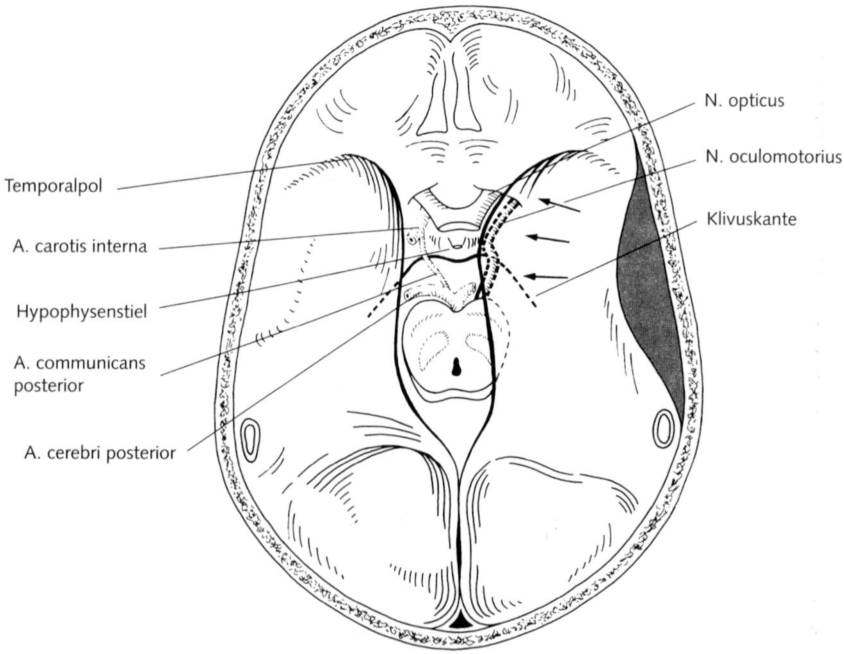

Abb. 18-2 Kompression des rechten N. oculomotorius an der Klivuskante durch den verdrängten Schläfenlappen bei raumforderndem Hämatom.

gefährlichen intrakraniellen Druckanstiegs mit zunehmenden Einklemmungserscheinungen hängt wesentlich von der Geschwindigkeit der Ausbildung einer intrakraniellen Raumforderung ab. Je schneller sich eine intrakranielle Raumforderung, z. B. ein akutes Hämatom oder ein massives Hirnödem, ausbildet, um so rascher sind erfahrungsgemäß die Kompensationsmechanismen aufgebraucht. Andererseits kann sich ein langsam wachsender Hirntumor oder ein sich schleichend entwickelnder Hydrozephalus bezüglich des Hirndruckes und der klinischen Symptomatik erst sehr spät bemerkbar machen.

Die gleiche Symptomatik mit zunehmenden Einklemmungserscheinungen kann ausgelöst werden, wenn bei auch nur gering erhöhtem intrakraniellem Druck eine Lumbalpunktion durchgeführt wird, und das unter Druck stehende Hirngewebe dem Druckgefälle, nämlich dem lumbal abfließenden Liquor, folgt und damit die Medulla oblongata im Foramen magnum abklemmt. Eine Lumbalpunktion verbietet sich deshalb immer schon bei Verdacht auf akut erhöhten intrakraniellen Druck.

Wie im Vorhergehenden geschildert, zeigt eine intrakranielle Druckerhöhung immer auch **Auswirkungen auf die zerebrale Durchblutung.** Allen neueren Forschungsergebnissen zufolge muß man davon ausgehen, daß bei einer Hirnschädigung mit intrakranieller Drucksteigerung, gleich welcher Genese, die Autoregulation der zerebralen Durchblutung regional oder generalisiert je nach Art und Ausmaß der Schädigung sehr bald außer Kraft gesetzt wird. Im Verlauf eines Hirndruckanstiegs kommt es deshalb wegen regional oder generalisiert aufgehobener Autoregulation der Hirngefäße **(Vasoparalyse)** und infolge des kompensatorischen Anstiegs des Systemblutdruckes primär zur Blutvolumenzunahme innerhalb des Schädels und damit zum fatalen intrakraniellen Druckanstieg. Zur Vasoparalyse der Hirngefäße tragen die in der Regel mit einer intrakraniellen Drucksteigerung einhergehende Gewebsazidose sowie die durch den Verlauf eines Hirndruckanstiegs zunehmend gestörte Atemfunktion mit Hyperkapnie (erhöhter arterieller Kohlensäurepartialdruck) und Hypoxämie bei. Weiterhin unterhalten wird die Vasoparalyse durch die aus ischämisch oder traumatisch geschädigtem Hirngewebe freigesetzten Metabolite (u. a. Serotonin und Bradykinin). Die Ateminsuffizienz, die im Verlauf einer akuten Hirndrucksteigerung fast regelmäßig ausgelöst wird, führt zusätzlich in Gebieten ungestörter Autoregulation durch den $paCO_2$-Anstieg zur Durchblutungssteigerung und damit zum Hirndruckanstieg.

Die Blutvolumenzunahme innerhalb des Schädels zu Beginn einer intrakraniellen Druckerhöhung kann auf die relativ schnell im Gefolge einer akuten Hirnschädigung auftretende **Kompression der abführenden Venen** zurückgeführt werden, was zu einer Blutvolumenzunahme im Kapillargebiet des Gehirns **(Hyperämie durch Kongestion)** führt.

Infolge der Kongestion kann es zu erhöhter Durchlässigkeit der Kapillarwände und damit zum Einstrom von Flüssigkeit in den Extrazellulärraum des Hirngewebes und dadurch zum Hirnödem kommen.

Nähert sich entsprechend den vorangegangenen Erklärungen bei fehlender therapeutischer Intervention in diesem pathophysiologischen „Teufelskreis" der intrakranielle Druck immer mehr dem arteriellen Mitteldruck, so sistiert bei Angleichung beider Drücke die Gehirndurchblutung. Der Hirntod tritt dann infolge zerebralen Kreislaufstillstands innerhalb weniger Minuten ein.

18.2.2 Hirnödem

Das Hirnödem, die Schwellung des Gehirns, ist *die* typische Reaktionsform dieses Organs auf Schädigungen aller Art. Nicht nur Verletzungen und operative Eingriffe am Gehirn, sondern auch Erkrankungen, die primär oder sekundär den Gehirnstoffwechsel beeinträchtigen, kommen als auslösende Faktoren eines Hirnödems in Frage. Ein Hirnödem erreicht in der Regel innerhalb 24 bis 48 Stunden nach Beginn der Schädigung sein Maximum. Obwohl Ödem und Schwellung den gleichen pathologischen Zustand mit lediglich unterschiedlicher sprachlicher Herkunft bezeichnen, wurde früher streng zwischen Hirnödem (interstitielles, „nasses" Hirnödem) und Hirnschwellung (Hirnzellschwellung) unterschieden. Einen Hinweis auf die Genese des Schwellungszustandes geben die neueren Begriffe, vasogenes und zytotoxisches Hirnödem.

Das **vasogene Hirnödem** entsteht durch eine infolge einer primären Minderperfusion verursachte Permeabilitätsstörung der Hirngefäße (Blut-Hirn-Schranke) mit einer lokalen Zunahme des Extrazellulärraums der weißen Hirnsubstanz im Beginn. Eiweißreiches Plasmaexsudat, das aufgrund der kolloidosmotischen Gesetze Wasser nach sich zieht, gelangt dabei durch die defekten Kapillarwände in die Zwischenzellräume des Gehirnparenchyms. Die Freisetzung von biogenen Aminen (Serotonin, Bradykinin), Prostaglandinen, freien Fettsäuren u.a. in den minderperfundierten Gebieten führt schließlich zur Vasoparalyse und damit zur Aufhebung der Autoregulation in den geschädigten Hirnarealen. Infolge der Zunahme des Extrazellulärraums und zusätzlich des aufgrund der Vasoparalyse auch zunehmenden Blutvolumens kommt es deshalb nach Verbrauch der Liquorkompensationsräume zum Anstieg des intrakraniellen Drucks. Geschwindigkeit und Ausmaß der Ausbildung eines Hirnödems werden in dieser Phase durch hämodynamische Faktoren entscheidend beeinflußt. Ein akuter Anstieg des mittleren arteriellen Blutdrucks kann zu diesem Zeitpunkt wegen der aufgehobenen Autoregulation in den geschädigten Gebieten zur dramatischen Zunahme des Hirnödems führen. Das vasogene Hirnödem betrifft in erster Linie die weiße Hirnsubstanz, da ein höherer Abflußwiderstand des Extrazellulärraums die Ödemausbreitung in der grauen Hirnsubstanz vermindert. Ursachen eines vasogenen Hirnödems können u.a. sein: Schädel-Hirn-Trauma, spontane intrazerebrale Blutungen, Hirntumoren, Hirnabszesse, Hirnoperationen, hypertensive Entgleisung, aber auch Hirninfarkte, Enzephalitiden sowie Vaskulitiden. Auf die Entstehung eines vasogenen Hirnödems nach Hyperämie infolge Kongestion in der Initialphase intrakranieller Druckerhöhung wurde bereits hingewiesen.

Beim **zytotoxischen Hirnödem** kommt es durch zellmembranschädigende Substanzen primär zum Astrozytenhydrops (d.h. zur Glia*zell*schwellung). Der interstitielle Raum des Gehirnparenchyms ist dabei wegen des Flüssigkeitseinstroms in die Zellen zunächst vermindert. Die Blut-Hirn-Schranke ist beim zytotoxischen Hirnödem primär intakt. Es besteht dagegen eine Schädigung der Hirnzellmembranen mit Störung der membranären Ionenpumpen und der intrazellulären Osmoregulation. Natriumionen und Wasser strömen aus diesem Grund aus dem Interstitium in die geschädigten Zellen, Kaliumionen aus den Zellen ins Interstitium. Das zytotoxische Hirnödem kommt primär vor bei Hirnischämie, zerebraler Hypoxie, generalisierter Hypothermie, bei Intoxikationen mit Blei, Quecksilber und organischen Lösungsmitteln sowie bei Strahlenschäden. Auch Stoffwechselentgleisungen wie das Coma diabeticum und hepaticum oder die Urämie können ein zytotoxisches Hirnödem verursachen. Sekundär kann das zytotoxische Hirnödem auch Folge eines primär vasogenen Hirnödems sein. Durch Anhäufung von zelltoxischen Metaboliten in der Phase der Minderperfusion und Hypoxie kommt es zu Zellmembranschädigungen mit nachfolgendem Hirnzellödem. Das zytotoxische Hirnödem erhöht in diesem Fall den durch das vasogene interstitielle Hirnödem bereits erhöhten intrakraniellen Druck, so daß bei fehlender therapeutischer Intervention wiederum ein pathophysiologischer „Teufelskreis“ entsteht.

Obwohl vasogenes und zytotoxisches Hirnödem im morphologischen Bild wie im Pathomechanismus durchaus unterscheidbar sind, kommen sie in der **Klinik** nur selten in Reinform vor. Eine Rolle dürften dabei zytotoxische Vorgänge spielen, die nicht nur die Zellmembranen von Glia- und Nervenzellen, sondern auch die Kapillarwände, die sogenannte Blut-Hirn-Schranke, für Flüssigkeiten durchlässiger machen können. Zum anderen kann, wie bereits oben geschildert, ein entsprechend ausgeprägtes vasogenes Hirnödem über Störungen des Hirnmetabolismus ein zytotoxisches Hirnödem nach sich ziehen. Für die klinische Symptomatik und die Art der therapeutischen Maßnahmen bedeutsam sind die örtliche **Ausdehnung** und **Ausprägung** eines Hirnödems – die keineswegs immer das gesamte Gehirn umfassen muß –

sowie die **Auswirkungen** auf den intrakraniellen Druck. So unterschiedlich wie die Ausdehnung und Ausprägung des Hirnödems ist auch die klinische Symptomatik. Die klinischen Zeichen eines beginnenden Hirnödems reichen von Kopfschmerzen, Unruhe und Verwirrtheitszuständen, Übelkeit und Erbrechen, lokalen neurologischen Ausfällen sowie zerebralen Erregungszuständen (Krämpfe) bis hin zu Bewußtseinsstörungen. Tiefe Bewußtlosigkeit mit weiten Pupillen und Atemstillstand (Bulbärhirnsyndrom) ist dagegen Ausdruck eines massiven, generalisierten Hirnödems.

Eine Sonderform des Hirnödems ist das **periventrikuläre, interstitielle Hirnödem** (CT: periventricular lucency) in der weißen Hirnsubstanz, das durch passive Liquorfiltration durch das Ventrikelependym entstehen soll und bei „low pressure"-Hydrozephalus vorkommt.

18.2.3 Intrakranielle Blutungen und Nachblutungen

Bei allen Schädel-Hirn-Verletzungen und nach allen intrakraniellen Operationen muß in der Akutphase mit dem Auftreten einer intrakraniellen Blutung gerechnet werden, die durch rasche Raumforderung den Patienten in akute Lebensgefahr bringen kann. Ihrer Lokalisation gemäß werden intrakranielle Blutungen in epidurale, subdurale und intrazerebrale Blutungen eingeteilt (vgl. S. 185 ff.).

Leitsymptome beim Auftreten von intrakraniellen raumfordernden Blutungen sind
- Verschlechterung der Bewußtseinslage,
- Blutdruck- und Pulsunregelmäßigkeiten (Druckpuls) ohne anderen ersichtlichen Anlaß,
- einseitige Änderungen der Pupillenweite (Mydriasis),
- Veränderungen der Motorik und des Reflexstatus (Hemiparese, Seitendifferenz der Muskeleigenreflexe, Pyramidenbahnzeichen),
- fokale oder generalisierte Krampfanfälle.

Es ist deshalb grundsätzlich erforderlich, bei allen neurochirurgischen, auf einer Intensivstation überwachten Patienten, in den ersten 24 Stunden nach einem Schädel-Hirn-Trauma oder einem intrakraniellen Eingriff besonders auf Zeichen einer intrakraniellen Blutung zu achten. Neben der üblichen kontinuierlichen Überwachung und Registrierung der vitalen Parameter wie Herzfrequenz, Blutdruck und Atemfrequenz, ist es deshalb bei allen neurochirurgischen Patienten unabdingbar, zusätzlich mindestens stündlich, in manchen Fällen auch ständig, die Pupillenweite und die Bewußtseinslage zu überprüfen.

Da akute intrakranielle Blutungen im Großhirnbereich meist einseitig auftreten, führen sie in ca. 90% der Fälle zur **Pupillenerweiterung** auf der betroffenen Seite und zu einer Halbseitensymptomatik der gegenüberliegenden Körperhälfte. Beidseitige Pupillenerweiterung ist das Alarmsymptom einer bereits einsetzenden kraniokaudalen Massenverschiebung. **Pyramidenbahnzeichen** (z.B. das *Babinski*-Zeichen) sind in nahezu 50% aller Fälle nachweisbar. Die **Hemiparese** bei einseitigen intrakraniellen Blutungen im Großhirnbereich ist überwiegend kontralateral, kann aber bei Verlagerung des Hirnstamms durch die Blutungsfolgen gelegentlich auch auf der betroffenen Seite auftreten. Aus den genannten Gründen müssen neurochirurgische Patienten nach Traumen und Operationen auch regelmäßig und engmaschig auf neu auftretende bzw. zunehmende Paresen und Pyramidenbahnzeichen untersucht werden.

Häufig lassen sich Hinweise auf eine intrakranielle Druckerhöhung aus dem Verhalten von **Kreislauf- und Atmungsparametern** ableiten; der *Cushing*-Reflex (Blutdruckanstieg bei gleichzeitiger Herzfrequenzabnahme) ist dagegen bei intrakraniellen Blutungen eher selten zu beobachten. Doch sollte jede stärkere Schwankung von Herzfrequenz, Blutdruck und Atmung als verdächtig angesehen werden und sofort zumindest zu weiterführender Diagnostik Veranlassung geben. Bei polytraumatisierten Patienten mit plötzlich auftretender Hypotension und Tachykardie müssen dringlichst größere Blutungen in Thorax, Abdomen und Retroperitonealraum ausgeschlossen werden.

Da die **einseitige Mydriasis** ein außergewöhnlich wichtiges Symptom einer intrakraniellen Blutung ist (beachte: etwa 5% der Gesamtbevölkerung weisen eine Anisokorie von mehr als 1 mm ohne Krankheitswert auf!), darf bei neurochirurgischen Patienten mit dem Risiko einer intrakraniellen Blutung unter keinen Umständen ein Mydriatikum zur Augenhintergrunddiagnostik eingetropft werden. Eine Stauungspapille bildet sich z.B. nach einer schweren Schädel-Hirn-Verletzung mit akutem intrakraniellem Druckanstieg nicht vor Ablauf von 12 Stunden aus. Es kann in diesen Fällen ein erhöhter Hirndruck bestehen, ohne daß eine Stauungspapille nachweisbar ist. Die Augenhintergrundspiegelung als diagnostische Maßnahme zum Ausschluß eines erhöhten intrakraniellen Druckes erübrigt sich deshalb in der Akutphase nach Schädel-Hirn-Verletzungen oder Gehirnoperationen immer. Eine diagnostische Lumbalpunktion sollte im akuten Stadium einer Schädel-Hirn-Verletzung und auch bei allen anderen akut aufgetretenen unklaren Zuständen von Bewußtlosigkeit, bei denen mit einer Erhöhung des intrakraniellen Druckes gerechnet werden muß, auch dann unterlassen werden, wenn keine Stauungspapille vorliegt.

Schwierigkeiten bereitet die Überwachung der **Bewußtseinslage** bei Patienten, die nach einem Unfall bzw. postoperativ bereits bewußtlos, sediert oder narkotisiert sind. Bei diesen Patienten entfällt das Symptom zunehmender Bewußtseinsstörung, da als sehr sicheres Warnsignal für akute intrakranielle Blutungen angesehen werden kann. Alle Patienten mit Schädel-Hirn-Verletzungen und/oder nach intrakraniellen Eingriffen, die nicht bewußtlos oder narkotisiert und dann in der Regel auch intubiert und beatmet sind, müssen in den ersten 24 Stunden regelmäßig, zumindest stündlich angesprochen und zu einer Reaktion veranlaßt werden. Das gilt insbesondere für Schädel-Hirn-Verletzte ersten Grades und ist unumgänglich bei Verletzten, die unter Alkohol- und/oder Drogeneinwirkung stehen. Aus ähnlichen Überlegungen sollte man in der Akutphase zurückhaltend mit Medikamenten sein, die die Bewußtseinslage erheblich beeinflussen können, z.B. Sedativa und zentral wirkende Analgetika (Opiate). Andererseits können Schmerz und Unruhe durch Katecholaminausschüttung und den daraus folgenden Veränderungen von Kreislauf und Atmung eine bereits bestehende intrakranielle Druckerhöhung kritisch verstärken. Sofern eine kontinuierliche Überwachung des intrakraniellen Druckes bzw. jederzeit die Möglichkeit zur Computertomographie gegeben ist, ist gegen die Gabe von sedierenden und analgesierenden Medikamenten, wenn z.B. eine Beatmung des Patienten erforderlich wird, nichts einzuwenden und dient im Gegenteil durch die Optimierung der Atem- und Kreislauffunktion der Hirndrucksenkung und schützt so vor sekundärer Schädigung des Gehirns.

Eine **ausgedehnte intrazerebrale Blutung (Massenblutung)** kündigt sich in der Regel nicht durch die obengenannte Symptomatik an, sondern ist gekennzeichnet durch eine unmittelbar auftretende Bewußtlosigkeit aufgrund der Zerstörung großer Hirngewebsareale. Lokalisation und Ausdehnung der Blutung zu erkennen, überfordert jede neurologische Untersuchung und bleibt der CT-Diagnostik vorbehalten.

Blutungen und Nachblutungen im **Bereich der hinteren Schädelgrube** (vgl. Abb. 8-12) machen sich meistens nicht durch eine typische neurologische Symptomatik und Veränderungen der Bewußtseinslage bemerkbar, sondern können unter Umständen ohne wesentliche Vorwarnzeichen infolge der Kompression der Medulla oblongata zu plötzlichem Atem- und Kreislaufstillstand führen.

Besonderes Augenmerk ist bei der Überwachung neurochirurgischer Patienten auf die bei Operationen häufig eingelegten subgaleatischen und gelegentlich auch epidural plazierten Redon-Vakuumdrainagen zu richten, die zwar in der Lage sind, sich entwickelnde Hämatome abzusaugen, wobei jedoch insbesondere bei kleinen Kindern ein bedrohlicher Blutverlust entstehen kann. Ca. 300 ml Blut und mehr innerhalb von 6 Stunden nach einer Operation am Kopf müssen beim Erwachsenen als nachblutungsverdächtig angesehen werden. Bei postoperativen **Nachblutungen** ist die sofortige Revision des Operationsgebietes geboten.

18.2.4 Intrakranielle Druckmessung

Vor der Ära der Computertomographie war man zur Feststellung erhöhten intrakraniellen Druckes im wesentlichen auf die klinischen Symptome wie zunehmende Bewußtseinsstörungen oder, im Fall einer intrakraniellen Blutung, auf die auftretende Mydriasis und Hemiparese angewiesen. Das therapeutische Vorgehen wurde durch Echoenzephalographie oder invasive Verfahren wie die zerebrale Angiographie festgelegt. Für den diagnostischen Nachweis eines raumfordernden intrakraniellen Prozesses (Blutung, Abszeß, Tumor) ist sicher auch heute noch die klinische Untersuchung, die zerebrale Angiographie und erst recht die Computertomographie einer kontinuierlichen Registrierung des intrakraniellen Druckes an Aussagekraft überlegen. Mittels der zerebralen Computertomographie ist eine nichtinvasive Abschätzung des intrakraniellen Druckes, z. B. bei Hirnödem möglich, sowie über die Vergleichsbeurteilung der Ventrikelweite und der Gewebsdichte auch eine vage Einschätzung von Zu- oder Abnahme des intrakraniellen Druckes. Die Methode ist jedoch aufwendig, und da nur wenige Untersuchungen pro Tag möglich sind, hat sie lediglich Kontrollfunktion.

Die sicherste Methode, Patienten mit erhöhtem intrakraniellem Druck von solchen mit normalem zu unterscheiden, ist die **intrakranielle Druckmessung.** Vor allem im Hinblick auf die Möglichkeiten einer schnellen und sinnvollen Therapie und Therapiekontrolle ist für folgende Patientengruppen die **Indikationsstellung** zur fortlaufenden intrakraniellen Druckmessung empfehlenswert:

- Patienten mit anhaltender Bewußtlosigkeit und neurologischer Verschlechterung nach Trauma und Schocksituationen, ungeachtet eines „normalen" Computertomogramms.
- Patienten mit Kompression der mesenzephalen und/oder der basalen Zisternen (im Computertomogramm, vgl. Abb. 8-10) mit der Gefahr der Ausbildung eines Hydrozephalus.
- Patienten, bei denen hirndrucksenkende Behandlungsmaßnahmen (Hyperventilation, Osmotherapie usw.) aufgrund potentiell erhöhten intrakraniellen Druckes eingesetzt werden sollen.
- Patienten, die längere Zeit wegen Begleitkomplikationen (respiratorische Insuffizienz, Aspirationspneumonie) mit möglicherweise hirndrucksteigernden Maßnahmen (aggressive Beatmung mit hohem PEEP [positive end-expiratory pressure = Druckbeatmung mit positivem Beatmungsdruck am Ende der Ausatmung], Lagerungsmaßnahmen, u.U. auch Bauchlagerung) therapiert werden müssen.
- Patienten, bei denen die neurologische Beurteilbarkeit wegen notwendiger Analgosedierung und Relaxation (polytraumatisierte Patienten) eingeschränkt oder unmöglich ist. Unter Analgosedierung ver-

steht man die Gabe von hochwirksamen Analgetika, z. B. Opiaten, in fester oder freier Kombination mit der Gabe von Sedativa (z. B. Tranquilizer oder Narkotika, wie z. B. Propofol.)

Die kontinuierliche Hirndruckmessung ist eine invasive Methode und nur nach Anlage eines Schädelbohrloches möglich. Folgende Meßverfahren stehen derzeit zur Verfügung:

18.2.4.1 Intraventrikuläre Druckmessung

Die sichersten Meßwerte des intrakraniellen Drucks sind mit einem in einen **Seitenventrikel** eingelegten Katheter zu erhalten, der über eine Flüssigkeitssäule mit einem Druckwandler in Verbindung steht (Abb. 18-3). Wie bei der blutigen Blutdruckmessung kann so der Liquordruck mit einem an den Druckwandler angeschlossenen Monitor kontinuierlich gemessen und registriert werden. Die Bezugshöhe des Druckwandlers ist dabei die des Foramen *Monroi* (äußerlich: Ohr des Patienten).

Der intraventrikulär gelegene Katheter bietet den Vorteil, daß Liquor zur Druckentlastung abgelassen und zu diagnostischen Zwecken (mikrobiologische Diagnostik, Laktatbestimmung) entnommen werden kann. Nachteil dieser Meßmethode ist das Infektionsrisiko für das Gehirn, vor allem bei längerer Liegedauer des Katheters (6 Tage und

18

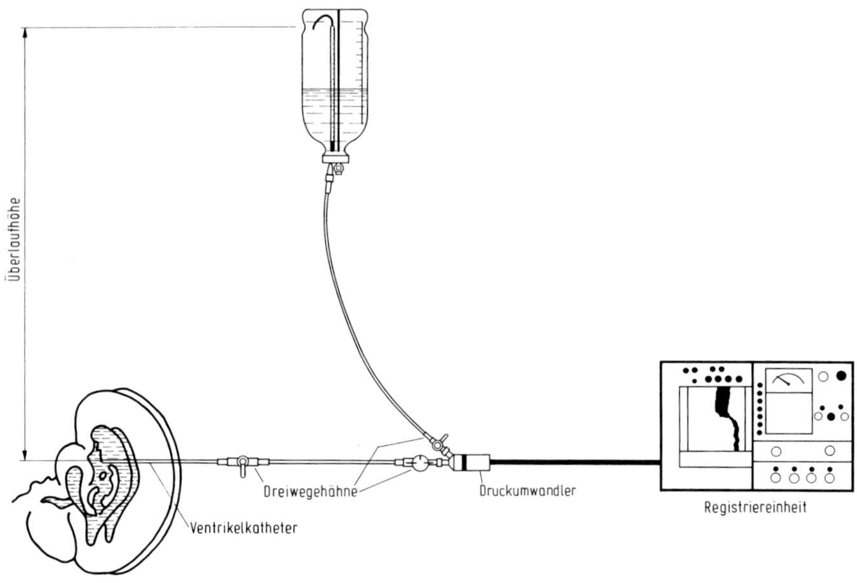

Abb. 18-3 Prinzip der Hirndruckmessung (nach *Brock*).

mehr). Die Infektionsgefahr ist jedoch bei Verwendung von geschlossenen Systemen und Bakterienfiltern vernachlässigbar gering geworden und in der Regel gut beherrschbar. Bei unseren Patienten traten keine derartigen Infektionen auf.

Zusätzlich bietet der Ventrikelkatheter die Möglichkeit der **Bestimmung der intrakraniellen Compliance** (Kompensationsreserve). Dazu wird 1 ml einer physiologischen Kochsalzlösung in den Katheter gespritzt und anschließend der intrakranielle Druck gemessen. Bei noch vorhandenen Kompensationsmöglichkeiten steigt der mittlere ICP um maximal 4 mmHg. Bei höheren Druckanstiegen befindet sich der Patient bereits in der Phase des dekompensierenden intrakraniellen Druckes. Die Plazierung eines Ventrikelkatheters kann allerdings bei zunehmender Schwellung des Gehirnparenchyms (Schlitzventrikel) schwierig und sogar unmöglich werden.

18.2.4.2 Subdurale Druckmessung

Die Messung des intrakraniellen Druckes erfolgt bei dieser Meßmethodik über subdural plazierte Schrauben sowie subdural oder intraparenchymal eingelegte Meßkatheter. Der Druckaufnehmer wird entweder direkt implantiert, oder es wird wie bei der Ventrikeldruckmessung über eine Flüssigkeitsbrücke nach außen der intrakranielle Druck gemessen. Die subdurale Druckmessung hat wie die Ventrikeldruckmessung den Nachteil der Infektionsgefahr und kann außerdem nicht zu diagnostischen und therapeutischen Zwecken (Ablassen von Liquor cerebrospinalis) verwendet werden.

18.2.4.3 Epidurale Druckmessung

Bei der epiduralen Druckmessung werden Dehnungsmeßstreifen, Sonden auf Halbleiterbasis, fiberoptische Sonden oder der Druckaufnehmer des *Spiegelberg*-Meßsystems über ein Bohrloch zwischen Schädelknochen und Dura eingeschoben oder ein druckaufnehmender Mechanismus in ein Schädelbohrloch eingeschraubt. Es wird so der vom Gehirnparenchym auf die Dura mater ausgeübte Druck gemessen, der mit dem intraventrikulär gemessenen Druck, wie Vergleichsmessungen bestätigen, in guter Korrelation steht. Die Vorteile dieser Meßmethode sind die technisch leichte Handhabung sowie das geringere Infektions- und Blutungsrisiko, da die **Dura unverletzt** bleibt. Die epidurale Druckmessung ist auch dann noch anwendbar, wenn bei extrem hohem intrakraniellem Druck infolge von Hirnschwellung die Ventrikelpunktion nicht mehr möglich ist. Die anfangs relativ hohe Störanfälligkeit der epiduralen Druckmessung ist inzwischen durch verbesserte technische Voraussetzungen gering geworden.

Bei unruhigen Patienten hat sich die **telemetrische Methode** der epiduralen Druckmessung bewährt. Über einen Druckaufnehmer in einem Bohrloch und einem unter die Kopfhaut implantierten Sender wird bei dieser Meßmethode mittels Antenne und Empfangsgerät der intrakranielle Druck fortlaufend registriert.

Kontraindiziert sind insbesondere die Ventrikeldruckmessung und die subdurale Hirndruckmessung bei schweren Störungen der Blutgerinnung.

18.2.4.4 Registrierung der Hirndruckkurve

Bedeutsamer als die Messung des aktuellen mittleren intrakraniellen Druckwertes ist die kontinuierliche Registrierung der Hirndruck*kurve*. Sie ermöglicht Trends zu erkennen und somit frühzeitig diagnostisch und therapeutisch eingreifen zu können. Empfehlenswert ist, bei gefährdeten Patienten den arteriellen Blutdruck kontinuierlich mitzuregistrieren, um damit aus der Differenz MAP – MICP den zerebralen Durchblutungsdruck (CPP) jederzeit ermitteln zu können. In der Druckkurve des normalen intrakraniellen Druckes kommt es neben sogenannten Atemwellen, die von der Atemexkursion und den Atemdrücken und den dadurch verursachten Venendruckschwankungen abhängen, zu herzfrequenz- und blutdruckabhängigen charakteristischen periodischen Druckschwankungen, so daß insgesamt die Druckkurve bei normalem intrakraniellem Druck der arteriellen Blutdruckkurve ähnlich sieht. Unter pathologischen Bedingungen, d.h. bei zunehmender intrakranieller Drucksteigerung, kommt es zu typischen Veränderungen der Hirndruckkurve. Nicht selten bereits vor einem deutlichen Anstieg des intrakraniellen Mitteldrucks verliert die Druckkurve ihre Konturen, wird monoton bei gleichzeitiger Zunahme der Kurvenamplitude.

Zusätzliche pathologische Zeichen sind bei ansteigendem intrakraniellem Mitteldruck oder anhaltend erhöhtem mittlerem Hirndruck das Auftreten von sogenannten A-, B- und C-Druckwellen.

Als **Lundberg-A-Wellen** oder **Plateauwellen** werden dabei relativ abrupt entstehende Hirndrucksteigerungen aus meist schon erhöhter ICP-Mittellage bezeichnet, die über mehrere Minuten konstant erhöht bleiben, um dann ebenso plötzlich auf den Ausgangswert zurückzufallen. A-Wellen können spontan oder nach Provokation einer zerebralen Durchblutungszunahme (Hyperkapnie [erhöhter arterieller Kohlensäure-Partialdruck] und Hypoxämie beim Absaugen, Husten und Lagern) beobachtet werden. Gehäuftes Auftreten von A-Wellen oder stufenförmiger Anstieg des mittleren intrakraniellen Druckes zeigt bei zerebralvenöser Stauung, bei Brückenvenenkompression sowie bei intrakraniellem Tumorwachstum und Liquorresorptionsstörungen die Erschöpfung der intrakraniellen Reserveräume an.

B-Wellen lassen sich pathogenetisch in sinusartige Wellen und Wellen vom Rampentyp unterscheiden. B-Wellen vom **Rampentyp** sind durch einen eher langsamen rampenförmigen Anstieg der ICP-Welle bei zunehmender Kurvenamplitude gekennzeichnet. Sie stehen in Zusammenhang mit periodischen Änderungen der Atmung und des arteriellen pCO_2 und treten nur bei Spontanatmung des Patienten auf. Phasen von arterieller Hyperkapnie bewirken eine zerebrale Vasodilatation und dadurch über die Durchblutungssteigerung den Anstieg des intrakraniellen Druckes. Die arterielle Kohlensäuredruckzunahme führt andererseits bei intakter Hirnstammfunktion zur Atemstimulation und mit dem dadurch bedingten Abfall des arteriellen pCO_2 zum steilen Abfall der Hirndruckwelle: Die B-Wellen vom **sinusartigen Typ** schwanken nicht mit dem Atemrhythmus, dem arteriellen pCO_2 und dem arteriellen Blutdruck. Sie können mit pathologischen Änderungen der Hirnstammfunktion bei intrakranieller Blutvolumenzunahme und Liquorabflußstörungen erklärt werden.

Lundberg-C-Wellen finden sich bei voller Erschöpfung der intrakraniellen Kompensationsräume und sind häufig den Plateaus der A-Wellen aufgelagert. Sie entsprechen den Schwankungen des arteriellen Blutdrucks und sind bei außer Kraft gesetzter Autoregulation Hinweis auf eine terminale Vasoparalyse der Hirngefäße.

Gaab beschreibt außerdem noch D- und E-Wellen der pathologischen Hirndruckkurve:

D-Wellen unterscheiden sich von den *Lundberg*-A-Wellen durch einen langsamen tonischen Anstieg und Abfall der Hirndruckkurve, unabhängig von einer Störung der Atmung und des Kreislaufes. Sie werden als Ausdruck von Liquorbilanzstörungen gedeutet.

E-Wellen sind 1–2 Minuten dauernde steile Wellen (hohe Amplitude), die durch ärztliche und pflegerische Maßnahmen und die dadurch hervorgerufene Hyperämie provozierbar sind. Bei ausgeschöpfter intrakranieller Kompensation fallen die E-Wellen nur langsam ab und die Kurvenamplitude bleibt hoch. Sie gehen den 5–20 Minuten dauernden *Lundberg*-A-Wellen (Plateauwellen) häufig voraus.

18.2.5 Messung der zerebralen Oxygenierung mit Bulbus-venae-jugularis-Katheter ($SvjO_2$)

Da das neurologische Defizit nach Schädel-Hirn-Verletzungen und anderen akuten Hirnerkrankungen wesentlich vom Auftreten sekundärer Hirnschädigungen durch Minderperfusion bzw. Ischämie abhängt, ist ein Monitoring der zerebralen Sauerstoffversorgung, insbesondere bei therapeutischen Maßnahmen, die die zerebrale Perfusion beeinflußt (z. B. Hyperventilationstherapie, Barbiturattherapie), wünschenswert.

Die kontinuierliche Messung der O_2-Sättigung im Bulbus der Vena jugularis mittels fiberoptischer Katheter, die retrograd über die Vena jugularis interna bis zur Schädelbasis vorgeschoben wurden, bietet eine Möglichkeit zur Beurteilung der globalen zerebralen Durchblutung und damit der Sauerstoffversorgung des Gehirns. Der Normalwert der O_2-Sättigung im Bulbus der Vena jugularis betägt etwa 60%. Werte unterhalb 50% weisen auf eine Sauerstoffminderversorgung des Gehirns hin und erfordern bei mehrfachem Auftreten eine Korrektur des Therapieregimes oder sind ein Hinweis auf den Schweregrad der Erkrankung. Zur genauen Methodik und Bewertung dieses Meßverfahrens muß auf Spezialliteratur verwiesen werden.

18.3 Therapiegrundsätze

Die intrakranielle Druckerhöhung, gleich welcher Ursache, muß grundsätzlich als lebensbedrohlich aufgefaßt und aus diesem Grunde schnellstmöglich behandelt werden. Die Regeneration primär zerstörten Hirngewebes ist nicht möglich. Das sich in den Randzonen von zerstörten Arealen befindliche Gewebe kann jedoch je nach Ausdehnung und Schwere der primären Schädigung durch schnellstmögliche Senkung des intrakraniellen Druckes bzw. Verhinderung eines weiteren Druckanstiegs erhalten und vor der irreversiblen Zerstörung geschützt werden. Sofern als Ursache der intrakraniellen Drucksteigerung raumfordernde Prozesse in Frage kommen, die operativ angehbar sind, sollte nach entsprechender Vordiagnostik baldmöglichst die Operation erfolgen. Im wesentlichen handelt es sich dabei um die Beseitigung von posttraumatischen Blutungen und Nachblutungen nach intrakraniellen Eingriffen, die Entfernung von Hirntumoren, Abszessen und Angiomen und die Drainage eines Verschlußhydrozephalus. Bei rascher Zunahme einer Halbseitensymptomatik mit Anisokorie und zunehmender Bewußtseinstrübung nach Trauma ist die notfallmäßige Trepanation in seltenen Fällen auch ohne vorhergehende Computertomographie-Diagnostik indiziert. Die großzügige Entlastungstrepanation, die zeitweise durchgeführt wurde, bringt beim generalisierten Hirnödem, das nicht durch einen der vorgenannten Prozesse ausgelöst oder unterhalten wird, nur in seltenen Ausnahmefällen eine Verbesserung der Prognose. Die Domäne der neurochirurgischen Intensivtherapie liegt neben der Überwachung posttraumatischer und postoperativer Patienten in der „konservativen" Behandlung operativ nicht oder nicht mehr angehbarer intrakranieller Drucksteigerung sowie in der frühestmöglichen Diagnose und Therapie begleitender Komplikationen.

18.3.1 Behandlungsprinzipien

18.3.1.1 Optimierung der gestörten Vitalfunktionen

Oberstes Gebot und immer vor einer ausführlichen neurologischen Befunderhebung und apparativen Diagnostik einzuordnen ist bei der Erstversorgung und in der Intensivtherapie bewußtseinsgestörter und bewußtloser Patienten die Sicherung der Atemwege und des pulmonalen Gasaustausches. Bewußtseinsgestörte, insbesondere bewußtlose Patienten sind durch Beeinträchtigung bzw. Verlust der Schutzreflexe (Schluck- und Hustenreflexe) hochgradig aspirationsgefährdet und müssen schon aus diesem Grund zwingend **intubiert** werden. Verlegung der Atemwege und auch zentrale Atemregulationsstörungen führen immer zu Veränderungen des pulmonalen Gasaustausches, wobei vor allem der erhöhte arterielle Kohlensäurepartialdruck ($paCO_2$) eine intrakranielle Durchblutungszunahme mit nachfolgender Hirndrucksteigerung verursacht. Schwerste Hirnverletzungen mit akutem Hirndruckanstieg rufen infolge exzessiver Katecholaminausschüttung zudem nicht nur eine Permeabilitätssteigerung der Hirngefäße mit folgendem Hirnödem hervor, sondern führen häufig auch zu schweren Permeabilitätsstörungen der Lungenstrombahn mit folgender schwerer Hypoxie und Hyperkapnie **(neurogenes Lungenödem).** Die Anfälligkeit des Hirngewebes gegenüber Hypoxie/Anoxie liegt in der hohen Umsatzrate von Phospholipidmolekülen (ATP) an den Zellmembranen der Gehirnzellen begründet, die für eine intakte Hirnzellfunktion notwendig ist und die jederzeit eine ausreichende Sauerstoffversorgung erfordert. Hypoxie führt zu anaerobem Stoffwechsel der Gehirnzellen mit Laktatstau und über eine Zellschwellung schließlich zu irreversibler Schädigung des Gehirnparenchyms.

Die Indikation zur Intubation und **Beatmung** sollte deshalb bei allen bewußtseinsgestörten und bewußtlosen Patienten großzügig und möglichst frühzeitig gestellt werden, um sekundäre Hirnschäden durch Hypoxie und Hyperkapnie zu vermeiden.

Schwere Lungenfunktionsstörungen machen nicht selten aggressive Beatmungsformen (PEEP-Beatmung [vgl. S. 383], Beatmung mit umgekehrtem Atem-Zeit-Verhältnis) mit Erhöhung des intrathorakalen Druckes sowie Lagerungsmaßnahmen (Seiten- und Bauchlage) erforderlich. Da solche therapeutischen Maßnahmen zu venösen Abflußstörungen aus dem Schädelinneren führen können, sollten sie – wenn möglich – nur bei kontinuierlicher Hirndruckmessung durchgeführt werden.

Instabile Kreislaufverhältnisse können für einen Patienten mit möglicherweise bereits erhöhtem intrakraniellem Druck ebenso gefährlich sein wie eine gestörte Atemfunktion. Die **arterielle Hypertension** führt dabei immer – vor allem bei gestörter Autoregulation der Hirngefäße – zu einer Blutvolumenzunahme innerhalb des Schädels und damit zu einem weiteren Anstieg des intrakraniellen Druckes. Die arterielle Hypotension hat aufgrund der Beziehung MAP – MICP = CPP (Abkürzungen siehe S. 374) bei ansteigendem Hirndruck eine regionale oder globale Minderdurchblutung des Gehirns zur Folge.

Unnötige Stimulationen durch neurologische Untersuchungen und pflegerische Maßnahmen, die von Blutdruckanstiegen begleitet sind, sollten daher bei Patienten mit dem Verdacht einer intrakraniellen Druckerhöhung möglichst vermieden werden. Schmerz, Angst und Unruhe können auch beim bewußtseinsgetrübten Patienten durch Katecholaminausschüttung zu kritischen Blutdruck- und Hirndruckanstiegen führen. Eine ausreichende **Analgosedierung** (siehe S. 383 f.) ist deshalb zur Prophylaxe eines weiteren Hirndruckanstiegs vor allem bei polytraumatisierten Patienten unbedingt erforderlich.

Geeignete Medikamente zur Behandlung eines arteriellen Hypertonus im Rahmen einer intrakraniellen Drucksteigerung sind Urapidil (Ebrantil®), da es nicht zu einer zerebralen Durchblutungszunahme führt, und Clonidin (Catapresan®), das eine zentrale Sympathikolyse bewirkt. Ungeeignet und daher nur mit großer Zurückhaltung verwendbar sind Nitropräparate wie Nitroglycerin und Natriumnitroprussid sowie Hydralazin (Nepresol®), da diese Antihypertensiva direkte zerebrale Vasodilatatoren sind und somit eine intrakranielle Blutvolumenzunahme bewirken. Umstritten ist nach wie vor die Anwendung von Calciumantagonisten (z. B. Nifedipin) zur Blutdrucksenkung bei bestehender intrakranieller Druckerhöhung. Zur Vasospasmusprophylaxe und zur Prophylaxe einer Rezidivblutung bei Subarachnoidalblutungen hat sich der Calciumantagonist Nimodipin (z. B. Nimotop®) allerdings bewährt.

Eine Kreislaufdepression mit **arterieller Hypotension** sollte, sofern sie nicht durch Volumenmangel (niedriger zentralvenöser Druck, ZVD) bedingt ist, wegen der Gefahr der zerebralen Minderperfusion bei zunehmendem intrakraniellem Druck, frühzeitig mit herz- und kreislaufwirksamen Medikamenten (z. B. Katecholaminen: Dopamin, Dobutamin) behandelt werden. Bei den klinischen Anzeichen eines Volumenmangels, die nicht durch eine überschießende Urinausscheidung (Diabetes insipidus) erklärt sind, vor allem bei den Symptomen des hypovolämisch hämorrhagischen Schocks (Hb-Abfall) muß dringlichst, insbesondere bei polytraumatisierten Patienten, nach einer extrakraniellen Blutungsursache geforscht und gegebenenfalls chirurgisch interveniert werden. Häufige Ursachen für große Blutverluste bei polytraumatisierten Patienten, sind gastrointestinale Blutungen, Milz-, Leber- und Nierenruptur, Hämatothorax und große Knochen- und Weichteilverletzungen.

Die **Volumengabe** bei Patienten mit dem Risiko eines intrakraniellen Druckanstieges muß unter strenger Kontrolle der Kreislaufparameter und Laborkontrolle von Serumelektrolyten und Serumosmolarität sowie Blutbildkontrollen erfolgen. Sowohl ein Zuviel an Infusionen mit Blutdruck- und ZVD-Anstieg wie auch eine Übertransfusion mit Hb- und Hk-Anstieg können die Entstehung oder Zunahme eines Hirnödems begünstigen. Wegen der Gefahr, ein zelluläres Hirnödem zu verstärken (Steigerung des Osmolaritätsgradienten an der Zellmembran), dürfen keinesfalls hypoosmolare Lösungen zur Volumensubstitution verwendet werden.

18.3.1.2 Spezifische konservative Therapie der intrakraniellen Druckerhöhung

- **Lagerung**
  Oberkörperhochlagerung, das heißt Abknickung in den Hüftgelenken um ca. 30°, und **Vermeidung extremer Kopfdrehungen** (Lateralflektionen, Ante- und Reklination) sind die einfachsten und immer durchführbaren Möglichkeiten zur Verbesserung des venösen Blutabflusses aus dem Intrakranium und damit zur Senkung des intrakraniellen Blutvolumens und des Hirndruckes. Vermutlich führt die Oberkörperhochlagerung zusätzlich zu Liquorverschiebungen in den Spinalraum und so zu einer Nutzung der Reserveräume im Schädelinnenraum.
- **Hyperventilation**
  Die schnellste, wirksamste und sicherste Methode zur Senkung des akut erhöhten intrakraniellen Druckes ist die **kontrollierte Hyperventilation.** Die Senkung des arteriellen pCO_2-Wertes auf ca. 30 mmHg bewirkt eine maximale Vasokonstriktion in gesunden Hirnarealen mit ungestörter Autoregulation, was zu einer Durchblutungsumverteilung in die geschädigten Hirnbereiche und so zur Verbesserung der Gesamtperfusion des Gehirns führt. Der Effekt der Hyperventilation ist an die intakte CO_2-Reagibilität der Hirngefäße gebunden; bei präfinaler generalisierter Vasoparalyse ist die Hyperventilation deshalb wirkungslos. Die Senkung des intrakraniellen Druckes setzt bei funktionierender CO_2-Ansprechbarkeit der Hirngefäße wenige Minuten nach Beginn der Hyperventilation ein. Bei kontinuierlicher Fortsetzung der Hyperventilation steigt der Hirndruck erfahrungsgemäß nach Stunden jedoch langsam wieder an, in der Regel auf ein niedrigeres Niveau als vor Beginn der Hyperventilation.
  Die kontrollierte Hyperventilation – unter enger Kontrolle der Blutgaswerte – zur Behandlung eines akuten Hirndruckanstiegs ist weitgehend unbestritten, auch in wiederholter Anwendung während des Krankheitsverlaufs. Die Bedeutung der **Langzeithyperventilation** (Tage) wird dagegen unterschiedlich beurteilt. Durch Anpassungs-

18

vorgänge der Säure-Basen-Regulation im Extrazellulärraum des Gehirns und im Liquor scheint der vasokonstriktorische Effekt der Hyperventilation zunehmend auszufallen. Wichtig für die Intensivtherapie ist, daß es bei Veränderungen des Beatmungsregimes und der Entwöhnung vom Respirator bei gefährdeten Patienten nicht zu abrupten Anstiegen des arteriellen pCO_2-Druckes mit entsprechender Zunahme des intrakraniellen Blutvolumens kommt. Die **Respiratorentwöhnung** sollte deshalb vorsichtig und wenn möglich, unter intrakranieller Druckmessung stattfinden. Bei einer Hyperventilationstherapie ist zu beachten, daß extrem erniedrigte arterielle pCO_2-Werte von unter 25 mmHg zur Durchblutungsminderung mit folgender Ischämie durch Vasokonstriktion in gesunden Hirnarealen führen können. Durch die auf diese Weise entstehende extreme respiratorische Alkalose ist die Sauerstoffabgabe an das Gewebe kaum noch möglich. Außerdem hat eine massive Hyperventilation keinen zusätzlichen Abfall des Hirndruckes mehr zur Folge.
Zur Akutbehandlung von hirnödembedingten Druckspitzen haben sich weiterhin dehydrierende Maßnahmen mit Osmotherapeutika und Schleifendiuretika sowie die Gabe von Tris-Puffer bewährt.

▶ **Osmotherapeutika**

Die hirndrucksenkende Wirkung von Osmotherapeutika, z.B. 20%igem Mannit, 40%igem Sorbit und 10%igem Glycerin ist an die intakte Funktion der Blut-Hirn-Schranke und der Gefäßautoregulation gebunden. Bei zügiger intravenöser Infusion von Medikamenten dieser Pharmakagruppe wird an der intakten Endothelmembran der Hirngefäße ein osmotischer Gradient zwischen Blut und Hirngewebe aufgebaut und dadurch Flüssigkeit aus dem Interstitium und den geschwollenen Hirnparenchymzellen mobilisiert und aus dem Schädelinneren abtransportiert. Die intrakranielle Drucksenkung mittels Osmotherapie erfolgt vorwiegend durch Wasserentzug aus gesundem Hirngewebe. Die Dehydrierung von Hirnarealen mit intakter Hirnschranke und erhaltener Autoregulation bewirkt die Senkung des intrakraniellen Druckes und durch Vasokonstriktion in den gesunden Bereichen eine Durchblutungsumverteilung zugunstigen geschädigter Gebiete.
Hauptindikation zur Gabe von Osmotherapeutika ist die Behandlung von Hirndruckspitzen eines überwiegend zytotoxisch ausgelösten Hirnödems. Eine weitere wichtige Indikation im neurologisch-traumatologischen Bereich ist die akute Drucksenkung bei einem vorrangig vasogen bedingten Hirnödem. Ziel dieser Therapie ist es, Zeit zu gewinnen für einen operativen Eingriff, bei dem die Ursache einer drohenden Einklemmung noch behoben werden kann.
Die prophylaktische oder routinemäßige Gabe von Osmotherapeutika im Behandlungskonzept einer akuten intrakraniellen Druck-

steigerung ist wegen folgender **Nebenwirkungen** nicht sinnvoll: Bei längerer kontinuierlicher Anwendung von Osmotherapeutika kommt es vor allem beim primär vasogen bedingten Hirnödem zum Rebound-Phänomen: Das Pharmakon durchdringt die defekte Blut-Hirn-Schranke und gelangt in den interstitiellen Raum. Es kommt aufgrund des osmotischen Gesetze zu nachfolgendem Flüssigkeitseinstrom in den Extrazellulärraum und somit nach vorübergehender Senkung des intrakraniellen Druckes zum Wiederanstieg, wobei häufig sogar der Ausgangswert überschritten wird.
Wegen des möglichen Rebound-Effektes ist die Wirkung von Osmotherapeutika zeitlich begrenzt, und bei nachfolgenden Gaben können Dosissteigerungen erforderlich sein. **Dosierungsrichtlinien** für Mannit 20% sind: 1,5–2 ml/kg Körpergewicht über ca. 30 Minuten bei akuter Hirndrucksteigerung. Das Wirkungsmaximum tritt nach ca. 20 Minuten ein, die Wirkdauer einer Einzeldosis beträgt ca. 4 Stunden. Für Sorbit 40% gilt 1 ml/kg KG über ca. 10–20 Minuten. Sorbit wird in der Leber zu Fruktose verstoffwechselt (Cave: Fruktoseintoleranz!) und ist in hohen Dosen nierentoxisch. Glycerin 10% scheint weniger Rebound-Effekt zu verursachen und darf deshalb auch in einer Dauertropfinfusion von maximal 1–2 ml/kg KG pro Stunde verabreicht werden.
Die prophylaktische und unkritische Gabe von Osmotherapeutika ist nicht nur wegen obengenannter Nebenwirkungen, sondern auch immer bei unklarer Diagnose abzulehnen. Bei intrakraniellen Hämatomen kann es nach Abschwellen des Hirngewebes zur Nachblutung kommen. Bei posttraumatischer akuter Hyperämie verursachen Osmotherapeutika unter Umständen eine Durchblutungszunahme und deswegen einen Hirndruckanstieg. Beim generalisierten vasogenen Hirnödem muß die Osmotherapie wirkungslos bleiben, da der osmotische Gradient an der Blut-Hirn-Schranke bei aufgehobener Autoregulation im Vergleich zum hydrostatischen Druck (zerebralen Perfusionsdruck) nur noch eine unwesentliche Rolle spielt. Zu beachten ist auch eine eventuelle Kreislaufüberlastung durch Osmotherapeutika, was besonders bei herz- und niereninsuffizienten Patienten eine Rolle spielt.

- **Schleifendiuretika**

Jede weitere Dehydrierung nach der Anwendung der Osmotherapeutika kann nur mit Schleifendiuretika (z.B. Furosemid) durchgeführt werden. Schleifendiuretika bewirken eine Verminderung der Liquorproduktion und damit eine intrakranielle Volumenabnahme. Unkritische Dehydrierungsmaßnahmen über Tage beeinflussen das Hirnödem kaum noch, können aber zum Volumenmangel mit konsekutiver Hypotension und zu Nierenfunktionsstörungen sowie zu erheblichen Störungen des Elektrolythaushalts führen.

- **Tris-Puffer**
  Tris-Puffer senkt in der Dosierung von 1 ml/kg KG nach einer zehnminütigen Kurzinfusion offenbar ohne Rebound-Effekt akut den intrakraniellen Druck und verbessert die zerebrale Durchblutung. Der Wirkungsmechanismus scheint in der Wiederherstellung der Ansprechbarkeit der Hirngefäße auf den arteriellen pCO_2 zu beruhen und dadurch den Hyperventilationseffekt zu reaktivieren. Außerdem bewirkt der Tris-Puffer vermutlich über die Behebung der zerebralen Gewebsazidose eine Verbesserung der energetischen Prozesse an der Zellmembran. In der angegebenen Dosierung werden Säure-Basen-Haushalt und pulmonaler Gasaustausch nicht nennenswert beeinflußt. Tris-Puffer scheint auch bei Versagen anderer hirndrucksenkender Therapiemaßnahmen noch wirksam zu sein. Der frühzeitige prophylaktische Einsatz bedarf jedoch noch weiterer klinischer Untersuchungen.
- **Cortisonpräparate**
  Der hirndrucksenkende Effekt von Cortisonpräparaten beim perifokalen Hirnödem von Hirntumoren ist unbestritten. Regelmäßige Gaben des Cortisonabkömmlings Dexamethason (z. B. Fortecortin®, Decadron®) führen zum Abklingen der Kopfschmerzen und der ödembedingten neurologischen Symptomatik. Nach wie vor nicht bewiesen ist, ob die hoch- oder normaldosierte Cortisontherapie beim Schädel-Hirn-Trauma oder beim generalisierten Hirnödem infolge von Hypoxie den Krankheitsverlauf bezüglich Mortalität und Defektheilung entscheidend beeinflußt. Während *Gobiet* und *Faupel* 1977 einen günstigen Einfluß hoher Steroiddosen sowohl auf den Hirndruckverlauf als auch auf die Mortalität und Defektheilungstendenz von schädel-hirn-traumatisierten Patienten beschreiben, konnten *Braakman* (1983), *Dearden* (1986), *Gianotta* (1984) und *Saul* (1981) in ihren Studien dies nicht bestätigen. Auch die multizentrische *German Ultrahigh Dexamethason Head Injury Study* (1989) konnte einen entscheidend positiven Einfluß der Cortisontherapie bei schwerem Schädel-Hirn-Trauma nicht beweisen. Kortikoide wirken über die Beeinflussung des Prostaglandinstoffwechsels allgemein membranstabilisierend und damit gefäßabdichtend und ödemhemmend. Außerdem greifen sie in den zum Hirnödem führenden pathogenetischen Ablauf durch Wiederherstellung der gestörten Autoregulation ein und bewirken synergistisch mit anderen hirndrucksenkenden Maßnahmen eine Verminderung von Hirndruckspitzen.
  Kortikoide sind multipotente Medikamente mit mannigfaltigen Wirkungen auf alle Organsysteme, aber auch nicht selten auftretenden bedrohlichen **Nebenwirkungen.** Im Zusammenhang mit der Hirndrucktherapie seien hier die Entgleisung des Zuckerstoffwechsels –

insbesondere bei Diabetikern –, das Risiko der Ausbildung von Steroidulzera im Magen-Darm-Trakt mit der Gefahr von lebensbedrohlichen gastrointestinalen Blutungen und Perforationen und die Schwächung der Immunabwehr genannt. In Anbetracht dieser doch beträchtlichen Nebenwirkungen sollte der Einsatz von Kortikosteroiden zur Hirndrucksenkung in der Traumatologie **individuell indiziert** werden. So kann die Cortisontherapie z.B. bei Patienten mit herdförmigen Hirnschädigungen und nachfolgender u.U. verlaufsentscheidender Entwicklung eines Hirnödems indiziert sein.
Die **Dosierungsempfehlung** zur präoperativen Behandlung von neurochirurgischen Tumoroperationen beträgt für Erwachsene 3×4 bis 4×8 mg Dexamethason pro Tag. Über die Fortführung der Therapie sollte dann nach klinischem Zustand und CT-Befund entschieden werden. Jede längerdauernde Kortikoidtherapie muß langsam mit absteigenden Dosierungen ausgeschlichen werden, um eine Nebennierenrindensuppression zu vermeiden.

Hochdosierte Barbiturattherapie

Als „Ultima ratio" bei der Behandlung eines nicht beherrschbar hohen intrazerebralen Druckes sollte nach derzeitigem Kenntnisstand die hochdosierte Barbiturattherapie angesehen werden. Nach dem anfänglichen Enthusiasmus, daß die frühzeitige Gabe von Barbituraten in hoher Dosierung die Folgeerscheinungen des erhöhten intrakraniellen Druckes verbessern könnte – im Sinne einer Hirnprotektion –, konnten neuere experimentelle und klinische Untersuchungen diesen Effekt nicht bestätigen. Barbiturate senken durch direkte vasokonstriktorische Wirkung in nicht geschädigten Hirnarealen akut den erhöhten intrakraniellen Druck und führen vor allem in den Randgebieten von traumatisiertem Hirngewebe zu einer Durchblutungsverbesserung. Besonders in Arealen mit hoher metabolischer Aktivität kommt es zu einer deutlichen Verminderung (bis 50%) des Sauerstoffverbrauchs. Die metabolische Aktivität der Hirnzellen kann mit Barbituraten bis zum Erlöschen der elektrischen Aktivität, das heißt bis zur EEG-Nullinie oder „burst suppression" unterdrückt werden. Neben hypnotischen und stoffwechselreduzierenden Wirkungseigenschaften haben Barbiturate einen antikonvulsiven Effekt, der durch eine Membranstabilisierung der Gehirnzellen hervorgerufen wird. **Indiziert** ist die Barbiturattherapie bei Patienten, bei denen die konventionelle hirndrucksenkende Therapie versagt. Sie findet bei Patienten Anwendung, bei denen die Ursache des erhöhten Hirndruckes vornehmlich die posttraumatische Hyperämie ist, und bei Patienten, die klinisch oder im EEG Krampfaktivität zeigen. Zu den bedeutsamen **Nebenwirkungen** der Barbiturattherapie zählt vor allem der oft trotz Volumenzufuhr und Katecholamingabe auftretende Blutdruckabfall, was zur kritischen Beeinträchtigung des zerebralen Perfusionsdruckes führen kann. Sinnvoll ist die Behandlung mit Barbituraten aber nur, wenn daraus auch tatsächlich eine verbesserte Hirndurchblutung resultiert und die Hirndrucksenkung nicht lediglich die Folge eines systemischen Blutdruckabfalls ist. Gleiches gilt, wenn hierdurch auch tatsächlich eine Verminderung der zerebralen Krampfaktivität erzielt wird. Eine zuverlässige neurologische Untersuchung ist in der induzierten tiefen Barbituratnarkose nicht möglich. Auch kann die Stoffwechselreduktion eine allgemeine Hypothermie verursachen. Zur Therapieüberwachung gehören deshalb die kontinuierliche Hirndruckmessung und EEG-Registrierung sowie selbstverständlich engste Kreislaufüberwachung und Temperaturmessung. Zusätzlich muß die Möglichkeit zur Bestimmung des Barbituratplasmaspiegels bestehen.

Zur Barbiturattherapie finden die beiden kurzwirksamen Barbiturate Thiopental und Methohexital Anwendung.

Als **Dosierungsrichtlinie** gelten für Thiopental (z.B. Trapanal®) nach einer Bolusinjektion von ca. 5–10 mg/kg KG unter strengster Kreislaufkontrolle eine Dauergabe von 3–5 mg/kg KG und Stunde über Perfusor. Für Methohexital (Brevimytal®) gilt entsprechend ca. 3 mg/kg KG als Bolus und nachfolgend 1–2 mg/kg KG und Stunde über Perfusor.

Andere Präparate zur Langzeitsedierung

Weitere Medikamente, die wegen ihrer hirndrucksenkenden und antikonvulsiven Eigenschaften zur Langzeitsedierung von neurochirurgischen Patienten geeignet sind, sind das Propofol (Disoprivan®) und aus der Gruppe der Tranquilizer das Midazolam (Dormicum®). Das Propofol, kombiniert mit einem Opiat mit kurzer Wirkungsdauer (z.B. Alfentanil), bietet wegen seiner kurzen Halbwertzeits zudem die Möglichkeit des „diagnostischen Fensters“, d.h., nach Abstellen der analgosedierenden Medikation ist innerhalb kurzer Zeit die neurologische Beurteilung des Patienten wieder möglich.

Kontrollierte Hypothermie

Die kontrollierte Hypothermie, d.h., die generelle Senkung der Körpertemperatur unter Normalwerte, führt zwar auch zur Reduktion des Hirnstoffwechsels und damit zur Hirndrucksenkung, wird aber wegen der technischen Problematik, kontinuierlich eine niedrige Körpertemperatur aufrechtzuerhalten, nur noch selten durchgeführt. Erhebliche Nebenwirkungen der kontrollierten Hypothermie (32–34 °C) sind z.B. generalisierte Durchblutungsstörungen, Drucknekrosen, Herzrhythmusstörungen u.a.

Die Therapie mit Barbituraten und auch alle anderen hirndrucksenkenden Maßnahmen sollten dann eingestellt werden, wenn trotz effektiver Hirndrucksenkung über einen längeren Zeitraum eine neurologische Besserung nicht erkennbar ist.

18.3.2 Komplikationen

18.3.2.1 Zerebrale Krampfanfälle

Neben Strecksynergismen und doppelseitig auftretenden Pyramidenbahnzeichen, die als Ausdruck einer schweren Hirnstammschädigung bei fortschreitender Einklemmung zu werten sind, kann es nach Gehirnoperationen und nach traumatischen Hirnschädigungen zu zerebralen Krampfanfällen kommen. Zerebrale Krampfanfälle können als **fokale Jackson-Anfälle** oder als **generalisierte tonisch-klonische Krampfanfälle** sowie als **Status epilepticus** auftreten. Fokale Krämpfe weisen auf eine regionale Hirnkompression – häufig durch Hämatome oder Tumoreinblutungen verursacht – hin, während generalisierte Krampfanfälle Zeichen einer in der Regel diffusen Hirnschädigung sind. Da ca. 30% der Patienten mit einem sich akut entwickelnden Hämatom krampfen, sollte jeder Krampfanfall neben sofortiger medikamentöser Therapie Anlaß zu erneuter klinischer und radiologischer Diagnostik (zerebrale Computertomographie) sein.

Bei neurochirurgischen Erkrankungen, bei denen es erfahrungsgemäß mit einer gewissen Häufung zu Krampfanfällen kommt, hat sich eine **Krampfprophylaxe** mit regelmäßiger Gabe von Antikonvulsiva bewährt. Geeignete Medikamente dafür sind Diphenylhydantoin (z. B. Zentropil®), Phenytoin (z. B. Phenhydan®) mit einer Dosis von 200–400 mg/Tag, und Clonazepam (z. B. Rivotril®) mit einer Dosis von $3 \times 0{,}5$–4×2 mg/Tag intravenös. Alternativ kommt das Barbiturat Phenobarbital (z. B. Luminal®), das eine sehr lange Halbwertszeit und eine erhebliche sedierende Komponente hat, in Frage.

Jeder **akute Krampfanfall** muß umgehend medikamentös behandelt werden, da er durch Steigerung des Hirnmetabolismus weitere Hirnschädigungen hervorrufen kann. Zur Unterdrückung eines plötzlich auftretenden Krampfanfalls eignen sich wegen ihres schnellen Wirkungseintritts vor allem Benzodiazepinabkömmlinge wie das Diazepam (z. B. Valium®), das Midazolami (Dormicum®) und das Conazepam (z. B. Rivotril®) sowie auch kurzwirksame Barbiturate wie das Thiopental (Trapanal®) und das Methohexital (Brevimytal®). Bei zügiger intravenöser Verabreichung in entsprechend hoher Dosierung kann es bei diesen Medikamenten zu erheblicher Atemdepression bis hin zum Atemstillstand kommen. Sie sollte deshalb bei nicht beatmeten Patienten in Beatmungs- und Intubationsbereitschaft durchgeführt werden.

Ein **Status epilepticus** erfordert nicht selten eine kontinuierliche Barbiturattherapie und Muskelrelaxierung bei kontrollierter Beatmung möglichst unter intermittierenden EEG-Kontrollen.

18.3.2.2 Zentrale Temperaturregulationsstörungen

Schädel-Hirn-Verletzungen mit Beteiligung der Schädelbasis und des Hirnstammes, neurochirurgische Eingriffe in der Nähe des Hypothalamus (Temperaturregulationszentrum) sowie Hypophysenoperationen und Entfernung von Tumoren und Hämatomen in der Nähe des dritten Ventrikels können Auslöser sein für zentrale Temperaturregulationsstörungen, die sich in der Mehrzahl der Fälle in einer zentral-bedingten **Hyperthermie** äußern. Nicht jede Hyperpyrexie bei neurochirurgischen Patienten ist jedoch zentral verursacht. Sie sollte deshalb immer Anlaß zu mikrobiologischer Diagnostik sein. Ursachen für Temperaturanstiege und septischen Fiebers können aufsteigende **Infektionen** über Liquorfisteln und dadurch verursachte Meningoenzephalitiden sein. Insbesondere unter hochdosierter Cortisontherapie treten aber auch gehäuft Infektionen der Atem- und Harnwege auf. Jede Hyperthermie hat eine Steigerung des Metabolismus nicht nur zur Folge, sondern auch als Voraussetzung.

Stoffwechselsteigerung erfordert neben vermehrter Durchblutung aller Organe aufgrund von hohem Sauerstoffbedarf und Kohlensäureanfall im Gewebe auch zusätzliche Kalorienzufuhr, was bei der Ernährung und Flüssigkeitsgabe berücksichtigt werden muß. Ein gesteigerter Metabolismus kann außerdem zu erheblichen kardiopulmonalen Problemen führen und infolge der Durchblutungszunahme des Gehirns auch gefährliche Hirndruckanstiege verursachen.

Jeder Temperaturanstieg über 38 °C muß deshalb behandelt werden. Neben **physikalischen Mitteln** (Wadenwickel, Eisblasen auf die großen Gefäße in Achselhöhlen und Leistenbeuge, gekühlte Infusionen) sollten **Antipyretika** (Paracetamol, Novaminsulfon u.a.) eingesetzt werden. Antibiotika hingegen sollten nur gezielt nach Erregernachweis und Antibiogramm Anwendung finden. Nur bei hochgradigem Verdacht auf eine Liquorfistel ist es ratsam, eine Antibiotikaprophylaxe durchzuführen.

Bei therapierefraktärer Hyperthermie bleibt die Möglichkeit der medikamentösen **„vegetativen Blockade“.** Dabei wird die Gegenregulation des Organismus, den Wärmeverlust über die Haut durch Stoffwechselsteigerung zu kompensieren, unterdrückt. Damit es zur Körpertemperatursenkung kommt, muß sie deshalb immer mit Oberflächenkühlung kombiniert werden. Medikamente zur Durchführung einer vegetativen Blockade sind zentralwirksame Pharmaka, wie Opiate (z.B. Pethidin) kombiniert mit Phenothiazinen (z.B. Atosil®) und Alpha-Blockern (z.B. Hydergin®) als „lytischer Cocktail“, der nach Wirkung in individueller Dosierung appliziert wird.

Die nur noch mit physikalischer Erwärmung beeinflußbare **Hypothermie,** kombiniert mit Poikilothermie, zeigt einen völligen Zusammenbruch der zentralen Temperaturregulation an, die pathognomonisch für den Ausfall auch aller anderen Hirnstammfunktionen ist und als Zeichen des beginnenden Hirntodes gewertet werden kann.

18.3.2.3 Störungen des Wasser- und Elektrolythaushalts

Nicht nur infolge übermäßiger Dehydrierungsmaßnahmen, sondern auch durch den nach Mittelhirnläsionen relativ häufig auftretenden **Diabetes insipidus** oder das gelegentlich bei Schädelbasisfrakturen und intrakranieller Druckerhöhung auftretende Syndrom der inadäquat **hohen ADH-Sekretion** mit Überwässerung, kann es zu schweren Störungen des Wasser- und Elektrolythaushalts sowie der Nierenfunktion kommen. Da die dadurch hervorgerufenen Osmolaritätsveränderungen des Blutserums insbesondere bei gestörter Blut-Hirn-Schranke und geschädigten Zellmembranen zu weiteren Hirnfunktionsstörungen führen können, müssen sie umgehend behandelt werden. Beim Diabetes insipidus muß der Flüssigkeitsverlust entsprechend der Stundenbilanz durch Infusionen ausgeglichen werden. Gleichzeitig können Hypophysenhinterlappenpräparate, wie Desmopressin 0,1–0,2 mg s.c. (z.B. Minirin®) oder Vasopressin 5 I.E. s.c. (z.B. Pitressin®) verabreicht werden. Beide Präparate können in wäßriger Lösung auch über die Nasenschleimhaut zugeführt werden.

Die Kombination des **akuten Nierenversagens** mit Hirnödem hat eine außerordentlich ungünstige Prognose. Eine Therapiemöglichkeit bei diesen Patienten ist der Einsatz der kontinuierlichen Hämofiltration, bei der – neben der Entwässerung – eine adäquate parenterale oder enterale Ernährung durchgeführt werden kann.

Streß- und cortisonbedingte **Ulzerationen** des Magen-Darm-Trakts mit lebensbedrohlichen Blutungen sind seit der Einführung der routinemäßigen Streßulkusprophylaxe mit H_2-Blockern (Cimetidin, z.B. Tagamet®, und Ranitidin, z.B. Sostril®/Zantic®) oder Pirenzipin (z.B. Gastrozepin®) eventuell in Kombination mit Antazida oder Sucralfat (z.B. Ulcogant®), sowie bei adäquater Analgosedierung (siehe S. 383) nur noch selten gesehene Komplikationen. Dennoch auftretende Ulkusblutungen lassen sich mit hochdosierter Gabe von Omeprazol (Antra®) unter endoskopischer Kontrolle in der Regel gut beherrschen.

Die **Hyperkatabolie** (übermäßiger Abbaustoffwechsel) ist ein Problem, das vor allem nach schwerem Schädel-Hirn-Trauma auftritt. Schädel-Hirn-verletzte Patienten haben abhängig von Ausmaß und Art des Traumas erfahrungsgemäß einen deutlich erhöhten kalorischen Bedarf (ca. 50 kcal/kg KG und Tag). Um Verluste von Körpersubstanz und Wundheilungsstörungen sowie Einbußen der Immunabwehr infolge Abbaues von körpereigenen Eiweißen zu verhindern, sollte die parenterale und danach auch die enterale Ernährung über Sonde dem erhöhten

Kalorienbedarf angepaßt sein. Nach dem klinischen Ausschluß einer häufig medikamentös bedingten Darmparalyse ist die frühzeitige Umstellung auf Sondenkost in jedem Fall anzustreben.

Hyperglykämische Stoffwechselentgleisungen sind durch Streß, Schädigungen im Hypothalamus- und Hirnstammbereich sowie durch die evtl. durchgeführte Steroidtherapie bedingt und führen zu Serumosmolaritätsstörungen und infolgedessen zur Dehydratation des Hirngewebes und zerebraler Dysfunktion. Komplikationen dieser Art können durch adäquate Analgosedierung, angepaßte Ernährung und eventueller Insulintherapie in der Regel beherrscht werden.

18.3.2.4 Gerinnungsstörungen

Wegen der sehr hohen thromboplastischen Aktivität des Hirngewebes kommt es vor allem bei traumatisierten Patienten nicht selten zu Störungen der Blutgerinnung. Im schlimmsten Fall entstehen im weiteren Verlauf eine Verbrauchskoagulopathie mit diffuser Blutungsneigung oder andere unspezifische Defektkoagulopathien. Diese Störungen müssen vor allem bei Patineten mit dem Risiko einer intrakraniellen Blutung oder Nachblutung mit der Substitution von „fresh frozen plasma“ (FFP) behandelt werden.

Eine routinemäßige Heparingabe zur Thromboseprophylaxe ist bei neurochirurgischen Patienten nur unter engmaschiger Kontrolle der Gerinnungsparameter vertretbar.

Ein Abfall des Serumalbumins unklarer Genese ist in der ersten Woche nach schwerem Schädel-Hirn-Trauma häufig zu beobachten und kann zu verstärkter Ödemneigung und erhöhten Wirkspiegeln von Medikamenten mit starker Albuminbindung führen. Nicht selten ist auch eine normochrome Anämie, vermutlich multifaktorieller Genese, zu sehen, die sich im Krankheitsverlauf meist normalisiert.

Dank an das neurochirurgische Pflegepersonal
Wie aus den vorangegangenen Kapiteln unschwer ersichtlich, erfordert die Betreuung neurochirurgischer Intensivpatienten neben der fach- und sachkundigen ärztlichen Behandlung eine hohe Qualifikation des Pflegepersonals. Die gesamte Pflege, die engmaschige Überwachung der Vitalparameter sowie die neurologische Beobachtung muß vom Pflegepersonal durchgeführt werden. Um diesen Anforderungen gerecht zu werden, ist ein hohes Maß an spezifischer Fachkenntnis, Geduld und Einfühlungsvermögen erforderlich.

19 Neurochirurgische Fachausdrücke

Agnosie: Unfähigkeit, etwas zu erkennen, trotz intakter Wahrnehmung.

Agraphie: Unfähigkeit, zu schreiben (vgl. Abb. 2-27).

Akalkulie: Rechenstörung.

Akinese: Bewegungsarmut, z. B. bei *Parkinson*-Erkrankung; Fehlen von Spontan-, Ausdrucks- und Mitbewegungen; mühsame, langsame Willkürbewegungen.

Akromegalie: Vergrößerung und Vergröberung von Nase, Kinn, Zunge, Fingern und Zehen durch ungewöhnliches und unproportioniertes Größenwachstum infolge Hypophysentumor.

Alexie: Leseunfähigkeit, meist in Zusammenhang mit einer Aphasie.

Amaurose: Völlige Blindheit.

Amnesie: Erinnerungslücke; retrograde Amnesie: Erinnerungslücke für Ereignisse, z. B. vor dem Unfall; anterograde Amnesie (seltener): Erinnerungslücke für Ereignisse nach dem Unfall.

Analgesie: Aufhebung der Schmerzwahrnehmung.

Anaplasie: Verstärkte Zellteilungsrate und beginnende Nekrosen in Tumoren, die auf bösartiges Wachstum hinweisen.

Anastomose: Chirurgische Vereinigung von Blutgefäßen oder Nerven.

Anenzephalie: Fehlbildung mit Fehlen des Gehirns und schwerer Schädeldeformierung („Froschkopf"), nicht lebensfähig.

Anisokorie: Unterschiedliche Pupillenweite (Abb. 8-13).

Anosmie: Unfähigkeit, Geruch wahrzunehmen.

Anosognosie: Nichterfassen der eigenen Erkrankung, z. B. bei Stirnhirnerkrankungen und Zerebralsklerose.

Anoxie: Unzureichende Sauerstoffkonzentration im Gewebe.

Aphasie: Unfähigkeit, zu sprechen. *Motorische Aphasie:* Störung der Lautbildung. *Sensorische Aphasie:* Störung des Sprachverständnisses. *Amnestische Aphasie:* Wortfindungsstörung.

Apoplex(ie): Schlaganfall, entweder aufgrund eines Hirngefäßverschlusses oder einer zerebralen Massenblutung.

Apraxie: Unfähigkeit, bei erhaltener Bewegungsmöglichkeit bewegbare Körperteile zweckentsprechend zu gebrauchen.

Aquäduktstenose: Einengung des Aquaeductus *Sylvii,* der Verbindung zwischen 3. und 4. Hirnkammer (Abb. 2-39) durch Tumor, Narbe oder Fehlbildung; führt zum Hydrocephalus internus.

Arachnitis, Arachnoiditis: Entzündung der Spinngewebshaut.

Arachnoidalzyste: Meist angeborene Zystenbildung in den weichen Hirn- oder Rückenmarkshäuten, oft infolge Entwicklungsstörung (Abb. 19-1); kann Tumor vortäuschen.

Arteriitis temporalis: Siehe *Horton*-Syndrom.

Ataxie: Koordinationsstörung, so daß Bewegungen nicht geregelt ausgeführt werden können.

Atrophie: Gewebeschwund infolge Mangelernährung; Muskelatrophie infolge Lähmung möglich.

Aura: Gefühlserleben vor einem epileptischen Anfall.

Babinski-Zeichen: Dorsalflexion der Großzehe bei Bestreichen der Fußsohle; kann bei Störungen in der Pyramidenbahn (Abb. 2-20) und bei Neugeborenen ausgelöst werden.

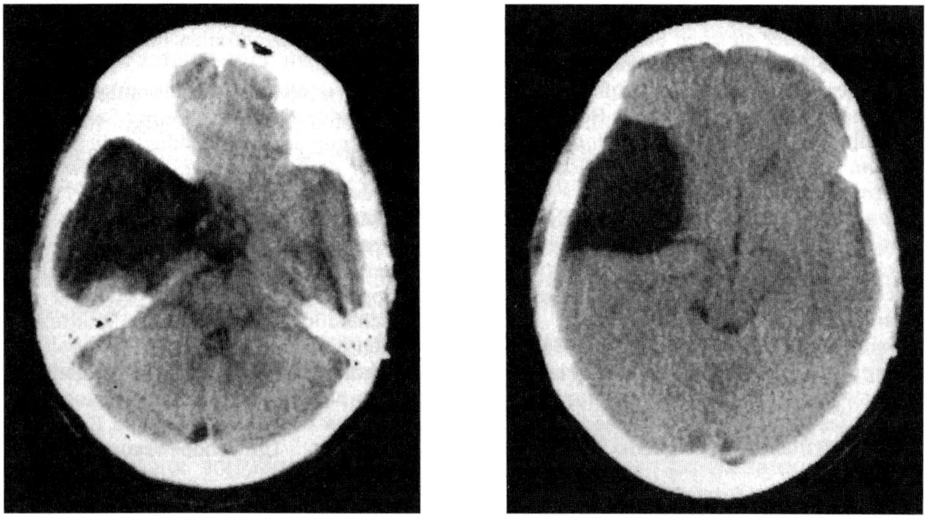

Abb. 19-1 Linkstemporale Arachnoidalzyste.

Balkenmangel: Fehlbildung des Gehirns mit Nichtanlage des Balkens (Corpus callosum); kann klinisch symptomlos bleiben, wenn keine anderen Fehlbildungen am Gehirn vorliegen. Patienten mit zusätzlichen Fehlbildungen haben meist stark herabgesetzte Intelligenz und sind anfallskrank.

Bell-Phänomen: Bei Lidschluß drehen sich die Augäpfel nach oben und außen; diese Schließstellung der Augen wird auch bei peripherer Fazialislähmung trotz Ausbleiben des beabsichtigten Lidschlusses eingenommen und dadurch sichtbar.

Brachialgie: Armschmerz.

Broca-Zentrum: Motorisches Sprachzentrum des Großhirns, beim Rechtshänder in der linken Hirnhälfte stärker entwickelt; in der unteren Frontalhirnwindung gelegen.

Brown-Séquard-Syndrom: Dissoziierte Empfindungslähmung (Abb. 19-2). Bei halbseitiger Verletzung oder Kompression des Rückenmarks kommt es unterhalb der Läsion auf der gleichen Seite zu einer Störung der Tiefensensibilität und Lähmung, auf der Gegenseite zur Aufhebung der Schmerz-, Temperatur- und Berührungsempfindung. Das *Brown- Séquard*-Syndrom wird selten in dieser vollständigen Form gesehen.

Cavum Meckeli: In der mittleren Schädelgrube – an der Spitze und Vorderfläche der Felsenbeinpyramide – gelegene Vertiefung der Schädelbasis, die das Ganglion semilunare *Gasseri* aufnimmt (Abb. 13-7).

Chemotherapie: Medikamentöse Behandlung von Infektionen oder Tumoren mit Substanzen, die für die Infektionserreger bzw. das Tumorwachstum schädigend, für den Patienten aber möglichst unschädlich sind.

Chiasma: Sehnervenkreuzung, über der Hypophyse gelegen.

Clip: Kleine, meist V-förmige Metallklammer aus Stahl oder Tantal, die zum Verschluß blutender Gefäße am Gehirn und der Dura mater verwendet wird, indem sie mit einem speziellen Clip-Halter zusammengedrückt wird (Abb. 12-16).

Cornealreflex: Reizung der Hornhaut des Auges (Cornea) bewirkt sofortigen Lidschluß.

Cushing-Kanüle: Stumpfe, am Ende mit mehreren Löchern versehene Kanüle mit einer Zentimetereinteilung zur

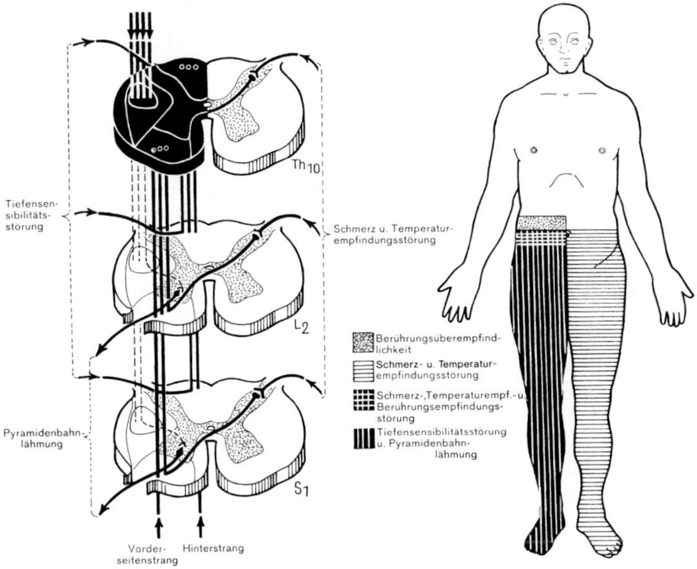

Abb. 19-2 *Brown-Séquard*-Syndrom: Halbseitige Rückenmarksläsion mit gleichseitiger Tiefensensibilitäts- und Pyramidenbahnstörung und gegenseitiger Störung der Schmerz- und Temperaturempfindung.

Punktion des Gehirns bzw. von Zysten oder der Ventrikel.

Dandy-Lappen: Halbkreisförmiger Hautschnitt in der Frontal- und Frontotemporalregion des Schädels, von dem aus ein zwecks Erhaltung der ernährenden Gefäße zur Schädelbasis hin gestielter Hautlappen zur Großhirntrepanation freipräpariert wird.

Dandy-Walker-Syndrom: Fehlbildung mit Nichtanlage der Foramina *Magendii* und *Luschkae*, d.h. die unterhalb des Kleinhirns gelegenen Löcher, die der Verbindung des Ventrikelsystems mit dem Subarachnoidalraum dienen, sind nicht angelegt. Daneben besteht beim *Dandy-Walker*-Syndrom noch eine zystische Fehlbildung des Kleinhirns. Klinisch erscheint das Bild des Verschlußhydrozephalus.

Delirium tremens: Alkoholdelir: Infolge Alkoholentzug bei chronischen Alkoholikern auftretendes, u.U. lebensbedrohliches Zustandsbild mit Verwirrtheit, Bewußtseinstrübung, Halluzinationen und motorischer Unruhe.

Déviation conjugée: Gleichsinnige Ablenkung beider Augen nach einer Seite, meist in Richtung der Hirnschädigung bei gleichzeitiger Aufhebung der Augenbewegung nach der anderen Seite.

Dezerebration: Enthirnung.

Diabetes insipidus: Durch Regulationsstörungen im Zwischenhirn-Hypophysenhinterlappen-System ausgelöste Harnflut mit Ausscheidung mehrerer Liter unkonzentrierten Urins am Tag.

Diadochokinese: Fähigkeit, rasch aufeinanderfolgende, gegenläufige Bewegungen in geordneter Weise auszuführen, z.B. schnell wechselnde Umwendbewegungen der Hände.

Diparese: Lähmung beider Arme.

Diploe: Schwammartiger, zwischen der äußeren und inneren Begrenzung des Schädelknochens gelegener Teil.

Diszitis: Bandscheibenentzündung.

Dysarthrie: Sprachstörung.

Empyem: Eiteransammlung in einer vorbestehenden Höhle; im neurochirurgischen Bereich, z. B. als subdurales Empyem vorkommend.

Enthirnungsstarre: Im Tierexperiment nach Hirnstammdurchtrennung, sonst z. B. bei intraventrikulären Blutungen und Verschluß der Arteria basilaris unter Bewußtseinsverlust auftretende typische Streckhaltung von Rumpf und Extremitäten, eventuell mit Rückwärtsbewegung des Nackens.

Enzephalitis: Entzündung des Gehirns.

Epilepsie: Krampf-Krankheit, „Fallsucht". Unter dem Oberbegriff Epilepsie wird eine Reihe von Erkrankungen verstanden, denen zerebrale Krampfanfälle (Konvulsionen) gemeinsam sind.

Exophthalmus pulsans: Siehe Carotis-cavernosus-Fistel (S. 195).

Fibrom: Gutartige Bindegewebsgeschwulst.

Foerster-Operation: Durchschneidung der sensiblen Hinterwurzeln des Rückenmarks zur Schmerzausschaltung; auch als *Rhizotomie* oder *Radikulotomie* bezeichnet.

Fontanelle: Bei Säuglingen Knochenlücken am Schädeldach an den Stoßstellen von jeweils mindestens drei Schädelnähten; große Fontanelle zwischen Stirn- und Scheitelbeinen, kleine Fontanelle zwischen Scheitelbeinen und Hinterhauptsbein.

Froin-Syndrom: Siehe Sperrliquor.

Gangliozytom: Seltene, infiltrierend wachsende aber relativ gutartige Geschwulst bei Kindern und Jugendlichen, die sich aus weitgehend ausdifferenzierten Ganglienzellen zusammensetzt.

Gerstmann-Syndrom: Bei einer Schädigung im Bereich des Gyrus angularis (Abb. 2-26) auftretende neurologische Ausfälle, wodurch es unter anderem zur Rechen-, Schreib- und Lesestörung sowie zur amnestischen Aphasie kommt.

Gigli-Säge: Bandsäge zum Sägen des Schädelknochens bei der Schädeleröffnung. Zum Einführen der *Gigli*-Säge ist das Anlegen von Bohrlöchern im Schädeldach notwendig (Abb. 16-7).

Guillain-Barré-Syndrom: Vom Rückenmark aufsteigende motorische Lähmung mit Beteiligung der unteren Hirnnerven, Mißempfindungen und Schmerzen bei Polyneuritis.

Hämatomyelie: Blutung in das Rückenmark.

Hämatotympanon: Blutung in die Paukenhöhle; häufige Komplikation bei lateralen Schädelbasisbrüchen im Felsenbein.

Hemianopsie: Halbseitenblindheit.

Hemilaminektomie: Operative Entfernung einer Wirbelbogenhälfte (Abb. 16-22).

Hemiparese: Leichtere Form der Halbseitenlähmung.

Hemiplegie: Vollständig ausgeprägte Halbseitenlähmung.

Hemisphärektomie: Operative Entfernung einer Großhirnhälfte (Hemisphäre), z. B. bei ausgedehnten Angiomen.

Heschl-Querwindung: Hörrinde im Temporallappen des Großhirns (Abb. 2-26).

Hochnaht: Festnähen der harten Hirnhaut am Trepanationsrand zur Verhinderung epiduraler Nachblutungen im Operationsbereich (Abb. 16-8).

Hoffmann-Tinel-Klopfzeichen: Bei Nervenverletzungen wird distal der Verletzungsstelle auf den Nerven geklopft, was bei erhaltener oder wiedergekehrter Nervenleitfähigkeit vom Patienten durch ein Kribbeln im Ausbreitungsgebiet des Nerven bemerkt wird.

Horner-Syndrom: Bei Lähmung des Halssympathikus ist die Pupille eng (Miosis), die Lidspalte verschmälert (Ptosis) und das Auge scheinbar zurückgesunken (Enophthalmus).

Horton-Syndrom: Arteriitis temporalis: Jenseits des 50. Lebensjahres bei Frauen häufiger als bei Männern auftretende Arterienerkrankung mit bevorzugter Lokalisation an der Arteria temporalis (Schläfenschlagader) und der Arteria ophthalmica. Hauptsymptome sind Schläfenkopfschmerz, Abgeschlagenheit und erhöhte Blutsenkungsgeschwindigkeit. Bei Befall der Arteria ophthalmica (Augenschlagader) ist Erblindung möglich.

Hydromyelie: Angeborene Fehlbildung, bei welcher der Zentralkanal des Rückenmarks massiv erweitert und mit Liquor cerebrospinalis gefüllt ist.

Hypästhesie: Verminderte Berührungsempfindlichkeit.

Hypalgesie: Verminderte Schmerzempfindlichkeit.

Hyperästhesie: Gesteigerte Berührungsempfindlichkeit.

Insult: Schlaganfall, siehe Apoplex.

Involution: Funktions- oder altersbedingter physiologischer Rückbildungsprozeß einzelner Organe.

Inzision: Einschnitt.

Ischämie: Minderdurchblutung oder Blutleere eines Organs oder eines Organteils.

Kaudasyndrom: Durch Schädigung der Fasern der Cauda equina bedingter Symptomenkomplex mit Lähmung der Beine, Blasen-Mastdarm-Lähmung und Reithosenanästhesie.

Kennmuskeln (Abb. 3-2): Bestimmte Muskeln, die weitgehend von nur einer spinalen Nervenwurzel motorisch versorgt und so zur neurologischen Diagnostik von Rückenmarksläsionen herangezogen werden können.

Kephalgie: Kopfschmerz.

Kephalhämatom: Bluterguß zwischen Schädelknochen und (äußerem) Periost beim Neugeborenen.

Klonus: Rhythmische Extremitätenzuckungen durch schnell aufeinanderfolgende Muskelkontraktionen.

Koagulation: Gerinnung; bei Operationen Elektrokoagulation, d.h. Verkochung von Gewebe.

Kranioplastik: Schädeldachplastik.

Kraniotom: Instrument zur Eröffnung des Schädels.

Kraniotomie: Schädeleröffnung, Trepanation.

Laminektomie: Operative Entfernung eines Wirbelbogens (Abb. 16-21).

Lasègue-Zeichen: Bei Beugung des Beines im Hüftgelenk und gleichzeitiger Streckung im Kniegelenk kommt es zu einer Dehnung des Nervus ischiadicus, die bei vorbestehender Reizung dieses Nerven dem Patienten Schmerzen bereitet.

Laser = Light Amplification by Stimulated Emission of Radiation (Lichtverstärkung durch induzierte Strahlungsemission). Das von einem Laser ausgesandte einfarbige (monochromatische) Licht kann sowohl im sichtbaren wie auch im unsichtbaren Bereich liegen; bei letzterem wird durch eine zusätzliche Lichtquelle ein sogenannter Pilotstrahl ausgesandt, um den Verlauf des unsichtbaren Laserstrahls sichtbar zu machen. In der Neurochirurgie werden im wesentlichen der CO_2-Laser und der Neodym-YAG-Laser (siehe dort) verwendet, deren Strahlung durch den Hindurchtritt durch eine CO_2-Gaskammer bzw. einen Kristall (beim Neodym-YAG-Laser) ihre besonderen Eigenschaften erfahren. So ist die Eindringtiefe des CO_2-Lasers auf die obersten Schichten beschränkt, während der Neodym-YAG-Laser – in Abhängigkeit von der eingestellten Intensität – tiefer einzudringen in der Lage ist. Das Prinzip der Laserchirurgie ist eine Verdampfung und damit ödemfreie Entfernung von Tumoren sowie eine Blutstillung durch Koagulation, ohne daß Gefäße berührt werden müssen. Die Laserchirurgie hat neue und schonende Möglichkeiten der Mikroneurochirurgie eröffnet.

Läsion: Verletzung, Funktionsausfall.

Leukotomie: Siehe Lobotomie.

Liquorrhö: Liquorfluß. *Rhinoliquorrhö:* Liquorfluß aus der Nase bei frontalen Schädelfrakturen. *Otoliquorrhö:* Liquorfluß aus einem Ohr bei laterobasaler Schädelfraktur.

Locked-in-Syndrom: Bei bestimmten Hirnstammschädigungen im Brückenbereich kann es zu einer Lähmung aller Extremitäten und der unteren Hirnnerven kommen, ohne daß der Patient bewußtlos wird; er kann infolge der Lähmungen aber weder mit Gesten noch mit Worten mit der Umgebung Kontakt aufnehmen. Lediglich durch Augenbewegungen kann erkannt werden, daß der Patient nicht bewußtlos, sondern in der Lage ist, seine Umgebung wahrzunehmen.

Lobotomie: Operative Durchtrennung der Stirnhirn-Thalamus-Verbindung zur Schmerzausschaltung; dadurch meist erhebliche psychische Veränderungen; die Lobotomie ist heute durch die Methoden der Stereotaxie ersetzt worden.

Lückenschädel: Schädelfehlbildung mit mangelhafter Ausbildung der Schädelknochen.

Lumbalanästhesie: Durch Injektion eines Lokalanästhetikums in den lumbalen Subarachnoidalraum erfolgt die Leitungsunterbrechung der Spinalnerven unterhalb der Punktionsstelle. Der Patient darf dabei nicht flach liegen, da sonst das Lokalanästhetikum aufsteigen und an das Atemzentrum in der Medulla oblongata gelangen kann.

Lumbalisation: Ausbleibende Verschmelzung des 1. Kreuzbeinwirbels mit dem Kreuzbein, so daß dieser als 6. Lendenwirbel erscheint.

Meningitis: Hirnhautentzündung.

Meralgia paraesthetica: Schmerzhafte Parästhesien (Mißempfindungen) im Ausbreitungsgebiet des Nervus cutaneus femoris lateralis.

Migräne: Anfallsartig auftretende Kopfschmerzen, die von Sehstörungen und Übelkeit begleitet sein können.

Monroi-Blockade: Verlegung durch Zystenbildung im Bereich des Foramen *Monroi,* der Verbindung zwischen Seiten- und 3. Ventrikel (Abb. 2-38), mit Ausbildung eines Hydrocephalus internus in einem oder beiden Seitenventrikeln.

Moya-moya-Erkrankung: Meist im Jugendalter beginnende Erkrankung unklarer Ursache, bei der es zu progressiven Verschlüssen der Arteriae carotides internae und des Circulus arteriosus *Willisii* sowie zur Ausbildung eines funktionell nicht nutzbaren Kollateralennetzes kommt. Daraus resultieren neurologische Ausfälle und schließlich eine geistige Retardierung. Ein Therapieversuch besteht in der extra-/intrakraniellen Bypass-Operation.

Mydriasis: Pupillenerweiterung.

Myelitis: Rückenmarksentzündung.

Myelographie: Röntgendarstellung von Rückenmark und Wirbelkanal mit Hilfe von Kontrastmittel (Abb. 19-3).

Myelomalazie: Rückenmarkserweichung, z.B. durch Tumordruck, Entzündungen oder Durchblutungsstörungen.

Myelotomie: Eigentlich Rückenmarksschnitt; bei der longitudinalen Myelotomie nach *Bischof* wird das Rükkenmark im Lumbalbereich längsgespalten, so daß die Verbindungen zwischen Vorder- und Hinterhorn (*Kölliker*-Kollateralen) des Rückenmarkes unterbrochen werden; der Eingriff wird bei hochgradigen spastischen Paresen der Beine durchgeführt.

Myelotomographie: Bei der Myelographie durchgeführte Schichtaufnahmen, auf denen sich praktisch ein Negativbild des Rückenmarkes erkennen läßt.

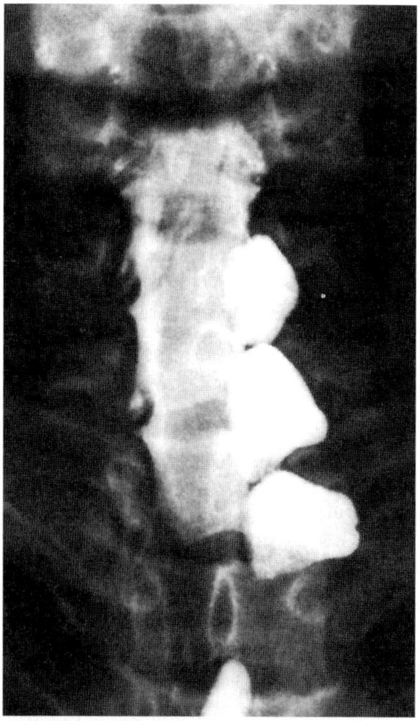

Abb. 19-3 Darstellung zervikaler Nervenwurzelausrisse durch Kontrastmittelaustritt im Myelogramm.

Neuralgie: Nervenschmerz.

Neuritis: Nervenentzündung.

Neurofibromatose (von-Recklinghausen-Krankheit): Erbliche Krankheit, die durch das Auftreten zahlreicher Neurofibrome unter der Haut und sogenannte Café-au-lait-Flecken gekennzeichnet ist. Im Rahmen der Neurofibromatose kann es zur Entwicklung von Neurofibromen auch im Kleinhirnbrückenwinkel oder an den Nervenwurzeln kommen. Gehäuft finden sich bei Patienten mit Neurofibromatose auch Meningeome und Optikusgliome.

Neody-YAG-Laser: Bei diesem Laser wird das angeregte Licht durch einen Granat (besonderer Kristall) geleitet, der aus Yttrium und Aluminium mit einer Spur Neodymium besteht.

Nystagmus: Rhythmische Augenzuckungen.

Pachymeningeosis haemorrhagica interna: Auflagerung flächiger sehr kapillarreicher Membranen auf die Innenseite der Dura mater, in die es hineinbluten kann; dadurch Verdikkung und klinische Symptomatik eines subduralen Hämatoms. Operation erforderlich.

Pachymeningitis hypertrophicans Charcot-Joffroy: Entzündliche Schwartenbildung an der Dura mater spinalis, die infolge der Dura-Verdickung wie ein spinaler Tumor wirken kann.

Pandy-Reaktion: Einfache Methode zum Nachweis von Eiweißüberschuß im Liquor cerebrospinalis. Einige Tropfen Liquor werden in *Pandys* Reagens (besonders zubereitete Karbolsäurelösung) eingeträufelt; Eiweißvermehrung im Liquor bewirkt Trübung der Flüssigkeit.

Parästhesie: Abnorme Empfindung, z. B. Kribbelparästhesie.

Paraparese: Lähmung beider Beine.

Parese: Lähmung.

Parinaud-Ophthalmoplegie: Bei Schädigung im Bereich der Vierhügelplatte kommt es zu einer totalen zentralen Okulomotorius- und/oder Trochlearisparese und damit zur Unfähigkeit, die Augen nach oben zu richten.

Parkinson-Krankheit: Sog. Schüttellähmung mit Verlangsamung und Spärlichkeit gezielter Bewegungen, Schwäche und Steifheit der Muskulatur und Zittern. Beeinflussung durch Medikamente (Dopa, Akineton® u.v.a.m.) und durch stereotaktische Eingriffe möglich.

Plegie: Vollständige Lähmung.

Plexusausriß: Unfallbedingter Ausriß von Fasern aus dem Plexus brachialis (Abb. 5-15), selten aus dem Plexus lumbalis, wodurch eine teilweise oder vollständige Lähmung der zugehörigen Extremitäten entsteht. Ein Plexusausriß aus dem Rückenmark ist einige Wochen nach der Verletzung myelographisch nachweisbar (Abb. 19-3) und irreparabel. Schädigungen des Plexus brachialis peripher von der Wirbelsäule können mit den Techniken der Nervennaht und der Neurolyse behandelt werden.

Porenzephalie: Hirnfehlbildung mit größeren, z.T. mit den Ventrikeln in Verbindung stehenden Gewebszerfallshöhlen, meist im Großhirn (Abb. 19-4).

Primärheilung: Normale Heilung einer Wunde ohne Eiter.

Pseudotumor: Krankheitsbild mit Hirntumor-Symptomatik, insbesondere Stauungspapille, aber Scheingeschwulst, meist aufgrund eines Hirnödems.

Psychochirurgie: Neurochirurgische Behandlung psychischer Veränderungen,

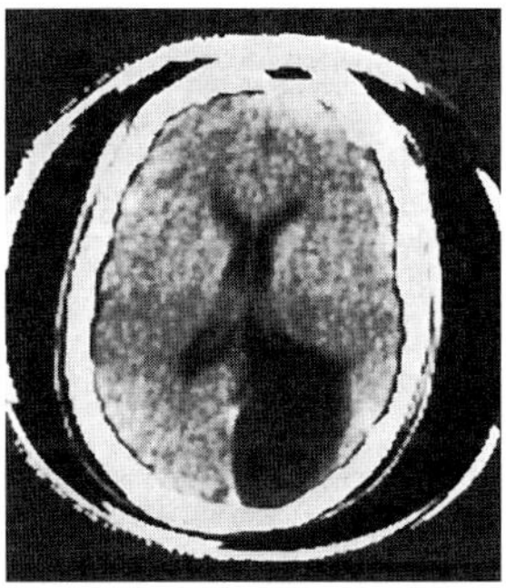

Abb. 19-4 Computertomogramm bei Porenzephalie.

zweckmäßigerweise mittels stereotaktischer Eingriffe. Siehe auch Lobotomie.

Ptosis: Unfähigkeit, das Augenlid zu heben bei Okulomotoriuslähmung.

Pyramidenbahnzeichen: Bei Ausfall oder Schädigung der Pyramidenbahn auftretende Phänomene, deren wichtigstes das *Babinski*-Zeichen (siehe dort) ist. Daneben noch Zeichen nach *Gordon, Oppenheim* und *Rossolimo*.

Radikulotomie: Siehe *Foerster*-Operation.

Reithosenanästhesie: Empfindungslosigkeit im Bereich des Damms, der äußeren Geschlechtsteile und des Afters sowie an der Innen- und Rückseite der Oberschenkel bei Störungen im Bereich des Conus medullaris, des Endkegels des Rückenmarks und beim Kauda-Syndrom.

Resektion: Operative Entfernung eines Organteils.

Rhizotomie: Nervenwurzeldurchschneidung; siehe *Foerster*-Operation.

Rigor: Erhöhung der Muskelspannung im Sinne einer wächsernen Steifheit, insbesondere bei langsamen Bewegungen.

Sakralisation (Abb. 19-5): Verschmelzung und damit Einbeziehung des untersten Lendenwirbels in das Kreuzbein.

Schanz-Kragen: Zirkulärer Halsverband mit Wattelagen und elastischen Binden, eventuell auch mit Steifgazebinden verstärkt, zur Ruhigstellung der Halswirbelsäule.

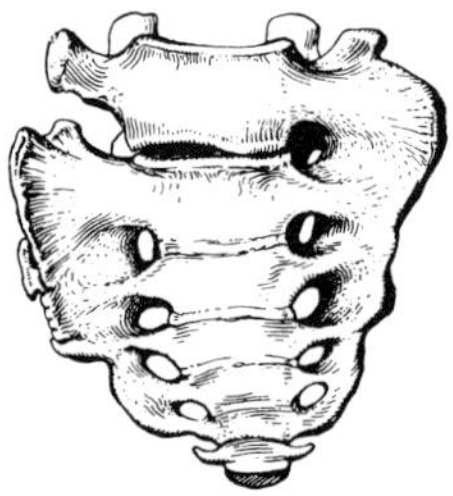

Abb. 19-5 Halbseitige Verschmelzung des 5. Lendenwirbels mit dem Kreuzbein (Sakralisation).

Schleudertrauma der Halswirbelsäule: Beschleunigungsverletzung der Halswirbelsäule, z. B. bei Auto-Auffahrunfällen oder bei Fall auf den Kopf. Dadurch werden eine Reihe subjektiver und objektiver Beschwerden ausgelöst: Kopfschmerzen, Nervenwurzelreizsyndrome (Zervikalsyndrom), evtl. Durchblutungsstörungen.

Sekundärheilung: Heilung einer Wunde unter Eiter und Bildung von Granulationsgewebe. Gegenteil: Primärheilung.

Sequester: Abgestorbenes, vom gesunden Gewebe abgestoßenes Organstück, z. B. beim sequestrierten Nucleus-pulposus-Prolaps.

Sinusriß: Verletzungsbedingter Einriß eines Sinus venosus kann zur Verblutung oder zu epi- und subduralen Hämatomen führen. Dringend Operation erforderlich.

Sinusthrombose: Thrombose eines Hirnblutleiters; führt zu Kopfschmerzen, u.U. zu Bewußtlosigkeit und Tod. Operation nicht möglich, eventuell Antikoagulanzientherapie (Abb. 19-6).

Skalpierung: Verletzungsbedingte Entfernung der Kopfhaut, kann zum Tod durch Verbluten führen.

Skoliose: Seitenverkrümmung der Wirbelsäule.

Spastik: Pathologische Erhöhung des

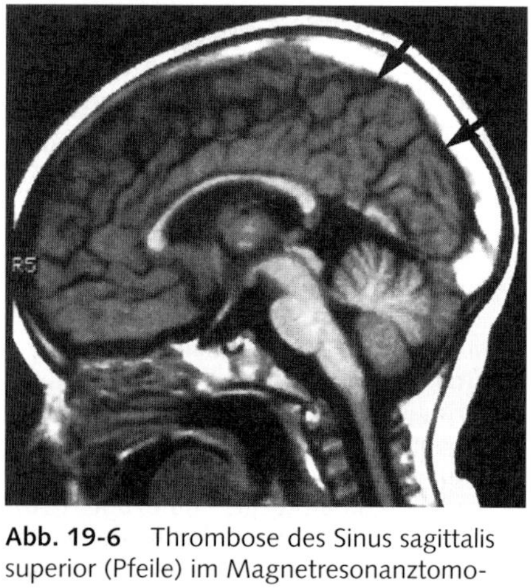

Abb. 19-6 Thrombose des Sinus sagittalis superior (Pfeile) im Magnetresonanztomogramm.

Widerstands bei passiver Dehnung eines Muskels.

Sperrliquor: Xanthochromer (= gelber) Liquor cerebrospinalis mit erhöhtem Eiweißgehalt und Neigung zum Gerinnen; entsteht durch Passagebehinderung der Liquorzirkulation im Spinalkanal, so daß frischer Liquor kaum mehr vom Gehirn in den Lumbalpunktionsbereich gelangen kann.

Spondylitis (Abb. 19-7): Wirbelentzündung.

Spinalis-anterior-Syndrom: Bei Verschluß oder Durchblutungsstörung der das Rückenmark von ventral versorgenden Arteria spinalis anterior sich entwickelndes Krankheitsbild, beginnend mit einem Nervenwurzelreizsyndrom, dem innerhalb weniger Stunden eine motorische Querschnittlähmung folgt. Daneben bestehen Blasen- und Mastdarmstörungen sowie eine dissoziierte Empfindungsstörung.

Spondylodese: Operative Verblockung zweier oder mehrerer Wirbel, z. B. bei der *Cloward*-Operation.

Stauungspapille (STP): Die Eintrittsstelle des Sehnerven in den Augapfel erscheint beim Augenspiegeln vorgewölbt. Ursache der STP ist eine intrakranielle Druckerhöhung, die zur Stauung des venösen Abflusses und Ödembildung im Sehnerven und am Augenhintergrund führt.

Stereotaxie: Operation, bei der eine Sonde von außen unter Kontrolle (meist durch CT) an einen Zielpunkt innerhalb des Schädels geführt wird.

Strabismus: Schielen.

Subclavian-steal-Syndrom: Bei Nichtanlage bzw. Verschluß des Anfangsteils einer Arteria subclavia erfolgt die arterielle Blutzufuhr zu dem betreffenden Arm über eine Strömungsumkehr in der gleichseitigen Arteria vertebralis. So kann entweder dem vertebrobasilären System (Abb. 19-8a) oder über die Arteria communicans posterior dem Karotisstromgebiet (Abb. 19-8b) Blut entzogen („gestohlen“) werden. Wenn überhaupt zerebrale Symptome auftreten, dann bei stärkerem Arbeiten mit dem betroffenen Arm, in dem der Blutdruck gegenüber dem anderen Arm immer deutlich niedriger zu messen ist.

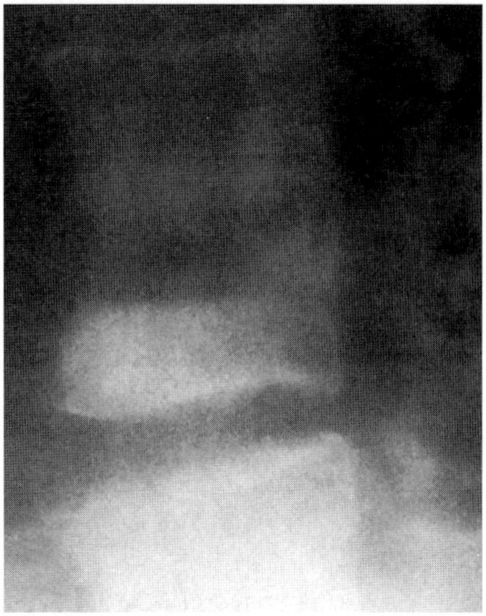

Abb. 19-7 Schichtaufnahme einer Spondylitis tuberculosa im 3. und 4. Lendenwirbel.

Sympathektomie: Durchtrennung bzw. Entfernung des Grenzstrangs des Sympathikus (siehe Abb. 2-57), z. B. bei Durchblutungsstörungen in Armen oder Beinen oder bei extremen Schweißhänden.

Syringomyelie: Höhlenbildung innerhalb der grauen Substanz des Rükkenmarks mit Wucherung der Glia. Klinische Symptome sind dissoziierte Empfindungsstörung, Muskelatrophien und spastische Lähmungen. Die Syringomyelie (= Flötenmark) ist bedingt operationsfähig (Abb. 19-9 und 19-10).

Tantal: Metall aus der Vanadingruppe; wegen Gewebsverträglichkeit Verwendung für Schädeldachplastiken und Clips.

Teratom: Angeborene, durch Entwicklungsstörung entstandene Geschwulst.

Tetraplegie: Vollständige Lähmung aller vier Extremitäten.

Tonus: Physiologischer Spannungszustand der Muskulatur.

Torticollis: Schiefhals.

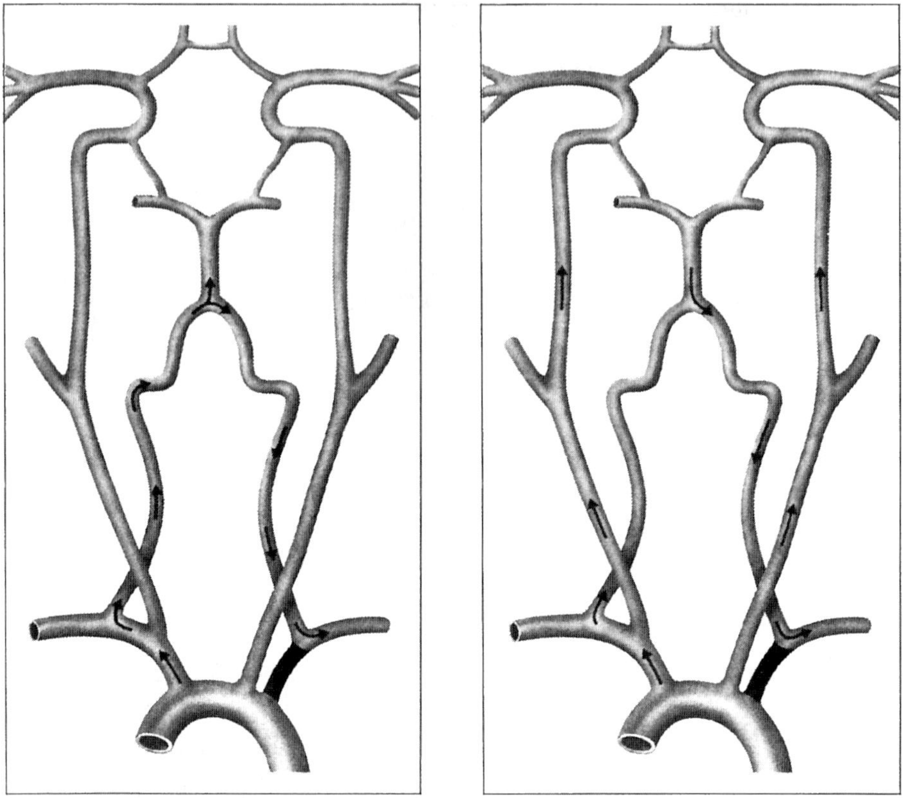

Abb. 19-8 Subclavian-steal-Syndrom: (a) vertebro-vertebrales Steal, (b) vertebro-karotideales Steal.

Tracheostoma: Künstliche Öffnung der Luftröhre; Zustand nach Tracheotomie.

Tracheotomie: Luftröhrenschnitt.

Tremor: Zittern.

Trendelenburg-Zeichen: Bei Lähmung der kleinen Gesäßmuskeln (Musculi glutaei medius et minimus) sinkt das Becken beim Gehen auf der gesunden Seite ab.

Trepanation: Operative Eröffnung der Schädelhöhle.

Tuberöse Sklerose (Morbus Bourneville): Bei dieser Erkrankung kommt es zu einem Adenoma sebaceum der Haut (vermehrte Talgabsonderung), Tumoren im Herzen und den Nieren und insbesondere zu tuberösen Veränderungen am Gehirn, wobei Riesenzellastrozytome oder intraventrikuläre Tumoren beobachtet werden. Die Erkrankung befällt mehr Männer als Frauen und führt meistens bis zum vierten Lebensjahrzehnt zum Tode. Die gutartigen Riesenzellastrozyten können neurochirurgisch entfernt werden.

Übergangswirbel: Auftreten eines scheinbaren 6. Lendenwirbels, wenn der erste Kreuzbeinwirbel nicht mit dem Kreuzbein verschmilzt: Lumbalisation.

Valleix-Punkte: Druckempfindliche Punkte über dem Verlauf des Nervus ischiadicus, z. B. bei der Ischialgie.

vaskulär: Gefäßbedingt.

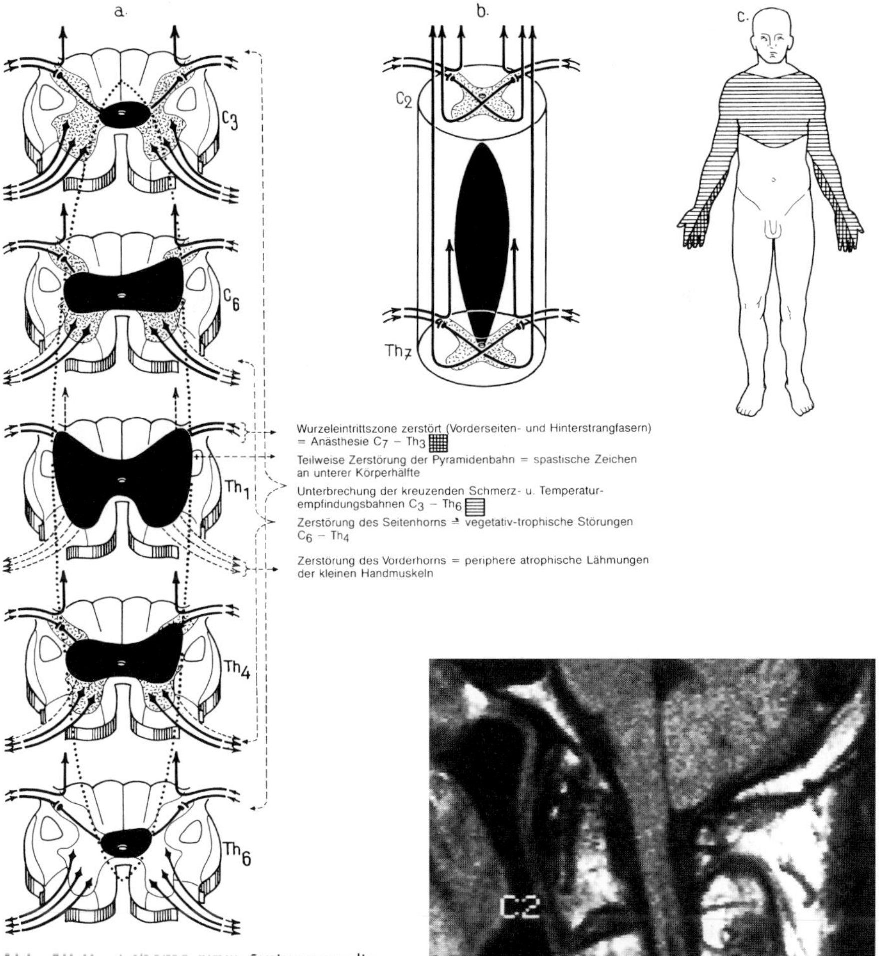

Abb. 19-9 Schema eines Syringomyelie-Herdes im Hals-Brust-Abschnitt des Rückenmarks und die daraus abzuleitenden Symptome.

Wernicke-Sprachzentrum: Sprachverständnis-Zentrum am Übergang vom Schläfen- zum Scheitellappen (Abb. 2-26).

Zephalgie, Kephalgie: Kopfschmerz.

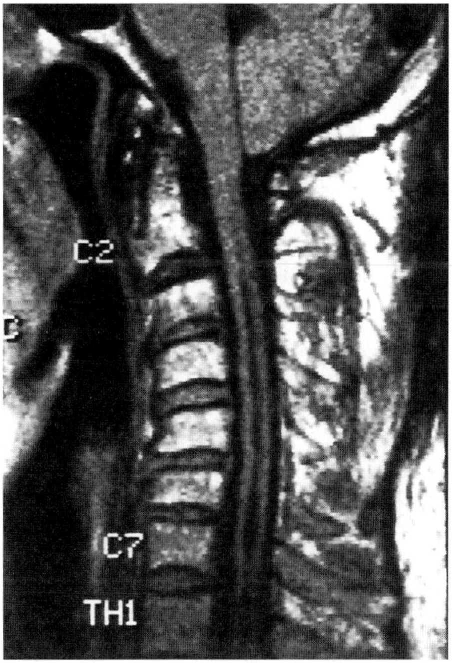

Abb. 19-10 Syringomyelie im Magnetresonanztomogramm der Halswirbelsäule.

20 Bildnachweis

Die nachfolgend aufgeführten Abbildungen entstammen sämtlich Büchern, die im Verlag Urban & Schwarzenberg, München–Wien–Baltimore, erschienen sind.

Abb. 2-5, 2-6, 2-7, 2-8, 2-9, 2-10, 2-11, 2-13, 2-15, 2-35, 2-37, 2-41, 2-43, 2-45, 2-49, 2-56, 2-57, 2-58, 5-1, 19-5 aus Benninghoff: Lehrbuch der Anatomie des Menschen, verschiedene Auflagen.

Abb. 2-14, 2-26, 2-39, 2-43, 2-50, 2-51, 3-13, 3-14, 3-15, 3-16, 4-2, 4-3, 4-4, 5-7, 19-2, 19-9 aus Broser: Topische und klinische Diagnostik neurologischer Krankheiten, 1975.

Abb. 3-9 aus Buchthal: Einführung in die Elektromyographie, 1958.

Abb. 2-42, 8-1, 8-2, 8-5, 8-7, 8-11, 8-12, 8-14, 8-15, 8-16, 8-22 aus Bull, Ganzer, Grüntzig, Schirmer: Traumatologie des Hirn- und Gesichtsschädels, 1989.

Abb. 3-8 aus Deetjen, Speckmann: Physiologie, 1992.

Abb. 2-55, 3-3, 3-4, 8-13, 8-21 aus Kessel, Guttmann, Maurer: Neurotraumatologie, 1971.

Abb. 2-27 aus Rothschuh: Theorie des Organismus, 1963.

Abb. 2-1, 2-2, 2-3, 2-4, 2-12, 2-20, 2-21, 2-22, 2-23, 2-24, 2-28, 2-29, 2-30, 2-31, 2-32, 2-33, 2-34, 2-36, 2-38, 2-46, 2-47, 2-53, 2-54, 12-1 aus Sobotta: Atlas der Anatomie des Menschen, verschiedene Auflagen.

Abb. 3-5, 3-6, 3-7 aus Stein: Technik der diagnostischen und therapeutischen Eingriffe in der inneren Medizin. Klinik der Gegenwart, Bd. 5, 1957.

Im Perimed-Fachbuch-Verlag, Erlangen erschienen:

Abb. 3-2 aus Schirmer: Der spinale Notfall, 1983.

Abb. 19-8 aus Schirmer: Der Schlaganfall, 1982.

Sachverzeichnis

C

D

F

G

I

J

K

L

M

N

O

P

Q

R

S

S